科学出版社"十三五"普通高等教育本科规划教材

职业卫生学

刘小真　主编

U0289847

科 学 出 版 社

北 京

内 容 简 介

本书是为了适应当前高等学校预防医学、安全工程等相关专业职业卫生学的教学和实践需要而编写。全书共十二章，包括职业卫生概论、职业卫生监督与管理、职业病危害因素、粉尘的职业危害、化学毒物的职业危害、物理性因素的职业危害与控制、个人防护装备、劳动过程中的不良因素、职业中毒急救与应急救援原则、重点行业职业危害与防治、工业通风与除尘技术、职业病危害因素检测。为了便于学生掌握重点、系统学习，章末附有思考题。

本书可作为高等学校公共卫生与预防医学、安全工程、卫生监督、环境工程等专业本科生、研究生的教材和参考书，也可以作为企事业单位的职业卫生培训教材或相关领域科研人员、管理人员的参考书。

图书在版编目 (CIP) 数据

职业卫生学/刘小真主编. —北京：科学出版社，2021.6
科学出版社"十三五"普通高等教育本科规划教材
ISBN 978-7-03-067800-3

Ⅰ. ①职… Ⅱ. ①刘… Ⅲ. ①劳动卫生-高等学校-教材 Ⅳ. ①R13

中国版本图书馆 CIP 数据核字（2020）第 264426 号

责任编辑：赵晓霞 李丽娇 / 责任校对：杨 赛
责任印制：赵 博 / 封面设计：迷底书装

科 学 出 版 社 出版
北京东黄城根北街 16 号
邮政编码：100717
http://www.sciencep.com
北京中石油彩色印刷有限责任公司印刷
科学出版社发行 各地新华书店经销
*
2021 年 6 月第 一 版 开本：787×1092 1/16
2025 年 1 月第三次印刷 印张：24 1/2
字数：610 000
定价：89.00 元
（如有印装质量问题，我社负责调换）

《职业卫生学》编写委员会

主　编　刘小真

副主编　梁　越

编　委　(按姓名汉语拼音排序)

　　　　李建龙　梁　越　刘小真　田　月

　　　　赵伟涛　邹友琴

前　　言

我国职业病发病形势依然严峻，突出表现为职业病患者总量大、发病率较高、经济损失大、影响恶劣。职业卫生问题已成为严重影响社会稳定的公共卫生和社会问题。职业卫生学就是识别、评价、预测和控制职业病危害因素对职业人群健康的影响，提出改善工作环境和工作条件的措施，预防、控制和消除职业病危害，保护和增进职业人群健康的一门学科。

职业卫生学是高等学校公共卫生与预防医学、卫生监督、安全工程等专业的一门专业课。为了满足学科的发展需求，编者根据多年从事职业卫生、安全工程及公共卫生等方面的教学与实践经验，以及多年来的科研成果，结合职业卫生相关的法律法规，在查阅大量中外文资料的基础上，编写了本书。

本书注重基础理论与实际相结合，既反映学科发展历程、交叉学科的发展态势，又为社会经济发展过程中遇到的职业卫生问题起到科学的指导作用。本书主要特点如下：

（1）职业卫生学是涉及多学科的一门交叉专业课，以往类似的教材偏重职业卫生的基础理论知识。本书在内容编排上，加大了污染控制技术方面的篇幅，不仅体现在各个章节中，还将工业通风与除尘作为工程控制技术单列一章重点介绍。此外，将职业病危害因素检测作为一个重要的部分纳入本书，有利于培养学生的实际操作能力，可满足不同高校的课程需求。

（2）本书结构清晰，深入浅出。先讲基本概念、卫生监督与管理，然后围绕职业病危害因素识别、职业危害及其预防措施、个人防护与应急预案、重点行业职业危害与防治、工程控制技术与职业病危害因素检测等层层深入。这样让学生所学知识更贴近实际，满足社会对人才的需求。

在本书编写安排中，南昌大学刘小真负责第一至第四章、第八章和第九章内容的编写，东华理工大学梁越负责第五章、第六章（第五、六节除外）及第七章内容的编写，南昌大学邹友琴负责第十章内容的编写，赵伟涛负责第六章第五、六节内容的编写，李建龙负责第十一章内容的编写，江西省职业病防治研究院田月负责第十二章内容的编写。全书由刘小真统稿。

本书的出版得到了江西省科学技术厅科研经费（项目编号 20151BBE50047、20161ACG70011）、南昌市科学技术局科研经费、2019 年国家级一流本科专业（环境工程）建设点经费、南昌大学教材出版的资助，任羽峰、石湖泉、彭霖、钟瑾慧、付琦星、李江东等研究生在文献查找及资料整理过程中给予了大力支持，在此一并表示感谢。

由于本书内容广泛，涉及多个学科与实践环节，加之编者知识水平有限，不足之处在所难免，敬请各位专家、学者及广大读者提出宝贵意见。

刘小真

2020 年 12 月

于南昌大学卧龙港湾

目　　录

第一章　职业卫生概论

职业是人们依据一定的生产关系和劳动方式所从事的一种生产或服务性活动，从事生产或服务性活动的人群称为职业人群。职业卫生所涉及的职业人群占世界人口的 50%～60%，是整个社会中最富有生命力和创造力的生产力要求，又是人生历程中参与生产劳动和社会活动时间最长、精力最充沛的生命阶段。2019 年 7 月，我国出台《健康中国行动（2019—2030 年）》等相关文件，围绕疾病预防和健康促进两大核心，提出将开展 15 个重大专项行动。国务院成立了健康中国行动推进委员会，负责统筹推进《健康中国行动（2019—2030 年）》组织实施、监测和考核相关工作。保障职工的身体健康和安全，既关系到企业的可持续发展，又关系到社会的和谐安定。

"职业卫生"即"职业健康"（occupational health），又称"劳动卫生"（labour hygiene）、"工业卫生"（industrial hygiene）。《职业安全健康管理体系指导意见》和《职业安全健康管理体系审核规范》将"职业卫生"一词表述为"职业健康"，并正式发布实施。国家标准《职业安全卫生术语》（GB/T 15236—2008）中明确，"劳动卫生"与"职业卫生"是同义词。目前我国"劳动卫生""职业卫生""职业健康"三种叫法并存，含义相同。

劳动是人类的基本社会活动，良好的劳动条件对健康有利，而不良的劳动条件会使健康受到损害，甚至导致职业病。不良劳动条件的危害对人体健康造成的影响往往要在一段时间后才会暴露出来，其中许多危害具有累积性和扩大性的效应，在某些情况下，人们所从事的劳动还会使潜在的不健康状况恶化。其中，有些情况其产生的机制至今尚不清楚。正因为这些既不直接又不明显的影响，人们常常忽视职业危害的影响。

职业卫生学就是识别、评价、预测和控制职业病危害因素对职业人群健康的影响，提出改善作业环境和工作条件的措施，预防、控制和消除职业病危害，保护和增进职业人群健康的一门学科。也可定义为：职业卫生是以人群和作业环境为对象，研究劳动条件对劳动者健康的影响和如何改善劳动条件的一门学科，是预防医学的一个分支。旨在预防、控制、消除职业病危害，创造安全、卫生和高效的作业环境，提高职业人群生命质量，保护劳动者的健康，使劳动者充分享有自由、安全、高效和社会保障，促进国民经济可持续发展。

职业卫生学的目的在于防治职业病，减少与工作有关的疾病发生，保护、促进职业人群的健康，提高工作效力，并为劳动卫生立法、执法和现场管理提供科学依据和实施策略。

职业安全（occupational safety）是以防止职工在职业活动过程中发生各种伤亡事故为目的的工作领域及在法律、技术、设备、组织制度和教育等方面所采取的相应措施。它以保护人的生命安全为基本目标。

职业卫生和职业安全是一个事物的两个方面，既可能相互独立存在，也可能相互联系，只要有劳动生产过程就可能存在安全、卫生的问题，均是为了防止劳动者在工作当中受到伤害，一方面表现为防止生理心理机能的伤害，另一方面表现为防止躯体外伤。

安全生产是指在社会生产活动中，人、机、物料、环境、方法和谐运作，使生产过程中潜在的各种事故风险和伤害因素始终处于有效控制状态，切实保护劳动者的生命安全和身体健康。也就是说，安全生产是为了使劳动过程在符合安全要求的物质条件和工作秩序下进行，防止人身伤亡、财产损失等生产事故，消除或控制危险有害因素，保障劳动者的安全健康和设备设施免受损坏、环境免受破坏的一切行为。

安全生产是安全与生产的统一，其宗旨是安全促进生产，生产必须安全。保障安全工作，改善劳动条件，可以调动职工的生产积极性；减少职工伤亡，可以减少劳动力的损失；减少财产损失，可以增加企业效益，促进生产的发展；而生产必须安全，则是因为安全是生产的前提条件，没有安全就无法生产。保护劳动者的生命安全和身体健康是安全生产最根本、最深刻的内涵，是安全生产本质的核心。我国的安全生产工作正在逐步过渡形成"大安全"体系，即"职业安全健康"。

第一节　职业卫生现状

一、职业病危害形势依然严峻

我国受职业危害的人数、职业病的发病人数和因职业病而死亡的人数都居世界前列。近几年来，我国职业病发病形势依然严峻，突出表现为职业病患者总量大、发病率较高、经济损失大、影响恶劣（表 1-1）。职业卫生问题已成为严重影响社会稳定的公共卫生和社会问题。

表 1-1　职业病人数

年度	新发职业病病例数	与前一年比较的增长率/%	新发尘肺病例数	与前一年比较的增长率/%	历年尘肺累计死亡人数	历年尘肺患者累计人数	现有尘肺患病人数
2001	13218	13	10505	15	135951	581377	约 440000
2002			12248	16.6			
2010	27240	—	23812	—	149110	676541	527431
2014	29972	—	26873	16.07	—	—	—

据 2001 年统计，我国引起急性中毒的化学毒物有 40 余种，其中一氧化碳、硫化氢、氯气、有机锡和氰化物及腈类化合物居前五位。引起慢性职业中毒的主要化学毒物为铅及其化合物、苯和锰及其化合物。2001 年全国共报告急、慢性苯中毒 203 起，急性苯中毒的病死率高达 21.7%。三资企业和中小企业的急性中毒病例剧增。严重的职业中毒事故的共同特点是：生产企业多为家庭作坊或小型加工企业，技术水平低，工艺落后，工作场所条件差，缺乏职业防护设施和个人劳动防护用品，劳动者多为农村进城务工人员。

根据 30 个省、自治区（不包括西藏）、直辖市和新疆生产建设兵团职业病报告，2010 年新发职业病 27240 例；其中尘肺 23812 例，急性职业中毒 617 例，慢性职业中毒 1417 例，其他职业病 1394 例。从行业分布看，煤炭、铁道和有色金属行业报告职业病病例数分别为 13968 例、2575 例和 2258 例，共占全国报告职业病病例数的 69.02%。2010 年共报告尘肺新病例 23812

例，死亡病例 679 例。23812 例尘肺新病例中，94.21%的病例为煤工尘肺和硅肺，分别为 12564 例和 9870 例；58.66%的病例分布在煤炭行业。2010 年报告尘肺病例数占职业病报告总病例数的 87.42%（表 1-2）。

表 1-2 职业病发展情况

年度	新发职业病病例数	占比		煤工尘肺病例数	硅肺病例数
		尘肺占比/%	煤工尘肺和硅肺占比/%		
2010	27240	87.42	94.21	12564	9870
2014	29972	89.66	94.21	13846	11471
2017	26756	84.84	—	—	—

2015 年 12 月 3 日，国家卫计委①通报 2014 年全国职业病报告情况，当年共报告职业病 29972 例，其中职业性尘肺 26873 例，急性职业中毒 486 例，慢性职业中毒 795 例，其他职业病合计 1818 例。从行业分布看，煤炭开采和洗选业、有色金属矿采选业和开采辅助活动行业的职业病病例数较多，分别为 11396 例、4408 例和 2935 例，共占全国报告职业病病例数的 62.52%。

2014 年共报告职业性尘肺新病例 26873 例，较 2013 年增加 3721 例，增加了 16.07%。其中，94.21%的病例为煤工尘肺和硅肺，分别为 13846 例和 11471 例。2014 年报告尘肺病例数占职业病报告总病例数的 89.66%。

2017 年，全国共报告各类新发职业病病例 26756 例。职业性尘肺及其他呼吸系统疾病 22790 例，其中职业性尘肺 22701 例；职业性耳鼻喉口腔疾病 1608 例；职业性化学中毒 1021 例，其中急、慢性职业中毒分别为 295 例、726 例；职业性传染病 673 例；物理因素所致职业病 399 例；职业性肿瘤 85 例；职业性皮肤病 83 例；职业性眼病 70 例；职业性放射性疾病 15 例；其他职业病 12 例。

目前尘肺仍是我国最严重的职业病，尘肺发病工龄有缩短的趋势；超过半数的病例分布在中、小型企业。其主要原因有以下几点。

（一）职业病危害源头没有得到有效控制

有些地方政府和相关部门对职业卫生尚未引起高度重视，用人单位的立项、准入、监管过程没有按照国家法律法规的要求严格把关，许多未经职业病危害评价和未按"三同时"审查的项目相继开工投产，一些职业病危害严重的用人单位和产业乘虚而入。

一些小企业制度不健全，使我国粉尘作业工人的受检率偏低（仅有 29.4%）；中小工矿企业的职业危害十分突出。据调查，83%的乡镇中小工矿企业存在不同程度的职业危害，几种重要的职业病和怀疑为职业病的检出率高达 15.8%。专家预测，即使从现在起采取有效的控制措施，由于尘肺的迟发性特点，今后若干年我国仍将面临更加严峻的尘肺形势。

---

① 全称为中华人民共和国国家卫生和计划生育委员会，2018 年 3 月，组建中华人民共和国国家卫生健康委员会，不再保留国家卫生和计划生育委员会。

（二）用人单位法制观念淡薄

社会责任严重缺位，不履行职业病防治义务，职工的合法权益得不到有效保障；另外，生产水平不高，技术设备落后，职业病危害严重，造成职业病多发。例如，一些在珠宝加工厂的工人，在通风不畅的条件中做工，工人们也没有佩戴任何防护用具，结果患上了硅肺病。

（三）职业病防治部门联动监管机制尚不健全

职业病防治工作是一项复杂的社会系统工程，涉及多个部门，需要政府高度重视，各相关部门密切配合，社会各界参与。《中华人民共和国职业病防治法》（简称《职业病防治法》）颁布施行后，由两个部门从不同方面履行职责，部门间配合不够密切，给实际工作带来很多困难，职业病防治工作联动机制尚不健全，职业卫生监管网络尚未形成。

（四）防病能力远远滞后于经济发展

我国有7亿多劳动者，其中包括1.5亿流动劳动大军，在当前经济快速发展的形势下，大量的农村剩余劳动力进入务工行列，这些人自我"职业保护"意识淡薄，也没有享受到基本的职业卫生服务，在长期大量接触职业危害因素的情况下，有不少人得了职业病，甚至丧失了劳动力。我国职业卫生技术服务覆盖率较低，远滞后于社会经济发展的需求。

二、职业病防治工作任重道远

2002年5月1日起正式实行《职业病防治法》；职业病防治法的颁布实施，使我国职业病防治立法取得突破性进展，对促进职业病防治、保护劳动者权益具有里程碑的意义。2002年国务院还颁布了《危险化学品安全管理条例》《使用有毒物品作业场所劳动保护条例》。有关部门为了配合这些法律法规的实施，还先后发布了一系列配套规章制度和规范性文件。只要用人单位认真贯彻落实国家有关职业安全卫生的法律、法规，落实企业责任主体和政府监管主体两个责任制度，加强职工安全健康意识和知识教育，职业病发病率就会大大降低，职业中毒等职业伤害事故的发生就会得到有效控制，劳动者的安全与健康才会真正得到保障。

我国是一个人口大国，职业危害已严重影响劳动者的健康。随着科技不断进步，生产不断向深度和广度发展，新的情况不断出现，为保护劳动者健康，提高劳动生产率，进一步加强职业卫生研究是十分必要的。

职业卫生研究，就是从质和量两个方面来阐明劳动条件中各类生产性有害因素与劳动者健康水平、职业病的关系，为劳动条件的技术改造提供科学依据。研究的基本任务是识别、评价和控制不良的劳动条件，改善作业环境、减少职业危害，保护和促进劳动者的健康，提高劳动生产率，保障生产的顺利进行和不断发展，促进构建社会主义和谐社会。

除传统的职业性有害因素外，社会心理因素、个人生活方式等也影响劳动者的健康及其职业生命质量。以广大企业和劳动者特别是广大农民工为重点对象，提高劳动者的健康权益意识和自我保护意识，保护劳动者的健康，是每一个职业卫生工作者面临的艰巨而繁重的任务；强化职业病"防、治、保"工作，借鉴发达国家的先进经验，进一步改进、发展职业卫生服务工作。我国是一个发展中国家，人们的劳动保护意识不强，不断增长的职业卫生服务需求和目前有限的职业卫生服务之间存在很大差距，法治体系尚不健全，做好职业病防治工作任重道远。

第二节 职业卫生基本知识

早在青铜器时代，我国在开矿和冶炼过程中，就运用自然通风、排水、照明和支护方法，降低了事故风险，保护劳动者的安全与健康。明代名医李时珍的《本草纲目》中，对采铅矿工铅中毒的过程、病情及治疗有详细描述。随着大工业的发展，欧洲从 16 世纪开始就有职业病的报道。例如，被誉为工业卫生学之父的意大利拉马齐尼在《论手工业者的疾病》中，回顾了中世纪 50 余种不同职业中存在的职业卫生危害问题。随着人类的生存与发展、技术的进步和工业文明生产，人们对劳动过程的职业安全与健康问题越来越关注，其目的是寻找有效对策，以改善劳动条件和作业环境，预防或减少职业危害。

我国政府十分重视职业安全与卫生工作。卫生部于 1957 年首次公布了我国的《职业病范围和职业病患者处理办法的规定》，将危害职工健康比较明显的 14 种职业病列为国家法定的职业病。1987 年该规定经过修订，并由卫生部、劳动人事部、财政部和中华全国总工会（简称全国总工会）联合颁布，在修订的职业病名单中重新规定了 9 类 99 种职业病。2002 年 4 月 18 日，卫生部、劳动和社会保障部重新发布《职业病目录》，新确定的职业病有 10 类 115 种。2013 年 12 月 23 日，国家卫计委、人力资源和社会保障部、国家安全生产监督管理总局（简称安全监管总局）、全国总工会 4 部门联合印发了《职业病分类和目录》，确定职业病 10 类 132 种。2015 年，为贯彻落实《职业病防治法》，切实保障劳动者健康权益，根据职业病防治工作需要，国家卫计委、安全监管总局、人力资源和社会保障部及全国总工会联合组织对职业病危害因素分类目录进行了修订，印发《职业病危害因素分类目录》，将职业病危害因素分为：粉尘、化学因素、物理因素、放射性因素、生物因素、其他因素。

我国先后颁发了一系列有关防毒、防尘、防辐射、防尘肺等职业卫生方面的法律、法规、规章及标准，如《职业病防治法》、《中华人民共和国劳动法》（简称《劳动法》）、《中华人民共和国安全生产法》（简称《安全生产法》）、《使用有毒物品作业场所劳动保护条例》、《放射性同位素与射线装置安全和防护条例》、《危险化学品安全管理条例》、《工业企业设计卫生标准》、《中华人民共和国尘肺病防治条例》、《职业病危害项目申报管理办法》、《职业健康监护管理办法》、《职业病诊断与鉴定管理办法》、《建设项目职业病危害分类管理办法》、《建设项目职业病危害评价规范》及有毒作业危害和粉尘危害分级监察规定等。各省、自治区、直辖市也相应颁布了地方性职业卫生法规。

随着工业文明生产的推进，国家职业卫生法制体系的健全和劳动者自我保护意识的增强，职业卫生越来越受到政府、社会及公众的重视。工业园区向基于绿色产业、循环经济的绿色生态产业园建设模式的方向发展。

一、职业卫生基本概念

职业卫生学是以促进和保障劳动者在职业活动中的身心健康和社会福利，预防和保护劳动者免受职业有害因素所致的健康影响和危险，使劳动者生理和心理与职业环境相适应为宗旨的一门学科，即使工作与劳动者相互适应［《职业卫生名词术语》（GBZ/T 224—2010）］。

职业病（occupational diseases）是指企业、事业单位和个体经济组织等用人单位的劳动者在职业活动中，因接触粉尘、放射性物质和其他有毒、有害物质等因素而引起的疾病。

职业健康监护［occupational health（medical）surveillance］是以预防为目的，根据劳动者的职业接触史，通过定期或不定期的医学健康检查和健康相关资料的收集，连续地监测劳动者的健康状况，分析劳动者健康变化与所接触的职业病危害因素的关系，并及时将健康检查和资料分析结果报告给用人单位和劳动者本人，以便实时采取干预措施，保护劳动者健康。职业健康监护主要包括职业健康检查和职业健康监护管理档案的内容。

工作场所（workplace）是劳动者进行职业活动的所有地点，包括建设单位施工场所。

工作地点（work site）是劳动者从事职业活动或进行生产管理而经常或定时停留的岗位和作业地点。

职业医学（occupational medicine）是研究职业性有害因素所致的人体健康损害，包括工作有关疾病、职业病和伤害等的诊断、治疗、康复和劳动能力鉴定的一门临床医学，也是研究预防控制职业性有害因素所引起的人体健康损害的预防医学。

职业卫生标准（occupational health standards）是为实施职业病防治法律法规和有关政策，保护劳动者健康，预防、控制和消除职业病危害，防治职业病，由法律授权部门制定的、在全国范围内统一实施的技术要求。

职业危害（occupational hazard）是对从事职业活动的劳动者可能导致的工作有关疾病、职业病和伤害。

职业病危害（occupation disease hazard）是指对从事职业活动的劳动者可能导致职业病的各种危害。

职业性有害因素（occupational hazards）又称职业病危害因素，是在职业活动中产生和（或）存在的、可能对职业人群的健康、安全和作业能力造成不良影响的因素或条件。

职业禁忌证（occupational contraindication）是指劳动者从事特定职业或者接触特定职业性有害因素时，比一般职业人群更易遭受职业病危害和罹患职业病或者可能导致原有自身疾病病情加重，或者在从事作业过程中诱发可能导致对劳动者生命健康构成危险的疾病的个人特殊生理或者病理状态。

职业病筛检（screening for occupational disease）是指在接触职业性有害因素的人群中所进行的健康检查，可以是全面普查，也可在一定范围内进行。

职业病危害防护设施（protective facility for occupational hazard）是以消除或者降低工作场所的职业病危害因素浓度或强度，减少职业病危害因素对劳动者健康的损害或影响，达到保护劳动者健康目的的装置。

职业接触限值（occupational exposure limits, OELs）是指劳动者在职业活动过程中长期反复接触，对绝大多数接触者不引起有害作用的容许接触水平，是职业性有害因素的接触限制量值。化学性有害因素的重要接触限值包括时间加权平均容许浓度、短时间接触容许浓度和最高容许浓度三类。物理因素职业接触限值包括时间加权平均容许浓度和最高容许浓度。

时间加权平均容许浓度（permissible concentration-time weighted average, PC-TWA）是指以时间为权数规定的 8h 工作日、40h 工作周的平均容许接触浓度。

短时间接触容许浓度（permissible concentration-short term exposure limit，PC-STEL）是指在遵守 PC-TWA 前提下容许短时间（15min）接触的浓度。

最高容许浓度（maximum allowable concentration，MAC）是指任何工作地点、在一个工作日内、任何时间有毒化学物质均不应超过的浓度。

超限倍数（excursion limits）是指对未制定 PC-STEL 的化学有害因素，在符合 8h 时间加权平均容许浓度的情况下，任何一次短时间（15min）接触的浓度均不应超过的 PC-TWA 的倍数值。

空气监测（air monitoring）是指在一段时间内，通过定期（有计划）地检测工作场所空气中有害物质的浓度，以评价工作场所的职业卫生状况和劳动者接触有害物质的程度及可能的健康影响。

建设项目职业病危害预评价［preliminary assessment for occupational hazard(s) in construction project］是指对可能产生职业病危害的建设项目，在可行性论证阶段，对可能产生的职业病危害因素、危害程度、对劳动者健康影响、防护措施等进行预测性卫生学分析与评价，确定建设项目的职业病危害类别及防治方面的可行性，为职业病危害分类管理提供科学依据。

建设项目职业病危害控制效果评价［effect assessment of occupational hazard(s) control in construction project］是指建设项目在竣工验收前，对工作场所职业病危害因素、职业病危害程度、职业病防护措施及效果、健康影响等做出的综合评价。

二、职业卫生工作方针

《职业病防治法》规定：职业病防治工作坚持预防为主、防治结合的方针，建立用人单位负责、行政机关监管、行业自律、职工参与和社会监督的机制，实行分类管理、综合治理。

（1）预防为主，就是在整个职业病防治过程中，要把预防措施作为根本措施和首要环节放在先导地位，控制职业病危害源头，并在一切职业活动中尽可能控制和消除职业病危害因素的产生，使工作场所职业卫生防护符合国家职业卫生标准和要求。

（2）防治结合，主要体现在三个方面：①"防"，预防为主，控制职业病危害源头，最大限度地减少和避免"治"的负担和代价；②"治"，不只是对职业病的诊断治疗，更主要的是对职业病危害的治理；③对已经造成或者可能造成职业病危害后果的作业场所，要做到"防"中有"治"，"治"中有"防"，以"治"促"防"，通过"防"解决"治"的问题。

（3）分类管理，是指按职业病危害因素的种类、性质、毒性、危害程度及对人体健康造成的损害后果确定类别，采取不同的管理方法。

（4）综合治理，是指在职业病防治活动中采取的一切有效的管理和技术措施，如立法、行政、经济、科技、民主管理和社会监督等，并将其纳入法制化统一监督管理的轨道。

三、职业卫生工作原则

职业卫生工作要遵循预防医学的三级预防原则：

（1）一级预防。控制职业病危害源头，依靠科技创新，研制、开发、推广应用有利于职业病防治和保护劳动者健康的新技术、新方法、新工艺、新材料，提高职业病防治科学水平，即从根本上使劳动者不接触职业病危害因素。

（2）二级预防。按照国家职业卫生标准和卫生要求，对造成职业病危害的工作场所进行治理，控制和消除职业病危害，同时组织接触职业病危害的职工进行健康检查，通过就业前（岗前）、岗中、岗后定期健康检查，发现疾患并及早处理，及时阻断接触，防止病情进一步发展。

（3）三级预防。安排疑似职业病患者和职业病患者诊断、治疗，促进其康复。

四、职业卫生工作目标

职业卫生工作是为所有劳动者提供健康安全的工作环境，使其在该工作环境中能发挥最大的能力，并能保障其健康。其主要目标是：①维护和促进职工健康和工作能力；②改善工作环境，使其有利于安全和健康；③使劳动组织和劳动文化向促进健康与安全的方向发展。

2016 年 12 月 26 日国务院办公厅印发了《国家职业病防治规划(2016—2020 年)》，规划目标主要体现在以下方面（表 1-3）。

表 1-3 国家职业病防治规划(2016—2020 年)

规划目标	指标
用人单位主体责任不断落实	重点行业的用人单位职业病危害项目申报率达到 85%以上，工作场所职业病危害因素定期检测率达到 80%以上，接触职业病危害的劳动者在岗期间职业健康检查率达到 90%以上，主要负责人、职业卫生管理人员职业卫生培训率均达到 95%以上，医疗卫生机构放射工作人员个人剂量检测率达到 90%以上
职业病防治体系基本健全	设区的市至少应确定 1 家医疗卫生机构承担本辖区内职业病诊断工作，县级行政区域原则上至少确定 1 家医疗卫生机构承担本辖区职业健康检查工作
职业病监测能力不断提高	重点职业病监测工作的县(区)覆盖率达到 90%。提升职业病报告质量，职业病诊断机构报告率达到 90%
劳动者健康权益得到保障	劳动者依法应参加工伤保险覆盖率达到 80%以上

五、职业卫生工作任务

基本任务是：识别、评价和控制工作场所职业病危害因素，为劳动者提供健康、舒适的工作环境，以保护和促进劳动者的健康。工作内容包括下述 5 个方面：

（1）环境监测（environmental monitoring），以调查作业场所环境为主，识别环境中潜在的职业病危害因素的来源、分布、动态变化及其强度（接触量）和接触的机会，为改进工作环境提供依据。

（2）健康监护（health surveillance），健康监护着重作业场所职工的健康状况，并通过就业前和定期健康检查，发现疾患并及早处理，及时阻断接触。

（3）职业流行病学（occupational epidemiology），采用职业流行病学的理论和方法，研究调查职业病危害因素及其对健康的影响在人群、时间及空间上的分布；分析职业接触强度与职业性损害的计量-效应（反应）关系，客观评价工作环境与健康关系及职业病危害的危险程度，客观评价工作环境与健康的关系。

（4）卫生监督（sanitary control），国家实施职业卫生监督制度，加强预防性、经常性职业卫生监督。督促用人单位落实建设项目职业卫生"三同时"制度；对用人单位工作场所职业卫生状况、职业健康监护进行监督检查，对职业病危害事故和有关违法违规行为进行查处。

（5）人员培训（personnel training）和健康教育（health education），培训职业卫生和劳动保护的业务和管理人员，并通过他们对务工人员进行健康教育。

第三节　职业卫生法规体系

一、职业卫生法规框架

职业卫生安全法律法规是调整、规范劳动关系中劳动者卫生安全的法律规范，我国职业卫生安全法律法规按其立法主体、法律效力不同，分为以下几大类。

1. 《中华人民共和国宪法》

《中华人民共和国宪法》（简称《宪法》）是国家的根本大法，具有最高法律地位和法律效力。其他所有职业卫生安全法律都要依据宪法的基本原则来制定。

2. 职业卫生安全法律

由中华人民共和国全国人民代表大会常务委员会（简称全国人大常委会）制定的有关职业卫生安全方面的法律规范性文件，其法律地位和法律效力仅次于宪法。例如，《职业病防治法》于2001年10月27日由全国人大常委会第二十四次会议通过，于2002年5月1日起施行。该法共七章七十九条，从立法宗旨、工作方针、工作职责、前期预防、劳动过程中的防护与管理，职业病诊断与职业病患者保障、监督检查、法律责任等方面对职业病防治工作做出了全面的规定，是一部专门法，是我国现行的职业卫生工作主要的基本法律依据。《劳动法》第六章对"职业安全卫生"，第四章对"工作时间和休息休假"，第七章对"女职工和未成年工特殊保护"，都分别作了相应的规定。

3. 职业卫生安全行政法规

由国务院制定的有关各类条例、办法、规定、实施细则、决定等，如《使用有毒物品作业场所劳动保护条例》《放射性同位素与射线装置安全和防护条例》《中华人民共和国尘肺病防治条例》《危险化学品安全管理条例》等。

4. 地方性职业卫生安全法规

由省、自治区、直辖市人民代表大会（简称人大）为执行和实施《宪法》、职业卫生安全法律和行政法规，根据本行政区域具体情况和实际需要，在法定权限内制定、发布的规范性文件。通常形式有"条例"、"办法"。

5. 职业卫生安全规章

由国务院所属部委以及地方人民政府在法律规定的范围内，依职权制定、颁布的有关职业卫生安全行政管理的规范性文件，如《职业病目录》《职业病危害因素分类目录》《职业病危害项目申报管理办法》。

6. 国际公约

经我国批准生效的有关职业卫生安全的国际条约、公约是作为制定我国职业卫生安全法规参考依据之一，并采取必要的措施履行。

二、职业卫生法律、法规

1. 职业卫生相关法律

1)《宪法》

《宪法》第四十二条规定，国家通过各种途径，创造劳动就业条件，加强劳动保护，改善劳动条件，并在发展的基础上，提高劳动报酬和福利待遇。《宪法》的规定是安全生产和职业卫生立法的基本依据。

2)《职业病防治法》

《职业病防治法》是我国预防、控制和消除职业危害，防治职业病，保护劳动者健康及其相关权益的一部专门法律。《职业病防治法》确立了我国"预防为主、防治结合"的职业病防治工作基本方针和"分类管理、综合治理"的职业病防治管理原则。劳动者依法享有职业卫生保护的权利。

对职业病实行三级预防原则：一级预防是群体病因预防；二级预防是对群体中的职业病发病情况早期发现，早期诊断，早期控制；三级预防是对发病的个体控制疾病恶化，挽救残存功能，对职业病患者进行治疗与康复。

《职业病防治法》对用人单位提出了三项总体要求：一是应当为劳动者创造符合国家职业卫生标准和卫生要求的工作环境和条件，并采取措施保障劳动者获得职业卫生保护；二是应当建立、健全职业病防治责任制，加强对职业病防治的管理，提高职业病防治水平，对本单位产生的职业病危害承担责任；三是必须依法参加工伤社会保险。

《职业病防治法》对用人单位明确规定了职业病前期预防要求、劳动过程中的防护与管理要求；明确了关于职业病的诊断管理、对职业病患者的治疗与保障等方面的内容。

3)《劳动法》

《劳动法》是为了保护劳动者的合法权益，调整劳动关系，建立和维护适应社会主义市场经济的劳动制度，促进经济发展和社会进步而制定的法律；涉及职业安全健康方面的内容主要包括：劳动者享有平等就业和选择职业，取得劳动报酬、休息休假、获得劳动安全卫生保护、接受职业技能培训、享受社会保险、提请劳动争议处理以及法律规定的其他劳动权利。用人单位应建立、健全劳动安全卫生制度，严格执行国家劳动安全卫生规程和标准，对劳动者进行劳动安全卫生教育，防止劳动过程中的事故，减少职业危害。劳动安全卫生设施必须符合国家规定的标准。新、改、扩建工程的劳动安全卫生设施应与主体工程同时设计、同时施工、同时投入生产和使用。为劳动者提供符合国家规定的劳动安全卫生条件和必要的劳动防护用品,对从事职业危害作业的劳动者应定期进行健康检查。从事特种作业的劳动者必须经过专门培训并取得特种作业资格,应加强对女职工和未成年工特殊保护。

4)《安全生产法》

《安全生产法》规定:鼓励和支持安全生产科学技术研究和安全生产先进技术的推广应用;对严重危及生产安全的工艺、设备实行淘汰制度;生产经营单位必须遵守安全生产相关法律,建立安全生产责任制度;从业人员有依法获得安全生产保障权利;生产经营单位必须执行依法制定的保障安全生产的国家标准或行业保障等。明确规定安全生产事故责任追究制度。

5)其他法律

《中华人民共和国劳动合同法》《中华人民共和国工会法》等法律对改进工作环境和劳动条件、保障劳动者健康都做出了相应规定。

2. 职业卫生行政法规

由国务院制定的有关各类条例、办法、规定、实施细则、决定等。

1)《使用有毒物品作业场所劳动保护条例》

该条例是 2002 年 4 月 30 日,国务院第 57 次常务会议通过、以第 352 号国务院令予以公布,2002 年 5 月 12 日起施行。该条例是为了保证作业场所安全使用有毒物品,预防、控制和消除职业中毒危害,保护劳动者的生命安全、身体健康及其相关权益,根据职业病防治法和其他有关法律、行政法规而制定的,其适用范围是作业场所使用有毒物品可能产生职业中毒危害的劳动保护。

该条例从作业场所的预防措施、劳动过程的防护、职业健康监护三个方面,对从事使用有毒物品作业的用人单位提出了安全使用有毒物品,预防、控制和消除职业中毒危害的要求。同时明确了劳动者享有的合理避险权、职业卫生保护权、正式上岗前获取相关资料权、查阅(复印)其本人职业健康监护档案权、患职业病的劳动者按照国家有关工伤保险的规定享受下列工伤保险待遇等九项权利,以及劳动者应当履行的学习和掌握相关职业卫生知识,遵守有关劳动保护的法律、法规和操作规程,正确使用和维护职业中毒危害防护设施及其用品,发现职业中毒事故隐患时,应当及时报告,作业场所出现使用有毒物品产生的危险时,劳动者应当采取必要措施,按照规定正确使用防护设施,将危险加以消除或减少到最低限度。

2)《中华人民共和国尘肺病防治条例》

该条例是为保护职工健康,消除粉尘危害,防止发生尘肺,促进生产发展而制定的。其适用范围为所有有粉尘作业的企业、事业单位。条例从防尘、监督监测、健康管理等几个方面对有粉尘作业的企业、事业单位提出了保护职工健康、防治粉尘危害的要求。

3)《放射性同位素与射线装置安全和防护条例》

该条例是 2005 年 8 月 31 日国务院第 104 次常务会议通过,以第 449 号国务院令予以公布,自 2005 年 12 月 1 日起施行。该条例是为了加强对放射性同位素、射线装置安全和防护的监督管理,促进放射性同位素、射线装置的安全应用,保障人体健康,保护环境而制定的,其适用范围是在我国境内生产、销售、使用放射性同位素和射线装置,以及转让、进出口放射性同位素的单位。条例中所称放射性同位素包括放射源和非密封放射性物质。条例明确国务院环境保护主管部门对全国放射性同位素、射线装置的安全和防护工作实施统一监督管理,有关部门按照职责分工和本条例的规定,对有关放射性同位素、射线装置的安全和防护工作实施监督管理。条例从许可和备案、安全和防护、辐射事故应急处理等几个方面对生产、销售、使用放射性同位素和射线装置的单位提出了安全应用,保障人体健康,保护环境的要求。

4)《突发公共卫生事件应急条例》

突发公共卫生事件是指突然发生,造成或者可能造成社会公众健康严重损害的重大传染病疫情、群体性不明原因疾病、重大食物和职业中毒以及其他严重影响公众健康的事件。《突发公共卫生事件应急条例》是依照《中华人民共和国传染病防治法》的规定制定的,2003 年 5 月 7 日国务院第 7 次常务会议通过,自公布之日起施行,2011 年 1 月 8 日进行了修订;目的是有效预防、及时控制和消除突发公共卫生事件的危害,保障公众身体健康与生命安全,维护正常的社会秩序,建立统一、高效、有权威的突发公共卫生事件应急处理机制。《突发公共卫生事件应急条例》的颁布实施是中国公共卫生事业发展史上的一个里程碑,标志着我国将突发公共卫生事件应急处理纳入了法制轨道。

5)其他行政法规

《工伤保险条例》《女职工劳动保护特别规定》等对保护劳动者权益等内容做出了相应规定。

3. 地方性职业卫生安全法规

由省、自治区、直辖市人大为执行和实施宪法,职业卫生安全法律、行政法规,根据本行政区域具体情况和实际需要,在法定权限内制定、发布的规范性文件。通常形式有"条例""办法"。

4. 职业卫生规章及规范性文件

为《职业病防治法》配套出台的主要规章和规范性文件有:

《职业病分类和目录》

《职业病危害项目申报办法》

《建设项目职业病危害分类管理办法》

《职业健康检查管理办法》

《职业病诊断与鉴别管理办法》

《有毒作业危害分级监察规定》

《粉尘危害分级监察规定》

《工业企业职工听力保护规范》

《爆炸危险场所安全规定》

《安全生产违法行为行政处罚办法》

《危险化学品登记管理办法》

《危险化学品经营许可证管理办法》

《危险化学品包装物、容器定点生产管理办法》

《工伤认定办法》

《放射事故管理规定》

《职业病危害因素分类目录》

例如，《职业病危害因素分类目录》将可能导致法定职业病所对应的职业病危害因素分为六大类：①粉尘；②化学因素；③物理因素；④放射性因素；⑤生物因素；⑥其他因素。

5. 国际公约

职业卫生安全方面的国际公约大概分为三类：

第一类：公约是为达到职业健康安全的工作环境，保证劳动者的福利和尊严而制定的方针和措施，如《职业卫生设施公约》161 号；

第二类：公约针对特殊试剂如铅、苯、石棉和化学品、职业癌症和工作环境中的特殊危险而提供的保护，如《职业癌症公约》139 号、《工作环境（空气污染、噪声、振动）公约》148 号；

第三类：公约是针对某些经济活动部门如建筑工业、商业和办公室等提供保护，如《建筑业安全卫生公约》167 号。

三、职业卫生标准

（1）《国家职业卫生标准管理办法》。我国职业卫生标准分为强制性和推荐性两类，前者标准代号为直接编码"GB"；后者编码"GB/T"。强制性标准包括：《工业企业设计卫生标准》（GBZ 1—2010）；《工作场所有害因素职业接触限值　第 1 部分：化学有害因素》（GBZ 2.1—2019），《工作场所有害因素职业接触限值　第 2 部分：物理因素》（GBZ 2.2—2007）；职业病诊断标准；职业照射放射防护标准；职业防护用品卫生标准；其他标准为推荐性标准。

（2）《工业企业设计卫生标准》（GBZ 1—2010），适用于中华人民共和国领域内所有新建、扩建、改建建设项目和技术改造、技术引进项目（以下统称建设项目）的职业卫生设计及评价。规定了工业企业的选址与整体布局、防尘与防毒、防暑与防寒、防噪声与振动、防非电离辐射及电离辐射、辅助用室等方面的内容，以保证工业企业的设计符合卫生要求。

（3）《工作场所有害因素职业接触限值　第 1 部分：化学有害因素》（GBZ 2.1—2019）列出了工作场所 358 种有害因素、49 种粉尘和 3 种生物因素的接触限值；《工作场所有害因素职业接触限值　第 2 部分：物理因素》（GBZ 2.2—2007）规定了 10 种物理因素接触限值。

职业接触限值是评价工作场所环境污染状况、卫生状况及劳动者接触有害因素的程度，评估生产装置泄漏情况的重要依据。

（4）相关职业卫生标准。主要职业卫生标准见表 1-4。

表 1-4　职业卫生标准

序号	卫生标准	标准编号
1	《工业企业设计卫生标准》	GBZ 1—2010
2	《工作场所有害因素职业接触限值　第 1 部分：化学有害因素》	GBZ 2.1—2019
3	《工作场所有害因素职业接触限值　第 2 部分：物理因素》	GBZ 2.2—2007
4	《工作场所空气中有害物质监测的采样规范》	GBZ 159—2017
5	《工作场所空气中有害物质的测定方法》	GBZ/T 300—2017

序号	卫生标准	标准编号
6	《生产过程安全卫生要求总则》	GB/T 12801—2008
7	《职业健康监护技术规范》	GBZ 188—2014
8	《工作场所防止职业中毒卫生工程防护措施规范》	GBZ/T 194—2007
9	《有机溶剂作业场所个人职业病防护用品使用规范》	GBZ/T 195—2007
10	《呼吸防护用品的选择、使用与维护》	GB/T 18664—2002
11	《个体防护装备选用规范》	GB/T 11651—2008
12	《高毒物品作业岗位职业病危害告知规范》	GBZ/T 203—2007
13	《高毒物品作业岗位职业病危害信息指南》	GBZ/T 204—2007
14	《用人单位职业病防治指南》	GBZ/T 225—2010
15	《工作场所职业病危害警示标识》	GBZ 158—2003
16	《密闭空间作业职业危害防护规范》	GBZ/T 205—2007
17	《建设项目职业病危害控制效果评价技术导则》	GBZ/T 197—2007
18	《建设项目职业病危害预评价技术导则》	GBZ/T 196—2007
19	《工作场所职业病危害作业分级 第 1 部分：生产性粉尘》 《工作场所职业病危害作业分级 第 2 部分：化学物》 《工作场所职业病危害作业分级 第 3 部分：高温》 《工作场所职业病危害作业分级 第 4 部分：噪声》	GBZ/T 229.1—2010 GBZ/T 229.2—2010 GBZ/T 229.3—2010 GBZ/T 229.4—2012
20	《铅作业安全卫生规程》	GB 13746—2008
21	《陶瓷生产防尘技术规程》	GB 13691—2008
22	《电子工业防尘防毒技术规范》	AQ 4201—2008
23	《作业场所空气中呼吸性煤尘接触浓度管理标准》	AQ 4202—2008
24	《呼吸性粉尘个体采样器》	AQ 4204—2008
25	《矿山个体呼吸性粉尘测定方法》	AQ 4205—2008

四、职业卫生法制化管理

我国职业卫生法制化管理包括：职业卫生执法监督管理、职业卫生技术服务管理、职业卫生标准规范管理和用人单位职业卫生自律管理。

1. 职业卫生执法监督管理

2018 年 12 月 29 日新修订的《中华人民共和国职业病防治法》明确规定：国务院安全生产监督管理部门、卫生行政部门、劳动保障行政部门依照本法和国务院确定的职责，负责全国职业病防治的监督管理工作。县级以上地方人民政府安全生产监督管理部门、卫生行政部门、劳动保障行政部门依据各自职责，负责本行政区域内职业病防治的监督管理工作。中央编办《关于职业卫生监管部门职责分工的通知》，明确了职业卫生监管"防、治、保"（即职业病危害防治、职业病诊断治疗、职业病患者社会保障）三个环节分别由一个部门为主负责的指导原则，确立了安全监管部门在职业卫生预防环节依法实施监管的主体地位。

安全生产监督管理部门是人民政府行使职业卫生监督管理职能的机关,是代表国家依法行使监督管理职责。安全生产监督管理部门对用人单位履行职业卫生管理职责和执行职业卫生法律法规、标准的情况依法进行监管、纠正和惩戒是法律法规赋予的权力。

2. 职业卫生技术服务管理

《国家安全监管总局关于做好职业卫生检测评价技术服务机构资质认定和监督管理工作的通知》指出:为保证职业卫生检测、评价技术服务机构资质认定和监督管理工作的平稳过渡,目前仍按照《职业卫生技术服务机构管理办法》对职业卫生检测、评价技术服务机构开展资质认定和监督管理工作。同时,国家安全监管总局将根据职业卫生检测、评价技术服务机构资质认定和监督管理工作的需要,适时制定出台相关管理办法。同时强调要加强对职业卫生检测、评价技术服务机构的监督检查。

3. 职业卫生标准规范管理

根据中央编办发〔2010〕104号文件规定,卫生部负责组织制定发布国家职业卫生标准;国家安监总局负责组织拟订国家职业卫生标准中的用人单位职业危害因素工程控制、职业防护设施、个体职业防护等相关标准。

4. 用人单位职业卫生自律管理

用人单位是职业病危害防治的责任主体,必须强化自律管理。

用人单位应设置或者指定职业卫生管理机构或者组织,配备专职或者兼职的职业卫生专业人员,完善内部相关管理制度,落实职业病防治责任制。要依法如实申报职业病危害项目,严格遵守建设项目职业卫生"三同时"规定;定期对作业场所进行职业病危害因素检测、评估;要设置公告栏,公布有关职业卫生管理的规章制度、操作规程、应急救援措施和职业病危害因素检测结果,并在易产生严重职业病危害的作业岗位设置警示标识和说明;工作场所使用有毒物品的用人单位,应当按照有关规定申请办理职业卫生安全许可证,并配备应急救援人员和必要的应急救援器材、设备,制定事故应急救援预案。

用人单位应当为劳动者提供符合国家职业卫生标准和卫生要求的工作场所、环境和条件。任何单位不得将产生职业病危害的作业转移给不具备职业病危害防护条件的单位和个人,不得生产、经营、进口和使用国家禁止使用的可能产生职业病危害的设备和材料。

第四节　职业卫生技术服务与支撑体系

职业卫生服务(occupational health service)是以保护和促进劳动者健康为目的,预防和控制工作场所可能对健康和安全造成危害的因素和条件的服务措施。

国际劳工组织(International Labour Organization, ILO)对职业卫生服务的定义是:职业卫生服务基本上是预防性服务,要求企事业单位的雇主、职工及其代表建立和维护能保证工人安全和健康的工作环境,使工作适合于保持工人体格和精神状态。

1994 年，世界卫生组织（World Health Organization，WHO）向全球提出了"人人享有职业卫生保健"的宣言。

ILO 和 WHO 指出："职业卫生必须以促进和维护各类职业中所有员工的最佳体力、脑力和社会福利为目的，预防因工作条件而影响职工的健康；保护职工免受工作环境中有害因素的影响；安置和维护职工在适合于他的生理、心理能力的环境中工作；最终使工作适应于人，每个人适合于自己的工作。"

识别、监测、评价作业场所职业病危害因素和作业条件是职业卫生服务的主要任务之一。职业卫生服务首先由用人单位承担和完成，也可以由用人单位委托职业卫生技术机构完成。

一、职业卫生技术服务原则

（1）保护与预防原则：关注所有职业人群，保护劳动者健康，预防工作中的危害。

（2）健康促进原则：增进劳动者的体力、脑力和社会福利。

（3）初级卫生保健原则：用人单位对劳动者的健康与安全承担责任。

（4）防治与康复原则：加强对危险源的防控，使职业病危害、事故损伤、职业病和工作有关疾病的影响减小到最低程度。

（5）适应原则：在工作场所开展职业卫生工作，使工作和环境适应人的能力。

（6）教育与培训原则：重视健康教育与职业卫生知识培训。

（7）工作协调原则：相关部门和劳动者参与改善工作条件和环境工作。

（8）健康与生产关系原则：正确处理"健康、环境与发展"及"职业安全卫生与生产"之间的相互关系。

二、职业卫生服务模式

由于经济发展程度、卫生服务体制、文化和政治经济制度的不同，职业卫生服务模式也各不相同。

1. 独立职业卫生服务

大型企业或企业集团有自己的职业卫生服务机构和人员，其优点是在企业内部能较全面地收集到作业场所职业卫生和安全资料，协调有效地控制和消除职业危害，及时对作业人员进行健康监护和必要的抢救、治疗和处理。

2. 专业职业卫生

各种社会卫生保健机构承担起职业卫生服务任务，将职业卫生服务与一般卫生保健服务结合起来，建立综合性的卫生服务。

（1）国家卫生服务：国家有关卫生机构，如疾病预防控制中心、卫生监督部门、职业病防治研究院等，为企业提供良好的、合格的职业卫生服务（包括生产环境监测、健康监护、危害控制咨询等），是提高劳动者职业生命质量的保证。

（2）社区卫生保健服务：职业卫生服务与初级卫生保健相结合，是基层职业卫生服务的方向，也是 WHO 倡导的职业卫生服务模式，这种模式的优点是有较大的覆盖面，涵盖了全国和各社区，在为农民工和个体劳动者提供范围方面具有特殊的优越性。

（3）社会保险机构：由社会保险机构提供职业卫生服务，企事业单位、自主经营者和农民向社会保险机构交纳经费。

（4）民营职业卫生服务机构：民营医院、体检中心或卫生检测中心获得职业卫生服务机构资质后可为企业提供职业卫生服务。

三、职业卫生技术服务内容

（一）职业病危害因素检测与评价

1. 工作场所职业病危害因素检测

判定和评价工作环境和工作过程中影响劳动者健康的职业病危害因素的种类、性质与浓（强）度。职业病危害因素检测根据采样原因分为评价检测、日常检测、监督检测、事故性检测和个体接触水平检测。

（1）评价检测，适用于建设项目职业病危害因素预评价、建设项目职业病危害因素控制效果评价和职业卫生现状评价等。目的在于对新、扩、改建项目作业现场的职业卫生状况及防护技术措施的效果进行全面、系统的检测评价。

（2）日常检测，是由用人单位或委托具有检测资质的单位组织实施的对作业场所空气中毒物浓度进行的日常定期、定点检测。目的是经常性地监测作业场所职业卫生状况。采样方法以定点采样和短时间采样为主。

（3）监督检测（抽查检测），适用于职业卫生监督管理部门对用人单位进行监督时，对作业场所空气中有害物质浓度进行的检测。

（4）事故性检测，对事故发生后的作业场所空气中有害物质进行采样检测。其目的是确定事故发生后作业场所空气中存在的有害物质及浓度，指导事故的应急救援和现场正确处理。

（5）个体接触水平检测，是对作业场所内接触有害物质的劳动者进行个体采样检测，目的是评价作业场所的职业卫生状况和劳动者接触有害物质的程度。

2. 工作场所职业病危害的评价

工作场所职业病危害的评价即判断职业病危害的程度，主要包括接触评价和危害评价两个方面。接触评价主要是通过弄清劳动者目前工作中接触的危害因素强度、接触频率以及接触时间，并与相关职业卫生标准进行比较，以此判断职业病危害程度。危害评价主要是解决对劳动者的健康现在、不久的将来影响如何；在他们人生的工作期间以及对其后代影响如何等问题。

（二）建设项目职业病危害评价

职业病危害预评价目的在于识别、分析与评价建设项目可能产生的职业病危害因素及危害程度，确定建设项目在职业病防治方面的可行性，为建设项目的设计提供必要的职业病危害防护对策和建议。

职业病危害控制效果评价目的是分析职业病危害因素的危害程度及对劳动者健康的影响，评价职业病危害防护措施和效果。提出职业病危害的关键控制点和防护的特殊要求，为职业卫生监督管理部门对建设项目职业病防护设施竣工验收提供科学依据。

（三）职业病危害控制技术咨询

为政府和社会提供职业病危害防治和职业卫生监管相关的技术咨询，在对工作场所职业病危害监测和劳动者健康监护结果分析及风险评估基础上，提出适宜的控制措施，包括防护措施、作业行为和作业管理。受职业卫生监管部门的委托，提供前期的技术评估意见，为职业卫生监管部门的行政决策提供技术支持。

（四）职业卫生教育、培训与健康促进

对劳动者进行上岗前的职业卫生培训和在岗期间的定期职业卫生培训，普及职业卫生知识，督促劳动者遵守职业病危害防治的法律、法规、规章、国家标准、行业标准和操作规程。

对用人单位的主要负责人和职业卫生管理人员进行职业卫生相关知识的培训，使之具备与本单位所从事的生产经营活动相适应的职业卫生知识和管理能力。

职业人群健康促进又称作业场所健康促进（workplace health promotion）。健康促进就是通过教育、组织、政策（法律）和经济等手段干预那些对健康有害的生活方式、行为和环境，以促进健康。作业场所健康促进的目标是创造卫生、安全、满意和高效的作业环境，保护职工健康、提高职工生命质量和推动经济可持续发展。

WHO 将"健康"定义为"健康乃是一种在身体上、精神上的完满状态，以及良好的社会适应力，而不仅仅是没有疾病和衰弱的状态"。即健康不仅仅指没有疾病和虚弱，健康是人的生理、心理和社会适应的整体良好状态；这就是人们所指的身心健康，一个人在身体健康、心理健康、社会适应良好和道德健康四方面都健全，才是完全健康的人。

健康是一种基本人权，达到尽可能高的健康水平，是全球范围的一项重要的社会发展目标。而要达到"尽可能高的健康水平"就必须通过健康促进来实现。健康促进的核心就是政府政策倡导，社会环境支持，授权公众参与。

（五）职业健康检查

职业人群健康监护分为上岗前健康检查、在岗期间定期健康检查、离岗时检查、离岗后医学随访检查以及应急健康检查五类。

（六）职业病诊断治疗

《职业病防治法》规定：职业病诊断应当由省级以上人民政府卫生行政部门批准的医疗卫生机构承担。承担职业病诊断的医疗卫生机构依法独立行使诊断权，并对其做出的诊断结论承担责任。劳动者可以选择用人单位所在地或本人居住地的职业病诊断机构进行诊断。"居住地"是指劳动者的经常居住地。

（七）职业健康风险评价

包括工作环境和工作过程中影响劳动者健康的各种危害因素的判别；分析和评价职业健康危害因素影响劳动者健康的作用方式，如接触方式和暴露类型、接触限值、剂量-反应关系、可能引起的不良健康效应等；确定劳动者或劳动者群体暴露于特定的危害因素以及劳动者个体及群体的弱点；评价可能采取的危害因素预防和控制措施；提出管理和控制危害的建议。估测和评价因职业病和工伤造成的人力和经济损失，为调配劳动力资源提供依据；通过对职业健康危害因素的危害识别、危害特征描述、暴露评估、风险特征描述，为职业卫生监管工作提供科学依据。

第五节 职业卫生培训和教育

教育和培训方法：基本知识的培训，特殊需要的培训，专业培训。

教育和培训的原则：满足需求，确立重点，明确目的，方法合适，结果评价。

职业卫生教育培训对象：①管理者；②一般员工；③专职或专业人员。对用人单位领导、各类管理人员、注册安全工程师（安全主任）、职业安全卫生专业人员和一般员工，分层面进行广泛的职业安全卫生教育和必要的安全卫生技术培训，以促使劳动者和生产管理者及其家属，人人参与保护劳动者健康的工作，并遵守有关职业安全卫生的规章制度，从而达到动员多方面力量密切配合，共同做好控制职业危害因素的工作目的。

做好上述工作需要各级领导、职业安全卫生管理人员、医务人员和劳动者的共同参与。注册安全工程师、安全主任的主要任务是抓好第一级的预防，督促并配合有关部门做好第二级和第三级的预防工作。企业还应当建立、健全职业安全卫生管理体系（OSHAS），将三级预防有机地纳入体系的运作。只有这样，才能使劳动者得以在良好的生产环境中劳动，在促进经济增长的同时保障劳动者的安全与健康。

思 考 题

（1）什么是职业卫生、职业危害、职业病、职业接触限值？

（2）常见的工业毒物和生产性粉尘有哪些？

（3）工业企业设计卫生标准的主体内容是什么？

（4）职业性有害因素及其致病条件途径和特点是什么？

（5）职业卫生的"三级预防原则"、控制原则、监督管理措施是什么？

（6）职业卫生培训教育的方法、原则和对象是什么？

（7）职业卫生监督执法的主要法律依据和职业卫生监督部门的工作范围是什么？

（8）《职业病防治法》所确定的职业病防治工作基本方针和职业病防治的管理原则是什么？

第二章　职业卫生监督与管理

第一节　职业卫生监督管理过程

一、我国职业卫生监管体制的变革

新中国成立以来，我国的职业卫生监管体制经历了五个阶段，发生了四次重大变化：

第一阶段，1949~1998 年。职业卫生监管体制逐步形成，职业卫生监管主要由劳动部门负责。

1949 年 11 月 2 日，劳动部下设劳动保护司，负责全国劳动保护工作。1988 年，劳动部成立职业卫生监察局，下设职业卫生监管处，其主要职责有：①监督检查职业卫生执法情况并提出对策；②职业卫生"三同时"管理的监察；③职业卫生技术措施费用管理及综合评价；④职业病统计分析；⑤职业卫生专业培训和考核发证。

第二阶段，1998~2003 年。1998 年国务院机构改革将原劳动部承担的职业卫生监察职能划转至卫生部。

卫生部主要职责有：①研究拟定卫生工作的法律、法规和方针政策，制定技术规范和卫生标准并监督实施；②研究提出区域卫生规划，统筹规划和协调全国卫生资源配置；③贯彻"预防为主"方针，开展全民健康教育；④监督管理职业卫生、环境卫生、放射卫生、学校卫生工作。

第三阶段，2003~2010 年。2003 年 10 月中央编办发〔2003〕15 号文将卫生部承担的作业场所职业卫生监督检查、职业危害申报、职业卫生安全许可证的颁发管理、职业危害事故和有关违法违规行为查处等职能划转到国家安全生产监督管理总局，2005 年国办发〔2005〕11 号文又明确将上述职能划归国家安全生产监督管理总局，2008 年国办发〔2008〕91 号文批准国家安全生产监督管理总局设立职业安全健康监督管理司，专司职业健康监管工作，承担 7 项职业卫生监管职责。此阶段，职业卫生监督管理的职能由卫生部门和安监部门共同承担。

第四阶段，2010~2018 年。2010 年 10 月中央编办发〔2010〕104 号文再次调整完善了职业卫生监管部门的职责分工，将卫生部承担的建设项目职业卫生"三同时"审查及监督检查、职业卫生检测评价技术服务机构的资质认定与监督管理、职业健康监护的监督检查等职能划转到国家安全生产监督管理总局，赋予了国家安全生产监督管理总局在职业病事前预防、过程监管、事故查处等方面的职责，确立了国家安全生产监督管理总局在职业卫生预防环节依法实施监管的主体地位，明确了职业卫生监管"防、治、保"（即职业病危害防治、职业病诊断治疗、职业病患者社会保障）三个环节分别由安监、卫生、劳动和社会保障部门为主负责的指导原则。

卫生部职责：①负责会同国家安全生产监督管理总局、人力资源和社会保障部等有关部门拟订职业病防治法律法规、职业病防治规划，组织制定发布国家职业卫生标准。②负责监督管理职业病诊断与鉴定工作。③组织开展重点职业病监测和专项调查，开展职业健康风险评估，研究提出职业病防治对策。④负责化学品毒性鉴定、个人剂量监测、放射防护器材和含放射性产品检测等技术服务机构的资质认定和监督管理；审批承担职业健康检查、职业病诊断的医疗卫生机构并进行监督管理，规范职业病的检查和救治；会同相关部门加强职业病防治机构建设。⑤负责医疗机构放射性危害控制的监督管理。⑥负责职业病报告的管理和发布，组织开展职业病防治科学研究。⑦组织开展职业病防治法律法规和防治知识的宣传教育，开展职业人群健康促进工作。

国家安全生产监督管理总局职责：①起草职业卫生监管有关法规，制定用人单位职业卫生监管相关规章。组织拟订国家职业卫生标准中的用人单位职业危害因素工程控制、职业防护设施、个体职业防护等相关标准。②负责用人单位职业卫生监督检查工作，依法监督用人单位贯彻执行国家有关职业病防治法律法规和标准情况。组织查处职业危害事故和违法违规行为。③负责新建、改建、扩建工程项目和技术改造、技术引进项目的职业卫生"三同时"审查及监督检查。负责监督管理用人单位职业危害项目申报工作。④负责依法管理职业卫生安全许可证的颁发工作。负责职业卫生检测、评价技术服务机构的资质认定和监督管理工作。组织指导并监督检查有关职业卫生培训工作。⑤负责监督检查和督促用人单位依法建立职业危害因素检测、评价、劳动者职业健康监护、相关职业卫生检查等管理制度；监督检查和督促用人单位提供劳动者健康损害与职业史、职业危害接触关系等相关证明材料。⑥负责汇总、分析职业危害因素检测、评价、劳动者职业健康监护等信息，向相关部门和机构提供职业卫生监督检查情况。

第五阶段，2019年至今。2018年3月，根据第十三届全国人民代表大会第一次会议批准的国务院机构改革方案，将国家安全生产监督管理总局的职业安全健康监督管理职责整合，组建国家卫生健康委员会，后者机构职责（六）负责职责范围内的职业卫生、放射卫生、环境卫生、学校卫生、公共场所卫生、饮用水卫生等公共卫生的监督管理，负责传染病防治监督，健全卫生健康综合监督体系。国家卫生健康委员会内设机构中（十七）职业健康司，负责拟订职业卫生、放射卫生相关政策、标准并组织实施；开展重点职业病监测、专项调查、职业健康风险评估和职业人群健康管理工作；协调开展职业病防治工作。可见，职业卫生的管理权限又回到了卫生部门。

二、职业卫生监督管理原则

职业卫生监督管理工作实行"分级负责、属地监管"的原则。

国家卫生健康委员会依照《中华人民共和国职业病防治法》和国务院确定的职责，负责全国用人单位职业卫生的监督管理工作。

县级以上地方人民政府卫生监督管理部门依据本级政府确定的职责，负责本行政区域内用人单位职业卫生的监督管理工作。

三、职业卫生监督管理措施

（一）职业卫生监督执法检查

对作业场所进行职业卫生监督检查，是监督用人单位认真贯彻落实国家有关职业病危害防治的法律、法规、标准和规范情况的有效方法。严肃查处职业卫生有关违法、违规行为和职业病危害事故，促使用人单位认真地不断地改善劳动条件，减轻职业病危害。

职业卫生监管应遵循三级预防原则开展工作。第一级预防，是使劳动者尽可能不接触或减少接触职业危害因素，如改变生产工艺过程，使劳动者的接触水平低于允许接触量或接触水平，对高危人群制定就业禁忌证等。第二级预防，是早期发现病损，采取补救措施。主要工作为早期检测损害与及时处理，防止其进一步发展。第三级预防，是对已得病者做出正确诊断，及时处理。包括及时脱离对职业性有害因素的接触，进行治疗，防止恶化和并发症，促进康复。安全监管部门工作重点在第一级预防。

（二）职业卫生安全许可

为预防、控制和消除职业危害，根据国务院有关规定，实施职业卫生安全许可证制度。工作场所使用有毒物品的用人单位，必须按照有关规定申请办理职业卫生安全许可证。未取得职业卫生安全许可证的，不得从事使用有毒物品作业。

（三）职业卫生"三同时"

督促用人单位执行建设项目职业卫生"三同时"制度。这是职业卫生监督管理的重要手段，也是贯彻落实"预防为主"方针，从源头上有效控制和减少职业病危害的最佳途径。因此，必须严格执行《职业病防治法》有关"建设项目的职业病防护设施应当与主体工程同时设计、同时施工、同时投入生产和使用"的规定，其劳动安全卫生设施必须与主体工程同时设计、同时施工、同时验收和投产使用，预防和控制职业危害源头，切实强化职业卫生源头监管。对较大的或危险性、危害性较大的工程项目，必须进行职业安全卫生预评价。在建或已经竣工的项目要进行安全卫生综合评价。未提交预评价报告或者预评价报告未经负责工作场所职业卫生监督管理的部门审核同意的，有关部门不得批准该建设项目。职业病危害严重的建设项目的防护设施设计，应当经安全生产监督管理部门审查，符合国家职业卫生标准和卫生要求的，方可施工。建设项目在竣工验收前，建设单位应当进行职业病危害控制效果评价，验收合格后方可投入正式生产和使用。

要加强监督管理和服务，帮助用人单位建立健全职业健康管理制度，加大作业环境工程控制措施力度，逐步治理和淘汰职业病危害严重的工艺和技术，使职业危害得到有效控制以至彻底消除。

（四）职业卫生培训

一是加强对职业卫生监管人员的培训，全面提高监管人员的责任意识、业务素质和履职能力；二是加强对用人单位负责人和职业卫生管理人员的培训，严格考核、持证上岗，不断提高和强化用人单位管理层的守法观念、管理水平和保障劳动者健康权益的意识；三是督促用人单位加强对劳动者的培训，进行上岗前、在岗期间和换岗前的职业卫生培训，使其掌握操作规程，正确使用职业病危害防护设施和个人防护用品，增强职业病危害防护意识和能力。

（五）职业病危害项目申报

职业病危害项目申报是职业卫生监督管理的一项重要基础性工作，只有摸清和掌握工作场所职业病危害因素种类、接触人数及危害状况，监管工作才能够突出重点、有的放矢。因此，要加强对用人单位职业病危害项目申报情况的监督检查，督促工作场所存在职业病目录所列职业病危害因素的用人单位建立职业病危害项目申报制度，按照有关规定，及时、如实向所在地职业卫生监督管理部门申报工作场所职业病危害项目。

（六）职业病危害监测及评价

督促用人单位建立职业病危害监测及评价管理制度，指定专人负责工作场所职业病危害因素日常监测，并确保监测系统处于正常运行状态；按照有关规定，委托具有相应资质的职业卫生技术服务机构定期对工作场所进行职业病危害因素检测、评价。检测、评价结果存入用人单位职业卫生档案，定期向所在地职业卫生监督管理部门报告并向劳动者公布。发现工作场所职业病危害因素不符合国家职业卫生标准和卫生要求时，用人单位应当立即采取相应治理措施，仍然达不到国家职业卫生标准和卫生要求的，必须停止存在职业病危害因素的作业；职业病危害因素经治理后，符合国家职业卫生标准和卫生要求的，方可重新作业。

（七）职业健康监护

督促用人单位建立、健全职业健康监护制度，做好职工上岗前、在岗期间、离岗时和应急时的健康检查，建立、健全职业健康监护档案并如实、无偿向职工提供。用人单位应当重视对劳动者进行健康监护，着重观察在该生产环境中劳动者的健康状况，及时发现早期受罹人群。并通过就业前体检和定期体检，发现病损，便于及时处理，防止继续接触有害因素。做到早期识别、早期处理。

（八）作业环境的工程控制

当明确了作业场所潜在危害后，就必须实施有效的工程控制措施，并对控制措施的有效性进行监测评价。

（九）职业病危害事故查处

加大对职业病危害事故的查处力度。对发生职业病危害事故的用人单位，严格按照"四不放过"原则，严肃进行查处，严格追究责任，以事故责任追究和事故教训促进用人单位落实职业病危害防治主体责任，通过事故查处进一步推动职业卫生监管工作。

四、职业卫生监督检查类型、程序和内容

（一）监督检查类型

职业卫生监督检查通常可分为日常监督检查、专项监督检查和举报监督检查三种类型。

1. 日常监督检查

日常监督检查是对用人单位日常生产经营活动中职业病危害防治情况的监督检查。这种监督检查活动通常有以下两种具体形式：

（1）不定期地组织监督检查执法活动，包括对用人单位全面的职业病危害防治情况进行检查或对某些职业病危害严重的行业和单位职业卫生情况进行重点监督检查。

（2）定期对用人单位开展的职业健康监督检查。

2. 专项监督检查

专项监督检查是指针对专门或特殊的职业健康工作进行的监督检查，包括对用人单位职业病危害项目申报情况的监督检查；对使用有毒物品作业的用人单位职业卫生安全许可证条件保持情况的监督检查；对用人单位及其工作场所相关人员职业卫生培训工作的监督检查；对建设项目职业卫生"三同时"工作的监督检查；对用人单位职业病危害防护用品使用情况的监督检查；对重点岗位职业病危害及其防护情况的监督检查；对用人单位劳动者职业健康监护情况的监督检查等。

3. 举报监督检查

根据举报进行监督检查活动。根据职工对职业病危害的投诉和工会组织对严重职业病危害情况的检举、揭发，派员调查，依法进行处理。

这一系列类型的监督检查，是职业卫生监督管理部门获取职业病危害现状、职业病危害防护、职业病危害事故、职业病等信息的重要手段，有利于职业卫生监督管理部门进一步研究对策，推进职业安全卫生的发展发挥重要的作用。

（二）监督检查程序

职业卫生监督检查程序是指政府职业卫生监管人员履行作业场所职业卫生监督检查活动的步骤和顺序，一般包括：

1. 监督检查准备

监督检查准备包括：确定监督检查对象，查阅有关法规和标准；了解检查对象的工艺流程、生产和职业病危害情况；制定检查计划，安排检查内容、方法、步骤；编写检查表或检查提纲，选择陪同职业卫生专家等等。

2. 监督检查用人单位守法情况

出示有效的监管执法证件，进入用人单位并听取用人单位对遵守国家职业卫生法规标准的情况和存在的问题及改进措施的汇报，查阅相关资料，掌握用人单位培训、检测、责任制等情况。

3. 调查作业现场

实地了解作业状况，包括生产工艺、技术装备、防护措施、原材料等方面存在的问题。同时，采访工人并听取职工意见和建议，尤其在职业卫生管理和改善劳动条件方面的问题和建议。

4. 提出意见或建议

向用人单位负责人或有关人员通报检查情况，指出存在问题，提出整改意见和建议，指定完成期限。

5. 发出职业卫生监督检查执法文书

根据监督检查情况，把执法文书下达给用人单位，进行限期整改。违法情节严重的，依法进行行政处罚。

（三）监督检查内容

1. 应注意了解的内容

（1）用人单位的一般情况：主要产品、工艺流程、职工总数、生产工人数、接触有害作业人数等。

（2）主要职业病危害因素种类，分布的车间、岗位，工人接触情况。

（3）用人单位职业病防治工作的开展情况，重点了解岗前、在岗和离岗职业健康体检情况，职业病危害因素检测情况，职工职业卫生培训，个人防护用品发放及职业病危害防护设施的设置和使用情况等。

2. 应查阅的相关资料

（1）职业卫生管理资料：职业卫生管理组织机构、管理人员；职业卫生管理制度、操作规程、检测及评价制度、职业病危害事故应急救援预案；职业卫生档案、健康监护档案及年度职业病危害防治工作计划。

（2）培训资料：上岗前、在岗期间的职业卫生培训和教育情况。

（3）健康监护资料：岗前体检、在岗体检及离岗体检。

（4）职业病危害项目的申报资料：重点查看并记录申报中生产原（辅）料、生产工艺流程、职业病危害因素等，注意现场检查并进行核对。

（5）职业病危害因素监测资料：检测项目是否包括了作业场所或工作岗位所产生的职业病危害因素，职业病危害因素尤其是严重职业病危害因素超标情况（现场检查进行核对）。

（6）抽查劳动合同：对劳动者是否进行了职业病危害告知。

（7）近两年，用人单位可能产生职业病危害的新建、扩建、改建建设项目和技术改造、技术引进项目，是否经过"三同时"审查与验收。

（8）职业病危害检测评价结果是否定期上报当地有关部门。

3. 作业现场观察的重点

（1）职业病危害因素来源：①生产作业方式：全密闭、半密闭、敞开式、自动化、手工操作、作坊式生产、其他方式；②从工作现场、生产流程查看职业病危害因素的种类、来源，通过看、听、嗅及便携式测定仪器来初步判定职业病危害的严重程度。检查是否存在申报资料中未涉及的原（辅）料及职业病危害因素。

（2）卫生防护设施、个人防护用品：①有害作业岗位是否采取了有效的职业病防护设施；②车间生产有害与无害是否分开；③车间有无通风排毒、除尘设施（全面通风，局部通风），这些设施是否能正常运转，生产中是否在正常使用；④应急处理设施：可能发生急性职业损伤的有毒、有害工作场所是否设置了报警装置，是否配置现场急救用品、冲洗设备、应急撤离通道和必要的泄险区；⑤是否为劳动者提供了符合职业病危害防治要求的职业病危害防护用品：防尘、防毒口罩，防噪耳塞，护目镜，防化学手套、防护服、防护帽、呼吸防护器及皮肤防护用品等（注意针对性、有效性），劳动者在生产中是否正常佩戴及使用。

（3）警示标识、警示说明、公告栏：①在产生严重职业病危害因素的作业场所或工作岗位是否设置了警示标识、警示说明，设置是否正确，种类是否齐全；②生产车间是否设有公告栏，需要对劳动者进行公告的内容是否进行了公告（如作业场所检测结果、职业卫生管理制度等）。

4. 作业现场询问的重点

作业现场询问劳动者时，应随机询问部分现场接触职业病危害因素的生产人员（技术员、老工人），间接验证用人单位提供的有关情况。

（1）询问部分劳动者的姓名、来该用人单位工作的时间（注意核对新上岗人员名单）。

（2）对新上岗人员，询问是否接受过岗前职业健康体检，在什么医疗机构进行的体检。

（3）对入厂 1 年以上的劳动者，要询问入厂后用人单位是否组织过职业健康体检，从事体检的医疗机构名称，是否知道自己的体检结果。

（4）按照记录下的人员名单，询问部分体检中发现的有健康损害或职业禁忌人员，是否已调离原工作岗位。

（5）是否接受过职业病防治法及相关职业病危害防治知识的培训。

（6）对现场佩戴个人防护用品的劳动者，要查看个人防护用品是否符合防护要求、是否正确佩戴；对未佩戴个人防护用品的劳动者要询问是否发放过个人防护用品，如发放，要求出示一下，说明不佩戴的原因。

（7）是否与用人单位签订了劳动合同，劳动合同中有无职业病危害告知内容，是否知晓告知内容，是否签字。

（8）询问生产中使用的主要生产原料、添加剂、助剂都有哪些，是否与申报资料相符。

（9）是否知道工作岗位存在的职业病危害因素及其达标情况。

5. 作业现场检查时重点记录的内容

（1）现场职业病防护设施配备及使用实际情况。

（2）现场劳动者个人防护用品佩戴情况。

（3）现场警示标识设置情况。

（4）现场生产状况：正常生产、非正常生产。

（5）作业现场实际存在的职业病危害因素。

（6）被询问者姓名、年龄、工种等。

6. 监督检查情况反馈及监督检查文书制作

（1）职业卫生监督管理人员现场监督检查后，简单小结检查情况，并向被监督的用人单位领导或主管人员告知监督检查的情况。

（2）制作现场职业卫生监督检查笔录：根据监督检查情况，如实记录企业依法开展了哪些职业卫生工作，存在哪些问题，违反了哪些法律法规或标准的规定。

现场监督检查笔录应注明年月日，由被监督的用人单位主管人员或陪同检查人员核对检查情况，属实后在现场监督检查笔录上签字（一式两份，一份交被监督单位，另一份存档）。如被监督用人单位的负责人拒绝签字，职业卫生监管人员可将拒绝签字的情况记录在案，并向职业卫生监督管理部门报告。

（3）在监督检查中，发现用人单位在贯彻职业卫生法律法规、标准方面不规范的，还不足以达到须给予行政处罚的严重程度时，需将整改要求以职业卫生监督检查执法文书形式告知企业。

（4）在监督检查中，发现用人单位有违反职业卫生法律法规行为，确实达到必须进行行政处罚的程度时，在事实清楚、证据确凿的情况下，可以进入立案程序，做进一步取证调查。

第二节　职业卫生监督管理主体内容

为了加强职业卫生监督管理工作，强化用人单位职业病防治的主体责任，预防、控制职业病危害，保障劳动者健康和相关权益，根据《职业病防治法》等法律、行政法规，我国颁布了《工作场所职业卫生监督管理规定》《职业病危害项目申报办法》《用人单位职业健康监护监督管理办法》《建设项目职业病防护设施"三同时"监督管理办法》《工作场所职业病危害警示标识》《用人单位职业病危害告知与警示标识管理规范》《用人单位职业病危害因素定期检测管理规范》等法律、规章和标准。本节重点阐述以上文件中涉及的主要专业术语及相关内容。

一、用人单位的职责

用人单位是职业病防治的责任主体，并对本单位产生的职业病危害承担责任；用人单位的主要负责人对本单位的职业病防治工作全面负责。用人单位应当加强职业病防治工作，为劳动者提供符合法律、法规、规章、国家职业卫生标准和卫生要求的工作环境和条件，并采取有效措施保障劳动者的职业健康。职业病危害严重的用人单位，应当设置或者指定职业卫生管理机构或者组织，配备专职职业卫生管理人员。

用人单位的主要负责人和职业卫生管理人员应当具备与本单位所从事的生产经营活动相适应的职业卫生知识和管理能力，并接受职业卫生培训；用人单位应当对劳动者进行上岗前的职业卫生培训和在岗期间的定期职业卫生培训，普及职业卫生知识，督促劳动者遵守职业病防治的法律、法规、规章、国家职业卫生标准和操作规程。

用人单位不得安排未成年工从事接触职业病危害的作业，不得安排有职业禁忌的劳动者从事其所禁忌的作业，不得安排孕期、哺乳期女职工从事对本人和胎儿、婴儿有危害的作业。

存在职业病危害的用人单位应当制定职业病危害防治计划和实施方案，建立、健全职业卫生管理制度和操作规程。

二、职业病危害告知与警示标识

1. 职业病危害告知

职业病危害告知是指用人单位通过与劳动者签订劳动合同、公告、培训等方式，使劳动者知晓工作场所产生或存在的职业病危害因素、防护措施、对健康的影响以及健康检查结果等的行为。

用人单位应将工作过程中可能接触的职业病危害因素的种类、危害程度、危害后果、提供的职业病防护设施、个人使用的职业病防护用品、职业健康检查和相关待遇等如实告知劳动者，不得隐瞒或者欺骗。并在醒目位置设置职业病防治公告栏。

职业病危害告知卡：对产生严重职业病危害的作业岗位，除按要求设置警示标识外，还应当在其醒目位置设置职业病危害告知卡。告知卡应当标明职业病危害因素名称、理化特性、健康危害、接触限值、防护措施、应急处理及急救电话、职业病危害因素检测结果及检测时间等。

2. 职业病危害警示标识

职业病危害警示标识是指在工作场所中设置的可以提醒劳动者对职业病危害产生警觉并采取相应防护措施的图形标识、警示线、警示语句和文字说明（中文警示说明）以及组合使用的标识等。警示说明应当载明设备性能、可能产生职业病危害的种类、后果、预防和应急处置措施等内容。

警示线：生产、使用有毒物品工作场所应当设置黄色区域警示线。生产、使用高毒、剧毒物品工作场所应当设置红色区域警示线。警示线设在生产、使用有毒物品的车间周围外缘不少于30cm处，警示线宽度不少于10cm。开放性放射工作场所监督区设置黄色区域警示线，控制区设置红色区域警示线；室外、野外放射工作场所及室外、野外放射性同位素及其储存场所应设置相应警示线。

用人单位应在产生或存在职业病危害因素的工作场所、作业岗位、设备、材料（产品）包装、储存场所醒目位置设置相应的警示标识：

（1）产生粉尘的工作场所设置"注意防尘""戴防尘口罩""注意通风"等警示标识，对皮肤有刺激性或经皮肤吸收的粉尘工作场所还应设置"穿防护服""戴防护手套""戴防护眼镜"标识，产生含有有毒物质的混合性粉（烟）尘的工作场所应设置"戴防尘毒口罩"标识。

（2）放射工作场所设置"当心电离辐射"等警示标识，在开放性同位素工作场所设置"当心裂变物质"标识。

放射性标志：生产、销售、使用、储存放射性同位素和射线装置的场所，应当按照国家有关规定设置明显的放射性标志，其入口处应当按照国家有关安全和防护标准的要求，设置安全和防护设施以及必要的防护安全联锁、报警装置或者工作信号。

（3）有毒物品工作场所设置"禁止入内""当心中毒""当心有毒气体""必须洗手""穿防护服""戴防毒面具""戴防护手套""戴防护眼镜""注意通风"等警示标识，并标明"紧急出口""救援电话"等警示标识。

（4）能引起职业性灼伤或腐蚀的化学品工作场所，设置"当心腐蚀""腐蚀性""遇湿具有腐蚀性""当心灼伤""穿防护服""戴防护手套""穿防护鞋""戴防护眼镜""戴防毒口罩"等警示标识。

（5）产生噪声的工作场所设置"噪声有害""戴护耳器"等警示标识。

（6）高温工作场所设置"当心中暑""注意高温""注意通风"等警示标识。

（7）能引起电光性眼炎的工作场所设置"当心弧光""戴防护眼镜"等警示标识。

（8）生物因素所致职业病的工作场所设置"当心感染"等警示标识。

（9）存在低温作业的工作场所设置"注意低温""当心冻伤"等警示标识。

（10）密闭空间作业场所出入口设置"密闭空间作业危险""进入需许可"等警示标识。

（11）产生手传振动的工作场所设置"振动有害""使用设备时必须戴防振手套"等警示标识。

（12）能引起其他职业病危害的工作场所设置"注意XX危害"等警示标识。

三、职业病危害项目

职业病危害项目是指存在职业病危害因素的项目。职业病危害因素按照《职业病危害因素分类目录》确定。职业病危害项目管理档案应当包括辖区内存在职业病危害因素的用人单位数量、职业病危害因素种类、行业及地区分布、接触人数等内容。职业病危害项目申报工作实行属地分级管理的原则。中央企业、省属企业及其所属用人单位的职业病危害项目，向其所在地设区的市级人民政府安全生产监督管理部门申报。

职业病危害分类：国家根据建设项目可能产生职业病危害的风险程度，将建设项目分为职业病危害一般、较重和严重3个类别，并对职业病危害严重建设项目实施重点监督检查。

四、职业健康监护

职业健康监护是指劳动者上岗前、在岗期间、离岗时、应急的职业健康检查和职业健康监护档案管理。用人单位应当建立、健全劳动者职业健康监护制度，依法落实职业健康监护工作；应当接受安全生产监督管理部门依法对其职业健康监护工作的监督检查，并提供有关文件和资料。

用人单位是职业健康监护工作的责任主体，其主要负责人对本单位职业健康监护工作全面负责。用人单位要按照规定组织从事接触职业病危害作业的劳动者进行上岗前、在岗期间和离岗时的职业健康检查，并将检查结果书面告知劳动者本人。告知文件要留档备查。

1. 上岗前的职业健康检查

（1）拟从事接触职业病危害作业的新录用劳动者，包括转岗到该作业岗位的劳动者。

（2）拟从事有特殊健康要求作业的劳动者。

2. 岗中体检

对在岗期间的职业健康检查，用人单位应当按照《职业健康监护技术规范》（GBZ 188—2016）等国家职业卫生标准的规定和要求，根据劳动者所接触的职业病危害因素，确定接触职业病危害的劳动者的检查项目和检查周期。需要复查的，应当根据复查要求增加相应的检查项目。

应急职业健康检查：

（1）接触职业病危害因素的劳动者在作业过程中出现与所接触职业病危害因素相关的不适症状的。

（2）劳动者受到急性职业中毒危害或者出现职业中毒症状的。

3. 岗后体检

对准备脱离所从事的职业病危害作业或者岗位的劳动者，用人单位应当在劳动者离岗前

30 日内组织劳动者进行离岗时的职业健康检查。劳动者离岗前 90 日内的在岗期间的职业健康检查可以视为离岗时的职业健康检查。用人单位对未进行离岗时职业健康检查的劳动者，不得解除或者终止与其订立的劳动合同。

五、职业病防护设施

职业病防护设施是指消除或者降低工作场所的职业病危害因素的浓度或者强度，预防和减少职业病危害因素对劳动者健康的损害或者影响，保护劳动者健康的设备、设施、装置、构（建）筑物等的总称。

1. "三同时"

建设项目职业病防护设施必须与主体工程同时设计、同时施工、同时投入生产和使用（以下统称建设项目职业病防护设施"三同时"）。建设单位应当优先采用有利于保护劳动者健康的新技术、新工艺、新设备和新材料，职业病防护设施所需费用应当纳入建设项目工程预算。

建设单位对可能产生职业病危害的建设项目，应当依照本办法进行职业病危害预评价、职业病防护设施设计、职业病危害控制效果评价及相应的评审，组织职业病防护设施验收，建立、健全建设项目职业卫生管理制度与档案。

建设项目职业病防护设施"三同时"工作可以与安全设施"三同时"工作一并进行。建设单位可以将建设项目职业病危害预评价和安全预评价、职业病防护设施设计和安全设施设计、职业病危害控制效果评价和安全验收评价合并出具报告或者设计，并对职业病防护设施与安全设施一并组织验收。

2. 分级管理

（1）国家卫生健康委员会在国务院规定的职责范围内对全国建设项目职业病防护设施"三同时"实施监督管理。

（2）县级以上地方各级人民政府安全生产监督管理部门依法在本级人民政府规定的职责范围内对本行政区域内的建设项目职业病防护设施"三同时"实施分类分级监督管理。

（3）跨两个及两个以上行政区域的建设项目职业病防护设施"三同时"由其共同的上一级人民政府安全生产监督管理部门实施监督管理。

六、职业病危害预评价

对可能产生职业病危害的建设项目，建设单位应当在建设项目可行性论证阶段进行职业病危害预评价，编制预评价报告。包括下列主要内容：

（1）建设项目概况，主要包括项目名称、建设地点、建设内容、工作制度、岗位设置及人员数量等。

（2）建设项目可能产生的职业病危害因素及其对工作场所、劳动者健康影响与危害程度的分析与评价。

（3）对建设项目拟采取的职业病防护设施和防护措施进行分析、评价，并提出对策与建议。

（4）评价结论，明确建设项目的职业病危害风险类别及拟采取的职业病防护设施和防护措施是否符合职业病防治有关法律、法规、规章和标准的要求。

预评价方法：可以运用工程分析、类比调查等方法。

建设项目职业病防护设施设计包括的内容：①设计依据；②建设项目概况及工程分析；③职业病危害因素分析及危害程度预测；④拟采取的职业病防护设施和应急救援设施的名称、规格、型号、数量、分布，并对防控性能进行分析；⑤辅助用室及卫生设施的设置情况；⑥对预评价报告中拟采取的职业病防护设施、防护措施及对策措施采纳情况的说明；⑦职业病防护设施和应急救援设施投资预算明细表；⑧职业病防护设施和应急救援设施可以达到的预期效果及评价。

职业病防护设施设计完成后，属于职业病危害一般或者较重的建设项目，其建设单位主要负责人或其指定的负责人应当组织职业卫生专业技术人员对职业病防护设施设计进行评审，并形成是否符合职业病防治有关法律、法规、规章和标准要求的评审意见；属于职业病危害严重的建设项目，其建设单位主要负责人或其指定的负责人应当组织外单位职业卫生专业技术人员参加评审工作，并形成评审意见。

七、职业病危害控制效果评价与防护设施验收

建设项目职业病防护设施建设期间，建设单位应当对其进行经常性的检查，对发现的问题及时进行整改。建设项目投入生产或者使用前，建设单位应当依照职业病防治有关法律、法规、规章和标准要求，采取下列职业病危害防治管理措施：

（1）设置或者指定职业卫生管理机构，配备专职或者兼职的职业卫生管理人员。

（2）制定职业病防治计划和实施方案。

（3）建立、健全职业卫生管理制度和操作规程。

（4）建立、健全职业卫生档案和劳动者健康监护档案。

（5）实施由专人负责的职业病危害因素日常监测，并确保监测系统处于正常运行状态。

（6）对工作场所进行职业病危害因素检测、评价。

（7）建设单位的主要负责人和职业卫生管理人员应当接受职业卫生培训，并组织劳动者进行上岗前的职业卫生培训。

（8）按照规定组织从事接触职业病危害作业的劳动者进行上岗前职业健康检查，并将检查结果书面告知劳动者。

（9）在醒目位置设置公告栏，公布有关职业病危害防治的规章制度、操作规程、职业病危害事故应急救援措施和工作场所职业病危害因素检测结果。对产生严重职业病危害的作业岗位，应当在其醒目位置，设置警示标识和中文警示说明。

（10）为劳动者个人提供符合要求的职业病防护用品。

（11）建立、健全职业病危害事故应急救援预案。

（12）职业病防治有关法律、法规、规章和标准要求的其他管理措施。

职业病危害控制效果评价：建设项目在竣工验收前或者试运行期间，建设单位应当进行职业病危害控制效果评价，编制评价报告。建设项目职业病危害控制效果评价报告应当符合职业病防治有关法律、法规、规章和标准的要求，主要内容包括：①建设项目概况；

②职业病防护设施设计执行情况分析、评价；③职业病防护设施检测和运行情况分析、评价；④工作场所职业病危害因素检测分析、评价；⑤工作场所职业病危害因素日常监测情况分析、评价；⑥职业病危害因素对劳动者健康危害程度分析、评价；⑦职业病危害防治管理措施分析、评价；⑧职业健康监护状况分析、评价；⑨职业病危害事故应急救援和控制措施分析、评价；⑩正常生产后建设项目职业病防治效果预期分析、评价；⑪职业病危害防护补充措施及建议；⑫评价结论，明确建设项目的职业病危害风险类别，以及采取控制效果评价报告所提对策建议后，职业病防护设施和防护措施是否符合职业病防治有关法律、法规、规章和标准的要求。

建设单位应当按照评审与验收意见对职业病危害控制效果评价报告和职业病防护设施进行整改完善，并对最终的职业病危害控制效果评价报告和职业病防护设施验收结果的真实性、合规性和有效性负责。

八、劳动防护用品

劳动防护用品是指由用人单位为劳动者配备的，使其在劳动过程中免遭或者减轻事故伤害及职业病危害的个体防护装备。劳动防护用品是由用人单位提供的，保障劳动者安全与健康的辅助性、预防性措施，不得以劳动防护用品替代工程防护设施和其他技术、管理措施。

用人单位应当健全管理制度，加强劳动防护用品配备、发放、使用等管理工作；应当安排专项经费用于配备劳动防护用品，不得以货币或者其他物品替代（该项经费计入生产成本）；应当为劳动者提供符合国家标准或者行业标准的劳动防护用品。

劳动防护用品的选择：用人单位应按照识别、评价、选择的程序，结合劳动者作业方式和工作条件，并考虑其个人特点及劳动强度，选择防护功能和效果适用的劳动防护用品。

（1）接触粉尘、有毒有害物质的劳动者应当根据不同粉尘种类、粉尘浓度及游离二氧化硅含量和毒物的种类及浓度配备相应的呼吸器、防护服、防护手套和防护鞋等。

工作场所存在高毒物品目录中确定的人类致癌物质，当浓度达到其 1/2 职业接触限值（PC-TWA 或 MAC）时，用人单位应为劳动者配备相应的劳动防护用品，并指导劳动者正确佩戴和使用。

（2）接触噪声的劳动者，当暴露于 $80\text{dB} \leqslant L_{EX,8h} < 85\text{dB}$ 的工作场所时，用人单位应当根据劳动者需求为其配备适用的护听器；当暴露于 $L_{EX,8h} \geqslant 85\text{dB}$ 的工作场所时，用人单位必须为劳动者配备适用的护听器，并指导劳动者正确佩戴和使用。具体可参照《护听器的选择指南》（GB/T 23466—2009）。

（3）工作场所中存在电离辐射危害的，经危害评价确认劳动者需佩戴劳动防护用品的，用人单位可参照电离辐射的相关标准为劳动者配备劳动防护用品，并指导劳动者正确佩戴和使用。

（4）从事存在物体坠落、碎屑飞溅、转动机械和锋利器具等作业的劳动者，还可参照《个体防护装备选用规范》（GB/T 11651—2008）、《头部防护 安全帽选用规范》（GB/T 30041—2013）和《坠落防护装备安全使用规范》（GB/T 23468—2009）等标准，为劳动者配备适用的劳动防护用品。

九、职业卫生档案

职业卫生档案是指用人单位在职业病危害防治和职业卫生管理活动中形成的，能够准确、完整反映本单位职业卫生工作全过程的文字、图纸、照片、报表、音像资料、电子文档等文件材料。

职业卫生档案的主要内容：①建设项目职业卫生"三同时"档案；②职业卫生管理档案；③职业卫生宣传培训档案；④职业病危害因素监测与检测评价档案；⑤用人单位职业健康监护管理档案；⑥劳动者个人职业健康监护档案；⑦法律、行政法规、规章要求的其他资料文件。

职业健康监护档案：用人单位应当按照《用人单位职业健康监护监督管理办法》的规定，为劳动者建立职业健康监护档案，包括劳动者的职业史、职业病危害接触史、职业健康检查结果、处理结果和职业病诊疗等有关个人健康资料，并按照规定的期限妥善保存。

职业卫生监管部门查阅或者复制职业卫生档案材料时，用人单位必须如实提供。劳动者离开用人单位时，有权索取本人职业健康监护档案复印件，用人单位应如实、无偿提供，并在所提供的复印件上签章。劳动者健康出现损害需要进行职业病诊断、鉴定的，用人单位应当如实提供职业病诊断、鉴定所需的劳动者职业史和职业病危害接触史、工作场所职业病危害因素检测结果和放射工作人员个人剂量监测结果等资料。

思　考　题

（1）我国职业卫生监管体制经历了几个阶段及几次重大变化？

（2）职业卫生的"三同时"制度是什么？

（3）用人单位建立、健全职业卫生档案资料的主要内容包括哪些？

第三章　职业病危害因素

第一节　劳动条件与职业危害

一、劳动条件

劳动条件是指生产过程中有关劳动者的安全、卫生和劳动强度等各种条件，如厂房建筑、机械设备、车间温度或湿度、安全卫生设施、机械化程度等。不良劳动条件存在着各种职业性有害因素（occupational hazards），又称职业危害，它们对健康的不良影响，统称为职业性损害（occupational adverse effect）。劳动条件包括生产工艺过程、劳动过程、生产环境三个方面。

生产工艺过程往往随着生产设备、使用原材料和生产工艺的变化而改变。

劳动过程是指生产工艺过程的劳动组织、操作体位和方式以及体力和脑力劳动的比例关系等。

生产环境是指生产作业环境，可以是大自然的环境，也可以是按生产工艺过程的需要而建立起来的车间内的人为环境。

这三者中，生产工艺过程的变化是促进劳动条件发生变化的主要的、决定性的方面。随着生产工艺过程的改变（例如，从原始和手工制作发展为机械化、自动化的现代化生产工艺过程），劳动过程和生产环境也相应地发生了很大变化。

二、职业病危害

职业病危害（又称职业危害）指对从事职业活动的劳动者可能导致职业病的各种危害。职业病危害因素可以分为很多种，这些因素包括职业活动中存在的各种有害的化学（如有机溶剂类毒物，铅、锰等金属毒物，粉尘等）、物理（如噪声、高频电磁场、微波、紫外线、X 射线等）、生物（如炭疽杆菌、森林脑炎病毒等）因素，以及在工作过程中产生的其他职业有害因素（如不合适的生产布局、劳动制度等）。本书主要涉及化学及物理因素等方面的相关职业危害。

三、职业危害后果

由于预防工作不到位或者意外发生，职业危害因素可能损害作业人员健康，造成职业性病损。

各种职业性病损，包括工伤（occupational injury）和职业性疾患（occupational disorders），可由轻微的健康影响到严重的损害，甚至导致严重的伤残或死亡，因此必须加强预防。

（一）工伤

工伤多见于意外事故，属于安全生产范畴，但其预防应是安全生产职业卫生监管和劳动保障部门的共同任务，其发生常与劳动组织、机器构造和防护是否完善有关，还与个人心理状态、生活方式等因素有关。

（二）职业性疾患

职业性疾患包括职业病（occupational diseases）和职业性多发病（work-related disease）两大类。

1. 职业病

职业病是劳动者由于受到职业病危害因素的作用所引起的疾病的泛称。当职业危害因素作用于人体的强度与时间超过一定限度时，人体不能代偿其所造成的功能性或器质性病理改变，从而出现相应的临床征象，并影响劳动能力。医学上所称的职业病泛指职业性有害因素所引起的特定疾病。而在立法意义上，职业病即指政府所规定的法定职业病。《职业病防治法》定义为："劳动者在职业活动中，因接触粉尘、放射性物质和其他有毒、有害物质等因素而引起的疾病。"我国政府规定，诊断为法定职业病的必须向主管部门报告。且凡属法定职业病的患者，在治疗的休息期间及在确定为伤残或治疗无效而死亡时，均应按劳动保险条例有关规定给予劳保待遇。有的国家对患职业病的工人，给予经济上的补偿，也称为需赔偿的疾病（compensated disease）。

2. 职业性多发病

职业性多发病又称工作有关疾病，工作有关疾病与职业病有所区别。从广义上讲，职业病是指与工作有关的，并直接与职业危害因素有因果联系的疾病。而工作有关疾病则具有三层意义：①职业因素是该病发生和发展中的许多因素之一，但不是唯一的直接病因，而职业病却有明确的职业危害因素；②职业因素影响了健康，从而促使潜在的疾病显露或加重已有疾病的病情；③通过改善工作条件，可使所患疾病得到控制或缓解。常见的有矿工中的消化性溃疡，建筑工中的肌肉骨骼疾病（如腰背痛）以及慢性非特异性呼吸道疾患和精神性疾病等。

强度较轻的职业危害因素，有时虽不致引起病理性损害，但可产生体表的某些改变，如胼胝、皮肤色素增加等。这些改变尚在生理范围之内，故可视为机体的一种代偿或适应性变化，通常称为职业特征（occupational stigma）。

四、劳动能力鉴定

按照《工伤认定办法》的规定，确定职业病患者属于工伤范围后，进行劳动能力鉴定的目的是对确诊为职业病的患者，判定其劳动能力的受损程度，予以分级处理。这有利于已患病者继续从事与其体力相适应的劳动，也有利于患者的康复。

第二节 职业病危害因素的识别

一、职业病危害因素的来源

工作环境中的职业病危害因素通常需调查、识别，即判断作业场所是否存在职业病危害因素，这是职业卫生工作的首要任务和基本步骤。职业病危害因素包括：职业活动中存在的各种有害的化学、物理、生物因素，以及在作业过程中产生的其他职业性有害因素。

一般来说，职业病危害因素主要来源于三个方面：

（一）在生产过程中产生的有害因素

1. 化学因素

（1）有毒物质，如铅、汞、苯、砷、锰、镉、铊、氯、一氧化碳、有机磷农药等。

（2）生产性粉尘，如硅尘、石棉尘、煤尘、棉花尘、亚麻尘、烟草尘、茶叶尘等无机的、有机的及混合性的、放射性的生产性粉尘。

2. 物理因素

（1）异常气象条件，如高温、高湿、低温。
（2）异常气压，如高气压、低气压。
（3）噪声、振动。
（4）非电离辐射，如紫外线、可见光、红外线、激光、高频电磁场、微波等。
（5）电离辐射，如 X 射线、γ 射线等。

3. 生物因素

生物因素如附着在皮毛上的炭疽杆菌、蔗渣上的霉菌，以及布鲁氏菌、森林脑炎病毒等，还有医护人员工作过程中接触到的新型冠状病毒。

（二）在劳动过程中可能发生的有害因素

（1）劳动组织和劳动制度不合理：如劳动时间过长，休息制度不合理、不健全。
（2）精神（心理）紧张：精细加工或赶工期。
（3）劳动强度过大或生产定额不当：如安排的作业与劳动者生理状况不相适应、生产定额过高、超负荷加班加点等。
（4）个别器官或系统过度紧张：如长时间疲劳用眼、视力紧张等。
（5）长时间处于某种不良体位或使用不合理的工具、人机接口不合理等。

（三）在生产环境中的有害因素

（1）自然环境的因素：如炎热季节的太阳辐射。

（2）生产场所设计不符合卫生标准或要求：厂房建筑或布置不合理，厂房或设备简陋，如厂房低矮、狭窄，布局不合理，有毒和无毒的工段安排在一起等。

（3）缺乏必要的卫生技术设施，如没有通风换气、照明、防尘防毒、防噪声振动设备，或效果不好；职业危害防护设施和个人防护用品方面缺乏或不健全。

（4）生产管理水平低或由不合理生产过程所致环境污染。

在实际生产场所中的职业危害因素通常不是单一存在的，往往同时存在多种有害因素对劳动者的健康产生联合影响。职业危害分类详细情况，请参见《职业病危害因素分类目录》。

二、职业病危害因素的识别

职业病危害因素识别的方法很多，常用的有经验法、类比法、检查表法、资料复用法、工程分析法、实测法和理论推算法等。

（一）经验法

经验法是依据其掌握的相关专业知识和实际工作经验，借助自身经验和判断能力对工作场所可能存在的职业病危害因素进行识别的方法。该方法主要适用于一些传统行业中采用传统工艺的工作场所的识别。优点是简便易行；缺点是识别准确性受评价人员知识面、经验和资料的限制，易出现遗漏和偏差。为弥补上述不足，可采用召开专家座谈会的方式交流意见、集思广益，使职业病危害因素识别结果更加全面、可靠。

（二）类比法

类比法是利用与拟建项目类型相同的现有项目的职业病危害因素资料进行类推的识别方法。采用此法时，应重点关注识别对象与类比对象之间的相似性，如：①工程一般特征的相似性，包括工艺路线、生产方法、原辅材料、产品结构等；②职业卫生防护设施的相似性，包括有害因素产生途径、浓度（强度）与防护措施等；③环境特征的相似性，主要包括气象条件、地理条件等。类比法是建设项目职业病危害预评价工作中最常用的识别方法。优点是通过对类比企业进行现场调查和实际检测后，可对职业病危害因素进行直观定性和定量描述。缺点是识别对象与类比对象之间因可能存在的生产规模、工艺路线、生产设备等差别，导致职业病危害因素的种类和危害程度的差异。在实际工作中，完全相同的类比对象是十分难找的，因此在进行类比定量识别时，应根据生产规模等工程与卫生防护特征、生产管理以及其他因素等实际情况进行必要的修正。

（三）检查表法

为了系统地识别工厂、车间、工段或装置、设备以及生产环境和劳动过程中产生的职业病危害因素，应将要检查的内容以提问方式编制成表，以便进行系统检查的方法称为检查表法。它可克服其他方法不系统、不全面、重点不突出等缺点，作为一种定性识别的方法有着广泛的用途。缺点是检查表的通用性差，对于不同行业、不同工艺的项目需要编制不同内容的检查表，且编制一张完整有效的检查表技术难度较大。该法适用于对传统行业传统工艺项目的识别，并应结合经验法一同使用。

（四）资料复用法

资料复用法是利用已完成的同类建设项目或从文献中检索到的同类建设项目的职业病危害资料进行类比分析、定量和定性识别的方法。该法属于文献资料类比的范畴，具有简便易行等优点，但可靠性和准确性难以控制。

（五）工程分析法

工程分析法是对识别对象的生产工艺流程、生产设备布局、化学反应原理、所选原（辅）材料及其所含有毒杂质的名称、含量等进行分析，推测可能存在的职业病危害因素。在应用新技术、新工艺的建设项目，找不到类比对象与类比资料时，利用工程分析法来识别职业病危害因素最有说服力。

（六）实测法

实测法是采用仪器对工作场所可能存在的职业病危害因素进行现场采样分析的方法。可用于对职业病危害因素的定量识别，也可用于对职业病危害因素的定性识别；可用于建设项目职业病危害控制效果评价和工作场所职业病危害因素的定期监测与评价，也可用于建设项目职业病危害预评价。在建设项目职业病危害控制效果评价、工作场所职业病危害因素的定期监测与评价以及建设项目职业病危害预评价类比调查等工作中，通常对已知职业病危害因素进行采样测定，属定量识别范畴。而用先进仪器设备对工作场所可能存在的职业病危害因素进行定性分析，则属于定性识别范畴。例如，用气相色谱质谱分析仪对工作场所空气中有害物质进行定性与定量分析，可以识别出来一些工程分析法、经验法等难以发现的有害因素。

目前一些工业化学品供货商出于配方保密的目的仅提供商品名和产品代号，导致使用部门对这些化学品组分并不了解，对可能产生的职业病危害认识不足。对于这类危害因素的识别，实测法就能发挥较好的优势。因此，该法对识别生产与使用含混合有机溶剂的涂料、胶黏剂等工作场所的职业病危害因素十分有效。实测法所得结果客观真实，往往是建设项目职业病危害评价结论和卫生监督结论的重要依据。该方法的缺点是投入的人力、物力大，时间长，测定项目不全或检测结果出现偏差时易导致识别结论的错误或遗漏。

（七）理论推算法

理论推算法是一种职业病危害因素定量识别的方法。利用有害物扩散的物理化学原理或噪声、电磁场等物理因素传播与叠加原理定量推算有害物存在浓度（强度）。例如，利用毒物扩散数学模型可预测与毒物散发源一定距离的某工作地点的毒物浓度，利用噪声叠加原理预测工房内增加噪声源后噪声强度的变化。

第三节　职业病危害因素的致病条件和发病特点

一、职业病危害因素的作用条件

劳动者（个体）接触职业性有害因素，不一定就会产生职业性损害，即发生职业性疾患（包括职业病和工作有关疾病）、伤残或死亡。形成这种结局，必须具备一定的作用条件，这些作用条件包括：

（1）接触机会：如在生产工艺过程中，不断接触或使用某些有毒有害因素。

（2）接触方式：经呼吸道、皮肤或其他途径可进入人体内或由于意外事故造成病伤。

（3）接触时间：每天和一生中累积接触的总时间。

（4）每次或总接触的强度（浓度）。

后两个方面是决定机体所受危害剂量的主要因素。

二、职业危害侵入人体的途径

有害物质通过三种主要途径进入人体：

（1）吸收：通过皮肤，也包括创口和感染伤口及眼结膜吸收有机溶剂，当人体意外暴露于其中或者用其冲洗时，能够通过皮肤入侵，如四乙基铅及甲苯。

（2）吞咽：这在导致工业疾病方面是罕见的。它通过口腔进入人体消化道。然而，当肺采取行动排出其所排斥的物质时，有 50%沉积在上呼吸道的物质及 25%沉积在呼吸道深部的物质，最终被吞咽进入人体。

（3）吸入：这是有害物质进入人体最主要的途径，它会使有害物绕过其他的人体防御器官（如肝），而对肺部组织进行直接攻击。肺将外部环境中的物质带入体内。90%的工业毒物是经过这条途径进入人体的。

三、影响职业危害程度的因素

劳动者接触职业性有害因素所产生职业性损害的机会和程度差别极大，主要取决于四方面的因素：

（1）环境因素：即劳动条件，包括生产工艺过程、劳动过程和生产环境。

（2）职业卫生服务状况：如劳动者就业前后的体检以及健全的健康档案，均有助于早期发现职业性损害。

（3）个体感受性：年龄和性别的差异，包括妇女、未成年工从事生产时所接触的某些特殊有害因素，对本人甚至对胎儿、婴儿均可产生影响以及某些易感者容易受到有害因素的影响或作用等，有时也与遗传因素有关。

（4）生活方式：如长期摄取不合理膳食、吸烟、过量饮酒、缺乏锻炼和过度精神紧张，均能增加职业性损害的程度。后两种因素，统称为个体危险因素。具有这些因素者，易引起职业性损害或使之加重，故称为易感者或高危人群（high risk group）。从就业或已接触人群中及时鉴别此种高危者，使其尽量避免或脱离接触有害因素，对其加强医学监护，也是预防工作中的一个重要环节。

四、职业危害评价标准

及早识别和合理评价各种职业危害因素及其作用条件和个体危险因素，并针对三者之间的联系，采取措施，阻断其联系，才能预防职业性损害。故对劳动者所接触的职业危害因素，要按其所在车间、工段和所从事的工种及实际工龄等，并结合个体危险因素，做出综合评价。

评价职业危害程度必须有统一的标准，常用的标准有卫生标准及职业危害程度分级标准（即劳动条件分级标准）。

（一）职业卫生标准

从预防医学的角度出发，以确保作业职工不患职业病为目标，而对作业环境中有害因素做出的限值。2002 年，由卫生部组织修订了使用非常广泛的《工业企业设计卫生标准》（GBZ 1—2002），后续又经国家安全生产监督管理总局及国家卫生健康委员会修订成《工业企业设计卫生标准》（GBZ 1—2010）和《工作场所有害因素职业接触限值》（GBZ 2—2019）两个标准；还有《工作场所职业病危害警示标识》（GBZ 158—2003）、《个体防护装备选用规范》（GB/T 11651—2008）、《职业健康监护技术规范》（GBZ 188—2014）等。这些标准在控制和减少职业危害、防止职业病方面发挥了重要作用。

（二）职业危害程度分级标准

职业危害程度分级标准是以实现卫生标准为目的，而对作业环境中现有职业危害程度进行分级管理的标准，如《工作场所职业病危害作业分级》（GBZ /T 229—2012）、《职业性接触毒物危害程度分级》（GBZ 230—2010）。

五、职业病发病特点

职业病发病具有下列四个特点：

（1）病因明确：病因即职业性有害因素，在控制病因或作业条件后，可予消除或减少发病。

（2）发病具有接触反映关系：所接触的病因大多是可检测和识别的，且其强度或浓度需达到一定的程度，才能使劳动者致病，一般可有接触水平（剂量）-反应关系。

（3）发病具有聚集性：在接触同一有害因素的人群中常有一定数量的发病，很少只出现个别患者。

（4）早期诊断，及时治疗，妥善处理，预后较好，康复较易。

总之，明确了职业病的发病病因和特点，且加以控制，职业病是可以预防的。大多数职业病目前尚缺乏特效治疗手段，预防显得更加重要。因此，必须抓好预防这个环节。

思 考 题

（1）简述职业病危害因素的主要来源。

（2）职业危害因素识别的常用方法有哪些？

（3）论述职业危害因素的作用条件。

（4）影响职业危害程度的因素有哪些？

（5）常用的职业危害评价标准有哪些？

（6）职业病发病具有哪些特点？

第四章　粉尘的职业危害

第一节　概　　述

粉尘指以气溶胶状态或以烟雾状态存在的可持续悬浮在空气中一段时间的固体微小颗粒，可以是自然环境中天然生成的，也可以是生产或生活中由于人为因素生成的。生产性粉尘专指在人类生产过程中形成的，并能够较长时间漂浮于生产环境中的固体微小颗粒；它是污染作业环境、危害劳动者健康最主要的职业性有害因素，是发生职业性尘肺的唯一原因。根据粉尘的不同特性，对机体可引起多种损害，其中以呼吸系统损害最为明显和重要，包括上呼吸道炎症、肺炎（如锰尘）、肺肉芽肿（如铍尘）、肺癌（如石棉尘、砷尘及其他职业性肺部疾病）。

粉尘作为职业危害几大主要因素之一，直接影响着人们的生活和健康，尤其是从事具有粉尘危害职业的相关人员，长期在生产环境之中吸入生产性粉尘，会引起尘肺在内的多种职业性疾病。目前我国工业企业中尘肺发病人数居世界首位，尘肺诊断病例已经超过 60 万人，存活的有 47 万人左右，我国 30 多个行业近 2 亿劳动者不同程度地面临职业病危害。尘肺的发生不仅潜伏周期长、发病缓慢，并且病理过程不可逆，严重降低了患者的存活率。

一、粉尘来源与分类

不同生产场所，可以接触到不同性质的粉尘。例如，在采矿、开山采石、建筑施工、铸造、耐火材料及陶瓷等行业，主要接触的粉尘是石英的混合粉尘；石棉开采、加工制造石棉制品时接触的是石棉或含石棉的混合粉尘；焊接、金属加工、冶炼时接触金属及其化合物粉尘；农业、粮食加工、制糖工业、动物管理及纺织工业等，以接触植物或动物性有机粉尘为主。

生产性粉尘的来源主要有以下几种：

（1）固体物质的机械加工，如矿物质的粉碎、研磨、钻孔、打光、切削，粉碎的固体物质的筛分、搅拌、运输等，有机物质的加工、纺织等。这是生产性粉尘的最重要来源。

（2）固体物质的不完全燃烧或爆破，如煤炭的不完全燃烧产生含大量煤尘的烟雾、矿山开采和隧道的爆破等。

（3）物质加热时产生的蒸气在空气中凝结或炭化形成固体颗粒以气溶胶形式存在的粉尘，如电焊过程中产生的电焊烟尘、铸造及金属加工中产生的金属烟雾粉尘等。

（4）固体粒状物质的包装、搬运、混合、搅拌等。由于工艺的需要和防尘措施不够完善，均可能有大量粉尘产生，污染生产环境。

不同的粉尘其致肺组织反应及肺组织纤维化的能力不同，所引起的尘肺的发生发展、转归、预后等也有很大的差别。生产性粉尘分类方法主要有以下几种：

（一）根据粉尘化学质分类

1. 无机粉尘

无机粉尘（inorganic dust）主要是矿物性粉尘，其他包括金属粉尘和人工无机粉尘，按其化学性质可分为几种：硅尘，指含有相当的游离二氧化硅的粉尘，生物活性最强，对人体健康危害最大的粉尘；硅酸盐尘，以石棉粉尘最重要；含炭粉尘，以煤尘暴露人数最多；金属粉尘；人工无机粉尘，如金刚砂、玻璃及玻璃纤维等。

2. 有机粉尘

有机粉尘（organic dust）主要是农业生产、有机化学、医药等行业的生产过程中产生的粉尘。

（1）动物皮毛、骨质加工时所产生的动物性粉尘，如皮毛尘、猪鬃尘、羽毛尘、角质尘、骨质尘、蛋白质粉尘等。

（2）工农业生产过程中处理植物时，由植物本身破碎所形成的植物性粉尘，如谷物粉尘、植物纤维尘、棉尘、木粉尘、茶叶粉尘、蔗渣粉尘、咖啡粉尘等。

（3）人工合成有机粉尘，如有机染料、农药、合成树脂、橡胶、纤维等粉尘。其对健康的影响主要是引起机体过敏性疾病，如职业性哮喘、过敏性肺炎等。单纯的有机粉尘一般不会引起尘肺。有机粉尘中常夹杂一些无机物、聚合物的单体和霉菌等，加重了有机粉尘对机体的危害。

3. 混合性粉尘

混合性粉尘（mixed dust）是指作业环境中，上述各类粉尘同时有两种或多种混合在一起，是生产中最常见的粉尘存在形式。例如，煤矿开采时，有岩石粉尘和煤的粉尘；金属制品加工研磨时，有金属和磨料粉尘；电焊时，有铁和硅酸盐，以及锰、铬、镍等其他金属粉尘；清砂车间的粉尘含有金属和型砂尘；棉纺厂原料准备工序往往有棉尘和土壤等混合粉尘，棉麻和人造纤维混纺时也能产生两者混合的粉尘。

（二）按粉尘中游离二氧化硅含量分类

（1）硅尘：矿尘中游离二氧化硅含量在10%以上的粉尘。
（2）非硅尘：矿尘中游离二氧化硅含量在10%以下的粉尘。

（三）按职业卫生观点分类

（1）总粉尘：悬浮于空气中各种粒径的粉尘总和。更确切的定义是指在正常呼吸过程中通过鼻或嘴可吸入的粉尘。
（2）呼吸性粉尘和非呼吸性粉尘：被吸入呼吸系统的粉尘，其中的少部分进入肺泡区，这部分粉尘称为呼吸性粉尘。其余大部分粉尘由于鼻、咽、气管、细支气管的拦截、阻留作用不能进入肺泡区，这些不能进入肺泡区的粉尘称为非呼吸性粉尘。

（四）按粉尘粒径大小分类

（1）可见粉尘：尘粒直径大于10μm，肉眼能够看到。

　　（2）显微粉尘：尘粒直径为 0.25～10μm，在光学显微镜下可以识别。

　　（3）超显微粉尘：尘粒直径小于 0.25μm，在电子显微镜下可以识别。

（五）按粉尘产生的来源分类

　　（1）原生粉尘：在矿物开采之前因地质作用和地质变化等原因而产生的粉尘。

　　（2）次生粉尘：在采掘、装载、转运、加工等生产过程中，因煤岩破碎产生的粉尘。

（六）按粉尘存在状态分类

　　（1）悬浮粉尘：飘浮在空气中的粉尘。

　　（2）沉积粉尘：尘粒在其自重作用下，从空气沉降下来堆积在地面或物体表面上的粉尘。

（七）按粉尘有无爆炸性分类

　　（1）有爆炸性粉尘：经过粉尘爆炸性鉴定，确定悬浮在空气中的粉尘在一定浓度和引爆热源的条件下，本身发生爆炸和传播爆炸的粉尘。

　　（2）无爆炸性粉尘：经过粉尘爆炸性鉴定，确定不能发生爆炸和传播爆炸的粉尘。

二、粉尘的理化特性及其卫生学意义

　　实际工作中，一般可根据生产性粉尘来源、分类以及其理化特性，就能初步确定其对人体的危害性质。粉尘的理化特性不同，对人体的危害性质和程度也不同，发生致病作用的潜伏期等也不同。从卫生学角度，主要考虑粉尘的理化特性。

（一）粉尘的化学成分和浓度

　　作业场所空气中粉尘的化学成分和浓度，是直接决定其对人体危害性质和严重程度的重要因素。根据化学成分不同，粉尘对人体可有刺激、致纤维化、引起炎症和中毒、致敏等作用。结晶型和非结晶型、游离型和结合型二氧化硅对人体的危害作用是不同的。粉尘游离二氧化硅含量越高，致纤维化作用越强，危害越大。非结晶型比结晶型二氧化硅致肺纤维化作用轻。实际生产过程中粉尘的性质还会随工艺流程发生变化，比如在陶瓷的生产过程中，其原料高岭土中含有大量游离二氧化硅，是陶瓷粗坯生产过程中的主要职业危害，具有很强的致硅肺作用；当粗坯经过高温煅烧，部分的游离二氧化硅转化成结合型二氧化硅，粉尘致硅肺能力减弱。含有不同成分的混尘，对人体危害不同。某些金属粉尘如铅及其化合物，通过肺组织吸收，进入血液循环，引起中毒，如六价铬混入水泥中虽只有 0.01%，但可增强粉尘的致敏性。同一种粉尘，作业环境空气中浓度越高，暴露时间越长，对人体危害越严重。

（二）粉尘的分散度

　　分散度是指物质被粉碎的程度。以粉尘粒径大小（μm）的数量或质量分数来表示，前者称为粒子分散度，粒径较小的颗粒越多，分散度越高，反之，则分散度越低；后者称为粉尘质量分散度，即粉尘粒径较小的颗粒占总质量分数越大，质量分散度越高。

　　粉尘粒子分散度越高，其在空气中浮游的时间越长，沉降速度越慢，被人体吸入的机会也就越多；当粉尘粒子密度相同时，分散度越高，粉尘粒子沉降速度越慢。而当尘粒的大小相同时，密度越大的尘粒沉降越快。例如，钨的密度为 19g/cm³，铁的密度为 7.4g/cm³，两者均比石英（2.6g/cm³）的沉降速度快。因此，在设计通风防尘措施时，必须根据粉尘的密度，采用不同风速；当在尘粒质量相同时，其形状越接近球形，则其在空气中所受阻力越小，沉降速度越快；粉尘分散度越高，比表面积越大，越易参与理化反应，对人体危害越大。

实验证实：用质量相同而分散度不同的石英尘作气管注入时，发现直径越小（1～2μm），病变越重；在尘粒数相同、质量不等时，粒径较大的或质量较高的病变较重。可见在硅肺的发生发展中，粒子大小虽有一定意义，但进入肺内粉尘的质量则起着更重要的作用。

粉尘分散度与其在呼吸道中的阻留有关。由于粉尘的粒子直径、密度、形状不同，呼吸道结构以及呼吸的深度和呼吸频率等差异，粉尘在鼻咽区、气管及支气管区和肺泡区的阻留沉积是不相同的。为了相互比较，可采用空气动力学直径（aerodynamic equivalent diameter，AED）表示。

一般认为，空气动力学直径小于 15μm 的粒子可以吸入呼吸道，进入胸腔范围，因而称为可吸入性粉尘或胸腔性粉尘。其中 10～15μm 的粒子主要沉积于上呼吸道，而 5μm 以下的粒子则多可达呼吸道深部和肺泡区。据此，把粉尘分为非吸入性粉尘（non-inhalable dust）和可吸入性粉尘（inhalable dust）。后者多指直径小于 15μm 的尘粒，而直径小于 5μm 的粒子称为呼吸性粉尘（respirable dust）。

（三）粉尘的硬度和形状

坚硬且外形尖锐的尘粒能引起呼吸道黏膜机械损伤。而进入肺泡的尘粒，由于其质量较小，肺泡环境湿润，并受表面活性物质影响，可以减轻机械损伤的程度。粉尘的形状在一定程度上也影响其危害程度，越接近球形，稳定性越好，沉降速度越慢。

（四）粉尘的溶解度

溶解度高的粉尘常在呼吸道被溶解吸收，而溶解度低的粉尘在呼吸道不能被溶解，往往能进入肺泡部位，在体内持续作用。此外，正常情况下，呼吸道黏膜的 pH 为 6.8～7.4，如果吸入的粉尘溶解引起 pH 范围改变，会引起呼吸道黏液纤毛上皮系统排除功能障碍，导致粉尘阻留。

（五）粉尘的荷电性

在生产过程中各种物质相互摩擦或吸附空气中的离子而带电。尘粒的荷电量除与其粒径大小、密度等有关外，还与作业环境温度和湿度有关。浮游于空气中的粒子 90%～95%荷正电或负电。同性相斥作用增强了空气中粒子的稳定程度，异性相吸作用使尘粒在撞击中凝集而沉降。一般说来，荷电尘粒在呼吸道内易被阻留。

（六）粉尘的爆炸性

粉尘爆炸包括 5 个条件：可燃性粉尘、助燃性气体（一般称为氧气）、点火源、扩散（形成尘云）和密闭空间。前 3 个条件一般称为"燃烧三要素"。爆炸性是某些粉尘的特性，如可氧化的煤尘、面粉、糖、硫黄、铅、锌、铝等，在适宜的浓度下（如煤尘达 35g/m³；面粉、铝、硫黄 7g/m³；糖 10.3g/m³），一旦遇到明火、电火花或放电，气体的温度迅速上升，体积急剧膨胀，即会发生爆炸事故。粉尘爆炸事故多发生在冶金、汽车制造、军工、煤炭、纺织、纤维、粮食及食品药品等工业方面。例如，2014 年 8 月 2 日 7 时 34 分，位于江苏省昆山市昆山经济技术开发区的昆山中荣金属制品有限公司抛光二车间发生特别重大铝粉尘爆炸事故，当天造成 75 人死亡、185 人受伤。依照《生产安全事故报告和调查处理条例》规定的事故发生后 30 日报告期，共有 97 人死亡、163 人受伤，直接经济损失 3.51 亿元。

粉尘爆炸强度比气体爆炸要小，但燃烧时间长、能量大、破坏大，还有可能发生二次爆炸。粉尘爆炸过程中存在不完全燃烧现象，燃烧后的气体中含有大量的一氧化碳和有毒气体，严重威胁生产人员生命和健康安全。

三、粉尘对人体健康的影响

（一）粉尘在呼吸道的沉积

含尘气流进入呼吸道到达肺泡深部时，要经过弯曲的鼻咽腔和气管及支气管分叉，使绝大部分直径大于 1μm 的粒子因撞击（impact）、静电沉积和截留沉积作用，而被阻留；此外还有呈纤维状粉尘（如石棉）或不规则粉尘（如云母），在沿呼吸道气流前进时，可被气道纤毛上皮细胞及分泌物截留（interception），实际上只有极少部分粉尘能进入肺泡区。直径小于 5μm 的粉尘（呼吸性粉尘）则沿支气管树流动，由于气流逐步减慢，终因重力作用，使其在终末呼吸性细支气管和肺泡壁上沉降（sedimentation）。还有部分细微尘粒（主要是直径为 0.1～0.5μm）则受空气分子的撞击，形成随机热动力冲击（又称布朗运动），通过弥散（diffusion）作用，在肺内沉积。

（二）人体对粉尘的防御和清除

人体对吸入的粉尘具备有效的防御和清除机制。一般认为有三道防线。

1. 腔、喉、支气管树的阻留作用

大量粉尘粒子随气流吸入时通过撞击、重力沉积、静电沉积、截留作用被阻留于呼吸道表面，减少了粉尘进入气体交换区域的含量。气道平滑肌收缩使气道截面积缩小，减少含尘气流的进入，增大粉尘截留，并可启动咳嗽和喷嚏反应，排除粉尘。

2. 呼吸道上皮黏液纤毛系统的排除作用

呼吸道上皮存在黏液纤毛系统，是由黏膜上皮细胞表面的纤毛和覆盖其上的黏液组成。正常情况时，阻留在气道内的粉尘黏附在气道表面的黏液层上，纤毛向咽喉方向有规律地摆动，将黏液层中的粉尘逐渐移出。但如果长期大量吸入粉尘，损害黏液纤毛系统的功能和结构，极大地降低粉尘清除量，导致粉尘在呼吸道滞留。

3. 肺泡巨噬细胞的吞噬作用

进入肺泡的粉尘多数黏附在肺泡腔的表面，会被活动于肺泡腔及从肺间质进入肺泡的巨噬细胞吞噬，形成尘细胞。大部分尘细胞通过自身阿米巴运动及肺泡的舒张转移至纤毛上皮表面，再通过纤毛运动而清除。绝大部分粉尘通过这种方式约在24h内排出体外；小部分尘细胞因粉尘作用受损、坏死、崩解，粉尘颗粒重新游离到肺泡腔，再被新的巨噬细胞吞噬，如此循环往复。很小部分粉尘从肺泡腔进入肺间质后被间质巨噬细胞吞噬，形成尘细胞，这部分细胞多数进入淋巴系统，沉积于肺门和支气管淋巴结，有时也可经血液循环到达其他脏器；极少数坏死、崩解释放出尘粒，再被其他巨噬细胞吞噬。尖锐的纤维粉尘，如石棉，可穿透脏层胸膜进入胸腔。

（三）粉尘对人体的致病作用

在正常情况下，如果人体吸入的粉尘量比较少，人体对粉尘能进行积极的防御和清除，通过鼻腔、支气管等部位的截留、呼吸道上皮黏液纤毛系统的移除、肺泡巨噬细胞的吞噬等方式将其基本清除。这样可排除进入呼吸道97%～99%的粉尘，1%～3%的尘粒沉积在体内。但如果人体长期吸入大量的粉尘，可削弱上述各项清除功能，呼吸系统会受到严重的损伤，人体内的防御功能降低；被吸收的大量粉尘颗粒让细胞产生毒素，这些因素共同作用能引发许多疾病。长期吸入较高浓度粉尘可引起肺部以弥漫性、进行性纤维化为主的全身性疾病，如尘肺；更严重者，会诱发肺癌。

如果生产性粉尘中含有抗原性物质，就能使过敏体质的人出现过敏反应，主要表现特征是打喷嚏或者流鼻涕、流眼泪、过敏性鼻炎等。此外，还会产生支气管哮喘等疾病。如果吸入铅、铜、锌等金属粉尘，可能被人体溶解吸收后引起全身性中毒，对中枢神经系统等多个系统产生毒害作用。

生产性粉尘引起人体疾病主要包括以下几个方面：

1. 呼吸系统疾病

粉尘对机体影响最大的是呼吸系统损害，包括尘肺、粉尘沉着症、有机粉尘引起的肺部病变、呼吸系统肿瘤、粉尘性炎症等肺部疾病。

（1）尘肺（pneumoconiosis）：我国早在公元10世纪北宋时期就有粉尘致病的记载，当时孔平仲提出，采石人"石末伤肺"。德国1867年才提出尘肺，1870年确认有硅肺。尘肺是在职业活动中长期吸入生产性矿物性粉尘并在肺内潴留而引起的以肺组织弥漫性纤维化为主的疾病。

我国职业接触粉尘作业人数众多，接触生产性粉尘引起的尘肺是我国职业性疾病中影响面最广、危害最严重的一类疾病。我国尘肺病例占我国职业病总人数的2/3以上。根据粉尘性质不同，按病因可将尘肺分为：

硅肺（silicosis）：由于长期吸入含有游离二氧化硅粉尘引起的疾病。

硅酸盐肺（silicatosis）：由于长期吸入含有结合二氧化硅粉尘如石棉、滑石、云母等引起的疾病。

炭尘肺（carbon pneumoconiosis）：由于长期吸入煤、石墨、炭黑、活性炭等粉尘引起的疾病。

混合性尘肺（mixed dust pneumoconiosis）：由于长期吸入游离二氧化硅和其他粉尘（如煤硅尘、铁硅尘等）引起的疾病。

金属尘肺（metallic pneumoconiosis）：由于长期吸入某些金属粉尘（如铁、铝尘等）引起的疾病。

（2）粉尘沉着症：有些生产性粉尘（如锡、钡、铁等）吸入后，可沉积于肺组织中，只呈现一般异物反应，可继发轻微的纤维性改变，对人体健康危害较小或无明显影响，脱离接尘作业后，病变可无进展或 X 线胸片阴影消退。

（3）有机粉尘引起的肺部病变：如棉尘（或亚麻、大麻尘）引起棉尘病（byssinosis）；被霉菌、细菌或血清蛋白污染的有机粉尘引起职业性变态反应性肺泡炎（occupational allergic alveolitis）；吸入聚氯乙烯、人造纤维等粉尘引起非特异性慢性阻塞性肺病（chronic obstructive pulmonary disease，COPD）及与其他无机尘混合引起混合性尘肺等。

（4）呼吸系统肿瘤：石棉、放射性矿物、金属（镍、铬、砷等）等均已被确认为致肺部肿瘤的粉尘。

（5）粉尘性炎症：支气管炎、肺炎、哮喘性鼻炎、支气管哮喘等疾病。

我国 2013 年 12 月实施的《职业病分类和目录》中，规定了 12 种尘肺名单，即硅肺、石棉肺、煤工尘肺、石墨尘肺、炭黑尘肺、滑石尘肺、水泥尘肺、云母尘肺、陶工尘肺、铝尘肺、电焊工尘肺与铸工尘肺。在 12 种尘肺中，其病变轻重程度主要与生产性粉尘中含有的二氧化硅量有关，以硅肺最严重，石棉肺次之，后者由含结合型二氧化硅（硅酸盐）粉尘引起。其他尘肺病理改变和临床表现均较轻。

有些生产性粉尘如锡、铁、锑等粉尘，主要沉积于肺组织中，呈现异物反应，以网状纤维增生的间质纤维化为主，在 X 线胸片上可以看到满肺野结节状阴影，主要是这些金属的沉着，这类病变又称肺尘埃沉着病，不损伤肺泡结构，因此肺功能一般不受影响，脱离粉尘作业，病变可以不再继续发展，甚至肺部阴影逐渐消退。有机粉尘也可引起肺部改变，如棉尘病、职业性变态反应肺泡炎、职业性哮喘等。

2. 局部作用

粉尘作用于呼吸道黏膜，早期引起其功能亢进、充血、毛细血管扩张、分泌液增加，从而阻留更多粉尘，久之则酿成肥大性病变，黏膜上皮细胞营养不足，造成萎缩性改变。经常接尘作业的工人，可观察到粉尘引起的皮肤、耳、眼的疾病，如阻塞性皮脂炎、粉刺、毛囊炎、脓皮病等；金属或磨料粉尘引起角膜外伤以及沥青粉尘引起的光感性皮炎等。

3. 中毒作用

吸入铅、砷、锰等粉尘，能在支气管和肺泡壁上溶解后很快被吸收，引起中毒。这是生产性粉尘侵入较为严重的情况。

第二节　生产性粉尘的监测、控制与防护

一、生产性粉尘的现场监测

机体对侵入体内的粉尘具有一定的清除能力，长期接触较低浓度粉尘对机体损伤相对较小，如果作业场所空气中粉尘浓度经常超过一定浓度，工人患尘肺的危险性就会大大增加，世

界各国都规定了工作场所空气粉尘容许浓度的限值。要控制工作场所的粉尘浓度,必须获得作业场所空气中粉尘浓度、粉尘中游离二氧化硅含量及粉尘的分散度等有关情况。保存完好的测尘资料,对研究粉尘浓度与尘肺发病的规律、指导尘肺防治有重要意义。

粉尘浓度测定也是企业安全生产的需要,首先粉尘浓度测定是评价所采用的或改进的防尘措施效果好坏的依据;同时某些粉尘具有爆炸性,当其在空气中达到一定浓度(阈限值)时,遇到明火就可能发生爆炸,所以必须把粉尘浓度控制在爆炸阈限值以下,防止粉尘爆炸。准确的作业现场粉尘监测是防尘工作的一个重要组成部分,是做好作业场所环境卫生学评价与粉尘控制效果,以及做好安全生产不可缺少的环节。

(一)职业接触限值的设立

《工作场所有害因素职业接触限值》(GBZ 2.1—2019)指出:有毒物质和物理因素的职业危害限值,是用来防止劳动者的过量接触、检测生产装置的泄漏及工作环境污染情况、评价工作场所状况的重要依据,以保障劳动者免受有害因素的危害。标准的制定有利于保障劳动者的健康,使劳动者接触的粉尘物质不引起用现代化检查方法所能发现的任何急性或慢性职业损害。

职业接触限值是职业性有害因素的接触限量标准,指劳动者在职业活动过程中长期反复接触对机体不引起急或慢性有害健康影响的容许接触水平。职业接触限值划分为时间加权平均浓度(PC-TWA)、最高容许浓度和短时间接触容许浓度(PC-STEL)三类。

《中华人民共和国职业病防治法》颁布实施以来,卫生部又发布了《中华人民共和国国家职业卫生标准》,该标准分为《工业企业设计卫生标准》(GBZ 1—2010)和《工作场所有害因素职业接触限值》(GBZ 2.1—2019)两个强制性标准。根据生产工艺和粉尘毒物特征,采取防尘通风措施控制其扩散,施工作业场所有害物质浓度达到《工作场所有害因素接触限值》(GBZ 2.1—2019)的要求。

(二)粉尘监测技术

粉尘浓度测定分为总粉尘浓度测定及呼吸性粉尘浓度测定两种。详见第十二章。

二、国内外粉尘危害防控现状

(一)国外粉尘危害防控现状

1. 德国粉尘防控现状

德国是世界上工业比较发达的国家之一,其职业卫生状况始终保持在一个良好的状态。Rohde 指出粉尘危害因素是德国作业场所主要危害因素之一,德国工业界约有 15 万工人从事接触粉尘工作,近几十年来,德国大力发展机械化作业,积极推行职业卫生预防措施,减少了工人直接接触粉尘的机会,每年新发尘肺患者不足 1000 例,2008 年发病率已经降至 0.6%以下。

德国的职业卫生工作体系实行双轨制。一是政府的监督管理体系,代表着国家的利益监督企业；二是同业公会。同业公会，也就是工伤保险机构（与企业的投保人是一种互助组织）。同业公会在德国职业安全与健康的管理方面起着非常重要的作用，且对职业病危害的预防与救治的投入逐年增加，一旦企业发生职业病危害事故，无论责任在谁，同业公会随即承担起救治、康复和赔偿的责任，解除了雇主经济赔偿等民事责任。

此外，企业内部安全管理机构完善。法律规定企业必须聘用职业安全专家和职业卫生医师，负责企业所有劳动保护、职业卫生与事故预防方面的工作，如果企业没有职业卫生预防措施或预防措施没有通过检查，企业是不能运行的。企业除了坚决执行防尘措施之外，先进的工艺和工作场所的合理布置也是降低作业场所粉尘浓度和保护劳动者的两个主要因素。德国建有一套完整的粉尘测量分析评价体系和相应的法律法规系统。其粉尘测量分析评价体系主要由德国粉尘限值标准、粉尘浓度的测量、对粉尘的分析、对作业场所粉尘危险的评价四部分构成，且每个环节都是按照标准或法律法规严格执行，企业必须遵守。

2. 美国粉尘防控现状

美国是世界上最早建立职业安全和卫生法的国家之一。1971 年以来，美国的工作场所和雇员人数增长了一倍多，由 360 万个工作场所和 5600 万就业人员增加到目前的 700 万个工作场所和 1.11 亿就业人员。据美国国家职业安全与卫生研究所（National Institute for Occupational Safety and Health，NIOSH）调查统计，美国每年有 100 万作业工人生产时接触粉尘，主要分布在矿山、冶金、建筑、机械制造等行业，每年有 200 余人因患尘肺致残或死亡。中小企业仍需加强职业卫生工作。

粉尘作业危害控制管理措施取得了明显的效果。Friedman 指出，1992～2003 年美国职业病数量已经稳步下降了 35.8%。近十年来，美国作业场所职业病危害下降趋势明显。粉尘作业环境大大改善，尘肺患病率大幅下降，企业和职工安全健康意识有了很大提高，这主要归因于：

（1）具有稳定的监管体系和完善的管理机制。美国政府保证了研究和咨询单位与监管和执法单位的相互独立，分别行使不同职能，避免了职能划分不清的状况，使双方在行使各自职责时避免遭受对方的干扰，保证作业工人免受职业有害因素的伤害。

（2）及时提供技术支持。美国职业安全卫生管理局（Occupational Safety and Health Administration，OSHA）通过粉尘危害控制标准的制定和执法监督工作从行政管理角度为保护粉尘作业工人做了大量工作。NIOSH 采取了更多的实际行动，将其研究落实到实际应用方面，如提供工程控制解决方法、粉尘监测和健康检查、对员工与雇主的培训、粉尘控制分级等，这些技术支持及防控措施尤其适用于中小企业。

（3）完善的职业病危害调查统计系统。美国完善的职业卫生调查统计系统为美国职业卫生的监管工作提供了科学的依据，主要包括职业伤害和疾病调查以及职业伤害的人口统计学调查两部分内容。以政府主动的年度调查（由上而下）与企业按《职业安全与卫生法》规定记录和上报职业伤害和疾病（由下而上）相结合的形式，保证统计数据的完整性。

3. 日本粉尘防控现状

日本的职业病危害防控在国际上处于较先进的水平，在尘肺防治上投入了大量的精力和金钱。早在 1960 年便制定了《尘肺法》，1960 年，日本以尘肺及尘肺结核为死因的死亡人数为 289 人，以后逐年增加，到 1985 年超过 1000 人；20 世纪 90 年代中后期开始减少，2002 年死亡 975 人，2009 年死亡 945 人。日本在加强粉尘的整顿治理之后，尘肺发病情况有了明显好转，1995 年，尘肺作为日本的第二大职业病，尘肺病例占职业病病例总数的 14.4%，2009 年日本接受尘肺健康检查的工人为 213784 人，其中检出尘肺 4455 人，仅占 2.1%。

日本防尘措施的特点：

（1）拥有较为完善的安全生产法律标准体系及机构。逐渐产生"法律—法规—规章—标准"一系列较为健全的法律规范及标准，关于管理系统的构造上，日本构造出独特的与我国不同的管理系统，即厚生劳动省—地方劳动局—地方监督局的三级垂直系统。这种法规体系和监管机制是日本职业病危害得到防控的最根本因素。

（2）高度重视中小型企业的职业健康与安全。对日本来说，中小型用人单位是全国企业的关键构成部分，中小企业的职业安全卫生工作是日本职业卫生工作的重中之重。监管部门在发现中小企业现场安全生产隐患时，不是在经济上对企业进行罚款，而以指出整顿建议为主，不断加强技术服务支持，充分施展出国家政策的效用，指导企业增进职业安全工作的积极性。当中小型企业遇到职业安全生产工作的障碍时，在政策与金钱两方面都给予支持和扶助，在改进安全生产科学技术、增强安全生产管理水平等方面给中小型企业提供了便利，使日本中小企业职业安全卫生工作成效显著。

（3）提供技术支持。对职业病危害的防控提供先进的技术支持，主要包括：工业健康推进中心、地域工业健康中心、劳动安全卫生综合研究所等。这些支持机构在职业安全卫生培训和咨询、现场指导以及完善对小型企业的职业卫生健康服务、职业病的预防与治疗方面做出了重大的贡献。

（二）国内粉尘危害防控现状

1. 国内粉尘危害现状

由于国家粉尘防治工作基础薄弱、企业业主防尘意识淡薄等诸多因素，我国职业病危害一直没有得到根本的遏制。特别是改革开放 40 多年以来，随着我国经济的迅猛发展，粉尘职业病危害越来越朝着复杂化、明显化的方向发展。2005 年前后我国职业病病例总数中，尘肺病例所占比例高达 75.11%。2008 年报道的 13 个群体性尘肺事件中，尘肺患者人数全部超过 100 位。2008 年数据显示，尘肺病例接触粉尘的时间约是 17.04 年，与上一年相比减少了 2.35 年，接触粉尘时间低于 10 年的有 3400 人，所占比例为 31.58%。截至 2013 年底，全国累计报告职业病 83 万例，其中尘肺 75 万例，占总报告例数的 90%，国家卫生健康委员会职业健康司司长吴宗之在健康中国行动之职业健康保护行动的发布会上表示，2018 年我国就业人口 7.76 亿人，根据抽样调查结果，约有 1200 万家企业存在职业病危害，超过 2 亿劳动者接触各类职业病危害；截至 2018 年底，我国累计报告职业病 97.5 万例，其中，职业性尘肺 87.3 万例，约占报告职业病病例总数的 90%。由于职业健康检查覆盖率低和用工制度不完善等，实际发病人数远高于报告病例数。尘肺多发于煤矿企业，占尘肺总数的 60%以上，且每年仍有一定数量的新发尘肺患者陆续出现。粉尘危害作为我国最主要的职业病危害因素，严重威胁着广大接尘劳动者的生命与健康。表 4-1 列出 2007～2019 年我国职业病统计数据。

表 4-1　2007～2019 年我国职业病统计表

年份	职业病总数	尘肺	尘肺占比/%
2007	14296	10693	76.69
2008	13744	10986	78.79
2009	18128	14495	79.96
2010	27240	23812	87.42
2011	27240	23812	88.36
2012	27240	24206	88.27
2013	26393	23152	87.72
2014	29972	26872	89.66
2015	29180	26081	89.38
2016	31789	27992	88.06
2017	26756	22701	84.84
2018	23497	19468	82.85
2019	19428	15898	81.83

我国粉尘危害的主要特点：

（1）尘肺患者数目巨大。由于一些劳动者职业健康体检率低，加之尘肺具有隐匿性和迟发性的特点，我国实际的尘肺患者要多于报告的人数，漏报、瞒报情况严重，每年新发病例数仍有上升的趋势，且存在着接尘人数不清、疑似尘肺患者人数不清、患病人数不清的问题。

（2）尘肺的发病率居高不下。尘肺是我国最主要的职业病，尘肺患者人数占职业病患者总数的 80%以上。我国 2019 年共报告尘肺新病例 15898 例，尘肺占职业病总数的 81.83%。

（3）粉尘危害涉及范围较广。煤炭、采矿、有色金属、机械、建筑施工、陶瓷、石材加工等行业不同程度地存在着粉尘危害，尤以中小企业为甚，这些企业生产环境恶劣，普遍存在着粉尘危害防护措施不足的现象，严重威胁着生产工人的身心健康。

（4）群发性尘肺事件时有发生，社会影响恶劣。2003 年的贵州湄潭西河农民工尘肺事件、2009 年的云南省水富县农民工尘肺事件、贵州省施秉县恒盛有限公司 195 人尘肺事件等群发性尘肺事件，农民工成为粉尘职业病危害的主要受害者，严重影响着社会的稳定和发展。

（5）尘肺危害的流动性大。尘肺危害转移严重，存在着粉尘危害由城市向农村转移、由东部向中西部转移、由经济发达区逐渐向经济欠发达区转移、由大型企业向中小型企业转移、由国外向国内转移的现象，使粉尘危害更加难以掌控。

2. 国内粉尘防控现状

新中国成立以来，我国在预防控制和消除职业病危害，保护接害人员健康及相关权益方面取得了巨大的成就，但依旧存在着众多问题与矛盾。粉尘危害的预防与控制工作不到位，是造成粉尘危害严峻的最直接原因。

（1）职业卫生职责机构频繁调整，阻碍了职业卫生的发展。1998 年前，我国的职业卫生工作是由原劳动部门负责，1998 年进行机构调整，职业卫生监察工作归至卫生行政部门，2013 年后，又将作业场所职业卫生监督检查、职业病危害申报、职业病危害事故调查处理等职能由卫生部门划转到原国家安全生产监督管理总局。2019 年以后职业卫生监督等工作又回归到卫生部门。职业卫生管理部门决定着职业卫生工作的发展。1998 年以来，部门之间的交接工作进展不理想，调整期内出现监管工作的空白和混乱，各部门难以有序地开展工作，很大程度上妨碍了职业卫生工作的进展。

（2）缺乏完整的职业卫生调查系统。完善的职业卫生调查系统对国家职业危害现状的反馈有着极其重要的作用，我国缺乏完整的职业危害调查系统。缺乏完整的职业危害调查系统让职业卫生监督部门在短暂的时间内找不到职业卫生监管的重点。

（3）粉尘防控的法规及标准趋于完善，但执行力不够。我国就粉尘危害防控建立了一系列的法规及其标准，但缺乏执行力。职业卫生政策执行过于依赖行政手段，法律手段使用少，经济处罚手段力度不够，威慑力不足；且由于人力、物力、财力等方面的因素，很多企业出现监管空白的现象；部分地方政府为了招商引资，故意降低职业卫生门槛，放松职业卫生的监督管理工作。

（4）企业主体责任未落实，缺乏有效的粉尘防控措施。一是企业粉尘防控的意识淡薄。大多企业以追求经济利益为第一目标，漠视国家法律法规，以生产工人的健康为代价追求经济的增长。企业防尘意识淡薄是粉尘危害形势严峻的关键所在。二是企业职业病防治资金投入不足。企业生产工艺落后；防尘设备破旧或无防尘设备；没有发放防护用品，或发放的防护用品不能达到相应的标准，防尘效果差；未出资给劳动者提供有资质的职业卫生机构进行职业健康体检以及粉尘危害因素的检测。三是企业内部管理混乱，许多企业虽然制定了相应的粉尘防控制度，却没有相关的执行人员与部门。中小企业成为监管的难点。

（5）接尘人员的整体文化素质低，防尘意识淡薄。粉尘危害严重的企业大多为中小企业，逾半数尘肺发生在中小企业。且劳动者绝大多数为外来务工人员，具有流动性强、整体文化素质低、防尘意识及法律意识淡薄的特点。政府和企业未做好工人粉尘防控的宣传教育工作，接尘人员在劳作时，不佩戴防护用品或不正确佩戴防护用品，给身体带来不可恢复的损伤；接尘人员不知用法律知识进行自我保护，患病后很多接尘人员不知如何维权。

三、生产性粉尘的预防控制措施

国有企业粉尘浓度监测合格率一般在 60%左右，乡镇企业约 35%，有些私有小型厂矿甚至没有防尘监测、监测记录。我国政府对粉尘控制工作一直给予高度重视，企业在控制粉尘危害、预防尘肺发生方面，结合国情做了不少行之有效的工作，也取得了丰富的经验，将防、降尘措施概括为"革、水、风、密、护、管、查、教"的八字方针，对我国控制粉尘危害具有指导作用。

（1）革：即工艺改革和技术革新，这是消除粉尘危害的根本途径。

（2）水：即湿式作业，可防止粉尘飞扬，降低环境粉尘浓度。

（3）风：加强通风及抽风措施，常在密闭、半密闭发尘源的基础上，采用局部抽出式机械通风，将工作面的含尘空气抽出，并同时采用局部送入式机械通风，将新鲜空气抽到工作面。

（4）密：将发尘源密闭，对产生粉尘的设备，尽可能密闭，并与排风结合，经除尘处理后再排入大气。

（5）护：即个人防护。

（6）管：建立规章制度，加强维修管理。

（7）查：定期检查环境空气中粉尘浓度以及接触者的定期体格检查。

（8）教：加强宣传教育。

尽管我国粉尘职业危害防控取得了巨大的成就，但目前仍然是尘肺大国，接尘人数、尘肺人数都居世界首位。有效预防和控制粉尘危害，事关劳动者的生命安全和身体健康，事关我国的国际形象与地位，事关国家经济的发展与社会的稳定。每位劳动者享有在健康、安全的环境中工作的权力，加强粉尘危害的防控，保障劳动者的健康权益、促进经济的健康稳定发展，必须采取强有力的防控措施。

（一）法律保障措施

2002 年 5 月 1 日实施的《中华人民共和国职业病防治法》充分体现了对职业病预防为主的方针，为控制粉尘危害和防治尘肺的发生提供了法律依据。此外，一些粉尘危害严重的行业还制定了本行业的防尘规程，如《耐火材料企业防尘规程》（GB 12434—2008）、《水泥生产防尘技术规程》（GB/T 16911—2008）。根据这些法规标准的要求，各级地方政府、存在粉尘危害的企业主管部门和企业负责人，有责任和义务建立和维护本厂矿的防尘设施，使作业点粉尘浓度达到国家卫生标准的要求，对防尘工作定期检查，并接受各级安全监管、卫生监督、疾病控制机构对作业现场粉尘浓度、尘肺发病情况的依法监测和监督。

我国制定和完善了生产场所粉尘的最高容许浓度，明确地确立了防尘工作的基本目标。《工业企业设计卫生标准》（GBZ 1—2010）对生产性粉尘的最高容许浓度作了规定。

2012 年 4 月 27 日，国家安全生产监督管理总局正式出台了《工作场所职业卫生监督管理规定》《职业病危害项目申报办法》《用人单位职业健康监护监督管理办法》《职业卫生技术服务机构监督管理暂行办法》《建设项目职业卫生"三同时"监督管理暂行办法》等 5 部部门规章；2015 年，国家安全生产监督管理总局又颁布了《煤矿作业场所职业病危害防治规定》。我国职业卫生工作重心已经走向了以"外伤"为特征的生产安全事故预防与以"内伤"为特征的职业危害防治齐手共抓的局面。目前我国职业病危害形势十分严峻，着手解决粉尘导致高尘肺的境况已经到了刻不容缓的时候。要动员社会各界力量加强防尘意识和有关法规的宣传教育工作，企业更应从组织制度上教育和培训工人，从制度上保证防尘工作的落实。

（二）工程技术措施

各行业根据其粉尘的产生特点形成了各具特色的控制粉尘浓度的技术措施，主要体现在：

1. 改革工艺，革新设备

改革工艺过程、革新生产设备是消除粉尘危害的主要途径，如使用遥控操纵、计算机控制、隔室监控等措施避免工人接触粉尘，使用石英含量低的原材料等。

2. 湿式作业，通风除尘

采用喷雾洒水、通风和负压吸尘等经济而简单实用的方法，能较大地降低作业场地的粉尘浓度。可应用于露天开采和地下矿山。

3. 抽风除尘

对不能采取湿式作业的场所，可以使用密闭抽风除尘的方法。采用密闭尘源和局部抽风相结合，防止粉尘外溢。抽出的空气先经过除尘处理再排入大气。

4. 化学抑尘

采用湿润剂、黏结剂和凝聚剂等化学溶液（抑尘剂）对道路、建筑工地、散堆料场等处的松散表面进行处理，可有效抑制局部开放性粉尘的产生。

（三）预防保健措施

（1）增强自我保护意识：认真学习《中华人民共和国职业病防治法》等安全生产法律法规和关于防尘的理论知识，不断提高自身综合素质，提高劳动者的职业健康意识、自我保护意识和行使职业卫生保护权利的能力，使综合防尘工作成为广大职工的自觉行为，要懂防尘、会防尘，坚决同损害劳动者健康的违法行为做斗争。

（2）加强个人防护：在作业现场防、降尘措施难以使粉尘浓度降至国家卫生标准所要求的水平时，如井下开采的盲端，应使用防尘防护用品如防尘口罩、送风口罩、防尘眼镜、防尘安全帽、防尘衣、防尘鞋等。

（3）注意个人卫生：作业点不吸烟，杜绝将粉尘污染的工作服带回家，经常进行体育锻炼，加强营养，增强个人体质。

根据《粉尘作业工人医疗预防措施实施办法》的规定，从事粉尘作业工人必须进行就业前体检和定期健康检查。

1. 就业前体检

就业前体检项目有：职业史、自觉症状及既往史、结核病接触史、一般临床检查、X线胸片以及必要的其他检查。不满 18 岁的未成年工，以及有下列疾病者不得从事接尘作业：①活动性结核病；②严重的慢性呼吸道疾病；③严重影响肺功能的胸部疾病；④严重的心血管疾病。

2. 定期健康检查

有利于及时发现尘肺接触者、尘肺患者并观察其病情变化。检查项目有：职业史、自觉症状和后前位 X 线胸片，检查间隔根据有关卫生法规，由地方卫生主管部门参考粉尘性质和作业场所空气中粉尘浓度及粉尘的理化特性而定。原则是重度接触者 1 年检查一次，轻度接触者 2～3 年检查一次，接触更轻者 3～5 年检查一次。对于一些近年兴起的高危特殊行业如珠宝加工业，应加强检查力度，缩短检查间隔。发现不宜从事粉尘作业的患者和患有尘肺等职业性疾病时，立即调离接尘岗位。在脱尘前还要进行一次健康检查，记载职业史，拍摄 X 线胸片。这样既了解脱尘时的健康状况，也为以后随访观察保存了档案资料。

已经脱离粉尘作业的工人，也应根据接触粉尘的性质和浓度继续随访。尘肺患者复查一般每年一次，可疑尘肺者需每年复查一次。

第三节　游离二氧化硅粉尘与硅肺

游离二氧化硅（SiO_2）在自然界中分布很广，在 16km 以内地壳中约占 25%，其中石英（quartz）是最常见的一种。95%的硅石中均含有数量不等的游离二氧化硅。游离二氧化硅粉尘俗称硅尘，分为结晶型、隐晶型和无定型三种。纯净结晶状态的硅石称为石英。存在于石英石、花岗石、矿石或夹杂于其他矿物内的硅石主要是结晶型石英；存在于硅藻土、蛋白石、石英玻璃、石英熔炼产生二氧化硅蒸气和在空气中凝集的气溶胶主要是无定型的二氧化硅。

石英具有规则排列的四面体结构。在自然条件下，经过研磨、粉碎等过程，石英表面在受外力的作用下，硅氧键断裂产生硅载的自由基 Si、SiO；当与外界气体（如 O_2、CO_2）或液体（如 H_2O）接触后，可形成$\equiv SiO_3$、$\equiv SiCO_4$、$SiCOO$、$\equiv SiOO$ 或$\equiv SiOH + OH$；$\equiv SiOOH$ 与 H_2O 结合，形成$\equiv SiOH + H_2O_2$ 等强氧化基团。自然界存在多种石英变体，常见的有石英、鳞石英、柯石英、方石英和超石英。

石英的晶体结构在生产中进行加温时，也会发生改变，如用硅酸盐为原料制造黏土砖时，焙烧后可含有石英、方石英、鳞石英；如主要以硅石为原料制成的硅砖，经过高温焙烧后，可转化为方石英、鳞石英。无定型二氧化硅硅藻土经 1600～1700℃焙烧后，有部分转化为方石英。

在生产过程中长期吸入游离二氧化硅含量高的粉尘，会发生以肺纤维化为主的疾病，称硅肺（silicosis）。硅肺是尘肺中危害最严重的一种。

一、接触石英粉尘的主要作业

在冶金、有色、煤炭等作业中，凿岩、爆破、运输，以及修建铁路、水利等工程开挖隧道、采石等作业可产生大量石英等岩尘。在石粉厂、玻璃厂、耐火材料厂等工厂生产过程中原材料破碎、研磨、筛分、配料等工序，机械制造业中铸造车间的原料粉碎、配料、铸型、打箱、清砂、喷砂等生产过程，以及陶瓷厂原料车间及石料装修切割等均可产生大量石英粉尘。

二、影响硅肺发病的主要因素

硅肺发病与粉尘游离二氧化硅含量、二氧化硅类型、粉尘浓度、分散度、接尘时间（接尘工龄）、防护措施和接触者个体素质条件等因素有关。

（一）硅尘含量与致病性

一般认为，接触游离二氧化硅含量越多，粉尘浓度越高，发病时间越短，病情越严重。实验证实，各种不同的石英变体的致纤维化作用能力，依次是鳞石英＞方石英＞石英＞柯石英＞超石英；晶体结构不同，致病能力各异，依次为结晶型＞隐晶型＞无定型。

（二）硅尘蓄积量与发病

硅肺的发生和发展及病变过程还与肺内粉尘蓄积量有关。肺内粉尘蓄积量主要取决于粉尘浓度、分散度、接尘时间和防护措施，有的学者用粉尘浓度和接尘时间的乘积表示接尘剂量。空气中粉尘浓度越高，粉尘分散度越大，接尘工龄越长，加上防护措施差，吸入并蓄积在肺内的粉尘量就越大，发病率越高，病情越严重。

（三）硅尘接触时间与发病

硅肺发病比较缓慢，多在接触粉尘 5～10 年，有的可达 15～20 年后才发病。确诊发病后，即使脱离接尘作业，病变仍继续发展。少数病例，由于持续吸入高浓度、高游离二氧化硅含量的粉尘，经 1～2 年即发病，称为速发型硅肺（acute silicosis）。另有部分病例，接触较高浓度粉尘，但时间不长即脱离接尘作业，此时 X 线胸片未发现明显异常，然而在从事非接尘作业若干年后出现硅肺，称为晚发型硅肺（delayed silicosis）。这种常见于部队工程兵以及曾在外企或私企就业的外来务工人员。这些工人在脱离接触粉尘后仍需定期检查肺部情况。

（四）混合性粉尘的作用

生产环境中很少有单一的纯石英粉尘，多数是含有石英的多种粉尘同时存在，如开采铁矿时，粉尘中除含有游离二氧化硅外，还有铁、氧化铝、镁、磷等；煤矿开采时，除游离二氧化硅外，主要还有煤及其他元素；在钨矿开采和选矿时，有二氧化硅、钨、锰、铁共存的矿石和白云母、方解石、长石等。因此，在研究石英的致病作用时，还必须考虑混合性粉尘的联合作用。

（五）机体状态与硅肺

工人健康素质（个体抵抗力）、遗传因素是影响硅肺发病的重要条件，如既往患有肺结核、慢性呼吸系统疾病等也易罹患硅肺。

一般将硅肺分为三个亚型：①普通型，接触一定浓度游离二氧化硅粉尘，一般在接尘开始后 20 年以上发病；②激进型，接触较高浓度游离二氧化硅粉尘，接尘开始后 5～10 年发病；③速发型，接触极高浓度游离二氧化硅，在很短时间，甚至在一年内就发病，病理改变以肺泡内硅性蛋白沉积为主，常导致死亡。

三、硅肺病理改变和发病机制

（一）硅肺病理改变

石英粉尘被吸入肺泡后，先是引起肺泡巨噬细胞聚集，吞噬尘粒成为尘细胞；肺泡上皮 I 型细胞受损，II 型上皮肤细胞增殖、增生。大部分尘细胞随黏液纤毛运动由气管排出；只有部分尘粒侵入肺泡间隔，或被间质巨噬细胞吞噬，或仍呈游离状态沿淋巴系统、淋巴管向肺门淋巴结引流。此时由于粉尘和尘细胞阻塞造成淋巴管内皮细胞增殖、脱落，形成慢性增殖性淋巴管炎，于是淋巴液回流受阻，致使尘粒和尘细胞背着肺门方向逐渐堆积，并扩展到全肺和到达胸膜，引起胸膜改变。此外，石英尘也可进入血液循环。少数晚期病例，在肝、脾、肾及骨髓等脏器中可见粉尘沉着，并引起相应部位的纤维化或形成硅结节。

肉眼观察硅肺病例肺体积增大，重症型晚期缩小，一般含气量减少，色灰白或黑灰，晚期呈花岗岩样；触及表面有散在、孤立的结节如砂粒状，晚期融合团块，质硬似橡皮。有胸膜增厚、粘连。在肺门和支气管分叉处淋巴结肿大，色黑灰，背景夹杂玉白色条纹或斑点。肺重增加，入水下沉。

硅肺病理形态分为结节型、弥漫性间质纤维化型（弥纤型）和团块型或称为进行性大块纤维化型。

1. 结节型硅肺

由长期吸入含有较高的游离二氧化硅粉尘而引起的肺组织纤维化病变，其典型病变就是硅结节。肉眼观察硅结节稍隆起于肺表面呈半球状，在肺切面多见于胸膜下和肺组织内，为1～5mm的散在硅结节。镜下可观察到各种不同发展阶段和类型的硅结节。典型的硅结节是由多层排列的胶原纤维构成，其中心或偏侧有一闭塞的小血管或小支气管，横断面似葱头状。早期硅结节胶原纤维细而排列疏松，间有大量尘细胞和成纤维细胞。结节越成熟，胶原纤维越粗大密集，细胞成分越少，终至胶原纤维发生透明性变，中心管腔被压受损；此外，有的硅结节以缠绕成团的胶原纤维为核心，周围是尘细胞和尘粒以及纤维性结缔组织，呈旋涡状排列；有的硅结节直径虽很小，但很成熟，出现中心钙盐沉着，这多是由于长期吸入低浓度游离二氧化硅含量很高的粉尘，进展缓慢的病例。将切片灰化，偏光镜下可见呈双折光的石英颗粒。淋巴结内也可见硅结节病变。

2. 弥漫性间质纤维化型硅肺

当接尘工人吸入游离二氧化硅含量较低的粉尘，或吸入游离二氧化硅含量高，但吸入量少时，硅肺发展较慢，其病变多为弥漫性间质纤维化型。该型病变特点是在肺泡和肺小叶间隔以及小血管和呼吸性支气管周围，纤维组织呈弥漫性增生，相互连接呈放射状、星芒状，使肺泡容积缩小，有时形成大块纤维化，其间夹杂尘颗粒和尘细胞。不过多数病例，由于吸入混合性粉尘而引起的病变，既有硅结节型，同时也有弥漫性间质纤维化型病理改变，难分主次，故称为混合型硅肺。

3. 团块型硅肺

团块型硅肺是上述类型硅肺继续进展，病变融合而成，即当硅结节增多、增大融合，并在其间继发纤维化病变，融合扩展而形成团块状。本型多发生在两肺上叶后段和下叶背段。肉眼观察色多为黑或灰黑，形状多为条状，类似圆锥、梭状或不规则形，其界线清晰、质地坚硬；切面可见原结节轮廓，索条状纤维束，薄壁空洞等病变。镜下除可观察到结节型、弥漫性间质纤维化型病变、大量胶原纤维增生及透明性变以外，还可见压迫神经、血管造成的营养不良性坏死，薄壁空洞及钙化病灶；萎缩的肺泡组织，泡腔内充满尘细胞和粉尘；周围肺泡壁负担过大，壁破裂而形成代偿性肺气肿；贴近胸壁形成肺大疱；胸膜增厚，广泛粘连，有时被结核菌感染，形成硅肺结核病灶。

4. 硅性蛋白沉积硅肺

硅性蛋白沉积硅肺病理特征为肺泡腔内有大量蛋白分泌物，称之为硅性蛋白；随后可伴有纤维增生，形成小纤维灶乃至硅结节。

5. 并发病灶

如被结核菌感染,形成硅肺结构病灶。硅肺结核的病理改变,其特点是既有硅肺又有结核病灶。镜下可见外层为环形排列的数层胶原纤维和粉尘,中心为干酪样坏死物,在其边缘有数量不多的淋巴细胞、上皮样细胞和非典型的结核巨细胞;也可见到以纤维团为结节的核心,外周是干酪坏死物及结核性肉芽组织。坏死物中也可见到以大量的胆固醇结晶和钙盐颗粒。多见硅肺结核空洞,呈岩洞状;壁厚、较单纯的硅肺空洞一般较大且不规则。

(二)发病机制

石英粉尘是如何引起肺泡巨噬功能改变、崩解死亡和致肺泡结构及其他细胞受损、结构破坏,进而导致肺组织纤维化病变,学者做了不少研究,有了新的进展。

目前认为,游离二氧化硅粉尘的溶解度很低,吸入人体后,能在肺内长期存留,当它沉积在肺泡中时,首先引起肺泡巨噬细胞聚集和吞噬,巨噬细胞吞噬尘粒成为尘细胞,尘细胞可以通过淋巴管进入淋巴结,也可以进入肺间质,甚至扩散至胸膜。由于游离二氧化硅的毒物作用,其表面的羟基基团与次级溶酶体膜上脂蛋白中的受氢体(氧、氮、硫等原子)形成氢键,改变了膜的通透性,使溶酶体内的酶释入胞质中,直接损伤细胞膜,引起细胞自溶死亡;或者间接通过形成自由基,过氧化反应损伤细胞膜,尘粒又释放出来,再被其他巨噬细胞吞噬,吞噬和死亡的过程反复发生。含尘细胞的死亡是硅肺发病的首要条件,尘细胞死亡时释放出尘粒和细胞内酶和细胞因子。这些因子有的能够诱导更多的巨噬细胞生成并包围和再吞噬尘粒,如作用于肺泡 II 型上皮细胞,增加其表面活性物质的分泌,肺泡 II 型上皮细胞也能转化为巨噬细胞,或释放出脂类物质刺激骨髓干细胞,使巨噬细胞大量增殖并聚集;有的参与刺激成纤维细胞增生,如致纤维化因子(H 因子),它刺激成纤维细胞,进而使胶原纤维增生;有的引发网织纤维及胶原纤维的合成,如释放出抗原物质,引起免疫反应。抗原抗体的复合物沉积于胶原纤维上发生透明性变。新生巨噬细胞也会发生死亡和释放尘粒与细胞因子的过程,如此循环往复,最后造成硅结节的形成和肺弥漫性纤维化。

硅肺患者中肺癌高发,远高于非硅肺接尘工人,可能与肺纤维化相关。也有研究认为是石英本身的过氧化作用引起 DNA 氧化性损伤,这种氧化性损伤是突变发生的基础。但目前仍不能排除粉尘中所含其他致肿瘤物质如多环芳烃、砷、镍和氡子体等的干扰。硅肺发病机制十分复杂,肺组织纤维化本质上是肺泡组织不可逆损伤的一种非特异性修复过程。

四、硅肺临床表现和诊断

(一)硅肺的临床表现

1. 症状与体征

肺是代偿功能很强的脏器。硅肺患者虽在 X 线胸片上已呈现较典型的硅肺影像改变,但少数病例在相当长的时期内无明显的自觉症状。多数病例随着病情进展,或有并发症时,出现气短、胸闷、胸痛、咳嗽、咳痰等症状和体征,并逐渐加重和增多。但其轻重与肺部病变严重程度并不一定平行。胸闷、气短程度与病变范围及性质有关,这是由于肺组织的广泛纤维化,肺泡大量破坏，支气管变形、狭窄、痉挛以及胸膜增厚和粘连，因此通气及换气功能受到损害。当活动或病情加重时，呼吸困难加重。早期患者多数无明显的阳性体征，少数患者两肺可听到呼吸音粗糙、减弱或干啰音；支气管痉挛时听及哮鸣音，合并感染可有湿啰音，若有肺气肿，则呼吸音降低。

2. X 线胸片表现

硅肺 X 线胸片影像表现是硅肺病理改变在 X 线胸片上的反映，两者间有密切关系。类圆形、不规则形小阴影和大阴影等与肺内粉尘蓄积、肺组织纤维化的病变程度有一定的关系。因此，以小阴影、大阴影等术语来描述硅肺 X 线胸片改变，作为硅肺诊断依据。X 线胸片上其他表现，如肺门改变、肺气肿、肺纹理及胸膜改变等，对硅肺诊断也有着重要的参考价值。

（1）类圆形小阴影：硅肺的类圆形小阴影是典型硅肺最常见和最重要的一种 X 线表现形态，其形态大小、致密度与吸入粉尘中游离二氧化硅含量多少有关。其形态呈圆形或近似圆形，边缘整齐或不整齐；直径可约略分为 p（<1.5mm）、q（1.5～3.0mm）、r（3.0～10mm）三种类型。其相应病理改变，特别是 q、r 类小阴影则主要是成熟的或比较成熟的硅结节，或可能是非结节影像的重叠。而 p 类及部分 q 类小阴影，则可能多为成熟或不成熟的硅结节或可能是由非结节性纤维化灶构成的，密度较高、中心浓实。早期多分布于两肺中下肺区。而后随纤维化病变进展，数量增多，直径增大，密集度增加，波及两肺上区。少数病例可先在两肺上区出现，然后波及两肺中、下区。个别病例可见到类圆形小阴影的钙化。

（2）不规则小阴影：不规则小阴影是指粗细、长短、形态不一的致密阴影。它们之间可互不相连，或杂乱无章地交织在一起，表现呈网状，有时呈蜂窝状阴影。按其宽度可分为 s(<1.5mm)、t（1.5～3mm）、u（3.0～10mm）三种类型。其病理基础主要是肺间质纤维化，此类病例一般所见不规则小阴影较致密，多持久不变或缓慢地增高。多见于两肺中、下区，呈弥漫性分布，随病变进展，逐渐波及两肺上区。个别病例也有从两上肺开始出现，而后扩展到两肺中、下区。

（3）大阴影：是指其长径超过 10mm 的阴影，为晚期硅肺的重要 X 线表现。其表现形状有长条形、椭圆形、圆形。多出现在两肺上、中区，少数在两肺下区。常对称形成八字形，也可先在一侧出现。多数大阴影长轴同后肋骨走行垂直，不受肺叶间隙限制。其病理改变基础是团块状纤维化。大阴影多由类圆形小阴影增多、聚集，或由不规则小阴影增粗、靠拢、重叠形成，早期局部发白（简称发白区），或出现致密度较高的斑、片、条状阴影，多在两肺上区，逐渐融合形成边缘较清楚、密度均匀一致的阴影。其周围多有肺气肿带。大阴影可因纤维组织收缩而变小，或由于周围组织纤维化的牵拉而改变形态和位置。

（4）胸膜改变：胸膜多广泛粘连增厚。可先在肺底部出现，之后较常见肋膈角变钝或消失。晚期膈面粗糙，由于肺部纤维组织收缩牵拉和膈胸膜粘连呈"天幕状"阴影。

（5）肺气肿：X 线胸片表现多为弥漫性、局限性、灶周性和泡性肺气肿。严重时可形成肺大疱。

（6）肺门改变：早期肺门阴影扩大，密度增高，有时可见淋巴结增大，淋巴结包膜下钙质沉着而呈现蛋壳样钙化。肺纤维组织收缩牵拉使肺门上举外移，肺纹理减少，呈垂柳状或残根状阴影。

肺纹理，硅肺早期 X 线胸片上表现增多或增粗变形，而到晚期当小阴影增多、融合、肺气肿加重时，肺纹理反而减少或消失。

3. 肺功能改变

由于肺组织的代偿功能很强，早期硅肺患者，一般临床检查肺功能改变不甚明显，与 X 线胸片影像表现不尽一致。有时肺活量降低，有时肺活量正常。当病变进展，肺组织纤维增多，肺泡弹性改变，出现肺气肿时，则不仅肺活量进一步降低，一秒钟用力呼气容积也减少，残气量及其占肺总量比值增加。当大量肺泡遭受破坏和肺毛细血管壁增厚时，则引起弥散功能障碍。吸烟可以加重损害肺功能。因此，在接尘作业工人中，应宣传禁烟。

4. 实验室检查

硅肺患者的血、尿等常规检查结果多属正常范围，无特殊意义。

多年来，国内外学者在免疫、生物化学等方面做了许多研究，对血清铜蓝蛋白、血清溶菌酶、黏蛋白、免疫球蛋白、尿羟脯氨酸、支气管肺泡灌洗中蛋白、磷脂、纤维粘连蛋白等进行了大量研究，试图寻找有助于早期诊断的辅助指标，但其临床实用价值还有待于深入研究。

（二）硅肺并发症

硅肺病患者的主要并发症有肺结核、肺及支气管感染、自发性气胸、肺源性心脏病等，其中最常见的并发症是肺结核。硅肺一旦出现并发症，则往往会促使病情进展加快，病情恶化，最终导致死亡。因此，积极预防、早期发现，及时治疗并发症，是缓解病情、延缓进展、减少患者死亡的重要措施，应给予足够的重视。

（三）硅肺诊断

尘肺诊断原则：根据可靠的生产性矿物性粉尘接触史，以技术质量合格的 X 射线高千伏或数字化摄影（DR）后前位胸片表现为主要依据，结合工作场所职业卫生学、尘肺流行病学调查资料和职业健康监护资料，参考临床表现和实验室检查，排除其他类似肺部疾病后，对照尘肺诊断标准片，方可诊断。劳动者临床表现和实验室检查符合尘肺的特征，没有证据否定其与接触粉尘之间必然联系的，应当诊断为尘肺。

硅肺诊断原则：硅肺诊断必须以有无确切的接触二氧化硅粉尘职业史为前提，X 线胸片检查为依据，根据中华人民共和国国家职业卫生标准《职业性尘肺病的诊断》（GBZ 70—2015），参考必要的动态观察资料及该单位的硅肺流行病调查情况，方可做出 X 射线诊断和分期。

还要结合硅肺的病史、症状、体征、临床化验以及必要的特殊检查材料，进行鉴别诊断，早期发现并发症，评定代偿功能等级。对职业史不明或只有单张胸片或照片大批量不佳的病例，应在短期内调查清楚接触史，重新拍摄胸片，保证拍照技术及冲洗质量，密切注意观察自觉症状和体征变化，参照标准片及时做出诊断，尽量避免误诊和漏诊。根据《职业病诊断与鉴定管理办法》中的规定，职业病诊断由省级卫生行政部门批准的医疗卫生机构承担。按照《劳动能力鉴定职工工伤与职业病致残等级》（GB/T 16180—2014），硅肺诊断由职业病执业医师组成的诊断组做出，发尘肺诊断证明书，患者享受国家相应医疗和劳动保险待遇。

在 X 线胸片上能看到与硅肺类圆形小阴影相似的影像很多，临床上需要与硅肺鉴别的主要疾病有：急性和亚急性血行播散型肺结核、肺含铁血黄素沉着症、肺癌、肺霉菌病、肺泡微石症和结节病等。

少数工人有较长时间接尘职业史，但生前未能被诊断为硅肺。根据本人遗嘱或死后患者家属提出申请请求尸体解剖做病理诊断者；或在接尘工人中因罹患某种疾病，需进行肺叶切除术，并提出要求对肺标本做硅肺病理检查者，此时凡具有诊断权的职业病理医师，可根据患者的接尘史，并按《职业性尘肺病的病理诊断》（GBZ 25—2014）的检查方法，结合该患者历次所拍摄的 X 线胸片、病历及现场劳动卫生调查资料，综合判断做出病理诊断，此也可作为享受职业病待遇的依据。同时还应写出病理诊断书，交送检单位和同级尘肺诊断小组处理。根据小阴影的密度和累及范围、大阴影占肺野的面积进行诊断，确定尘肺的分期。

五、硅肺的治疗、鉴定和预防

（一）治疗

目前尚无根治办法，我国学者多年来研究了数种治疗硅肺的药物，在动物模型上观察到抑制胶原纤维增生、保护肺泡巨噬细胞的作用，临床试用也观察到某种程度减轻症状的效果，但各地报道的使用疗效看法不一，还有待继续观察和评估。因而临床上以对症治疗和预防并发症为主，采取综合措施，原则是提高患者的抗病能力。同时，应配合增强营养和适当体育锻炼以增强体质，消除和改善症状，减轻患者痛苦，延长寿命。常用治疗药物有：克矽平、粉防己碱、哌喹类药物、铝制剂。

（二）职业病致残等级程度鉴定

硅肺患者诊断后，应依据其 X 射线诊断尘肺期别、肺功能损伤程度和呼吸困难程度，进行职业病致残程度鉴定。据颁布的《劳动能力鉴定 职工工伤与职业病致残等级》（GB/T 16180—2014），尘肺致残程度共分为 7 级，由重到轻依次为：

（1）一级。①尘肺Ⅲ期伴肺功能重度损伤及（或）重度低氧血症 [P_{O_2} <5.3kPa（40mmHg）]；②其他职业性肺部疾患，伴肺功能重度损伤及（或）重度低氧血症 [P_{O_2} <5.3kPa（40mmHg）]。

（2）二级。①尘肺Ⅲ期伴肺功能中度损伤及（或）中度低氧血症；②尘肺Ⅱ期伴肺功能重度损伤及（或）重度低氧血症 [P_{O_2} <5.3kPa（40mmHg）]；③尘肺Ⅲ期伴活动性肺结核；④职业性肺癌或胸膜间皮瘤。

（3）三级。①尘肺Ⅲ期；②尘肺Ⅱ期伴肺功能中度损伤及（或）中度低氧血症；③尘肺Ⅱ期合并活动性肺结核。

（4）四级。①尘肺Ⅱ期；②尘肺Ⅰ期伴肺功能中度损伤及（或）中度低氧血症；③尘肺Ⅰ期合并活动性肺结核。

（5）五级。肺功能中度损伤。

（6）六级。尘肺Ⅰ期伴肺功能轻度损伤及（或）轻度低氧血症。

（7）七级。尘肺Ⅰ期，肺功能正常。

（三）患者安置原则

（1）尘肺一经确诊，无论期别，均应及时调离接尘作业。不能及时调离的，必须报告当地劳动、卫生行政主管部门及工会，设法尽早调离。

（2）伤残程度轻者（六级、七级），可安排在非接尘作业从事劳动强度不大的工作。

（3）伤残程度中等者（四级），可安排在非接尘作业做些力所能及的工作，或在医务人员的指导下从事康复活动。

（4）伤残程度重者（二级、三级），不负担任何工作，在医务人员指导下从事康复活动。

（四）预防

根本的预防措施在于控制作业场所的粉尘浓度，某些特殊作业点可采用个体防护。根据《粉尘作业工人医疗预防措施实施办法》的规定，开展接尘工人的健康监护，从事粉尘作业工人必须进行就业前和定期健康检查，脱离粉尘作业时还应进行脱尘健康检查。

第四节　煤尘危害与煤工尘肺

煤矿粉尘是煤炭生产过程中伴随煤和岩石被破碎而产生的混合性粉尘，主要含有煤尘、岩尘及少量其他物质。

煤炭开采有两种生产形式，一种是露天开采，另一种是井下开采，前者适用于埋藏较浅的煤层。无论是井下开采或露天开采都有粉尘产生。尤其井下开采是地下作业，作业面空间环境狭小，空气流通差，在掘进、采煤、爆破、装运等生产工序中都会产生大量粉尘，如果防尘措施不健全，其危害是非常严重的。相对而言，露天开采其粉尘危害不及井下作业严重，但也不容忽视。我国煤矿大多数为井下开采，均为地下作业，生产环境中粉尘浓度高，对工人危害较大。在职业病行业分布中，煤炭行业职业病占了一半以上。

煤矿粉尘的健康危害主要是导致接触工人患尘肺，发生煤尘或瓦斯爆炸事故，影响作业安全及危害矿区周围的生态环境等。我国政府十分重视煤矿尘肺防治工作，陆续出台了许多政策法规，规范粉尘作业生产，引进大量新技术控制生产性粉尘浓度，我国防尘工作较好的煤矿，尘肺患病率已从 20 世纪 60 年代初的 10%～30%下降至 1%以下。近年来，煤矿机械化程度大幅提高，尤其是综采、机掘的迅速发展，煤炭产量成倍增长，但这种生产条件下采掘工作面的粉尘浓度大幅度增加，地方和私营煤矿粉尘污染问题更为严重。由于对防尘工作重视不够、管理水平低、技术条件不好等因素，我国尘肺的发病率又有所升高，其中地方煤矿尘肺患病率高于国有重点煤矿。1997 年，国有重点煤矿尘肺平均患病率为 6.33%，而全国县以上地方煤矿的尘肺患病率高达 8.11%，私营煤矿尘肺患病率无确切统计。不同煤种的平均患病率依次为无烟煤 8.96%、烟煤 6.26%、褐煤 1.95%，同一煤种中不同矿区间的患病率也有较大差异，说明煤工尘肺的发病并不完全取决于煤种。煤工尘肺的防治任务仍十分艰巨。

一、煤矿粉尘的理化特性

（1）粉尘的化学成分。它直接决定着对人体的危害性质和程度。煤的主要成分是碳和含碳有机物，尘粒结构则以碳为主，采煤过程因围岩及矸石的破碎也产生一定比例的硅尘。这些成分中对人体危害最大的是游离二氧化硅。且粉尘中含游离二氧化硅的量越高，引起尘肺病变的程度越重，病情发展越快，危害也越大。

（2）粉尘的分散度。粉尘的分散度及粉尘在空气中悬浮时间与可能进入肺内的含量密切相关。

（3）煤尘的吸附性。表现在煤尘能吸附某些有毒气体，如一氧化碳、氮氧化物等，引起中毒作用。

（4）煤尘的荷电性。煤炭生产中粉尘所带电荷的来源有两个：采煤与凿岩中，高速旋转的钻头与岩、煤的摩擦，使产生的粉尘表面带有电荷；在气流中粉尘相互间摩擦生电，吸附了空气中的离子而带电。

（5）粉尘的自燃和爆炸。高分散度的煤炭粉尘具有爆炸性。煤的碳化程度越低，挥发分越高，煤尘的爆炸性越强。发生爆炸的条件有两个：①粉尘在空气中有足够的浓度，浓度在爆炸域之内；②必须具有高温（火焰、火花、放电）。一般煤尘爆炸的下限浓度为 $30\sim50g/m^3$，上限浓度为 $1000\sim2000g/m^3$，处于上、下限浓度之间的粉尘都具有爆炸危险性，其中爆炸力最强的浓度为 $300\sim500g/m^3$。表 4-2 列出不同煤种挥发分与爆炸的关系。

表 4-2　不同煤种挥发分与爆炸的关系

煤种	挥发分产率/%	爆炸性
无烟煤	≤10	无爆炸性
贫煤	10~20	弱爆炸性
烟煤	>20	强爆炸性

当煤等可燃性物料被研磨成粉料时，总表面积增加，系统的表面自由能也增加，提高了粉尘的化学活性，特别是提高了氧化产热能力，这种情况在一定条件下会转化为燃烧状态。粉尘的燃烧是粉尘氧化产生的热量不能及时散发，使氧化反应自动加速造成的。在封闭或半封闭空间内低于爆炸浓度下限或高于爆炸浓度上限的粉尘虽然不能爆炸，但可以燃烧，仍是不安全的。

二、煤尘的主要职业危害

（一）呼吸系统疾病

1. 尘肺

长期吸入大量煤尘可能引起硅肺和煤工尘肺。在煤炭生产中，由于工种不同，工人接触粉尘性质也有差异，因此传统上将煤工尘肺分为三种类型。

（1）硅肺：煤矿围岩中游离二氧化硅含量一般都在 10%以上，岩石掘进工作面工作，主要接触岩石粉尘，游离二氧化硅含量较高，所患尘肺为硅肺。

（2）煤工尘肺：采煤工作面工人，主要接触煤尘，其游离二氧化硅含量多在 5%以下，所患尘肺为煤工尘肺。

（3）煤硅肺：接触硅尘又接触煤尘的混合工种工人，其尘肺在病理上往往兼有硅肺和煤肺的特征，这类尘肺可称为煤硅肺，是我国煤工尘肺最常见的类型。

2. 慢性阻塞性肺病

长期吸入煤尘不但会引起尘肺,还会引起慢性阻塞性肺病（COPD）,包括慢性支气管炎、支气管哮喘及肺气肿。且慢性阻塞性肺病可独立存在而不伴有明显尘肺,其发病机制尚未明了,可能与吸烟、呼吸道感染及遗传因素等均有关。

3. 上呼吸道炎症

煤尘首先侵犯上呼吸道黏膜,早期引起其机能亢进,黏膜下血管扩张、充血,黏液腺分泌增加,阻留更多粉尘,久之酿成肥大性病变,然后由于黏膜上皮细胞营养不良,终造成萎缩性病变,呼吸道抵抗力下降,容易继发病毒及细菌等感染性疾病。

4. 肺癌

煤矿地区肺癌的发病有升高的趋势,可能与吸入煤矿生产性粉尘有关。1997年世界卫生组织国际癌症研究机构已将二氧化硅列为致癌物,但煤尘是否致癌仍有争论,煤矿工人肺癌的发病机制有待于进一步探讨。

（二）局部作用

煤尘沉着于皮肤可能堵塞皮脂腺,容易继发感染而引起毛囊炎、疖肿等;进入眼内粉尘颗粒,可引起结膜炎等。煤尘中其他杂质还可能引起过敏性皮炎且有中毒作用等。

三、煤工尘肺发病机制

煤工尘肺的形成机制主要涉及三个方面的病理过程:①炎症细胞在下呼吸道的聚集和激活;②成纤维细胞的增生;③细胞外基质合成增加。进入肺内的煤尘颗粒主要与肺泡巨噬细胞和肺泡上皮细胞相互作用,刺激了反应性氧化物（reactive oxygen species,ROS）生成及细胞因子释放,细胞因子间相互作用形成细胞因子网络,吸引中性粒细胞、淋巴细胞、嗜酸性粒细胞等在肺泡内聚集,引起持续性肺泡炎症,成纤维细胞增生,胶原合成,最终导致肺组织纤维化。

四、煤工尘肺的病理和临床表现

（一）病理

煤工尘肺的病理改变随吸入的硅尘与煤尘的比例不同而有所差异,除了凿岩工所患硅肺外,基本上属混合型,多兼有弥漫性纤维化及结节型两者特征。主要病理改变如下:

1. 煤斑

煤斑又称煤尘灶,是煤工尘肺最常见的原发性特征性改变,是病理诊断的基础指标。肉眼观察呈灶状,色黑,质软,直径2~5mm,镜界不清,多在肺小叶间隔和胸膜交角处,表现为网状或条索状。

2. 灶周肺气肿

灶周肺气肿是煤工尘肺又一病理特征。煤工尘肺常见的肺气肿有两种：一种是局限性肺气肿，分布于煤斑旁的扩大气腔，与煤斑共存；另一种是小叶中心性肺气肿，在煤斑的中心或煤尘灶的周边，有扩张的气腔，居小叶中心，称为小叶中心性肺气肿。这是由于煤尘和尘细胞在Ⅱ级呼吸性细支气管周围堆积，使管壁平滑肌等结构受损，从而导致灶周肺气肿的形成。若病变进一步发展，向肺泡道、肺泡管及肺泡扩展，即波及全小叶形成全小叶肺气肿。

3. 煤硅结节

肉眼观察呈圆形或不规则形，长度为 2～5mm 或稍大，色黑，质坚实。在肺切面上稍向上凸起。镜下观察可见到两种类型，典型煤硅结节其中心部由旋涡样排列的胶原纤维构成，可发生透明性变，胶原纤维之间有明显煤尘沉着，周边则有大量煤尘细胞、成纤维细胞、网状纤维和少量的胶原纤维，向四周呈放射状；非典型煤硅结节无胶原纤维核心，胶原纤维束排列不规则并较为松散，尘细胞分散于纤维束之间。

4. 弥漫性纤维化

在肺泡间隔、小叶间隔、小血管和细支气管周围和胸膜下，出现程度不等的间质细胞和纤维增生，并有煤尘和尘细胞沉着，间质增宽变厚，晚期形成粗细不等的条索和弥漫性纤维网架，肺间质纤维增生。

5. 大块纤维化

大块纤维化又称为进行性块状纤维化（progressive massive fibrosis，PMF），是煤工尘肺的晚期表现。肺组织出现约 2cm×2cm×1cm 的一致性致密的黑色块状病变，多分布在两肺的上部和后部，右肺多于左肺。病灶呈长梭形，不整形，少数似圆形，边界清楚。镜下观察，其组织结构有两种类型，一种为弥漫性纤维化，在大块纤维中及其周围有很多煤尘和煤尘细胞，见不到结节改变；另一种为大块纤维化病灶中可见煤硅结节。有时在团块病灶中见到空洞形成，洞内积蓄墨汁样物质，周围可见明显代偿性肺气肿。

6. 胸膜增厚

胸膜呈轻至中度增厚，在脏层胸膜下，特别是与小叶间隔相连处有数量不等的煤尘、煤斑、煤硅肺结节等。肺门和支气管旁淋巴结多肿大，色黑质硬，镜下可见煤尘、煤尘细胞和煤硅结节。

（二）临床表现

1. 症状及体征

煤工尘肺病情缓和，发病工龄多在 20～30 年及以上；病情演变也较慢，多数在定期检查时通过 X 线胸片发现有早期煤工尘肺。但煤工尘肺患者症状较多，出现也较早，特别在吸烟的矿工中多见。

（1）咳嗽。咳嗽是尘肺患者最常见的主诉，主要与并发症有关。早期患者咳嗽多不明显，随病情进展，患者多合并慢性支气管炎，晚期患者易合并肺部感染，均使咳嗽明显加重，常与季节、气候等有关。

（2）咳痰。煤工尘肺患者咳痰是常见症状，这主要是呼吸系统对粉尘的不断清除引起的，痰多为黑色。当大块纤维化部位发生缺血坏死形成空洞，则经常咳出大量黑痰，其中可明显看到有煤尘颗粒；当合并急性感染时也可咳出大量脓性痰。

（3）胸痛。胸痛症状在煤工尘肺患者中不如硅肺及石棉肺患者中多见。胸痛部位不一，性质多不严重，一般为隐痛，也有胀痛及针刺样痛等。其原因部分可能是纤维化病变的牵扯作用。

（4）呼吸困难。呼吸困难是尘肺的固有症状。尘肺患者的呼吸困难与病情有关。随着肺组织纤维化程度加重，有效呼吸面积减少，通气/血流比例失调，呼吸困难也逐渐加重。合并 COPD 及慢性肺源性心脏病者，呼吸困难更明显，若合并呼吸道感染，可很快发生心肺功能失代偿而导致心力衰竭及呼吸功能衰竭，这是尘肺患者死亡的主要原因。

（5）咯血。较为少见，可由于呼吸道长期慢性炎症引起黏膜血管损伤，咳痰中带少量血丝；也可能由于大块纤维化病灶的溶解破裂损及血管而咯血量较多，一般为自限性。尘肺合并肺结核是咯血的主要原因，且咯血时间较长，量也会较多。因此，尘肺患者如有咯血，应十分注意是否合并肺结核。痰中带血还应与肺癌鉴别。

（6）其他。除上述呼吸系统症状外，可有程度不同的全身症状，常见的有消化功能减弱、食欲缺乏、腹胀、便秘等。

早期多无明显体征，当肺部发生复杂性煤工尘肺的进行性大块纤维化时，可出现肺气肿体征，如桶状胸、肋间隙增宽、叩诊呈过清音、听诊呼吸音减弱等。继发感染时可听到干、湿啰音，尤其在双肺底很明显。合并肺结核空洞，可有局限性湿啰音。合并肺源性心脏病、心力衰竭者，可见右心衰的各种临床表现，如缺氧、黏膜发绀、颈静脉充盈怒张、下肢水肿、肝大等。

2. 实验室检验

一般临床化验多无特殊阳性发现。

3. 肺功能检查

流行病学调查显示，煤尘累积暴露量与用力呼气一秒量（FEV1）和用力肺活量（FVC）下降有关。单纯尘肺肺功能损害，可能以限制性通气功能障碍或混合性通气功能障碍为主，肺活量（VC）下降，一氧化碳弥散量（DLCO）减低。由于煤工尘肺患者合并慢性支气管炎及肺气肿者较多，肺功能障碍也可表现为以阻塞性通气功能障碍为主，FEV1 下降。残气量增加则是肺气肿指征之一。

4. X 线胸片表现

胸片表现是尘肺的主要诊断依据，胸片上的主要表现为圆形小阴影、不规则形小阴影和大阴影，还有肺纹理和肺门阴影的异常变化。

煤工尘肺的早期以圆形小阴影 p 为主，随病变进展，圆形小阴影 q 逐渐增多，但 r 少见。不规则小阴影也可以同时出现，即混合型小阴影，但一般以圆形小阴影为主。圆形小阴影的病理基础是硅结节，煤硅结节及煤尘纤维灶。圆形小阴影最早出现的部位是右中肺区，其次为左中、右下肺区；左下及两上肺区出现较晚。随着尘肺病变进展，圆形小阴影的直径增大、增多、密集度增加，分布范围扩展，可布满全肺。不规则形小阴影多呈网状，有的密集呈蜂窝状，其病理基础为煤尘灶，弥漫性间质纤维化，细支气管扩张及小叶中心性肺气肿。这样的病例可能是现场的粉尘中游离二氧化硅含量较高所致。

煤硅肺患者常见大阴影，但煤工尘肺患者则罕见大阴影。煤矿工人硅肺大阴影的特点与其他行业所见相同。

类风湿尘肺或称 Caplan 综合征，指煤工尘肺患者常伴有类风湿性关节炎，这类患者肺内出现多发性肺结节，直径在 5～20mm，有的可达 50mm 以上，临床检查可查出皮下类风湿结节、血清类风湿因子升高等。此类尘肺进展较快，出现多发性大的和较大的圆形阴影，可在几周内出现，而煤工尘肺的大块纤维化则需要几年的时间才能形成。此症除见于煤工尘肺患者外，也出现在煤尘接触但未发尘肺的接尘工人中，应注意与大块纤维化及其他肺部疾病相鉴别。

5. 煤工尘肺的并发症

（1）肺结核：是煤工尘肺常见并发症，也是尘肺患者常见死因之一。

（2）肺部感染：煤工尘肺患者由于抵抗力降低，弥漫性肺纤维化，常易发生肺部感染，如支气管炎、融合性小叶性肺炎、肺脓肿等。肺部感染加重了呼吸衰竭和死亡，因此应积极预防肺部感染。

（3）自发性气胸：晚期尘肺患者合并有阻塞性和代偿性肺气肿，并可出现肺大疱，当剧咳或过度用力时肺大疱破裂突发自发性气胸，患者可出现典型症状。

（4）肺源性心脏病：晚期尘肺时广泛的弥漫性纤维化，肺毛细血管床减少，血流阻力增高，增加了右心负荷而导致肺源性心脏病（简称肺心病）。随着防尘技术进步，井下作业环境改善，尘肺发病率下降，但煤矿工人 COPD 发病率仍然较高，最后进展为肺心病。因此，肺心病是目前煤矿工人的主要死因。

五、煤工尘肺的诊断、治疗与康复

（一）诊断与鉴别诊断

现在国内专家一致认为，病理形态学特点的重要性让位于肺间质纤维化病变共同演变规律的重要性。煤工尘肺严格按《职业性尘肺病的病理诊断》（GBZ 25—2014）进行诊断，并据此进行健康监护、治疗和劳动能力鉴定。

诊断煤工尘肺时特别要注意其肺部 X 线表现与以下疾病鉴别，如肺含铁血黄素沉着症、特发性弥漫性肺间质纤维化、血行播散型肺结核、肺泡微结石症、细支气管肺泡癌、外源性过敏性肺泡炎等。结合职业史、病程特点及全身检查结果，某些特殊检查，如纤维支气管镜检查、肺泡灌洗液分析、肺活检、高分辨率 CT（HRCT）及对某些治疗的反应等可做出鉴别诊断。

（二）治疗与康复

煤工尘肺是一种危害工人健康，可以造成劳动能力丧失的职业病。晚期尘肺由于严重纤维化，呼吸面积减少，患者高度呼吸困难，十分痛苦。因此，对尘肺患者要采取积极的综合性治疗。首先是对尘肺病变的治疗，控制纤维化病变的进展，保护肺的正常生理功能；其次是积极治疗和控制尘肺的各种并发症，防止病情恶化，减轻患者痛苦。这些对挽救和延长患者生命，具有重要的临床意义。

1. 病因治疗

煤工尘肺的病因治疗，应是防止粉尘在肺内沉积，增强肺的廓清能力，降低粉尘毒性，保护细胞膜，抑制胶原纤维形成。实施支气管肺泡灌洗术（BAL）治疗尘肺是将患者肺泡内的刺激粉尘排出，主要是增强肺的廓清能力，改善肺通气和换气功能，延缓肺部病变进展。尘肺的主要治疗药物请参见第三节"五、硅肺的治疗、鉴定和预防"。

2. 大容量肺灌洗技术

大容量肺灌洗技术作用机制可能是清除肺内部分粉尘、吞噬细胞和有害因子，从而改善症状和肺功能。对有接触史和可疑尘肺工人进行肺灌洗，能防止其发病。

3. 对症治疗及并发症治疗

煤工尘肺患者抵抗力降低，冬春两季易并发呼吸道感染，患者可在医护人员监护下做保健体操、打太极拳等活动以增强体质，同时给予对症治疗，缓解症状，减轻痛苦。

4. 康复治疗

康复治疗目的在于减轻症状，减少并发症，改善活动能力，提高生活质量，延长患者寿命。

（1）诊断为尘肺者首先要脱离粉尘作业，并根据病情和代偿功能状况进行劳动能力鉴定，合理安排无尘作业或休息。吸烟者应立即戒烟，同时还应避免接触其他有害粉尘、烟雾及气体，减少呼吸道过敏性及理化因素损伤性炎症。

（2）预防呼吸道感染，包括病毒、支原体或细菌感染。

（3）呼吸锻炼，可提高潮气量，减少呼吸频率，变浅速呼吸为深慢呼吸，从而改善气体分布，纠正通气/血流比例失调，提高动脉氧分压。

（4）长程家庭氧疗（LTOT），可提高煤工尘肺伴慢性呼吸衰竭患者的生存率和生活质量。

（5）营养支持。

六、煤尘危害的预防控制措施

（一）煤矿粉尘浓度的工业卫生标准

工作场所空气中煤尘的游离二氧化硅的含量不同，煤矿粉尘浓度的职业接触限制值也不相同。对于硅尘含量小于10%的煤尘，瞬时总粉尘浓度不超过 $6mg/m^3$，时间加权平均容许浓度不超过 $4mg/m^3$；呼吸性粉尘瞬时浓度不超过 $3.5mg/m^3$，时间加权平均容许浓度不超过 $2.5mg/m^3$。

（二）煤尘的监测和分级管理办法

为保证煤矿生产的安全和维护矿工的健康，《煤矿安全规程》（2018 年版）中规定，煤矿企业必须按国家规定对生产性粉尘进行监测。为了更好地防止煤矿尘肺的发生，在测定作业点煤尘浓度和煤尘中游离二氧化硅含量的基础上，根据尘肺防治工作实际情况，对不同的粉尘作业实行分级管理办法。

（三）煤矿粉尘防治技术

防治煤矿粉尘的措施分为三大类：防尘措施；预防煤尘爆炸的措施（防爆措施）；限制煤尘爆炸扩大灾害范围的措施（隔爆措施）。本书简单介绍防尘措施，其他内容请参见相关专业论著。

在矿井采、掘、运系统的各生产工序中都产生粉尘，这些粉尘随风流飞扬于作业空间和巷道中。对这些尘源必须采取有效的综合防尘措施。按照矿井实施的防尘技术，可将防尘措施分为以下四类。

（1）减尘措施。主要指减少采、掘作业时的粉尘发生量，是矿井尘害防治工作中最为积极有效的技术措施。主要包括：改进采、掘机械结构及其运行参数减尘，湿式打眼、湿式凿岩，水封爆破，添加水炮泥爆破，改进采、掘机械结构，封闭尘源，采用捕尘罩以及预湿煤体减尘措施（如采空区或巷道灌水、煤层注水）等。减尘措施是以预防为主的治本性措施，应优先采用。

（2）降尘措施。降尘措施是矿井综合防尘的重要环节，现行的降尘措施主要包括各产尘点的喷雾洒水，如采煤机上内、外喷雾，放炮喷雾，支架喷雾，应用降尘剂、泡沫除尘、装岩洒水及巷道净化水幕等。

（3）矿井通风排尘。矿井通风排尘是指借助风流稀释与排出矿井空气中的粉尘。矿井内各个产尘点在采取了其他防尘措施后，仍会有一定量的粉尘进入矿井空气中，其中绝大部分是小于 10μm 的微细粉尘，如果不及时通风稀释与排出，将由于粉尘的不断积累而造成矿井内空气严重污染，危害矿工的身心健康。

（4）个体防护。矿井各生产环节，尽管采取了多项防尘措施，但也难以使各作业地点粉尘浓度达到卫生标准。这种情况下，特别是在强产尘源和个别不宜安装防尘设备条件下作业的人员，必须佩戴个体防尘用具，主要包括防尘面罩、防尘帽、防尘呼吸器、防尘口罩等，其目的是使佩戴者既能呼吸净化后的洁净空气，又不影响正常操作。

第五节　其他粉尘危害

《职业病分类和目录》中，除前述的硅肺和煤工尘肺外，还有石棉肺、石墨尘肺、炭黑尘肺、滑石尘肺、水泥尘肺、云母尘肺、陶工尘肺、铝尘肺、电焊工尘肺及铸工尘肺。其中，石棉、滑石、云母和水泥均属于硅酸盐，石墨和炭黑属于碳尘，铝为金属粉尘，其余的陶工尘肺、电焊工尘肺及铸工尘肺是由混合性粉尘引起的尘肺。

一、石棉尘的职业危害与石棉肺

（一）石棉的种类和理化性质

石棉属于硅酸盐类矿物，含有氧化镁、铝、钾、铁、硅等成分，分为天然和人造两类。多数为白色，也有灰色、棕色、绿色。石棉有纤维和非纤维两类，纤维是指纵横径比＞3∶1 的尘粒。直径＜3μm、长度≥5μm 的纤维称可吸入性纤维，直径≥3μm、长度≥5μm 的纤维称不可吸入性纤维。石棉具有较好的物理机械性能，抗拉性强，不易折断，耐火、耐碱、绝缘，溶于盐酸。质纯、纤维长的石棉可以做成防火、隔热的石棉布。

石棉可以分为角闪石石棉和蛇纹石石棉两类。

（二）石棉的用途和接触机会

接触石棉的作业主要是石棉加工和处理，其次是石棉矿的开采和选矿。根据制造工艺及用途不同，石棉制品可划分为七大类：石棉水泥制品、石棉纺织制品、石棉保温隔热制品、石棉橡胶制品、石棉制动（传动）制品、石棉电工材料和石棉沥青制品。广泛应用于建筑、造船、汽车火车制造、航空航天、供电消防以及国防建设等 20 多个工业部门。

（三）石棉尘的吸入、代谢和影响发病的因素

石棉粉尘主要是通过呼吸道进入肺部，在纤维粉尘随气流经气道进入肺泡的过程中，较长的纤维在支气管分叉处易被截留，软而弯曲的温石棉纤维多在呼吸细支气管以上部位被截留沉积，直而硬的闪石类纤维则能进入肺泡沉积。吸入肺泡的石棉纤维大多被巨噬细胞吞噬，小于5μm 的纤维可以完全被吞噬，一根长纤维可由两个或多个细胞同时吞噬。吞噬后大部分由黏液纤毛系统排出，部分经由淋巴系统清除，有部分滞留于肺内，还有部分直而硬的纤维可穿过肺组织到达胸膜，损伤肺细胞和胸膜间皮细胞。

影响石棉肺发病的主要因素包括：石棉种类、石棉纤维长度和直径、石棉纤维尘浓度、接触石棉时间和接触者个体差异等。粉尘中含石棉纤维量越高，接触时间越长，越易引起肺纤维化，常以接触量（浓度×接触时间）表示，接触量越大，吸入肺内纤维越多，发生石棉肺的可能性越大。脱离粉尘作业后仍可发生石棉肺。角闪石石棉（青石棉）致病作用明显强于蛇纹石石棉（温石棉）。此外，接触者个体差异及其生活习性（如吸烟等）均与石棉肺发病有关。

（四）石棉损伤细胞的机制

石棉损伤机体的发病机制至今尚不清楚，可将石棉损伤细胞和致肺纤维化的发病机制，归纳为直接作用和自由基介导损伤。

（五）石棉肺的病理改变

石棉肺是在生产过程中，长期吸入石棉粉尘引起的以肺弥漫性纤维化为主的疾病。石棉肺的病变特点之一是肺间质弥漫性纤维化，极少有结节或类结节状纤维化。吸入的石棉纤维易随支气管长轴进入肺下叶，故纤维化以两肺下部为重。其不同于硅肺病变以两肺中部为重的特点。纤维化病变以胸膜下区、血管支气管周围和小叶间隔最为显著，以两个叶底后部病变尤为突出。

石棉肺的另一病理特征是胸膜的增生性改变、胸膜增厚和胸膜斑。胸膜斑是指厚度＞5mm 的局限性胸膜增厚，镜下胸膜斑由玻璃样变的粗大胶原纤维束构成。石棉引起的胸膜斑，也被看作是接触石棉的一个病理学和放射学标志。胸膜斑可以是接触石棉者的唯一病变，可不伴有石棉肺。

（六）石棉肺的临床表现

1. 症状和体征

石棉肺一般进展缓慢，早期无自觉症状，最主要的症状是咳嗽和呼吸困难。咳嗽一般多为干咳或少许黏液性痰，难以咳出，多发生阵发性咳嗽。发病初期在体力活动时出现呼吸困难，以后随病情加重而明显。晚期，休息时也会气短，病程可以持续十几年甚至几十年。胸痛不是石棉肺的特征，但若累及胸膜，会发生胸痛。一时性尖锐胸痛多见于严重呼吸困难或呼吸肌负荷加重；若持续性胸痛，首先要考虑的是肺癌或恶性胸膜间皮瘤。

石棉肺特征性的体征是双下肺区出现捻发音，只在吸气期间闻及，该症状出现较早，随病情进展而增多，肺中区甚至肺上区也可闻及，由细小声变为粗糙声。杵状指（趾）出现于石棉肺晚期，随着病变加重而明显。如其迅速发生或突然恶化，则可能是合并肺癌的信号，预后不良。石棉肺晚期并发肺心病时可出现唇、指发绀。

2. 肺功能

石棉肺患者由于肺间质弥漫性纤维化，严重损害肺功能。有的国家将肺功能作为石棉肺诊断指标之一，我国主要把它作为职业性肺病致残鉴定的指标。石棉肺早期肺功能损害是由于肺弥漫性纤维化而使肺硬化，导致肺顺应性降低，表现为肺活量渐进性下降，这是石棉肺肺功能损害的特征。肺一氧化碳弥散量是发现早期石棉肺的最敏感指标之一，有报道认为它的下降早于肺活量。如果同时有肺气肿，则残气量和肺总量可能正常或稍高。随着病情加重，多数石棉肺患者肺功能改变主要表现为肺活量、用力肺活量、肺总量下降，而第一秒用力呼气容积/用力肺活量变化不大，预示纤维化进行性加重，呈限制性肺功能损害的特征。石棉肺患者肺功能变化类型，也可能表现为阻塞性或混合性肺功能损害。

3. X线胸片变化

石棉肺的 X 线胸片表现，主要是不规则小阴影和胸膜变化。不规则小阴影是石棉肺 X 线表现的特征，也是我国诊断石棉肺和石棉肺分期的主要依据。早期两肺下区近肋膈角处出现密集度较低的不规则小阴影，随着病情进展而增多增粗、呈网状并向中肺区扩展。

胸膜变化包括：胸膜斑、胸膜增厚和胸膜钙化。局限性胸膜增厚，当厚度大于 3mm 时称胸膜斑，是我国石棉肺诊断和分期的指标之一。胸膜改变与肺内病变程度不完全一致。某些石棉肺的胸片上还出现类圆形小阴影，多见于石棉采矿工，是由矿石内含有游离二氧化硅粉尘所致。

（七）石棉肺的诊断和处理

石棉肺诊断，要根据详细的石棉接触职业史和现场石棉粉尘浓度测定资料，质量合格的

X 线胸片，按照《尘肺病诊断标准》（GBZ 70—2015）执行诊断和分期。石棉肺患者处理，按《劳动能力鉴定 职工工伤与职业病致残等级》（GB/T 16180—2014）标准执行。

（八）石棉粉尘与肺部肿瘤

石棉是公认的强致癌物，石棉纤维在肺中沉积可导致肺癌和恶性间皮瘤。也有石棉引起肠癌、喉癌和其他癌等多致癌性的报道。石棉不仅危害职业接触的工人，而且因使用广泛而污染大气和水源，危害广大居民。许多国家立法严格控制石棉的生产和使用，并将石棉作为法定致癌物严加控制。

（九）作业现场环境中石棉尘浓度的测定

石棉尘浓度的测定方法不同于其他粉尘，多数粉尘用重量法衡量其在空气中的浓度，但对石棉来说，重量法无法区分作业场所尘团中混杂的非石棉纤维粒，更不能区别出能被吸入肺泡的呼吸性石棉纤维，而后者是引起石棉肺和石棉有关的疾病的主要物质。因此，采用石棉纤维计数法反映空气中石棉尘浓度。其原理是经滤膜抽取一定体积含石棉纤维粉尘的空气，使粉尘阻留在滤膜上，滤膜经透明固定后，在相差显微镜下测定石棉纤维数，根据采气量计算出每毫升空气中石棉纤维根数（f/mL）。

（十）石棉肺的预防措施

预防石棉肺要从源头上消除石棉纤维粉尘的危害，所以寻找和选用石棉代用品是当今世界各国的重要课题。欧美一些发达国家和地区已禁止使用石棉。而发展中国家也尽可能控制使用石棉，特别是青石棉。我国是世界上石棉主要生产国之一，产品以温石棉为主，由于石棉特性优良和成本低廉，目前还难以做到完全停止生产和使用石棉及制品。因此，应该从石棉开采的源头开始，一直到石棉废物的处置，每一个有可能造成污染的步骤都要严格控制粉尘浓度，加强防护措施；严格执行石棉粉尘排放的国家标准，坚决贯彻执行国家有关加强防止石棉纤维粉尘危害的规定。同时，对石棉作业工人要加强宣传吸烟的危害。

二、滑石尘的职业危害与滑石尘肺

（一）滑石尘的性质与接触机会

纯滑石为含镁硅酸盐，形状有颗粒状、纤维状、片状及块状等，纤维状滑石中含有少量的石棉类物质，如透闪石、直闪石和温石棉等，又称为石棉型滑石。颗粒性滑石不含石棉类物质，也不含纤维状物质，称为非石棉型滑石。某些品种含有少量游离二氧化硅、钙、铝和铁，通常为结晶型。纯滑石为白色，不溶于水，具有化学性质稳定、润滑性、耐热、耐水、耐酸碱、耐腐蚀、不易导电、吸附性强等性能。广泛应用于橡胶、建筑、纺织、造纸、涂料生产、雕刻、高级绝缘材料生产、医药及化妆品生产等。

（二）滑石尘肺的病理改变

滑石尘肺是指长期吸入滑石粉尘而引起的以慢性肺组织纤维增生为主要损害的疾病。滑石尘肺的发病潜伏期和严重程度取决于吸入的滑石粉尘的性质、吸入量和作业人员的个体差异。如果粉尘中石棉或游离二氧化硅含量较高，病变将表现为混合性尘肺，具有石棉肺或硅肺特征。

滑石尘肺的病理改变与石棉肺相似，其基本病变有：①类结节型为不规则的无细胞性胶原组织，很少有典型的硅结节；②弥漫性肺纤维化型与石棉肺相似，在纤维化区除有滑石外，还有透闪石和直闪石；③异物肉芽肿型常伴随纤维化病变出现。肺内可见滑石小体。

（三）临床表现

滑石尘肺的临床表现也与石棉肺相似，病程进展缓慢，发病工龄一般在10年以上，早期无明显症状，随着病情的发展，部分患者可有咳嗽、咳痰、胸痛、气短等症状。由于接触的滑石粉尘中所含杂质不同，其病变类型不同，X线表现多样：可有不规则的s类、t类小阴影，也可有p类、q类圆形小阴影，还可有大阴影出现。胸壁、膈肌多见滑石斑阴影，但较石棉肺少而轻。

（四）诊断

滑石尘肺的诊断根据详细可靠的职业接触史、X线表现和其他临床表现。X线胸片确诊按照《尘肺病诊断标准》（GBZ 70—2015）执行。

三、云母尘的职业危害与云母尘肺

（一）云母尘的性质与接触机会

云母是天然铝硅酸盐矿物，自然界分布广，成分复杂，种类繁多，其晶体结构均含硅氧层，应用最多的为白云母。云母的特点为柔软透明、富有弹性，具有耐酸、隔热、绝缘性能，并易被分剥成薄片，广泛用于电器绝缘材料和国防工业。

接触云母的职业主要为采矿和加工。开采云母时主要接触的是混合性粉尘，含一定量游离二氧化硅。加工云母时主要接触的是纯云母粉尘。

（二）云母尘的病理改变与临床表现

云母尘肺是由于长期吸入云母粉尘而引起的慢性肺组织纤维增生的疾病。长期吸入高浓度云母粉尘可发生云母尘肺，采矿工发病工龄为11～38年，平均25年；云母加工工人发病工龄在20年以上。病理改变主要为肺纤维化和不同程度的结节肉芽肿，肺泡间隔、血管和支气管周围结缔组织增生和脱屑性支气管炎，伴有明显支气管扩张和局限性肺气肿，肺内可见云母小体。

临床症状主要为胸闷、胸痛、气短、咳嗽、咳痰等，无阳性体征，且很少有其他并发症。胸部X线表现云母尘肺属于弥漫性纤维化型尘肺，早期类似石棉肺表现，以两肺s类弥漫性不规则小阴影为主，可见边缘模糊的圆形小阴影，肺门不大，但密度高。胸膜改变不明显。

四、水泥尘的职业危害与水泥尘肺

（一）水泥尘的性质与接触机会

水泥分为天然水泥和人工合成水泥。天然水泥是将水泥样结构的自然矿物质经过煅烧、粉碎而成；人工水泥为人工合成的无定型硅酸盐，又称为硅酸盐水泥，由石灰质（石灰石、泥灰或白垩）与黏土质（黏土-页岩、Al_2O_3、SiO_2）和少量校正原料以适当成分配制成生料，经高温煅烧至部分熔融后，得到以硅酸钙为主成分的熟料，再加适量石膏等磨成细粉状的建筑材料。接触水泥尘的机会主要在水泥生产企业以及运输、储藏和使用水泥的建筑、筑路等行业。水泥厂包装车间袋装水泥装包过程中，由于落差引起扬尘，装包工会接触较多的粉尘。

（二）水泥尘肺的病理改变与临床表现

水泥尘肺是由于长期吸入高浓度水泥粉尘（包括生料、熟料和成品）而引起的尘肺。水泥尘肺的发生除了粉尘浓度、工龄和个体因素外，与水泥的化学组成有密切关系。由于水泥原料是混合性粉尘，其中结合和游离二氧化硅含量不同，水泥原料粉尘引起的尘肺属混合尘肺，水泥成品粉尘引起的尘肺为水泥尘肺。水泥尘肺的发病时间为8～34年，一般在接尘20年以上。病理表现为尘斑型和结节型，偶见大块纤维化形成，肺内可见含铁小体。

临床表现多为以气短为主的呼吸系统自觉症状，其次主要有胸痛、气短、咳嗽、咳痰和慢性鼻炎等表现。肺功能以阻塞性肺通气功能障碍为主，往往先于自觉症状和胸片改变。X线表现既有不规则形小阴影改变，又有圆形小阴影改变。

（三）诊断

水泥尘肺的诊断，根据详细可靠的职业接触史、X线表现和其他临床表现。X线胸片确诊按照《尘肺病诊断标准》（GBZ 70—2015）执行。

五、石墨尘的职业危害与石墨尘肺

（一）石墨粉尘的性质与接触机会

石墨是一种银白色有金属光泽的结晶型碳，是碳的异型体，相对密度为2.1～2.3。石墨分天然石墨和人工合成石墨两种。天然石墨是一种混有各种矿物质的结晶型碳，石墨矿石中石墨含量一般为4%～20%，游离二氧化硅含量则差异很大。人工合成石墨是用无烟煤或石油焦炭经高温处理制成，游离二氧化硅含量极低。

石墨的化学性质比较稳定，具有耐酸碱、耐高温、导电、导热、润滑、可塑、黏着力强、抗腐蚀等优良特性，工业用途很广，主要用于电力、钢铁、国防、原子能、日用和化学染料等工业。在石墨开采的各个工序，以石墨为原料制造各种制品如耐火砖、坩埚、电极、电刷、润滑剂等的过程中，均可接触到石墨粉尘。

（二）石墨尘肺的病理改变与临床表现

石墨尘肺是长期吸入较高浓度石墨粉尘，导致的肺部弥漫性纤维化和肺气肿的病变。石墨尘肺发病工龄较长，一般在15～20年。病理表现类型属尘斑型尘肺，酷似煤肺。早期在细支气管、肺泡、肺小血管周围有石墨尘和含尘细胞聚集，形成石墨粉尘细胞灶。进一步形成石墨粉尘纤维灶，病灶内可见网状纤维，少量胶原纤维。晚期广泛肺弥漫间质纤维化，有时可见到星形石墨小体。

患者早期多症状轻微，且病情进展缓慢。早期仅有口、鼻、咽部发干，咳嗽、咳黑色痰、劳动后有胸闷、气短等症状。晚期特别是有肺气肿等并发症时，则症状和体征比较明显。少数病例有通气功能减退，并以阻塞性通气障碍为主。

患者胸部X线表现与煤尘肺相似，以p类小阴影为主，有时可见到少量的s类小阴影，少数患者胸片可见到t类或q类小阴影。如看到较粗大的r类小阴影，多数与患者曾接触游离二氧化硅含量较高的岩石粉尘有关。约半数患者肺门阴影密度增高，少数患者有轻微肺气肿，肋膈角变钝和胸膜增厚改变。

六、炭黑尘的职业危害与炭黑尘肺

（一）炭黑尘的性质与接触机会

炭黑是气态或液态碳氢化合物，在空气不足的条件下，经不完全燃烧或热裂分解而得的产物。碳成分占90%～95%，游离二氧化硅占0.5%～1.5%。炭黑粉尘质轻，颗粒细小，直径一般在0.04～1.04μm，因此极易飞扬且长时间悬浮于空气中。

炭黑作为填充剂、着色剂等广泛用于橡胶、塑料、电极制造、油漆、油墨、造纸、冶金等工业，此外，还用作脱色剂、净化剂，用于助滤器、炭墨纸的制造。炭黑尘接触的主要工种是炭黑厂筛粉、包装，其次为炭黑制品，如电极厂配料、成型，橡胶轮胎厂的投料等。

（二）炭黑尘肺的病理改变与临床表现

炭黑尘肺是长期吸入较高浓度炭黑粉尘引起的尘肺。炭黑尘肺发病工龄最短15年，最长25年以上，平均24年。其病理改变与石墨尘肺、煤尘肺极为相似。病变多在肺间质的血管周围，炭黑尘灶由聚集成堆吞噬炭黑的尘细胞、炭黑尘及数量不等的胶原纤维组成。呼吸性细支气管周围可见灶性肺气肿。

患者早期临床症状不明显，可有咳嗽、咳痰、气短。少数患者肺功能呈不同程度减退，以阻塞性通气障碍为主。多数患者无阳性体征，病程极为缓慢，预后较好。

炭黑尘肺X线表现与石墨尘肺、煤尘肺相似。早期可见肺纹理明显增多，以中下肺区较为明显。随病变进展肺野可见以p类或q类为主的圆形小阴影，有时可见到s类小阴影，整个肺区呈毛玻璃感。

（三）诊断

炭黑尘肺的诊断，根据详细可靠的职业接触史、X线胸片表现和其他临床表现。按照《职业性尘肺病的病理诊断》（GBZ 25—2014）标准执行。

七、铝尘的职业危害与铝尘肺

（一）铝尘的性质与接触机会

铝是一种银白色轻金属，占地壳质量的 7.45%，在金属元素中居第一位。在冶炼铝和生产铝粉等过程中，会产生金属铝粉和氧化铝粉尘，金属铝粉可分为粒状铝粉和片状铝粉，其含铝量分别为 96% 和 89%～94%。金属铝及其合金的密度小、强度大，作为轻型结构材料广泛用于航空、船舶、建筑材料和电器等工业。日常生活中铝制容器也很普遍。氧化铝是经电炉熔融（2300℃）制得的聚晶体（白刚玉），含有微量二氧化硅，由于其硬度高，可制成磨料粉和磨具。氧化铝的致纤维化作用远较金属铝为轻。使用金属铝粉原料的材料厂和使用氧化铝磨具的工序，有机会接触铝粉尘。

（二）铝尘肺的病理改变与临床表现

铝尘肺是长期吸入较高浓度金属铝尘或氧化铝粉尘引起的尘肺。铝尘肺发病工龄多在 10～32 年，平均 24 年。其病理改变主要为肺部弥漫性间质纤维化。铝尘大量沉着在终末细支气管壁、呼吸性细支气管及所属肺泡间隔，形成许多圆形、椭圆形或星芒状尘灶和小叶中心性肺气肿。在肺泡内有大量粉尘及尘细胞沉积，粉尘沉着部位有不同程度的纤维化。

患者早期症状较轻，主要表现为咳嗽、气短、胸痛、胸闷，也可有倦怠、乏力。肺部早期无体征，在并发支气管和肺部感染时，可闻及干、湿啰音。肺通气功能障碍，晚期病例可并发自发性气胸、呼吸衰竭。

X 线表现可见较细的不规则形小阴影，呈广泛弥漫，分布较均匀，多出现在两肺中、下区，呈网状或蜂窝状。也可见到密度较低的圆形小阴影，多为 p 类。随病情进展，小阴影增多，可分布到全肺。肺纹理紊乱，扭曲变形。Ⅲ期患者在上、中肺野可见大阴影。

（三）诊断

铝尘肺的诊断，根据详细可靠的职业接触史、X 线胸片表现和其他临床表现。X 线胸片诊断按照《尘肺病诊断标准》（GBZ 70—2015）执行。

八、陶土粉尘的职业危害与陶工尘肺

（一）陶土粉尘的性质与接触机会

陶瓷是把石英、黏土、长石、石膏等粉碎后，经配料、制坯、成品、干燥、修坯、初烧、施釉、烧制、包装等工艺过程制成的各种器皿或材料。作业场所粉尘多为石英和硅酸盐混合粉尘。各地制作陶瓷的制坯原料不一致，配方也不同，游离二氧化硅含量通常在 8.7%～65.0%。在生产陶瓷的不同工序中，所接触粉尘的性质和游离二氧化硅含量也不一样。在生产陶瓷的整个工序中，陶工都可接触混合性的陶土粉尘。

（二）陶工尘肺的病理改变与临床表现

陶工尘肺是长期大量吸入陶土粉尘而引起的尘肺。陶工尘肺发病比较缓慢，平均发病工龄在 25 年以上。肉眼观察肺脏体积变化不大，质地软，肺表面及切面散在灰褐色尘斑。镜下观察病灶多呈星芒状或不规整的尘斑及混合性尘结节，位于呼吸性细支气管周围。肺泡、肺泡间隔、小血管和小支气管周围纤维化比较突出，常伴有灶周肺气肿和小叶中心性肺气肿。胸膜肥厚常以两肺上部尤其肺尖部明显，不同于煤硅肺、硅肺患者。

临床症状较轻，早期有轻度咳嗽，少量咳痰，体力劳动时感到胸闷、气短。合并肺气肿时，出现明显呼吸困难。肺功能以阻塞性通气障碍为主。晚期呼吸困难明显，出现发绀、心慌等症状。

X 线表现主要为弥漫性不规则形小阴影，粗细不等、长短不定，以 s 类、t 类小阴影为主，互相交织呈网状、蜂窝状。少数可见到圆形小阴影。随病情进展，小阴影数量增多，密度增高，分布范围扩大。晚期可见到典型大阴影，呈圆形、椭圆形或条形，周边常有肺气肿。大阴影可由小阴影聚集融合形成，也可由斑点、索条状阴影融合而成。

（三）诊断

陶工尘肺的诊断，根据详细可靠的职业接触史、X 线胸片表现和其他临床表现。X 线胸片诊断按照《尘肺病诊断标准》（GBZ 70—2015）执行。

九、焊尘的职业危害与电焊工尘肺

（一）焊尘的性质与接触机会

电焊时产生的烟、尘取决于焊条种类和金属母材及被焊金属。由于电焊作业产生电弧高温，焊条芯、药皮和焊接母材发生复杂的冶金反应，熔化蒸发，逸散在空气中氧化冷凝成混合物烟尘或气溶胶。焊尘是以氧化铁为主，同时混有其他成分如二氧化硅、氧化锰、氟化物、臭氧、各种微量金属和氮氧化物的混合性粉尘。

电焊作业中易接触焊尘，常见于建筑、机械加工、造船、国防、铁路等工业部门。在锅炉、油罐或船体装备等通风不良以及密闭的容器内进行电焊作业时，接触电焊烟尘浓度较高。

（二）电焊工尘肺的病理改变与临床表现

电焊工尘肺是长期吸入高浓度的电焊烟尘，引起的以慢性肺组织纤维增生为主的一种尘肺。电焊工尘肺发病缓慢，发病工龄多在 15～20 年。其发病与焊接种类的接尘量有一定关系。电焊工尘肺的肺脏呈灰黑色，体积增大，质量增加，弹性减低；肺内可见散在大小不等、多呈不规则形或星芒状的尘灶，直径多为 1mm；常有局限性胸膜增厚及气肿。镜下见两肺散在 1～3mm 黑色尘斑或结节，常伴有灶周肺气肿。尘斑由大量含尘巨噬细胞及少数单核细胞构成，间有少许胶原纤维，分布在肺泡腔、肺泡间隔、呼吸性细支气管和血管周围。后期逐渐增大呈结节状，大小一般为 2～5mm，其中粉尘较少，胶原纤维成分较多。晚期病例偶见块状纤维化病变。

患者早期临床症状主要有胸闷、胸痛、咳嗽、咳痰和气短等，但很轻微。在 X 线胸片已有改变时，仍可无明显自觉症状和体征。随病程发展，尤其是出现肺部感染或并发肺气肿后，可出现相应的临床表现。肺功能检查早期基本在正常范围，并发肺气肿病变后肺功能才相应地降低。电焊工还可发生锰中毒、氟中毒和金属烟雾热等职业病。

X 线表现早期以不规则形小阴影为主，多分布于两肺中、下区。圆形小阴影出现较晚，以 p 类阴影为主，且有分布广、密集度低的特点。随病情发展密集程度逐渐增加。个别晚期病例出现大阴影。肺门一般不增大，很少有胸膜粘连和肺气肿。少数病例可见肺门密度增高、阴影增大、结构紊乱等征象。胸膜早期无改变，晚期可出现肥厚粘连。脱离作业后，很少有进展。

（三）诊断

电焊工尘肺的诊断，根据详细可靠的职业接触史、X 线表现和其他临床表现。X 线胸片确诊按照《尘肺病诊断标准》（GBZ 70—2015）执行。

十、铸造尘的职业危害与铸工尘肺

（一）铸造尘的性质与接触机会

铸造生产通常是指用熔融的金属或合金材料制作产品的方法。铸造生产过程包括型砂制造、砂型干燥、合箱、浇铸、打箱和清砂等工序。型砂原料主要是天然砂，含二氧化硅 70% 以上；其次是黏土，主要成分是硅酸铝。型砂二氧化硅含量很高，但使用型砂时要搅拌配成湿料，且砂型颗粒较大，故不易患硅肺，仅患铸工尘肺。铸造生产的铸件常分为铸钢、铸铁和铸有色合金件。铸钢配料用耐火性稍差的天然砂（含游离二氧化硅 70%～85%）；铸有色金属合金多用天然砂并混有黏土、石墨粉、焦炭粉等混合性材料。在铸造过程的各工序都可接触到大量粉尘。

（二）铸工尘肺的病理改变与临床表现

铸工尘肺是指铸造作业中的翻砂、造型作业者，长期吸入成分复杂而游离二氧化硅含量不高如陶土、高岭石、石墨、煤粉、石灰石和滑石等混合性粉尘，所引起的以结节型或尘斑型并伴有肺间质纤维化损害为主的尘肺。铸造工尘肺发病比较缓慢，发病工龄一般在 20 年以上，铸造工接触的粉尘以碳素类和硅酸盐类粉尘为主，这类粉尘引起的病变与碳素类尘肺和部分硅酸盐尘肺相似。病理检查可见胸膜表面和肺切面上有大小不等的灰黑色或黑色斑点。镜下可看到在肺泡、小叶间隔、小支气管和血管周围有大量的尘细胞灶及由尘细胞、粉尘和胶原纤维形成的粉尘纤维灶。在粉尘灶周围常伴有小叶中心性肺气肿。有部分病例除粉尘纤维灶外，尚可见少量典型或非典型硅结节。

病情进展比较缓慢，早期无自觉症状，随着病变的进展而出现的胸闷、轻度胸痛、咳嗽、咳痰、气短等症状，多不严重。由于型砂制造作业的空气中烟尘较大，常可并发慢性支气管炎和肺气肿。病变初期肺功能多属正常，以后可逐渐出现阻塞性或以阻塞为主的通气功能障碍。吸烟者合并慢性阻塞性肺疾病时，常有气道气流限制性功能损害。

X 线表现为两肺出现不规则形小阴影，以 t 类阴影为多，s 类阴影相对较少，中、下肺区分布较明显。随着病情的进展，不规则形小阴影逐渐增多，并向中、上肺区扩展，呈网状或蜂窝状，常伴有明显肺气肿。两肺中、下区可出现圆形小阴影，以 p 类阴影为主，数量较少，阴影密度较低，大阴影极为少见。

（三）诊断

铸工尘肺可根据详细可靠的职业接触史、X 线表现和其他临床表现来诊断。X 线胸片确诊按照《尘肺病诊断标准》（GBZ 70—2015）执行。

思　考　题

（1）生产性粉尘来源的主要途径是什么？

（2）论述生产性粉尘分类方法。

（3）什么是职业接触限值？职业接触限值划分的类型包括哪几种？

（4）论述我国粉尘危害的主要特点。

（5）论述生产性粉尘引起的职业危害。

（6）论述生产性粉尘的预防控制措施。

（7）简述粉尘发生爆炸的必备条件。

（8）论述煤矿粉尘的防治措施。

第五章 化学毒物的职业危害

第一节 概 述

毒物是指在一定条件下，投以较小剂量时可造成生物体功能性或器质性损害乃至危及生命的化学物质。化学物质造成机体不良效应的能力称为毒性。生物体因毒物作用而受到损害后出现的疾病状态称为中毒。

劳动者在从事生产劳动的过程中，由于接触毒物而发生的中毒称为职业中毒。生产性毒物（occupational toxicant），是指在生产中使用、接触的能使人体器官组织功能或形态发生异常改变而引起暂时性或永久性病理变化的物质。

一、毒物的存在状态、分类与接触机会

（一）毒物在生产过程中存在的形式

毒物在生产过程中能以多种形式出现，同一化学物质在不同行业或不同生产环节呈现的形式又各有不同。主要的存在形式有：原料、中间产品（中间体）、辅助材料、成品、副产品或废弃物、夹杂物。此外，生产过程中的毒物还可以分解产物或反应产物的形式出现。例如，磷化铝遇湿自然分解产生磷化氢；用四氯化碳灭火器灭火时，四氯化碳与明火或灼热金属物体接触会氧化生成光气。

（二）毒物在生产环境中存在的形态

生产性毒物可以固体、液体、气体、蒸气或气溶胶的形态存在。但就其对人体的危害来说，则以空气污染具有特别重要的意义。以固体、液体两种形态存在的毒物，如果不挥发，又不经皮肤、黏膜、消化道进入，则问题较小。

气体指常温、常压下呈气态的物质，如氯化氢、氰化氢、二氧化硫、氯气等。固体升华、液体蒸发或挥发时形成蒸气。凡沸点低、蒸气压大的物质都易形成蒸气。对液态物质进行加热、搅拌、喷雾、通气及超声处理时蒸气可加速挥发；暴露面积大也能促进挥发。例如，喷漆作业中的苯、丙酮、乙酸酯类等蒸气。

飘浮在空气中的粉尘、烟及雾统称为气溶胶（aerosol）。能较长时间悬浮在空气中的固体微粒称为粉尘，其粒子大小为 $0.1\sim10.0\mu m$。固体物质经机械粉碎或碾磨时可产生粉尘；粉状原料、半成品和成品在混合、筛分、运送或包装时可有粉尘飞扬。烟（尘）为悬浮在空气中直径小于 $0.1\mu m$ 的固体微粒。某些金属熔融时产生的蒸气在空气中迅速冷凝或氧化而形成烟，如熔炼铅时产生的铅烟。有机物质加热或燃烧时也可产生烟。雾为悬浮于空气中的液体微粒，多由于蒸气冷凝或液体喷洒而形成，如电镀时的铬酸雾、金属酸洗时的硫酸雾。这些有毒气体或空气中的微粒被生物或人体呼吸道吸入就会导致损害。

弄清毒物在生产过程中以什么形态存在,不仅对了解毒物进入人体的途径、制订预防措施,而且对于采集空气样品、测定毒物浓度均有重要意义。就同一种生产性毒物而言,其存在的形态通常不是单一、固定不变的。

(三)生产性毒物分类

生产性毒物分类方式很多,按化学结构可分为无机化合毒物和有机化合毒物。有机化合毒物中,又分为脂肪族碳氢化合毒物、芳香族烃类化合毒物和有机磷毒物。按生物作用性质分类,可分为刺激性气体、窒息性气体、麻醉性毒物、溶血性毒物和致敏性毒物。按损伤器官和系统分类,可分为神经系统毒、呼吸系统毒、血液系统毒、循环系统毒、肝脏毒和肾脏毒。

(四)接触机会

在生产劳动过程中,可能接触到毒物的操作或生产环节主要有:原料的开采与提炼;材料的搬运与储藏;材料加工及准备;加料与出料;成品处理与包装;辅助操作,如采取样品、检修设备;生产中使用,如农业生产中喷洒杀虫剂。

此外,有些作业虽未使用有毒物质,但在特定的情况下也可接触到毒物乃至发生中毒。例如,进入地窖、矿井下废巷道或清除化粪池时可发生硫化氢中毒;用氧乙炔焰焊接或切割具有聚四氟乙烯配件的作业过程,可接触到氟塑料热解物。

在上述各生产环节或操作中,有许多因素会促成作业人员接触毒物。例如,液态化学物的包装渗漏;储存气态毒物的钢瓶泄漏;化学反应控制不当或加料失误而发生冒锅或冲料;利用回收的废料原料;物料输送管道或出料口发生堵塞;进入反应釜出料或清釜等。

二、生产性毒物进入人体的途径

生产过程中,毒物主要经呼吸道、皮肤进入人体,呼吸道是最主要的毒物进入途径,其次是皮肤,也可经消化道进入人体。

(一)呼吸道

呈气体、气溶胶状态的毒物可经呼吸道进入体内。进入呼吸道的毒物,通过肺泡直接进入大循环,其毒作用发生得快。大部分职业中毒是经呼吸道途径进入体内而引起的。

气态毒物经呼吸道吸收受到许多因素的影响。接触毒物的水平,即毒物在空气中的浓度高,则进入体内的速度快,进入的量也大。血/气分配系数(blood/air partition coefficient):不同的毒物,其进入体内的情况有差别,气态毒物进入呼吸道的深度与其水溶性有关。水溶性较大的毒物易被上呼吸道吸收,除非浓度较高,一般不易到达肺泡(如氨)。水溶性较差的毒物在上呼吸道难以被吸收,而在深部呼吸道、肺泡则能被吸收一部分(如氮氧化物)。此外,劳动强度、肺通气量、肺血流量及劳动环境的气象条件等因素,也可影响毒物经呼吸道吸收。

呈气溶胶状态的毒物,其进入呼吸道的情况比气态毒物复杂得多。它们在呼吸道不同部位滞留的量和受呼吸道清除系统清除的量,与粒径大小有密切关系。雾及溶解度较大的粒子可在沉积部位被吸收。

（二）皮肤

生产劳动过程中，毒物经皮肤吸收而致中毒者也较常见。某些毒物可透过完整皮肤进入体内。经皮肤吸收途径有两种：①透过表皮屏障到达真皮，进入血液循环；②通过汗腺，或通过毛囊与皮脂腺，绕过表皮屏障而到达真皮。汗腺与毛囊分布广泛，但总截面积仅占表皮面积的0.1%～1.0%，实际意义不大。毒物经皮肤吸收后也不经肝脏而直接进入大循环。

脂溶性毒物可经皮肤吸收，如芳香族的氨基、硝基化合物，金属的有机化合物（四乙铅），有机磷化合物等。脂溶性物质能透过表皮屏障，但如不具有一定的水溶性也不易被血液吸收，故了解其脂/水分配系数（lipid/water partition coefficient）有助于估计经皮肤进入的可能性。个别金属，如汞，也可以经皮肤吸收。某些气态毒物（如氰化氢），浓度较高时可经皮肤进入体内。皮肤有病损时，不能经完整皮肤吸收的毒物也能被大量吸收。

除毒物本身的化学特性外，影响经皮肤吸收的因素还有：毒物的浓度和黏稠度，接触的皮肤部位、面积，溶剂种类及外界气温、气湿等。

（三）消化道

生产性毒物经消化道进入体内而致职业中毒的事例甚少。个人卫生习惯差和发生意外时可经消化道进入体内，主要是固体、粉末状毒物。但不可忽略的是，进入呼吸道的难溶性气溶胶被清除后，可经由咽部而进入消化道。进入消化道的毒物主要在小肠吸收，经门静脉、肝脏再进入大循环。有的毒物如氰化物，在口腔内即可经黏膜吸收。

三、毒物在体内的过程

（一）分布与生化转化

毒物被吸收后，随血液循环分布到全身。全身分布的情况很大程度上取决于其通过细胞的能力及与体内各组织的亲和力。有的分布可能相对均匀，有的可能相对集中于身体的某些部位。这种相对集中是动态的，在接触毒物的不同时期会有改变。

毒物吸收后受到体内生化过程的作用，其化学结构发生一定改变，称为毒物的生物转化。一方面，生物转化所引发的基本改变是将亲脂性物质转变为更具有极性和水溶性的物质，使之更快地随尿或胆汁排出体外，也使其透过细胞膜进入细胞，同时使毒物与血浆蛋白、组织蛋白、脂肪组织的亲和力减弱，从而消除或减少其生物学效应。另一方面，有些物质经过生物转化反而增强了毒性。许多致癌物，如芳香胺，就是经过体内代谢而被激活的。

研究毒物的生物转化过程，不但可为中毒机制的研究提供基础科学资料，对于健康监护、中毒的诊断和治疗也有实用价值。

（二）排出

进入体内的毒物可经转化后或不经转化而排出，排出的途径有多种。

（1）肾脏。肾脏是从体内排出毒物极有效的器官，许多毒物经此途径被排出。例如，铅、汞及苯的代谢产物大多随尿排出。尿中毒物浓度与其在血液中的浓度密切相关。

（2）呼吸道。气体及挥发性毒物可经肺排出，如一氧化碳、苯等。

（3）消化道。许多金属（如铅、锰、镉等）经胆汁由肠道随粪便排出。但粪便中的金属还包括经口摄入而未被吸收的部分。有些毒物随胆汁排入肠管后可再被吸收，构成肠肝循环。

（4）皮肤。脂溶性毒物以及卤素、苯酚、砷、汞等可经皮肤排出。

（5）其他排出途径。有的毒物可以简单扩散方式经乳腺排入乳汁；有的经唾液腺及汗腺排出，但其量甚微。头发和指甲并不是排泄器官，但有些毒物，如砷、汞、铅、锰等，可聚集于此，可作为生物样品进行检测。

毒物经以上各种途径排出后，除已产生的损害外，即不能继续发挥毒作用。在排出过程中，毒物也可损害排出器官的组织，如镉与汞引起肾近曲小管损害，砷从汗腺排出引起皮炎，汞随唾液排出引起口腔炎等。经不同途径排出的毒物或其代谢产物常可以间接衡量体内吸收或负荷情况。

（三）蓄积

生产性毒物在体内可发生蓄积。此时毒物大多相对地集中于某些部位并产生毒作用，也有的无明显损害作用。人体内的储存库主要是在血浆蛋白、脂肪和骨骼。储存库内的毒物对蓄积部位相对无害，故认为储存库对急性中毒具有缓冲作用。在血浆中毒物浓度降低时，储存库缓慢向血浆内释放出毒物，使得血浆中毒物浓度达到一个较长时间的高水平，构成慢性中毒发生的一个条件。

某些毒物停止接触后在体内无法检测到，但多次接触仍可出现慢性中毒。这种情况可能是由于每次接触所产生的损害恢复缓慢，并在反复接触中逐渐加重。因此，有人把蓄积分为物质蓄积和功能蓄积。

四、影响毒物对机体作用的因素

接触生产性毒物时机体不一定受到损害，导致中毒受相关因素影响。毒物对机体所致有害作用的程度与特点，取决于一系列因素和条件。

（一）毒物本身的特性

（1）化学结构。化学物质的毒性与其化学结构有一定关系，目前已获知一些规律。例如，脂肪族直链和烃的麻醉作用，从丙烷至辛烷，随着碳原子数的增多而增强。在科学研究和实际工作中，可利用已知规律，判断某种化学物质的毒性和毒作用特点。

（2）理化特性。化学物质的理化特性对其进入人体的机会及体内过程有重要影响。分散度高的毒物，其化学活性大。化学物质的挥发性常与沸点平行；挥发性大的毒物吸入中毒的危险性大。某些化学物质的毒性与其溶解度有密切关系，与毒作用特点也有关。砒霜（As_2O_3）与雌黄（As_2S_3）相比，前者的溶解度大，毒性也剧烈得多。各种有害气体的水溶性不同，其在呼吸道的作用部位也不尽相同。

（二）剂量、浓度、作用时间

毒物是否引起中毒与进入体内的毒物剂量有关。空气中毒物浓度高，接触时间长，则进入体内的剂量大。从事接触毒物的作业中，发生中毒的概率、人体受损害的程度，与进入体内毒物量或空气中毒物浓度及作用时间有直接的联系。降低空气中毒物浓度、减少进入体内的毒物量是预防职业中毒的重要环节。

（三）毒物的联合作用

生产环境中常有数种毒物同时存在而作用于人体。这种联合作用可表现为独立作用、相加作用、增强作用或拮抗作用。对生产环境进行卫生评价时，应考虑毒物的联合作用问题。还应注意到生产性毒物与生活性毒物的联合作用，如乙醇可增强苯胺、硝基苯的毒作用。

（四）生产环境与劳动强度

物理因素与毒物的联合作用日益受到重视。在高温环境下，毒物作用一般比常温条件下大。例如，1,2-二氯乙烯对雄性大鼠的急性经口毒性，在环境温度 35～40℃ 的条件下，比在 22℃ 条件下增加 1～2 倍。在 90 天慢性毒性试验中也观察到这种毒性增强的现象。体力劳动强度大时，毒物吸收多，耗氧量大，缺氧的机体对毒物更敏感。

（五）个体感受性

接触同一剂量的毒物，不同个体所表现的反应可能不同。引起这种差异的因素很多，如性别、年龄、生理变动期（孕期、月经期、哺乳期）、健康状态、营养、内分泌功能、免疫状态等。个体感受性与某种遗传性缺陷也有关。例如，葡萄糖-6-磷酸脱氢酶（G-6-PD）缺陷者，对氧化剂化学物非常敏感，易发生溶血性贫血。此外，社会、经济及劳动者的心理状态，也会影响毒物对机体的影响。

五、职业中毒的临床表现与诊治

职业中毒可分为急性、亚急性和慢性三种。毒物一次或短时间内大量进入人体后引起的中毒称为急性中毒。小量毒物长期进入人体引起的中毒称为慢性中毒。介于两者之间，在较短期间内有较大剂量毒物反复进入人体而引起的中毒，称为亚急性中毒。由于毒作用特点不同，有些毒物在生产条件下一般只引起慢性职业中毒，而另一些毒物常可引起急性中毒。

（一）职业中毒的主要临床表现

（1）神经系统。慢性中毒早期常见神经衰弱综合征，脱离毒物接触后可逐渐恢复。毒物可损伤运动神经、感觉神经，引起周围神经病，常见于砷、铅等中毒。震颤常为锰中毒及一氧化碳中毒后损伤锥体外系出现的症状。重症中毒时可发生中毒性脑病及脑水肿。

（2）呼吸系统。一次大量吸入某些气体可突然引起窒息。吸入刺激性气体可引起鼻炎、咽炎、喉炎、气管炎、支气管炎等呼吸道炎症。吸入大量刺激性气体可引起严重的呼吸道病变、化学性肺水肿和化学性肺炎。某些毒物可导致哮喘发作，如甲苯二异氰酸酯（TDI）。长期接触某些刺激性气体可引起肺纤维化、肺气肿，导致气体交换障碍、呼吸功能衰竭。

（3）血液系统。许多毒物能对血液系统造成损害，常表现为贫血、出血、溶血、高铁血红蛋白血症等。例如，铅可抑制卟啉代谢通路中的巯基酶而影响血红素的合成，临床上常表现为低色素性贫血。苯可抑制骨髓造血功能，表现为白细胞和血小板减少，甚至全血细胞减少，成为再生障碍性贫血；苯还可导致白血病。砷化氢可引起急性溶血，出现血红蛋白尿。亚硝酸盐类及苯的氨基、硝基化合物可引起高铁血红蛋白血症；后者在红细胞内出现赫恩氏小体（Heinz body）。一氧化碳可产生碳氧血红蛋白血症，使红细胞失去携氧能力，导致组织缺氧。

（4）消化系统。毒物所致消化系统症状呈多样性。由于毒物作用特点不同，可出现急性胃肠炎，见于汞盐、三氧化二砷等经口急性中毒；腹绞痛，见于铅及铊中毒；一些毒物可引起齿龈炎、齿龈色素沉着、牙酸蚀症、氟斑牙。许多亲肝性毒物，如四氯化碳、三硝基甲苯等，可引起急性或慢性中毒性肝病。

（5）中毒性肾病。汞、镉、铀、铅、四氯化碳、砷化氢等可引起肾损害，常见的临床类型有：急性肾衰竭、肾小管综合征、肾病综合征。

（6）其他。生产性毒物还可引起循环、生殖系统及皮肤、眼、骨骼病变和烟尘热等。

（二）职业中毒的诊断

职业中毒诊断是一项政策性较强的工作，应着眼于弄清所接触毒物的种类和导致中毒的条件，细致分析临床资料，排除非职业性疾病的可能性。

（1）职业史。详细了解患者接触毒物有关的情况，从而判断该患者在生产劳动中是否接触毒物，其程度如何，此为诊断的前提。

（2）作业环境条件调查。深入生产现场弄清患者所在岗位的生产工艺过程，可能接触的职业性有害因素、空气中毒物浓度、个体防护与个人卫生情况等，从而判断患者在该作业环境中工作是否有中毒的可能性，此为诊断的基本依据。

（3）症状与体征。根据临床表现来判断符合哪类毒物中毒，出现的症状与所接触毒物的毒作用是否相符，特别要了解临床症状的出现在时间上是否与接触毒物有密切关系；要注意与非职业性疾病相鉴别。

（4）实验室检查。对职业病诊断具有重要的意义。检查范围有三方面，即反映毒物吸收的指标（如血铅、尿酚、发汞等）；反映毒作用的指标（如铅对卟啉代谢的影响导致 δ-氨基-γ-酮戊酸等指标的改变）；以及反映毒物所致病损的指标。毒物进入体内的量大、时间长，可产生组织脏器的损害。检查某些指标如血、尿常规，肝、肾功能以及某些酶活力的改变，可以反映毒物对人体组织器官是否产生了损害及损害的程度。所测定的各项指标是互相联系的，必须结合起来判断。

以上各项要全面考虑，综合分析，才能做出切合实际的诊断。

（三）职业中毒的急救和治疗原则

职业中毒的治疗可分为病因治疗、对症治疗及支持治疗三类。病因治疗的目的是阻止毒物继续进入体内，促使毒物排泄以及拮抗或解除其毒性的作用。许多毒物没有特效的解毒药物，对症支持治疗往往成为中毒治疗的关键。对症治疗能够缓解毒物引起的主要症状，减轻和消除威胁患者生命的症状，保护和维持人体重要器官的功能，维持患者的生命，帮助患者渡过难关，便于患者自身的解毒功能排除毒物，恢复人体功能。支持治疗能提高患者抗病能力，促使其早日恢复健康。

【急性职业中毒】

（1）现场急救。立即使患者停止接触毒物，尽快将患者移至空气流通处，保持呼吸畅通。患者的衣服、皮肤已被污染时（如有机磷农药中毒），须将衣服脱下，用温水或肥皂水洗净皮肤。如出现休克、呼吸表浅或停止、心搏停止等，立即进行紧急抢救，具体措施与内科急救原则相同。

（2）防止毒物继续吸收。患者到达医院后，应重点详细检查，如在现场清洗不够彻底，应重复冲洗。气体或蒸气吸入中毒时，可给予吸氧，加速毒物经呼吸道排出。如系经口中毒，须尽早催吐、洗胃及导泻。

（3）加速排出或中和已进入体内的毒物。许多化学物中毒可利用透析疗法，使毒物通过透析膜而排出体外。对严重中毒性溶血患者可考虑换血疗法，但应慎重。吸入氯气中毒时，可用 $2\% \sim 4\%$ 碳酸氢钠溶液雾化吸入。

（4）消除进入体内毒物的作用。尽快使用络合剂或其他特效解毒疗法。金属中毒可用二巯基丙醇、二巯基丙磺酸钠、二巯基丁二酸钠或依地酸二钠钙等络合剂。中毒性高铁血红蛋白血症可用亚甲蓝或维生素 C 治疗。急性氰化氢中毒可在数分钟内死亡，应该争分夺秒，立即吸入亚硝酸异戊酯，迅速在体内形成高铁血红蛋白，随即给予亚硝酸钠、硫代硫酸钠，使氰化物成为硫氰酸盐排出体外。也可用 4-二甲氨基苯酚（4-DMAP）和对氨基苯丙酮（PAPP），能诱导生成高铁血红蛋白而与氰化物结合，使受氰离子抑制的细胞色素氧化酶恢复活力。急性有机磷农药中毒使用氯解磷定等药物或阿托品。严重一氧化碳中毒时主要给予吸氧疗法。有条件的应该立即使用高压氧治疗。

【慢性职业中毒】

早期慢性中毒常是功能性的、可逆性的改变，而晚期则形成较严重的器质性病变，故应立足于早期诊断、早期治疗。

对大多数患者来说，有必要暂时脱离毒物接触。适当的营养与休息对慢性中毒患者健康的恢复可起到良好作用。职业中毒的特效解毒剂，通常指两类药物，一类为金属络合剂，适用于某些金属中毒，如依地酸二钠钙驱铅，二巯基苯磺酸钠驱汞，二巯基丁二酸钠及青霉胺能驱铅、汞及砷等。另一类为针对毒物作用机制所采用的特殊解毒或拮抗药物。但目前只有少数慢性中毒有特效药物。即使有解毒剂，对症疗法也不可忽视。经治疗后，应及时为患者做好劳动能力鉴定并进行合理的工作安排。

六、职业中毒的预防措施

生产性毒物的种类繁多，影响面大，职业中毒数约占职业病总数的五分之一。我国在职业中毒防治方面已取得巨大成就和可贵的经验。职业中毒预防原则同其他职业性疾病的预防一样，应按三级预防措施来保护接触人群。一级预防又称病因预防，是从根本上杜绝有害因素对人的危害，即改进生产工艺和生产设备，这是职业卫生监管的首要任务。

（一）消除毒物

从生产工艺流程中消除有毒物质，用无毒或低毒物质代替有毒物质是最理想的防毒措施，例如，用无汞仪表代替汞仪表。

（二）降低毒物浓度

降低空气中毒物浓度使之达到乃至低于最高容许浓度，是预防职业中毒的中心环节。为此，首先要使毒物不能逸散到空气中，或消除工人接触毒物的机会；其次，缩小毒物波及的范围，控制排出并减少受毒物危害的人数。

（1）改进技术及工艺。尽量采用先进技术和工艺过程，避免开放式生产，消除毒物逸散的条件。有可能时采用遥控乃至程序控制，最大限度地减少工人接触毒物的机会。采用新技术、新方法，也可从根本上控制毒物的逸散。例如，生产水银温度计时，用真空灌表法代替热装法；在蓄电池生产中，将灌注铅粉的工艺改为灌注铅膏。

（2）通风排毒。用通风的方法将逸散的毒物排出，是预防职业中毒的一项辅助措施。安装通风装置时，首先要考虑在毒物逸出局部就地排出，尽量缩小其扩散范围，最大限度地阻止毒物扩散，又不妨碍生产操作，便于检修。经通风排出的废气，要加以净化回收，综合利用。

（3）建筑布局卫生。不同生产工序的布局，不仅要满足生产上的需要，而且要考虑卫生上的要求。有毒物逸散的作业，应设在单独的房间内；可能发生剧毒物质泄漏的生产设备应隔离。使用容易积存或被吸附的毒物（如汞），或能发生有毒粉尘飞扬的工房，其内部装饰应符合卫生要求。例如，地面、墙壁要光滑、无缝隙。

（三）个体防护

个体防护与个人卫生对于预防职业中毒虽不是根本性措施，但在许多情况下起着重要作用。

（1）防护服装。除普通工作服外，对某些作业工人尚需供应特殊质地或样式的防护服，如酸性偏高的作业环境。接触剧毒或经皮进入能力强的化学物质，应供应衬衣；接触局部作用强或经皮中毒危险性大的物质，要供给相应质地的防护手套；对毒物溅入眼内有灼伤危险的作业，应给予防护眼镜。

（2）防护面具。包括防毒口罩与防毒面具。有毒物质呈粉尘、烟、雾形态时，可使用机械过滤式防毒口罩；如呈气体、蒸气形态，则必须使用化学过滤式防毒口罩或防毒面具，而且不同型号防毒面具装填的滤料不同，一定的滤料只对一定类别的毒物有效，必须合理选用。在毒物浓度过高或氧气含量过低的特殊情况下，则要采用隔离式防护面具。

（3）个人卫生设施。应设置盥洗设备、淋浴室及存衣室，配备个人专用更衣箱。接触经皮吸收及局部作用危险性大的毒物，要有皮肤洗消和冲洗眼的设施。

（4）健康促进。因地制宜地开展体育活动，注意安排夜班工人的休息睡眠，组织青年进行有益身心的活动，以及做好季节性多发病的预防等，对提高机体抵抗力有重要意义。

（四）卫生监督与安全管理

生产设备的维修和管理，特别是化工生产中防止跑、冒、滴、漏，对于预防职业中毒具有重要意义。各种防毒措施必须辅以必要的规章制度才能取得应有效果。特殊有毒作业应考虑调整劳动制度和劳动组织。要定期监测作业场所空气中毒物浓度。此外，加强职业卫生知识的宣传教育，提高作业人员对防毒工作的认识和自觉性。

（五）健康监护

实施就业前健康检查，排除有职业禁忌证者参加接触毒物的作业。坚持定期健康检查，早期发现工人健康受损情况并及时处理。

第二节　金属与类金属中毒

一、概述

在人类已知的毒物中，金属是最古老的毒物之一。在我国《天工开物》中已有对铅中毒症状的描述；公元前 370 年希波克拉底也记载了冶炼金属的人会发生腹绞痛，此后也提及了砷和汞引起的中毒。但是，在大多数目前认为有毒的金属，是在近几十年中才得到人类的认识，如镉是在 20 世纪 50 年代初才报道对人体肾脏有损害作用。随着一些稀有金属的开发应用，它们的毒作用也逐渐被认识。

根据相对密度是否大于 4.5，把金属分为重金属与轻金属。重金属如铅、镉、汞等；轻金属如钠、镁、铝等。工业上把铜、镍、钴、铅、锌、锡、锑、铋、汞和镉等 10 种金属划归为重金属。而与环境、健康密切相关的，主要指铅、镉、汞、铬等生物毒性显著的重金属，除此之外，还包括铝、钴、钒、锑、锰、锡、铊等，以及具有重金属特性的类金属砷。除汞外，其他重金属皆为固态。

金属和类金属及其合金在工业上应用广泛，无论在建筑、汽车、电子和其他制造业，还是在油漆、涂料和催化剂生产中都大量使用，也与人们生活息息相关。在重金属矿物的开采、运输、冶炼和加工及其化合物的使用中，都会对作业环境造成污染，对工人的健康带来潜在危害。

职业接触途径：①呼吸道是职业接触重金属烟尘的主要途径，如铅冶炼过程中产生的烟尘。职业接触主要为金属气溶胶。例如，蓄电池厂接触铅，冶炼厂和钢铁厂接触铜和锰金属。②经皮肤吸收。有机重金属，如四乙基铅、有机汞、有机锡等，具有脂溶性，能经皮肤黏膜进入体内。损伤后的皮肤更有利于毒物吸收。③经消化道吸收在工业生产中少见，但经口摄入污染的食品，也是很重要的金属接触途径。

重金属的毒性：重金属在人体内不易被破坏，生物转化只能改变它的物理状态或转变成不同的化合物（如汞和亚汞盐在体内可迅速被氧化成二价汞），易在人体内蓄积。重金属在人体组织中蓄积并不一定会有毒作用出现。体内金属硫蛋白可与许多金属结合。例如，镉和其他一些金属与之结合，形成惰性化合物；铅一般以惰性形式储存于骨内；镉可与硒复合物形成惰性化合物。重金属并非都是对人体有毒的，有些是维持人体健康所必需的微量元素，如铜、钴、铬、铁、钼、锌。但人体所需的微量元素存在一定的限度，不足时，会产生相应的缺乏症；过量时，会引起中毒。重金属的毒性大小与其本身的氧化状态、溶解度及在体内氧化还原转化率等因素有关，氧化状态高、可溶及氧化还原转化率低的重金属毒性较大；反之，则较小。以汞为例，汞有三种氧化状态，元素汞可以被氧化成一价汞，进而再氧化成二价汞。三种形式汞的毒性差别很大，汞蒸气主要作用在中枢神经系统；一价汞盐很难溶解而仅引起局部毒性作用；二价汞盐呈现高度的急性毒性作用。

金属对人体的作用有局部作用，也有全身反应，有的还可能是过敏源、致畸物、致突变物和致癌物。不同金属的排泄速度和通道有很大的差异，如甲基汞在人体内的生物半衰期仅 70 天；而镉有 10～20 年。同一金属在不同组织中的生物半衰期，也可能不一致，如铅在一些组织中仅几周，而在骨内可长达 10 年。

重金属的排泄：肾脏和肠道是重金属及其代谢产物的主要排出途径。汗腺、乳腺、唾液腺等也可排出少量，还可由孕妇胎盘转运给胎儿。当摄入的重金属超出人体的解毒、排泄能力时，则会在某些重要的器官中蓄积，如铅可在骨骼和中枢神经系统中蓄积，因重金属毒性及靶器官不同，临床表现也不同。

许多金属可以形成有机金属化合物，一般这些金属的有机化合物与其无机化合物的毒性截然不同，如四乙铅、三乙锡、三甲基铋和甲基汞都会对中枢神经系统产生严重的损伤，这与它们能迅速穿透血脑屏障有关。一般长链的有机金属化合物毒性比短链的小。

重金属的致癌作用：流行病资料充分证实镍、铬、砷对人类有致癌作用，在动物实验中也证明镍和铬的致癌作用。镉、铍、钴、铁、铅、锰、铂等也在动物中诱导肿瘤。国际癌症研究中心（IARC）认为镍冶炼可引起癌症。

重金属毒物在体内的代谢主要与体内巯基及其他配基形成稳定复合物而发挥生物学作用，这是络合剂治疗重金属中毒的基础。常见的络合剂有二巯基丙醇、二巯基丙磺酸钠等。

1. 二巯基丙醇（british anti-lewisite，BAL；2,3-dimercapto-propanol）

BAL 是第一个在临床上使用的络合剂。BAL 作为二巯基化合物，有两个硫原子结合在碳原子上与砷竞争结合部位。BAL 在体内可以和很多有毒金属，如无机汞、锑、铋、镉、铬、钴、金和镍形成稳定的络合物。但 BAL 并不能用于治疗所有金属中毒，BAL 是治疗铅性脑病的辅助药物。

2. 二巯基丙磺酸钠（2, 3-dimercapto-1-propane sulfonic acid disodium salt，DMPS）

DMPS 是一种水溶性的 BAL 衍生物。主要是针对 BAL 的毒副作用而发展起来的。DMPS 与 EDTA 相比，它的好处在于是口服用药，无副作用。可用来治疗多种金属中毒，如铅和无机汞中毒。

3. 乙二胺四乙酸二钠（ethylenediamine tetraacetic acid disodium salt，EDTA-2Na）

乙二胺四乙酸二钠与钙结合造成缺钙性抽搐，实际使用的是乙二胺四乙酸二钠钙（$Na_2CaEDTA$），乙二胺四乙酸二钠钙中钙会被铅取代，长期以来一直选用其来治疗铅中毒。乙二胺四乙酸二钠钙能引起肾脏毒性，需慎用。

4. 二巯琥珀酸（meso-2,3-dimercaptosuccinic acid，DMSA）

DMSA 与 DMPS 一样，也是 BAL 的同系物，能口服，对铅有特异性，降低血铅，比 EDTA 安全。

5. 青霉胺（penicillamine）

青霉胺是青霉素的水解产物，可以移除体内的铅、汞、铁，也包括一些体内必需微量元素，如锌、钴、镁等。与青霉素一样，必须注意高敏人群。

二、常见金属与类金属中毒

（一）铅中毒

【理化特性】铅（lead，Pb）为蓝灰色重金属。原子序数 82，相对原子质量 207.19，相对密度 11.3，熔点 327.5℃，沸点 1740℃，是一种质软易煅的蓝灰色重金属。金属铅不溶于水，溶于稀硝酸和热的浓硫酸。加热至 400～500℃有大量铅蒸气逸出，在空气中可迅速氧化为氧化亚铅（Pb_2O），并凝集为铅烟。随着熔铅温度升高，还可逐步生成氧化铅（密陀僧，PbO）、三氧化二铅（黄丹，Pb_2O_3）、四氧化三铅（红丹，Pb_3O_4），最后分解成高温稳定的氧化铅。铅化合物在水中的溶解度各有差异，如乙酸铅易溶于水，铅氧化物均以粉末状态存在，氧化铅可溶于水，易溶于酸。而硫化铅则难溶于水。

【职业接触机会】工业上所用的铅约 40%为金属铅，35%为铅化合物，25%为合金铅。

（1）铅矿开采及冶炼。工业开采的铅主要为方铅矿（硫化矿）、碳酸铅矿（白铅矿）、硫酸铅矿。再生铅主要以废铅（如废蓄电池）为生产原料。在铅矿开采及冶炼（如混料、烧结、还原、精炼）过程中，均能接触。铅常与锡、锌、锑等共生，在这些金属冶炼及制造铅合金中，也可接触。

（2）熔铅作业。制造铅丝、铅皮、铅箔、铅管、铅槽、铅丸等，制造电缆，废铅回收，旧印刷业的铸板、铸字，焊接用的焊锡等，均可能接触铅烟、铅尘或铅蒸气。造船工业中熔割、刮铲、电焊、铆钉；电缆制造；电视机、无线电、灯泡、罐头等的小焊锡均接触铅尘、铅烟或铅蒸气。

（3）铅化合物。铅的氧化物多用于制造蓄电池、搪瓷、玻璃、铅丹、景泰蓝、铅白、油漆、釉料、防锈剂、颜料等。铬酸铅用于油漆、颜料和搪瓷工业，硫化铅、铅白用于油漆、橡胶工业，铅的其他化合物如乙酸铅用于制药、化工，碱式亚磷酸氢铅、碱式硫酸铅、硬脂酸铅等用作塑料稳定剂，砷酸铅用作杀虫剂、除草剂等。

【毒理学作用】铅化合物的毒性主要取决于分散度及在人体组织内的溶解度。硫化铅难溶于水，故毒性小。铅白尘粒约为 1μm，故易吸收。铅烟颗粒小，化学活性大，且易经呼吸道吸入，发生中毒的可能性比铅尘大。

铅及其化合物主要以粉尘、烟或蒸气形式经呼吸道进入人体，其次是经消化道。铅的无机化合物不能通过完整皮肤吸收。铅经呼吸道吸收较为迅速，有 25%～30%被吸收进入血液循环，其余仍随呼气排出。进入消化道的铅，有 5%～10%被吸收后经门脉入肝，一部分由胆汁排入肠内，随粪便排出，另一部分则进入血液。胆汁中铅浓度可比血浆中高 40～100 倍。进入血液中的铅约占体内总铅量的 2%，其中约 90%与红细胞结合，其余在血浆中。血浆铅可形成可溶性磷酸氢铅和与蛋白质结合的形态。血液中的铅初期分布于各组织，以肝、肾中含量最高，其次为脾、肺、脑中，数周后约有 95%的磷酸氢铅离开该组织成为稳定而不溶的磷酸铅，沉积于骨、毛发、牙齿等。铅在骨内先进入长骨小梁部，然后逐渐分布至皮质。人体内 90%～95%的铅储存于骨内，比较稳定。血液中铅的半衰期为 25～35 天，软组织中半衰期为 30～40 天，骨铅的半衰期为 2～10 年。

铅在体内的代谢与钙相似，当缺钙、血钙降低或由于体液酸碱度改变而使排钙量增加时，骨内的钙可以转移至血液。在感染、饥饿、服用酸性药物而改变体内酸碱平衡时，均可使骨内磷酸铅转化为溶解度增大 100 倍的磷酸氢铅而进入血液，常可引起铅中毒症状发作。

铅排出体外主要有三条途径：①经肾脏随小便排出，铅主要随尿排出，正常人尿铅较稳定，每日有 0.02～0.08mg。②通过胆汁分泌排入肠腔，随大便排出。③极少量通过头发及指甲脱落排出。其他途径，如经乳汁、唾液、汗液和月经排出。血铅可通过胎盘进入胎儿，乳汁内的铅也可影响婴儿。

铅中毒机制在某些方面尚待阐明。铅作用于全身各系统和器官，主要累及神经、造血、消化、心血管系统及肾。铅在细胞内可与蛋白质的巯基结合。通过抑制磷酸化而影响能量的产生，以及抑制三磷酸腺苷酶而影响细胞膜的运输功能，从而抑制细胞呼吸色素（如血红素和细胞色素）的生成，此代谢环节最易受铅的干扰。铅中毒机制中卟啉代谢紊乱为重要和较早的变化之一，导致血红蛋白前身血红素合成障碍。铅对血红素合成过程的作用见图 5-1。

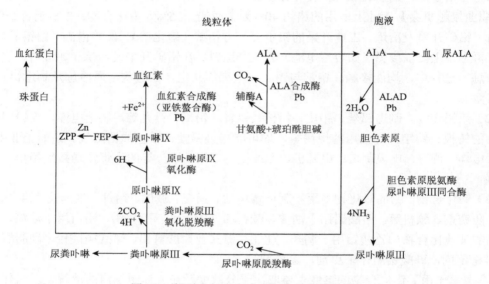

图 5-1　铅对血红素合成过程的作用示意图

血红素的合成过程，受体内一系列酶的作用。铅能抑制含巯基的酶，主要抑制 δ-氨基-γ-酮戊酸脱水酶（ALAD）和血红素合成酶。ALAD 受抑制后，δ-氨基-γ-酮戊酸（ALA）形成卟胆原的过程受阻，使血 ALA 增加，而由尿排出。血红素合成酶受抑制后，体内的锌离子被络合于原卟啉Ⅸ，形成锌原卟啉（ZPP）。铅对 δ-氨基-γ-酮戊酸合成酶（ALAS）也有抑制作用。此外，铅可致血管痉挛，又可使红细胞脆性增加。铅可使大脑皮质的正常兴奋和抑制功能紊乱，皮层-内脏的调节发生障碍。铅对神经鞘细胞的直接毒作用，引起神经纤维节段性脱髓鞘，最终导致腕下垂。

铅影响血红蛋白合成，导致骨髓中幼稚红细胞代偿性增生，使血液中出现大量含嗜碱性物质的幼稚红细胞，如点彩红细胞、网织红细胞、多染性红细胞等，一般认为这是骨髓中血细胞生长障碍的表现，产生贫血。铅可抑制红细胞膜 Na^+/K^+-ATP 酶的活性，使红细胞内钾离子逸出，致细胞膜崩溃而溶血。另外，铅与红细胞表面的磷酸盐结合成不溶性的磷酸铅，使红细胞机械脆性增加，也是溶血的原因。铅可使大脑皮层兴奋与抑制功能紊乱，皮层-内脏调节障碍。

消化道黏膜具有分泌铅的能力，泌铅过程中，铅对胃黏膜直接作用，破坏胃黏膜再生能力，使胃黏膜出现炎症性变化。铅可导致外周血管痉挛。铅可影响肾小管上皮细胞线粒体功能，抑制Na^+/K^+-ATP酶的活性，引起肾小管功能障碍甚至损伤。

【毒性表现】工业生产中急性中毒较少见，基本上均呈慢性中毒。临床上表现为神经系统、消化系统、血液及造血系统等的综合症状。

早期常感乏力、口内金属味、肌肉关节酸痛等，随后为腹隐痛、神经衰弱综合征。少数患者在牙龈边缘有蓝黑色铅线。随着接触铅工龄的增加，病情的进展，可累及各个系统，如肌运动无力、外周痛觉减退、肢体麻木、蚁走感、精神障碍、噩梦、剧烈头痛、癫痫样发作及意识障碍等。

（1）神经系统。主要表现为神经衰弱、多发性神经病及脑病。神经衰弱为铅中毒早期和较为常见的症状之一，表现为头痛、头晕、疲乏、失眠、记忆力减退等。多发性神经病可分为感觉型、运动型及混合型。脑病是最严重的铅中毒，表现为头痛、恶心、呕吐、高热、烦躁、抽搐、嗜睡、精神障碍、昏迷等，类似癫痫发作、脑膜炎、脑水肿、精神病或局部脑损害等综合症状。铅对外周神经的损害，以运动功能受累较明显，如肌运动无力。腕下垂，以右侧为重，现已少见。肌电图检查可见到运动和感觉神经传导速度减慢。铅中毒性脑病极为罕见，属于中枢神经系统广泛弥漫性器质性病变。

（2）消化系统。胃肠道功能紊乱如食欲不振、恶心、腹胀、腹隐痛、腹泻或便秘。腹绞痛见于中等及较重病例，由于小肠痉挛而发生铅绞痛。多数为突发性剧烈绞痛，每次持续数分钟，甚至数小时，部位常在脐周。发作者多伴呕吐、面色苍白、烦躁、冷汗、体位蜷曲，一般止痛药不易缓解。腹部呈舟状，无固定压痛点，以手按腹可稍缓解，肠鸣音减弱。齿龈及颊黏膜上由于硫化铅的沉着而形成灰蓝色铅线等。

（3）血液及造血系统。主要是铅干扰血红蛋白合成过程而引起其代谢产物变化，最后导致贫血（多为低色素红细胞型贫血）。一般发生较晚，表现为卟啉代谢障碍、点彩红细胞、网织红细胞增多等。

（4）泌尿系统症状。急性铅中毒时，由于大量铅进入血液循环并经肾脏排出，所以肾脏直接受到损害。肾脏损害早期为近曲小管损害，出现低分子蛋白尿，如β_2-微球蛋白；严重者出现血尿、蛋白尿，甚至少尿、无尿，尿中有红细胞，尿素氮、肌酐升高等肾衰竭的表现。

（5）其他。铅对机体的体液及细胞免疫功能、生殖能力均有一定的毒性作用。血铅含量增加可造成机体免疫力下降。妇女可有不孕、早产、流产、死胎，男性可有精液减少、活动减弱和形态改变。

【预防措施】

（1）用无毒或低毒物代替铅。如用锌钡白、钛白代替铅白制漆；用铁红代替铅丹制造防锈漆；彻底废弃铅字排版印刷等。

（2）降低车间空气中铅浓度。①改进工艺，减少手工操作，重点为铅熔炼和蓄电池行业，如铅熔炼用机械浇铸代替手工浇铸；蓄电池厂用铸造机、涂膏机进行连续性密闭生产，减少铅尘飞扬。②控制熔铅炉温度减少铅蒸气挥发。③加强通风及烟尘的回收利用，如熔铅锅可装置吸尘排气罩。控制风速应保持大于1m/s，抽出的烟尘需经净化后再排出。

（3）加强个人防护，建立定期检查制度。铅作业工人应穿工作服，戴滤过式防尘、烟口罩。培养良好的卫生习惯，严禁在车间内吸烟、进食。饭前洗手，下班后淋浴。坚持车间内湿式清扫制度。还应定期做血铅检测了解自身血铅水平，预防及早期干预铅中毒。

（4）加强安全卫生监督管理。相关部门要加强生产企业的卫生监督与管理，定期测定车间空气铅浓度，并对排放量超标的企业严肃处理，加强相关卫生法规知识的宣传教育，提高人们的职业病防护意识。

（5）职业禁忌证：上岗前进行职业健康检查，及时发现禁忌证，如明显贫血，神经系统器质性疾病，明显的肝、肾疾病，心血管器质性疾病等。妊娠和哺乳期妇女应暂时调离铅作业。

（二）汞中毒

【理化特性】 汞（mercury，Hg）俗称水银，是常温下唯一呈液态的银白色重金属。原子序数 80，相对原子质量 200.6，相对密度 13.59，熔点-38.9℃（熔点最低的金属）。沸点 356.6℃。汞在常温下就能蒸发，蒸气相对密度 6.9。汞表面张力大，洒落后即形成许多小汞珠，易被泥土、缝隙、衣物等吸附，增加蒸发表面积，在空气中形成二次汞源。汞可与金银等多种金属形成汞合金（汞齐）。汞有单质汞、无机汞（汞盐）和有机汞（主要为烷基或芳香基的汞类化合物）。汞不溶于水和有机溶剂，可溶于稀硝酸和类脂质。

【职业接触机会】

（1）汞矿开采、金属冶炼与成品加工。开采和冶炼过程中可密切接触汞，尤其某些地区大量土法炼汞，由于工艺落后，回收率低，工作场所污染大，职业危害严重。冶金工业中应用汞齐法提取金银等贵金属，用金汞齐镀金及镏金。

（2）电工器材、仪器仪表制造与维修。温度计、气压表、血压计、极谱仪、整流器、荧光灯、石英灯、X 线球管等的制造与维修。

（3）化工和军工生产应用。化工用汞作阴极电解食盐生产烧碱和氯气，染料和塑料生产过程中用汞作催化剂。军工制造雷管时用雷汞作起爆剂。在原子能工业中，用汞作钚反应堆冷却剂。

（4）其他。口腔科中应用银汞补牙。制药工业应用汞制造升汞、甘汞及炼制中药"轻粉"。农业生产中含汞的防腐剂、杀菌剂、灭藻剂、除草剂等。高汞含量的化妆品和香皂等。

【毒理学作用】 汞进入人体的途径：①呼吸道。在生产条件下，金属汞主要以蒸气形式经呼吸道进入人体。汞蒸气具有高度弥散性和脂溶性，易于透过肺泡壁吸收，占吸入汞量的 75%～85%。②消化道。金属汞经消化道的吸收量极少，很难经消化道吸收，约小于摄入量的 0.01%。人口服 100～500g 金属汞，除偶有腹泻外，未见其他影响。汞盐与有机汞易被消化道吸收。③皮肤。皮肤吸收仅在使用含汞油膏等药物时遇到。

汞在体内的分布：汞及其化合物进入人体后，最初分布于红细胞及血浆中，逐渐到达全身各组织，最初集中在肝，随后转移到肾。汞在体内分布以肾为最高，以近曲小管上皮细胞内含量最高；其次为肝、脑。汞在人体内可诱导生成金属硫蛋白，此低分子蛋白质富含巯基，主要蓄积在肾，与汞结合后可降低汞对肾的毒性。其他如睾丸及附睾的间质细胞、甲状腺中也有大量沉积。吸入高浓度汞蒸气后，肺中含汞量较高。汞易通过血脑屏障进入脑组织，也易通过胎盘进入胎儿体内。毛发中也含汞。

汞的排出：汞主要经尿、粪便排出，少量经唾液、呼出气体、汗液、乳汁分泌、毛发等排出。汞在体内清除可分为三个时相：快相，约可排出 35%，半衰期 2～3 天；慢相，约可排出 50%，半衰期为 30 天；特慢相，约可排出其余 15%，半衰期为 100 天。汞在全身的总半衰期约为 58 天。

汞的中毒机制较复杂，二价汞离子与体内大分子发生共价结合，对细胞内巯基、羰基、羧基、羟基、氨基、磷酰基等均有很强的攻击力，上述基团是体内最重要的活性基团，与汞结合后即失去活性，对机体的生理生化功能产生巨大影响。一般认为汞及其化合物进入人体后，与蛋白质巯基有特殊亲和力。二价汞离子对巯基有高度亲和力，这也是汞毒性机制的核心，因为巯基不仅是氧化还原酶、转移酶最重要的功能基团，也是生物膜结构蛋白最主要的基团，是许多受体结构的重要成分，最容易受到攻击；汞与酶的巯基结合，可干扰酶活性，影响机体代谢。汞与细胞膜表面酶的巯基结合，降低膜的流动性、增强膜通透性，导致细胞膜功能障碍。并通过引起细胞内钙超载，激发细胞产生大量的自由基导致细胞损伤，并通过免疫介导反应损伤肾小球基底膜和肾小管引起蛋白尿和肾病综合征。汞可诱导脂质过氧化、影响细胞 Ca^{2+} 浓度及遗传物质等。

【毒性表现】

（1）急性中毒。急性中毒常见于短期内吸入高浓度汞蒸气（＞1.0mg/m³）或误服可溶性汞盐所致，一般由在密闭空间工作或意外事故造成，但急性汞中毒较为少见。一般起病急，有发热和全身中毒症状；最初有口腔金属味，连续吸入汞蒸气 3～5h 后出现明显全身症状，如头痛、头晕、乏力、全身酸痛、寒战、发热；早期表现咳嗽、喉痛、胸痛、呼吸困难、发绀等急性呼吸系统症状，两肺不同程度的干、湿啰音；X 线胸片可见广泛不规则阴影，甚至融合成点片状阴影，提示为化学性支气管炎和肺水肿。消化道表现最初为口干、流涎、唾液腺肿大，然后出现牙龈肿痛、溃疡、流血、化脓，牙齿松动甚至脱落，严重者唇黏膜及颊黏膜出现溃疡。肾脏损害常在中毒 2～3 天出现，肾脏损伤早期表现为多尿，然后出现尿蛋白、少尿，甚至肾衰，尿汞明显增高；表现为急性肾小管坏死，尿里面出现大量颗粒管型、红细胞和蛋白，严重时进展为急性肾衰竭。部分患者出现皮疹，皮肤表现为四肢及头面部出现红色斑丘疹，可以融合成片或形成溃疡、感染，伴有全身淋巴结肿大，严重时出现剥脱性皮炎。口腔-牙龈炎多见而且较严重，伴有金属样味觉、恶心、呕吐、腹泻、腹痛等胃肠道症状；也可伴随头痛、无力、视觉异常等中枢神经系统症状。口服汞盐中毒主要表现为化学坏死性胃肠炎，患者有明显的腹痛、腹泻，水样便及血便、虚脱、休克，并出现更为严重的急性肾小管坏死及少尿型急性肾衰竭。

（2）慢性中毒。常见于在生产过程中长期接触汞蒸气的工作人员，如体温计厂，当车间空气汞浓度超过 0.04mg/m³ 时，接触一年汞中毒发病率为 3.1%。精神异常和性格改变是慢性汞中毒具有的特征性临床表现。典型的临床特征有三个，即易兴奋症、震颤、口腔炎。典型毒性主要表现为神经-精神症状、口腔炎、肾脏损害等。神经-精神症状，如震颤、异常兴奋（易怒、敏感或兴奋）、焦虑、情绪波动、健忘、失眠、厌食、疲劳感、噩梦、思维紊乱、抑郁、胆怯、害羞、认知与运动功能障碍等。汞毒性震颤在早期以手指细震颤最为典型。严重时，可发展为粗大的意向性震颤，并波及全身；口腔炎，如流涎、牙龈肿胀和出血、牙齿松动和脱落、口腔黏膜充血等。肾脏损害表现为亚临床水平的肾小管功能损害，出现低分子尿蛋白、氨基酸尿、管形尿甚至血尿等。此外，少数患者可出现肝脏损害。

【预防措施】

（1）改进工艺及优化污染控制措施。为控制工作场所汞浓度，应用无毒或低毒的物质代替汞，如电解食盐采用离子膜电解代替汞作阴极的电解，用硅整流器代替汞整流器，用电子仪表、气动表代替汞仪表。生产过程实现自动化、密闭化。加强通风排毒，如汞的灌注、分装应在通风橱内进行，操作台设置板孔下吸风或旁侧吸风。

防止汞的污染和沉积，车间地面、墙壁、天花板宜采用不吸附汞的光滑材料，操作台和地面应有一定倾斜度，便于清扫和冲洗；低处应有储水的汞收集槽。对排出的含汞蒸气，用碘化或氯化活性炭吸附干净。

被汞污染的车间，用 1g/m³ 碘加乙醇点燃熏蒸，使之生成不易挥发的碘化汞，然后用水冲洗。此法对设备、管道及地面有腐蚀作用，一般不作常规使用。

（2）加强个人防护及卫生操作制度。建立并严格执行操作制度及规程。接触汞作业人员应穿工作服，车间内汞浓度较高时，戴防毒口罩或用 2.5%～10% 碘处理过的活性炭口罩。例如，食盐电解行业中，工人较长期接触汞浓度低于 0.05mg/m³ 时，汞中毒患病率为 1.2%，高于 0.25mg/m³ 时患病率为 56.7%。工作服定期更换、清洗除汞，禁止将工作服带出车间。饭前洗手、漱口，班后淋浴，严禁在车间内进食、饮水和吸烟。定期对作业人员进行体检，查出汞中毒的患者应调离汞作业，进行驱汞治疗。

（3）职业禁忌证。就业前进行体检，患有明显肝、肾、胃肠道器质性病患，口腔疾病，精神、神经性疾病的人，不宜从事汞作业。妊娠期和哺乳期的女工应暂时脱离汞作业。

（三）锰中毒

【理化特性】 锰（manganese，Mn），原子序数 25，相对原子质量 54.94，相对密度 7.21～7.44（与不同同素异形体有关），熔点 1244℃，沸点 1962℃，是一种钢灰色有光泽硬脆性金属。锰质脆，性质比较活泼，可与氧、硫、卤素等化合，高温时遇氧或空气易燃烧，锰蒸气在空气中能迅速氧化成一氧化锰和四氧化三锰烟尘。环境中多以 +2 价、+4 价、+7 价存在，其中以 +2 价锰最为稳定。锰溶于稀酸，易与酸反应释出氢，其盐类遇水则缓慢生成氢氧化锰。

【职业接触机会】 锰矿开采与冶炼都有可能接触锰。锰可用于制造合金，最主要的是锰铁合金及锰铜、锰钛基合金等。锰铁和二氧化锰用于制造电焊条。用锰焊条电焊时，可发生锰烟尘。锰化合物用于制造干电池、氧化剂和催化剂等。锰及其化合物用于生产玻璃着色剂、染料、油漆、颜料、火柴、肥皂、人造橡胶、防腐剂、塑料、农药等，在陶瓷或玻璃的色料以及纺织物漂白工业中，均能接触锰及其化合物。高锰酸钾可用作强氧化剂和消毒剂等。

近年来，无铅汽油广泛采用甲基环戊二烯三羰基锰（methylcyclopentadienyl manganese tricarbonyl，MMT）代替四乙基铅作为汽油防爆剂，使得环境中 MMT 燃烧所产生的锰化合物污染越来越严重。

工作场所中的作业人员主要通过吸入锰烟或锰尘引起中毒。

【毒理学作用】 锰为机体必需的微量元素，成人每日适宜摄取量为 2～3mg。锰化合物的毒性各有不同，低价锰化合物的毒性大于高价锰化合物，如 Mn^{2+} 的毒性较 Mn^{3+} 大 2.5～3 倍；溶解度较大的二氯化锰毒性大于溶解度小的二氧化锰。生产中主要以锰烟及锰尘的形式经呼吸道吸收而引起中毒，一般锰烟的毒性大于锰尘。锰在胃液中的溶解度很低，经消化道吸收缓慢且不完全。除有机锰可经皮肤吸收外，其他锰化合物基本不经皮肤吸收，进入血液中的锰与血浆中 β_1-球蛋白结合为转锰素（transmanganin），并分布于全身，小部分进入红细胞形成锰卟啉，并迅速从血液中转移到富有线粒体的细胞中；以不溶性磷酸锰的形式蓄积于肝、肾、小肠、内分泌腺、胰、脑、骨、肌肉及毛发中，且细胞内的锰约 2/3 潴留于线粒体内。

锰可穿透血脑屏障和胎盘。随着时间的推移，锰在脑组织的相对潴留量超过肝、胰、肾。锰的生物半衰期为 40 天左右，但在脑中时间较长，锰的豆状核在小脑中潴留较多。动物实验观察经各种途径吸收的锰，绝大部分经消化道由粪排出，少量随尿排出。经唾液腺、乳腺和汗腺可排出微量。

【毒性表现】工业生产中以慢性锰中毒为主要类型，多见于锰矿开采、锰铁冶炼、电焊及干电池作业等工人。一般发病工龄 5～10 年，多由于吸入较高浓度的锰烟和锰尘所致。毒作用表现主要在神经、精神系统方面，早期以脑衰弱综合征和自主神经功能紊乱为主，继而可出现明显的锥体外系神经受损症状。

（1）轻度中毒。早期表现为神经衰弱综合征和自主神经功能紊乱，多表现为嗜睡，以后出现失眠、头痛、乏力、记忆力减退、紧张等。部分患者易激动、恶心、流涎增多、性欲减退、多汗。四肢麻木或疼痛，夜间腓肠肌痉挛、两腿无力。

（2）中度中毒。中毒较明显时，出现锥体外系损害，并可伴有精神症状，如情感淡漠、易激怒、肌张力增强、轻度震颤、步态不稳、易跌倒、行走困难、肢体僵直、语言不清和强迫行为。

（3）重度中毒。严重时可表现为帕金森病类症状和中毒性精神病，如出现面具脸、前冲或后退步伐、细小震颤等。走路时身体前冲，足尖先着地，上肢摆动不协调。后退极易跌倒。坐下时有顿坐现象。四肢肌张力增高呈"铅管样"或"齿轮样"。重复动作后，肌肉僵直加重，并伴有震颤。下颌、唇、舌也可有震颤，可见共济失调。指鼻试验、闭目难立征阳性。书写时笔迟疑，写字困难，字迹抖动不清，且呈"小书写症"。精神症状多为不自主哭笑，记忆力显著减退、智能下降，少数患者有冲动行为。

慢性锰中毒在脱离接触锰作业后，如未经积极治疗，病情仍会继续发展。妊娠、产后、更年期和精神刺激等因素均可使症状加重。

在工业中有时可见由于吸入大量新生的氧化锰烟尘后，引起"金属烟尘热"。锰矿工人和长期研磨、粉碎锰矿石工人可出现锰尘肺。国内有锰作业工人中锰矿硅肺和电焊工尘肺的病例报道。锰合金及锰化合物对眼、黏膜和皮肤具轻度刺激作用；高锰酸钾为强烈的氧化剂，能导致眼和皮肤的急性损害。此外，肝硬化也很常见。

【预防措施】

（1）锰作业场所应加强防尘措施，加强通风和安装除尘设备。

（2）电焊尽量用无锰焊条，在通风不良的作业场所，用自动焊接代替人工焊接；手工电焊时使用局部机械抽风吸尘装置。操作人员应戴送风口罩或防毒口罩。工作场所禁止吸烟、进食。

（3）对锰作业人员进行就业前和定期体检。

职业禁忌证：神经系统器质性疾病，明显的脑衰弱综合征，各种精神病，明显肝肾功能及内分泌系统疾患者，不应从事锰作业。

（四）镉中毒

【理化特性】镉（cadmium, Cd），原子序数 48，相对原子质量 112.4，相对密度 8.65，熔点 320.9℃，沸点 765℃，是一种银白色有光泽金属，有韧性和延展性，镉与锌是同族元素，在自然界镉常与锌、铅共生。镉可与氧、卤素、硫等化合。镉可溶于酸，但不溶于碱，常见镉化合物有乙酸镉、硫化镉、氯化镉、氧化镉、碳酸镉、硫酸镉、磺硒化镉、硫硒化镉。镉蒸气可迅速氧化成氧化镉烟。镉的氧化态为+1、+2。氧化镉和氢氧化镉的溶解度都很小，它们溶于酸，但不溶于碱。

【职业接触机会】镉常常是锌、铅开采和冶炼的副产品，单纯镉矿很少，50年前在工业上开始应用。由于镉的抗腐蚀性质，目前有广泛的应用，主要用于电镀、油漆和塑料的颜色及镍镉电池。工作场所的镉常以镉烟尘的形式存在。非职业性镉接触的主要途径是纸烟，一支纸烟含1μg镉。

（1）矿物熔炼。镉常以硫镉矿存在，主要与锌、铅、铜、锰等矿共生，当这些矿物冶炼时，镉就是冶炼的副产品，或镉回收精炼时，均可接触到镉。

（2）镉及其化合物。镉用于制备光电池及镍镉和银镉、锂镉电池，是目前镉最主要的使用用途。镉用于电镀，用作铁、钢、铜的保护膜，防止其腐蚀。镉用于制造合金，例如，铜镉合金用于汽车冷却器材料，镍镉合金用于飞机发动机的轴承材料，银铟镉合金用作原子反应堆控制棒等；电工合金，如电器开关中的电触头大多采用银氧化镉材料等。镉的化合物，如硫化镉、磺硒化镉等常用于塑料、油漆颜料制作，硬脂酸镉常用作塑料稳定剂。以上工作均可接触镉及其化合物。

【毒理学作用】镉并非人体必需元素，可经呼吸道、消化道吸收，进入血液循环的镉主要与血浆蛋白及红细胞内的金属硫蛋白结合。肾与肝是体内镉的主要蓄积器官，肺、胰、甲状腺、睾丸、唾液腺、毛发中也有镉蓄积，但镉不易透过血脑屏障及胎盘屏障。长期接触镉，引起肾脏损伤时，肾内镉经尿排出增加，同时肾小管对原尿中滤出镉重吸收能力下降，肾皮质镉浓度反而下降。在肝脏中镉可诱导金属硫蛋白合成，当镉摄入量增加，金属硫蛋白合成也增加，并经血液转移至肾脏，被肾小管吸收而蓄积于肾脏。

镉从体内排出比较缓慢，生物半衰期长达15年以上，进入体内的镉主要通过肾脏随尿排出，或通过肝脏随粪便排出。从呼吸道吸收的镉主要经肾脏随尿排出，从消化道吸收的镉，可经粪便排出70%～80%，以尿排出20%。

金属硫蛋白的形成可能是重金属在体内解毒的重要机制之一。但目前镉的毒性机制尚未完全清楚，可能是镉干扰体内必需元素的代谢及生理功能，与酶的活性基团尤其是硫基、羧基、羟基、氨基等结合，使酶失活等。

【毒性表现】

（1）急性中毒。以呼吸系统损害为主要表现；吸入镉中毒，先有上呼吸道黏膜刺激症状，脱离接触后上述症状减轻。经4～10h的潜伏期，出现咳嗽、胸闷、呼吸困难，伴寒战、背部和四肢肌肉和关节酸痛，胸部X线检查有片状阴影和肺纹理增粗。吸入高浓度的镉烟可出现咽痛、头痛、肌肉酸痛、恶心、口内金属味，继而发热、咳嗽、呼吸困难。严重患者可引起急性化学性肺炎、肺水肿和心力衰竭。口服镉化合物引起中毒的临床表现酷似急性胃肠炎，有恶心、呕吐、腹痛、腹泻、全身无力、肌肉酸痛，重者有虚脱。

（2）慢性中毒。慢性中毒引起以肾小管病变为主的肾脏损害，也可引起其他器官的改变。表现为尿镉升高、蛋白尿、氨基酸尿、糖尿，肾小管重吸收磷减少。蛋白尿是以小管性蛋白尿为主，含有大量的低相对分子质量蛋白，如 β_2-微球蛋白、视黄醇结合蛋白、溶酶体等。也有高相对分子质量蛋白，如白蛋白、转铁蛋白，常常是混合性肾损害，即肾小管和肾小球损害同时存在。低剂量长期接触可引起慢性阻塞性肺病、肺水肿和慢性肾小管疾病。镉对呼吸道的毒性与接触的时间和水平成正比，引起进行性下呼吸道纤维化和肺泡损伤，可并发肺水肿进而导致阻塞性肺病的发生。

　　镉影响钙代谢，有严重镉性肾病者常有肾结石且尿钙排泄增加，肾结石可能与钙的排出增加有关，但有慢性接触镉者尿钙并不增加，日本出现的环境病（痛痛病）表现为骨痛和骨质疏松。也有严重职业性接触的工人出现骨软化症的报道。流行病学调查表明，长期接触镉的工人肺癌及前列腺癌发病率增高。

【预防措施】

　　（1）改革工艺。冶炼和使用镉及其化合物的工作场所，提高生产的自动化、密闭化、机械化程度，同时加强通风，减少接触机会，如焊接和电镀工艺应用必要的排风设备。

　　（2）加强个人防护及卫生操作制度。完善卫生操作制度，做好个人防护，作业人员必须佩戴个人防毒面具；禁止在镉作业车间进食、饮水及吸烟；作业完毕后，要换掉工作服，仔细洗手等。

　　（3）定期对作业人员进行体检，查出镉中毒的患者应调离镉作业并进行治疗。

　　（4）禁忌证。就业前进行体检，有各种肝、肾、肺部疾病，及患有贫血、高血压或者软化症者，不宜从事镉作业。

（五）砷中毒

【理化特性】 砷（arsenic，As），原子序数33，相对原子质量74.92，相对密度5.73，熔点817℃（2.5MPa），沸点613℃，砷是一种类金属元素，有灰、黄、黑三种同素异形体，其中灰色晶体能导电、传热，表现出金属性，也是最常见的单质形态，工业上具有重要用途。砷不溶于水，溶于硝酸、王水、强碱，在潮湿空气中易氧化。砷的化合物分为无机砷化合物、有机砷化合物和砷化氢。很难将砷作为一种化学元素看待。比较常见的有三价和五价两种化合物，广泛地分布在自然界中，主要共存于各种黑色或有色金属矿中。最普通的无机三价砷化物有三氧化二砷（砒霜）和亚砷酸钠，五价砷化物有五氧化二砷、砷酸和砷酸盐（如砷酸铅、砷酸钙）等，也有三价和五价的有机砷化物。

【职业接触机会】

　　（1）含砷矿物开采与冶炼。砷矿石及其他有色金属矿石（如铅、铜、锌、钨、锑等），采矿作业时，可接触砷化合物粉尘；冶炼时，处理冶炼炉的烟道灰及矿渣、维修冶炼炉，均可接触三氧化二砷粉尘；矿石与炉渣中的砷遇酸或受潮时，可产生砷化氢。砷与铅、铜等制作合金的生产过程也可接触三氧化二砷等砷化合物。

　　（2）含砷医药。抗梅毒药、抗癌药、枯痔散、砷的氯化物以及一些偏方、秘方等均含砷化合物。

　　（3）其他。含砷杀虫剂（如砷酸铅、砷酸钙等）、含砷防腐剂（如砷化钠）、含砷除锈剂（如亚砷酸钠）等生产、储存和使用，用砷或砷化合物作原料的玻璃（三氧化二砷）、颜料（雌黄、雄黄、砷绿等）、半导体（砷化镓、砷化铟）等，均可接触到砷。

【毒理学作用】 砷化合物可经呼吸道、消化道及皮肤进入体内。吸收入血液的砷化合物主要与血红蛋白结合，随着血液分布到全身各组织和器官，并沉积于肝、肾、肌肉、骨、皮肤、指甲和毛发。五价砷和砷化氢在体内转变为三价砷，吸收的三价砷大部分被代谢成单甲基胂酸和二甲基胂酸从尿中排出，少量砷可经粪便、皮肤、毛发、指甲、汗腺、乳腺及肺排出。砷可通过胎盘屏障。砷在体内半减期约为10h。砷是一种细胞原生质毒，是一种亲硫元素，三价砷对巯基（—SH）有巨大的亲和力，二者的结合，引起含巯基的酶、辅酶和蛋白质生物活性及功能改变，这是砷中毒的重要毒理基础。砷与巯基结合有单巯基反应与双巯基反应两种方式。前者主要形成 As-S 复合物，使酶因活性巯基消失而活性受到抑制；后者砷与酶或蛋白中的两个巯基反应，形成更稳定的环状化合物，单巯基供体已不能使酶恢复活性，只有二巯基化合物供体才能破坏此环状化合物，将巯基游离，使酶恢复活性。砷与丙酮酸氧化酶辅酶硫辛酸的反应，以及用二巯基丙醇（BAL）恢复其活性均是基于此机制。砷进入血液循环后，还可直接损害毛细血管壁，引起通透性改变。

砷化氢是强烈溶血性毒物，一般认为其是与血红蛋白结合成过氧化物，通过谷胱甘肽过氧化物酶的作用，大量消耗维持红细胞膜完整性的还原型谷胱甘肽所引起的。

【毒性表现】

（1）急性中毒。可因意外大量吸入砷化合物所致，现在工业生产中砷中毒极少见。主要表现为与眼、呼吸道的刺激症状和神经系统症状，有眼刺痛、流泪、结膜充血、咳嗽、喷嚏、胸痛、呼吸困难以及头痛、眩晕等，严重者甚至咽喉、喉头水肿，以致窒息，或是发生昏迷、休克。

口服砷化合物中毒，在摄入后数分钟至数小时出现中毒症状，急性胃肠炎是砷中毒最为突出的早期表现，患者有食管烧灼感，口内有金属异味，恶心、呕吐、腹痛、腹泻、米泔样粪便（有时带血），可致失水、电解质紊乱、肾前性肾功能不全甚至循环衰竭等。神经系统表现有头痛、头昏、乏力、口周围麻木、全身酸痛，重症患者烦躁不安、谵妄、妄想、四肢肌肉痉挛、意识模糊以至昏迷、呼吸中枢麻痹死亡。急性中毒后 3 日至 3 周可出现多发性周围神经炎和神经根炎，表现为肌肉疼痛、四肢麻木、针刺样感觉、上下肢无力，症状有由肢体远端向近端呈对称性发展的特点，以后感觉减退或消失。重症患者有垂足、垂腕，伴肌肉萎缩，跟腱反射消失。其他器官损害包括中毒性肝炎（肝大、肝功能异常或黄疸等）、心肌损害、肾损害、贫血等。砷化氢中毒临床表现主要是急性溶血。

（2）慢性中毒。职业慢性中毒主要是由于长期接触砷化合物引起，除一般类神经症状外，突出表现为多样性皮肤损害和多发性神经炎。砷化合物粉尘可引起刺激性皮炎，好发在胸背部、皮肤皱褶和湿润处，如口角、腋窝、阴囊、腹股沟等。皮肤干燥、粗糙处可见丘疹、疱疹、脓疱，少数人有剥脱性皮炎，日后皮肤呈黑色或棕黑色散在色素沉着斑。毛发有脱落，手和脚掌有角化过度或蜕皮，典型的表现是手掌的尺侧缘、手指的根部有许多小的、角样或谷粒状角化隆起，俗称砒疔或砷疔，其可融合成疣状物或坏死，继发感染，形成经久不愈的溃疡，可转变为皮肤原位癌。黏膜受刺激可引起鼻咽部干燥、鼻炎、鼻出血，甚至鼻中隔穿孔。还可引起结膜炎、齿龈炎、口腔炎和结肠炎等。同时可发生中毒性肝炎，骨髓造血再生不良，四肢麻木、感觉减退等周围神经损害表现。

（3）砷化氢中毒。砷化氢是强烈溶血性毒物，急性中毒可在吸入砷化氢数小时至十余小时内发生，出现急性溶血引发的症状和体征。腹痛、黄疸和少尿三联征是砷化氢中毒的典型表现。尿中可见大量血红蛋白、血细胞及管型，有头痛、恶心、腹痛、腰痛、胸部压迫感、皮肤青铜色、肝脾肿大等症状，严重者可导致急性肾衰竭。

（4）砷是确认的致癌物，可引起肺癌和皮肤癌。长期饮用含砷的水，可出现周围血管疾病，表现为青紫、雷诺综合征，直至下肢坏疽（黑脚病）。

【预防措施】

（1）改革工艺。利用新的生产工艺，杜绝土法冶炼和手工操作。在采矿、冶炼含砷矿石及生产含砷农药，以及使用砷化合物或可产生砷烟雾的作业场所，要提高生产的自动化、密闭化、机械化程度，同时加强通风及污染治理措施，减少接触机会。

（2）加强个人防护及卫生操作制度。接触砷作业人员必须配备防护服、防护手套和防护口罩，不应在车间进食和饮水，禁止在车间内吸烟，作业完毕后，要仔细洗手、洗澡、更换衣服等。定期对作业人员进行体检，查出砷中毒的患者应调离砷作业，视病情给予络合剂治疗，皮肤改变和多发性神经性皮炎按一般对症处理。

（3）禁忌证。就业前进行体检，注意皮肤、呼吸道以及肝、肾、神经系统、造血系统有明显疾病的人员，不宜从事砷工作。

（六）铍中毒

【理化特性】铍（beryllium，Be）为银灰色的金属，相对原子质量9.01218，熔点1551℃，沸点3243℃。在空气中氧化为氧化铍。

【职业接触机会】主要应用于原子能、宇航工业、电子仪表、铍合金制造、耐高温陶瓷。环境中的铍主要来自煤的燃烧。

【毒性表现】吸入的铍一般在两周内被清除，以后进行得很慢，剩下的固定在组织中，接触性皮炎是最常见的铍中毒症状。

急性铍中毒可引起整个呼吸道暴发性炎症，甚至累及肺泡。吸入铍后很快出现症状，特别是氟化铍矿石提取过程中，表现为鼻咽部红肿、刺痛、鼻出血，剧烈呛咳，咳大量泡沫痰和血沫痰，呼吸困难，发热等。恢复需要几周到几个月，也有死亡的。接触液态铍可引起皮肤迟发性过敏反应。接触不溶性铍可引起肉芽肿，进而出现坏死和溃疡。

慢性接触铍可引起慢性肉芽肿病，也称铍病，首先是在荧光灯厂的接触不溶性铍（特别是氧化铍）的工人中发现的；主要症状有呼吸短促，严重的可伴有发绀和杵状指。铍及其化合物是确认的人类致癌物，可引起肺癌。

【预防措施】密切动态观察铍作业人员，每半年一次胸部X线检查。慢性铍病，应调离铍作业及其他粉尘作业。对轻度病例可适当安排其他工作，重度病例应住院及休养。对铍病的治疗主要是对症治疗。急性铍病经治疗后，原则上不再从事铍作业。

三、其他金属中毒

（一）铊中毒

【理化特性】铊（thallium，Tl）为银灰色的金属，相对原子质量204.3，熔点303.5℃，沸点1457℃。易溶于硝酸、浓硫酸。以很低的浓度广泛分布于地壳中，它和其他重金属以伴生的形式存在于硫铁矿和闪锌矿以及海底锰岩球中。

【职业接触机会】铊用于制造铊盐、汞合金、低熔点玻璃、光电池、灯和电子设备。铊以汞合金形式用于低量程玻璃温度计和某些开关中。铊还用于半导体研究、心肌成像、光学系统和光电池中。在有机合成中用作催化剂。铊化合物用于红外光谱仪、晶体和其他光学系统及有色玻璃。硫酸铊具有良好的杀灭害虫（特别是大鼠和小鼠）的能力，可作为最重要的铊盐之一，一些国家使用硫酸铊杀鼠，但在有些西欧国家和美国已经禁止使用。职业接触铊为从含铊矿石提炼金属铊的过程以及处理硫铁矿焙烧过程中产生烟道尘和粉尘；在生产和使用铊盐灭害虫药剂、制造含铊透镜和分离工业金刚石过程中也可能接触。

【毒性表现】铊是一种皮肤致敏剂和蓄积性毒物，通过食入、吸入和皮肤吸收进入人体。铊及其盐类的毒性作用，在急性非职业性中毒病例报告中，主要见于自杀和他杀的实例记载。职业铊中毒通常是长期接触的结果，其症状通常远不如急性事故、自杀或他杀中毒中观察到的症状明显。病程通常不引人注意，以主观症状为特征，如虚弱无力、易怒、腿痛、部分神经系统障碍。多发性神经炎的客观症状可能相当长的时间也未能显现出来。初期神经病学发现包括表面激发的腱反射作用变化、明显的虚弱和瞳孔反射速度减小。

患者的职业史通常对诊断铊中毒给出初步提示，在脱发和多发性神经炎这些典型症状出现以前，可能已经历了相当长的一段时间的症状不典型期。在发生大量脱发时，容易怀疑铊中毒。但在职业性中毒中，通常中等程度的接触在后期出现脱发症状；轻度中毒时，脱发可能不明显。

【预防措施】加工处理铊及其化合物的作业环境应加强污染控制措施：采取严格的个人卫生制度，在有可能吸入空气中有害粉尘的场合，应加强个人呼吸防护，配备全套的工作服，工作服应当定期洗涤，并且与普通衣物分开存放；工作间必须保持清洁；应当提供冲洗和淋浴设施；禁止在工作场所进食、饮水和吸烟。轻度中毒患者经治疗恢复后，应调离铊作业，但可从事其他工作，并定期复查。

（二）钡中毒

【理化特性】钡（barium，Ba）为银白色的金属，相对原子质量 137.33，熔点 725℃，沸点 1640℃。钡在自然界储量丰富，大约占地壳质量的 0.04%。金属钡易氧化，有爆炸危险。

【职业接触机会】钡的主要来源是重晶石矿（硫酸钡）和碳酸钡矿（碳酸钡）。金属钡广泛用于制造镍钡合金，用作汽车点火器的零件和制造玻璃、陶瓷和电视机显像管。重晶石（$BaSO_4$）主要用来生产锌白粉（一种含有 20%硫酸钡、30%硫化锌和 8%以下氧化锌的白色粉末）。碳酸钡是用重晶石沉淀法制得，用于优质砖、陶瓷涂料，X 射线诊断仪、大理石代用品、光学玻璃以及电极；它还用于造纸工业，如制造照相纸、人造象牙和玻璃纸。粗重晶石在油井钻探中用作触变泥。氢氧化钡用于润滑剂、农药、制糖工业、腐蚀抑制剂、钻井液和硬水软化剂等。氧化钡是一种白色碱性粉末，用于干燥气体和溶剂。在 450℃温度下，氧化钡与氧气反应生成过氧化钡，用作氧化剂及动物制品和植物纤维的漂白剂。过氧化钡还用于纺织工业染色、铝焊接和制造烟火。氯化钡通过用煤炭和氯化钙焙烧重晶石方法制备，它用于制造颜料、色淀染料和玻璃以及作为酸性染料媒染剂；还用于纺织纤维增重和染色以及炼铝。氯化钡是一种锅炉水质软化药剂以及皮革鞣制抛光剂。硝酸钡用在烟火和电子工业上。

【毒性表现】可溶的钡化合物（氯化钡、硝酸钡、氢氧化钡）都是高毒的，很少有发生工业中毒的事例报道，偶尔发生由于食入钡化合物的中毒事件。但是许多钡化合物，包括硫化钡、氧化钡和碳酸钡都可能对眼睛、鼻、咽喉和皮肤造成局部刺激。当工人接触到大气中高浓度的可溶性钡化合物粉尘时，这些化合物刺激各种肌肉造成强烈、持续的收缩。可引起心脏不规则的收缩并发生纤颤。钡化合物引起的肌肉刺激效应还包括肠蠕动、血管收缩、膀胱缩小和肌肉张力自发增加；钡化合物还对黏膜和眼睛有刺激作用；吸入不溶性钡化合物（硫酸钡）可能引起钡尘肺。但是经口摄入可能造成严重中毒，它损伤大鼠的生殖腺功能。在怀孕前半期，胎儿对碳酸钡很敏感。

【预防措施】对接触可溶性有毒钡化合物的工人应当提供适当的冲洗设施，并且应当鼓励采取严格的个人卫生措施。给使用硫酸浸滤重晶石的生产工艺上作业的工人提供耐酸工作服和适当的手和脸防护用具。

钡尘肺是良性的，但是仍然需要加强环保措施，将大气中重晶石粉尘浓度降低到最低限度。在车间应当禁止吸烟、进食和饮水。轻、中度中毒治愈后，可恢复原工作。重度中毒治愈后应调离原作业工作。

（三）铬中毒

【理化特性】铬（chrome，Cr），原子序数 24，相对原子质量 51.996，相对密度 7.1，熔点 1857.0℃，沸点 2672℃，是一种银白色有光泽金属，纯铬具有延展性，含杂质的铬质地坚硬。常温下，铬是惰性的，在空气中不被氧化。铬不溶于水和硝酸，溶于稀盐酸和稀硫酸，生成相应的铬盐。

自然界中元素铬不以游离形式存在，主要的矿石是尖晶石矿，也称铬铁矿，它是一种广泛分布于地球表面的铬铁矿石。含有 40%以上的三氧化二铬的矿石和精砂才可在工业上使用。铬的化合价有+2、+3、+4、+5、+6。最重要的有二价（氧化亚铬）、三价（亚铬酸盐）和六价（铬酸盐）。二价铬极不稳定，极易氧化成高价铬。四价、五价铬少见。二价化合物是碱性的，三价化合物是两性的，六价化合物是酸性的。三价铬化合物常见的有三氧化二铬和铬矾。工业应用主要是六价铬化合物，六价铬化合物常见的有铬酸酐、铬酸钾、铬酸钠、重铬酸钾、重铬酸钠，是一种强氧化剂。六价铬毒性是三价铬毒性的 500～1000 倍，六价铬还原成三价铬对减轻六价铬毒性具有重要意义。

【职业接触机会】铬矿的开采、冶炼，矿石经破碎后精选。铬合金生产，铬主要以铁合金（如铬铁）形式用于生产不锈钢及各种合金钢。金属铬用作铝合金、钴合金、钛合金及高温合金、电阻发热合金等的添加剂。氧化铬用作耐光、耐热的涂料，也可用作磨料，玻璃、陶瓷的着色剂，化学合成的催化剂。碱式硫酸铬（三价铬盐）用作皮革的鞣剂。铬矾、重铬酸盐用作织物染色的媒染剂、浸渍剂及各种颜料。金属表面处理，如镀铬和渗铬可使钢铁和铜、铝等金属形成抗腐蚀的表层，并且光亮美观，大量用于家具、汽车、建筑等工业。铬矿石还大量用于制作工业炉用的耐火材料。用铬铁矿生产铬酸钠、重铬酸钠等。

【毒性表现】

（1）急性中毒。工业生产中一般无急性铬中毒。急性中毒多由于误服六价铬化合物引起。口服重铬酸盐后，经几分钟至几小时的潜伏期，轻者出现恶心、呕吐、腹绞痛、腹泻、血便，由于频繁呕吐和腹泻，可出现脱水和电解质紊乱。严重者可产生急性肾衰竭、无尿、黄疸和肝损害，可因尿毒症而死亡。

吸入高浓度铬化合物，铬酸或铬酸盐可刺激眼、鼻、喉及呼吸道黏膜，后很快出现流涕、咽痛、咳嗽、咳痰、胸闷、胸痛等呼吸道刺激症状，引起灼伤、充血、鼻塞、鼻出血、鼻干燥、鼻灼痛、嗅觉减退等症状。数小时后可出现哮喘，双肺听到干、湿啰音，可有呼吸困难，重者可发生化学性肺炎。误用铬酸经皮肤中毒者，呕吐、腹泻、失水等消化道症状轻微，但局部有强烈刺激和腐蚀作用，也可引起肝、肾损害。

（2）慢性中毒。主要表现在皮肤和黏膜。手腕、前臂等直接接触部位可发生皮炎。长期接触可使鼻黏膜糜烂、溃疡和鼻中隔穿孔。皮炎呈红斑、丘疹或斑疹，有鳞屑，可表现为湿疹，有明显的瘙痒感。铬酸盐和重铬酸盐可引起皮肤溃疡（铬溃疡），其特点为形状酷似鸟眼，愈合缓慢，愈合期长达数月，愈合后留有圆形萎缩瘢痕。吸入铬酸酸雾及铬酸盐粉尘可引起咽喉炎和支气管炎。长期接触铬化合物者易患消化道溃疡、消化功能紊乱、神经衰弱、轻度的肾脏损害。对铬过敏者可发生支气管哮喘。此外，还可引起血液系统的改变。六价铬化合物是确认的致癌物，生产和使用六价铬化合物的工人中肺癌的发病率明显增加。

【预防措施】

（1）改革工艺与加强污染控制措施。尽量用无毒或低毒的物质代替有毒的铬化合物。尽量采用自动化、密闭化、机械化操作，减少手工操作与铬直接接触的机会，同时安装通风排尘装置。

（2）加强个人防护及卫生操作制度。做好个人防护，接触铬作业人员必须穿防护服，戴防尘口罩，鼻腔和手臂等暴露部位涂上防铬软膏。工作结束后要彻底清洗。如果皮肤有破损，就在工作前及时进行包扎处理，防止污染。为保护鼻腔，可在鼻腔内涂抹液体石蜡、凡士林或氧化锌油膏；上班前后用硫代硫酸钠洗鼻，下班后要清洗皮肤，工作服要定期清洗。定期对作业人员进行体检。

（3）鼻黏膜糜烂较严重患者，可暂时脱离铬作业。鼻黏膜溃疡患者应暂时脱离铬作业，久治不愈者可考虑调离铬作业。凡出现鼻中隔穿孔，应调离铬作业。

（4）禁忌证。就业前，对作业人员进行体检，有萎缩性鼻炎、慢性咽喉炎、慢性支气管炎、肺气肿、哮喘、湿疹或有心肌损害者，不宜从事铬作业。

（四）镍中毒

【理化特性】镍（nickel，Ni），原子序数 28，相对原子质量 58.71，相对密度 8.9，熔点 1455℃，沸点 2730℃，是一种银白色、坚韧并带磁性的金属，有良好的延展性和可塑性。镍化学性质较稳定，在空气中不易被氧化，即使高温也有抗腐蚀性，溶于硝酸。镍可形成液态羰基镍。羰基镍主要用于提炼纯度极高的镍粉制造合金钢，在有机合成、石油化工和橡胶工业用作催化剂。镍可与铬、铜、铝、钴等元素形成合金，含镍合金钢和不锈钢具有耐高温和抗氧化性能，广泛用于石油、化工、机械、核电等工业。金属制件和容器表面镀镍可防锈。高能镍镉电池用于电子产品。

【职业接触机会】能接触镍的作业及生产，主要为镍矿开采、选矿、熔炼与精炼，镍合金生产、不锈钢生产，原子能工业，镍电镀，高能电池，焊接作业，镍催化剂，陶瓷与搪瓷制品等。工人均可接触到镍及羰基镍引起中毒。

金属镍及其化合物与合金还有许多其他用途，包括用于电镀，制作磁带、计算机器件和电弧焊棒，用于外科和牙科修补物、镍镉电池、涂料颜料（如钛酸镍黄）、陶瓷和玻璃容器模具以及作为加氢反应、有机合成的催化剂。金属镍与一氧化碳结合可形成羰基镍[$Ni(CO)_4$]，加热到200℃可分解成纯镍和一氧化碳，这一反应是精炼镍方便有效的方法。羰基镍还用于有机合成、橡胶工业等。

【毒性表现】职业接触镍化合物对人体健康的危害通常分为三类：①变态反应；②鼻炎、鼻窦炎和呼吸道疾病；③鼻腔癌、肺癌和其他器官癌。镍性皮炎是最常见的过敏性接触性皮炎。接触高浓度镍气溶胶可引起鼻炎、鼻窦炎、鼻中隔穿孔。镍及其化合物可引起鼻和呼吸道肿瘤。羰基镍毒性极大，可以引起急性毒性，表现为头痛、恶心、呕吐、上腹部和胸痛，然后咳嗽、呼吸困难、发绀、胃肠道症状和身体虚弱，也可伴有发热和白细胞减少，严重的可发展成肺炎，呼吸衰竭，脑水肿，甚至死亡。

（1）轻度中毒。吸入高浓度羰基镍后 5～30min，可出现头痛、头晕、乏力、视物模糊、恶心、咽干、胸闷、胸痛等症状。体检可见眼结膜和咽部充血。

（2）中度中毒。上述症状暂时缓解后，经 8～72h 又加剧，并有咳嗽、咳痰、呼吸增快，还可出现中度发热、畏寒、嗜睡、意识模糊等。肺部听诊可闻及呼吸音粗糙、干啰音。

（3）重度中毒。有呼吸困难、发绀、血性泡沫痰和两肺满布湿啰音等化学性肺炎和肺水肿的表现，并可出现高热、抽搐、昏迷及心、肝损害。

（4）慢性中毒：长期吸入金属镍粉产生慢性影响，工人通常出现呼吸道刺激症状，如咳嗽、咳痰、气短、胸闷、胸痛等。从事镍电解精炼镍电镀工人，长期吸入硫酸镍或镀镍溶液蒸气，可产生鼻炎、鼻窦炎、咽炎和支气管炎。长期接触低浓度羰基镍可引起慢性中毒征象。

【预防措施】

（1）镍冶炼应自动化、密闭化，加强通风除尘排毒措施。

（2）镍作业人员应加强个人防护。

（3）轻度、中度中毒患者治愈后可恢复原工作。重度中毒患者经治疗后仍有明显症状者应酌情安排休养，并调离羰基镍作业。

（4）职业禁忌：有慢性呼吸系统疾病和皮肤过敏者不宜从事镍作业。

（五）锌中毒

【理化特性】锌（zinc，Zn），原子序数 30，相对原子质量 65.409，相对密度 7.14，熔点 419.53℃，沸点 907℃，是一种银白色金属。锌广泛分布于自然界，其数量大约占地壳质量的 0.02%，常以结合形式与方铅矿、硫化铅伴生，偶尔存在于含铜或其他碱金属硫化物的矿石中，如作为硫化物（闪锌矿）、碳酸盐、氧化物或硅酸盐（菱锌矿）存在。作为 90% 金属锌来源的闪锌矿中也含有铁和镉杂质。锌的化学性质活泼，与空气接触时，锌表面形成一层坚韧的氧化膜，防止金属进一步氧化。当温度达到 225℃后，锌剧烈氧化。锌溶于强酸或碱液中，易溶于酸，易从溶液中置换金、银、铜等。

【职业接触机会】锌及其化合物的用途广泛。镀锌有优良的抗大气腐蚀性能，常温下表面易生成一层保护膜，锌最大的用途是用于镀锌工业。金属锌可作为汽车工业、电气设备工业、轻型机床、硬件、玩具和小工艺品工业零部件的压铸模具。通过氧化纯锌蒸气或焙烧氧化锌矿石法制备的氧化锌，可用作涂料、清漆、油漆的颜料以及塑料和橡胶添加剂；氧化锌还用于化妆品、电子工业、快干水泥和医药品中，用于制造玻璃、汽车轮胎、火柴、白胶水和印刷油墨。铬酸锌用于颜料涂料、油漆、清漆和制备油毡，铬酸锌在金属和环氧材料中起着防腐剂的作用。氰化锌用于金属镀层和黄金提取，还用于化学试剂和农药。硫酸锌还用作皮革和木材收敛剂和防腐剂、纸张漂白剂、农药助剂和杀菌剂；还用作灭火剂、泡沫浮选抑制剂以及用于水处理和纺织印染与印刷上。硫化锌用作涂料、油布、油毡、皮革、油墨、清漆和化妆品的颜料。磷化锌主要用作杀鼠剂。氯化锌用于纺织工业中，包括印染、印花、上胶等；还作为金属黏合剂、牙膏和焊接熔剂的一种组分。氯化锌单独或与苯酚及其他防腐剂一起用作铁路枕木的防腐剂，用于玻璃蚀刻和制作沥青；还用作橡胶硫化剂、木材阻燃剂和水处理抗腐蚀剂。锌能与多种有色金属制成合金，其中最主要的是锌与铜、锡、铅等组成的黄铜等，还可与铝、镁、铜等组成压铸合金。锌可以用来制作电池，如锌锰电池及锌空气蓄电池。

【毒性表现】锌及其化合物的危害是由于工人接触氧化锌烟气，其症状有颤抖发作、不规律高热、大量出汗、恶心、口渴、头痛、肢体疼痛或感觉疲惫。具体表现如下：

（1）铸造热：潜伏期短，一般在吸入后 $1 \sim 8h$，突然出现剧烈寒战，持续 $1 \sim 2h$ 后，高热达 $38 \sim 40℃$，可伴有头痛、头昏、乏力、大汗、肌肉及关节酸痛、耳鸣等，类似"疟疾"的发作。同时有呼吸道症状，也可有消化道功能紊乱，重者有神经系统症状如痉挛、谵妄及意识模糊。体检可发现脉速、咽喉部充血、两肺干啰音、呼吸音粗糙等；反复发作者，可有肝大、压痛、转氨酶升高、贫血等。一般发热持续 $6 \sim 7h$，症状在 $24 \sim 48h$ 消退。

（2）呼吸道症状：氧化锌烟尘吸入后，可出现咽喉干燥及灼热感、声音嘶哑甚至失音、口内有金属味、胸痛等。轻者于 $2 \sim 3$ 日后逐渐恢复，重者可并发支气管炎、肺炎及肺水肿，并出现呼吸困难、缺氧及发热等。长期吸入硬脂酸锌粉尘，可引起尘肺，出现咳嗽、咳痰、气短、咯血、胸痛等症状。

（3）皮肤及眼黏膜刺激作用：氯化锌烟刺激眼睛和黏膜，发生不同程度的眼睛、鼻、咽喉和肺刺激作用。氧化锌粉尘可堵塞皮脂腺，引起丘疹和脓疱湿疹。慢性皮肤接触主要引起湿疹性皮炎或皮肤过敏。

（4）其他：磷化锌与氯化锌一样是最危险的锌盐，可造成锌中毒死亡。接触铬酸锌会造成工人鼻溃疡和皮炎，手指和前臂发生溃疡。

【预防措施】

（1）改进工艺及安装环保设备：如平面及直线电焊可用无光电焊。气割要在通风的环境中进行，装设局部排烟设备，并戴送风式面罩或头盔。锌矿铸烧、精炼过程安装除尘设备，防止烟尘和有害气体逸散。

（2）注意个人卫生，保护皮肤，防止可溶性锌盐污染皮肤。

（六）钒中毒

【理化特性】钒（vanadium，V）为银白色金属，相对原子质量 50.9415，熔点 1890℃，沸点 3380℃，相对密度 6.0。钒能耐盐酸、稀硫酸、碱溶液，但能被硝酸、氢氟酸或浓硫酸腐蚀。

【职业接触机会】钒化合物在工业上有较大用途。硫酸钒和四氯化钒用作染料工业的媒染剂。硅酸钒用作催化剂。二氧化钒和三氧化钒用于冶金工业。工业中危害最重要的化合物是五氧化二钒和偏钒酸铵（NH_4VO_3）。五氧化二钒作为许多反应的重要催化剂，如硫酸、邻苯二甲酸和马来酸等制造，还用作显影剂和纺织工业染色剂，也用作陶瓷着色剂。偏钒酸铵用作催化剂，还可作为分析化学试剂和感光材料工业显影剂，纺织工业中的印染剂。工业上使用颗粒五氧化二钒生产金属钒，检修使用五氧化二钒催化剂的装置过程中，以及清理发电厂、轮船等燃油锅炉燃料时，均可接触到五氧化二钒。

燃料油燃烧时排放钒氧化物：原油及燃油中含有少量的钒，燃油熔炉烟道沉积物中可能含有 50% 以上的五氧化二钒。

【毒性表现】初始症状是大量流泪、结膜灼烧感，较重者可出现鼻炎、咽痛、咳嗽、咳痰、胸痛，双肺出现干啰音或湿啰音。但是在一次接触以后，通常在 $1 \sim 2$ 周内完全复原。长期接触可能导致慢性支气管炎并可能伴有肺气肿，舌头可能变成浅绿色，严重者可能出现呼吸困难、发绀，体征以肺底部湿啰音为主或干湿啰音同时存在，X 线胸片检查双下肺可见斑片状阴影等支气管肺炎的症状，可导致死亡。

急性钒中毒常同时伴有皮肤瘙痒、烧灼感、皮疹、湿疹样皮炎等皮肤损害。钒酸盐对皮肤和眼具有明显腐蚀性，可引起化学性皮肤灼伤或化学性眼灼伤。

【预防措施】

（1）改进工艺，安装通风除尘设施，减少直接接触机会；检修燃油熔炉烟道时先通风减小受限空间有害物质的浓度，戴送风式面罩或头盔。

（2）注意个人卫生，保护皮肤，防止钒盐污染皮肤。

（七）铀中毒

【理化特性】 铀（uranium，Ur）为银白色的金属，相对原子质量 238.029，是重要的核燃料，熔点 1132℃，沸点 4134℃。由于铀的放射性活度很低，故天然铀主要作为一种金属毒物产生化学毒性作用。

【职业接触机会】 铀主要用作核燃料，还可用于铀合金；在化工、橡胶、玻璃、陶瓷等工业中用作催化剂、防老剂、硬化剂、着色剂等。职业接触的途径主要是呼吸道，其次是胃肠道和皮肤黏膜。可溶性铀化物可经完整的皮肤和黏膜吸收。

【毒性表现】 进入体内的铀可产生严重的肾中毒，其次是对肝、肺、心血管、神经系统和造血系统的损害。可溶性铀化合物短期内进入人体后可发生急性铀中毒。一般经 1～2 日的潜伏期后出现全身不适、寒战、恶心、呕吐等症状；最特异的变化是肾脏的急性损害，出现透明管型和红细胞，继而可出现尿素氮增高，毛细血管通透性改变；外周血中白细胞增加。严重病例可发生尿毒症和中毒性肝炎，甚至死亡。

可溶性铀化物可致皮肤红斑、坏死、溃疡，六氟化铀水解后产生的氟化氢可灼伤皮肤；对眼有强烈刺激，严重者角膜上皮坏死脱落，形成溃疡；对上呼吸道和支气管有强烈刺激，严重者可引起肺水肿。

【预防措施】

（1）改进工艺，安装通风除尘设施，减少直接接触机会。

（2）注意个人卫生，保护皮肤，防止可溶性铀化物污染皮肤。

（八）铜中毒

【理化特性】 铜（copper，Cu），原子序数 29，相对原子质量 63.54，相对密度 8.94，熔点 1083.4℃，沸点 2567℃，是一种红棕色光泽富有延展性的金属。铜非常稳定，不溶于水，但可溶于硫酸、硝酸。一价铜在氧化环境中不稳定，但不溶于水。硫酸铜在 0℃ 水溶性是 143g/L。

【职业接触机会】 采矿、冶炼、铸造铜；制造铜合金；电器工业用铜制造电线、电缆、电阻元件、无线电和电话元件；建筑工业用铜管材和板材；民用工业用铜作铜壶、火锅、装饰材料等。氧化铜可用于陶瓷、玻璃、涂料及化工生产。

【毒性表现】 工作场所，工人均可接触铜尘和铜烟引起中毒。长期经呼吸系统接触铜尘、铜烟的工人，可有呼吸系统症状，如咳嗽、咳痰等。铜合金冶炼工人曾见肺组织纤维化改变，但未见铜尘所致"尘肺"；铜尘可致接触性和致敏性皮肤病变，局部皮肤发红、水肿、溃疡，有病例报道，皮肤致敏斑贴试验阳性率88%，经抗过敏治疗可好转。

【预防措施】

（1）生产环境中做好防毒、防尘工作，加强通风、密闭措施。

（2）熔铜、气割铜和铜制品时，应戴防毒防尘面具或口罩。

（3）做好就业前及定期体检。

第三节　刺激性气体

一、概述

刺激性气体主要是指对眼、呼吸道黏膜及皮肤具有刺激作用的一类气体，如氯、氨、光气、氮氧化物、氟化氢、二氧化硫等。吸入高浓度刺激性气体后可导致急性呼吸功能衰竭，是刺激性气体所致最严重的危害和职业病常见的急症之一。在化工行业中最为常见，在冶金、采矿、机械、食品制造、医药、塑料制造等行业也可经常接触到。由于刺激性气体多具有腐蚀性，在生产过程中常因违章操作或设备、管道被腐蚀而发生跑、冒、滴、漏，导致接触者的中毒和损伤，此种事故往往情况紧急，可造成集体中毒和伤亡。长期低水平接触可产生慢性影响。

刺激性气体对人体的主要损害为眼、皮肤灼伤和呼吸系统的损伤，轻者表现为呼吸道刺激症状，重者可出现化学性气管炎、支气管炎、肺炎、化学性肺水肿、急性呼吸窘迫综合征（acute respiratory distress syndrome，ARDS）甚至危及生命。

二、刺激性气体的分类

刺激性气体种类繁多，多数在常态下呈气体，部分种类可经蒸发、升华和挥发形成气体和蒸气作用于机体。具有刺激作用的毒物种类甚多，可分为以下几类：

酸：硫酸、盐酸、硝酸、铬酸。

成酸氧化物：二氧化硫、三氧化硫、二氧化氮。

成酸氢化物：氟化氢、氯化氢、溴化氢。

卤族元素：氟、氯。

无机氯化物：二氯亚砜、三氯化磷、三氯化硼、三氯氧磷、三氯化砷、三氯化锑、四氯化硅。

卤烃：溴甲烷、氯化苦（三氯硝基甲烷）、八氟异丁烯、氟光气、六氟丙烯、氟聚合物的裂解残液气和热解气等。

酯类：硫酸二甲酯、二异氰酸甲苯酯、甲酸甲酯、乙酸甲酯、氯甲酸甲酯等。

醚类：氯甲基甲醚。

醛类：甲醛、乙醛、丙烯醛、三氯乙醛等。

酚类：苯酚、甲酚、硝基苯酚等。

酮类：甲基异丙烯酮、乙烯酮等。

有机氧化物：环氧氯丙烷。

成碱氢化物：氨。

强氧化剂：臭氧。

金属化合物：氧化镉、羰基镍、硒化氢。

军用毒气：亚当氏气、路易氏气、氮芥气。

刺激性气体的种类很多，常见的有氯、氨、氮氧化物、光气、氟化氢、二氧化硫和三氧化硫等。

三、毒性作用和临床表现

【毒性作用】刺激性气体对机体作用的共同点是对眼、呼吸道黏膜和皮肤有不同程度的刺激，常以局部损害为主，当刺激作用强烈时可引起全身性反应。病损的严重程度与毒物的种类、浓度、溶解度、接触时间以及机体的状况有关。高溶解度的刺激性气体，如氨、氯、硫酸二甲酯、氟化氢、二氧化硫等接触到湿润的黏膜表面时，立即附着在局部溶解成酸或碱产生刺激作用，可引起结膜炎、角膜炎、鼻炎、咽炎、喉炎、气管和支气管炎，由于其强烈刺激性，易引起接触者警惕，而及时脱离现场。但因意外事故而大量吸入高浓度气体，尤其是低溶解度的气体，如氮氧化物、光气、八氟异丁烯等，经过上呼吸道刺激性小，进入呼吸道深部，与水逐渐作用而产生刺激和腐蚀作用损伤肺泡，不易引起接触者警惕而及时脱离，造成接触时间长、吸入量大，可造成化学性肺炎、肺水肿、喉头水肿、喉痉挛，支气管黏膜损伤；严重时，可出现黏膜坏死、脱落，导致呼吸道阻塞窒息。故应对接触者进行密切的临床观察，必要时给予预防性治疗，及时阻断肺水肿发生。液态毒物如氨水、氢氟酸等直接接触皮肤可导致化学性灼伤。

【临床表现】

1. 急性毒性作用

（1）眼、上呼吸道刺激症状。出现眼辛辣感、流泪、畏光、结膜充血、流涕、喷嚏、咽疼、咽充血、发音嘶哑、呛咳、胸闷等。

（2）喉痉挛或水肿。喉痉挛发病突然，表现为高度呼吸困难和喉鸣，由于缺氧、窒息而发生发绀甚至猝死。喉水肿的发生较为缓慢，持续时间较长。

（3）化学性气管、支气管炎及肺炎。剧烈咳嗽、胸闷、胸痛、气促。肺部听诊，两肺有散在的干、湿啰音。体温及白细胞可增高。支气管黏膜损伤严重时，可发生黏膜坏死、脱落，引起突然的呼吸道阻塞、肺不张及窒息。

（4）化学性肺水肿。临床上分为四期，即刺激期、潜伏期、肺水肿期和恢复期。

2. 急性呼吸窘迫综合征

ARDS 是肺水肿的一种类型，是严重创伤、感染、休克、中毒、手术等所引起的弥漫性肺实质细胞损伤、肺水肿和肺不张，以进行性呼吸窘迫、低氧血症为特征的急性呼吸衰竭。刺激性气体中毒是引起 ARDS 的主要病因之一。以往通称为化学性肺水肿，近年来初步确定了刺激性气体所致肺水肿和 ARDS 之间的不同概念，二者之间除了严重程度的不同外，从弥漫性水肿发展到 ARDS 存在着量变到质变的变化。

ARDS 临床可分四个阶段：①原发疾病症状；②原发病后 24～48h，出现呼吸急促、发绀；③出现呼吸窘迫，肺部水泡音，X 线胸片有散在浸润阴影；④呼吸窘迫加重，出现意识障碍，X 线胸片显示广泛毛玻璃样融合浸润阴影。ARDS 在病因上明确，在疾病程度上较中毒性肺水肿更为严重。较其他原因所致的 ARDS，其肺部黏膜上皮的直接损伤更重要。局部体征、X 线表现、病理改变等明显。但由于无其他原发病，故预后较好。

ARDS 需要在肺水肿的基础上综合分析后做出诊断，如有吸入高浓度刺激性气体史，经一定潜伏期突然发病，严重的进行性呼吸困难，呼吸频度＞28 次/min，两肺布满湿啰音，$PaO_2 <8kPa[60mmHg（1mmHg = 133.322Pa）]$，血气分析 $PaO_2/FiO_2 \leqslant 26.7kPa$（200mmHg），X 线胸片显示广泛多数呈融合的大片状阴影，并排除其他相似疾病后可诊断。

3. 皮肤损伤

腐蚀性强者可造成眼、皮肤直接接触部位发生化学性灼伤以及接触性皮炎。

4. 慢性作用

长期接触低浓度刺激性气体，可引起呼吸道、眼结膜刺激症状，发生慢性结膜炎、鼻炎、咽炎、支气管炎、牙酸蚀症，同时常伴有神经症样症状和消化道症状。氯气、甲苯二异氰酸酯等有致敏作用，可导致支气管哮喘发作，急性氯气中毒可遗留慢性喘息性支气管炎。甲醛等可导致过敏性皮炎。

【处理原则】刺激性气体中毒多发生于事故，往往导致多人中毒，其主要危害是化学性肺水肿和 ARDS。积极防治肺水肿是抢救中毒的关键。

1. 一般处理

迅速将患者移离现场，脱去污染衣服，眼与皮肤污染者立即用清水或生理盐水彻底清洗，可用 5%可的松眼药水及抗生素眼药水或药膏滴眼，皮肤灼伤者用中和剂（4%碳酸氢钠或 5%硼酸）湿敷。对吸入量较大者，应严密观察 24～72h，安静卧床休息，避免用力、情绪激动，以减少肺部渗出，必要时给予镇静剂或对症处理。X 线胸片检查可早期发现肺水肿，而胸部透视易漏诊，拍片时尽量取半卧位或坐位；吸氧并保持呼吸道通畅；必要时给予肾上腺糖皮质激素、地塞米松或泼尼松。

2. 肺水肿治疗

（1）迅速纠正缺氧。
（2）降低毛细血管通透性并改善微循环。
（3）保持呼吸道通畅。
（4）积极治疗并发症。

3. ARDS 治疗原则

与肺水肿治疗相似，但更强调尽快改善缺氧，使用 PEEP（呼气末正压通气），短期、大量、短程冲击使用糖皮质激素以及积极处理各种并发症。

【预防措施】
（1）安全环保技术措施。生产设备防腐蚀，密闭抽风，生产流程自动化，避免直接接触。储存和运输应注意防爆、防火、防泄漏。车间内应有冲、淋设备以便及时冲洗身体污染部位。

易发生事故的场所，应备有急救器材，如防毒面具、各种冲洗液等。

（2）组织保障措施。进行安全教育和岗前培训，接触者懂得自救互救知识。严格执行安全操作规程，防止设备跑、冒、滴、漏和意外事故。

（3）个人防护措施。配备有针对性的耐腐蚀防护用品，如工作服、手套等，并按规定正确使用。例如，接触酸雾、硫酸二甲酯时，戴用碳酸氢钠饱和液和甘油浸泡过的纱布夹层口罩；接触氯气、光气时使用活性炭吸附剂的防毒口罩，防毒口罩应定期检查其性能，以防失效；用防护油膏预防酸性物质污染皮肤。

（4）保健措施。进行上岗前和定期体检，发现相应职业禁忌证者，应不从事或调离该作业。

（5）卫生监督措施。定期监测环境有害物质，及时发现处理问题，预防事故的发生。

四、常见的刺激性气体

（一）氯气

氯气（chlorine，Cl_2）为黄绿色、具有强烈刺激性臭味的气体，相对分子质量 70.91，密度 2.49g/L，易溶于水、碱性溶液、二硫化碳和四氯化碳等有机溶剂。在高压下液化为液态氯，液氯蒸气压随温度升高而增高，达到 6.8atm（1atm = 101325Pa）具有爆炸的危险性。氯溶于水形成次氯酸，次氯酸又可分解为盐酸和新生态氧。氯在高温条件下与一氧化碳作用，可形成毒性更大的光气。

【职业接触机会】氯在工业生产中广泛使用。电解食盐产生氯气，在造纸、印染、颜料、纺织、合成纤维、石油、橡胶、塑料、制药、农药、冶金等行业用作原料，医院、游泳池消毒也可接触。生产中多因管道、容器破损或密闭不严、超装，压力升高等外泄，污染环境，常导致群体中毒事故发生。

【职业中毒表现】氯主要经呼吸道进入，作用于气管、支气管及肺部。损害部位与接触浓度、时间有关。其损害主要由溶于水后形成的盐酸和次氯酸所致，尤其次氯酸具有明显的生物活性，可穿透细胞膜，破坏其完整性和通透性，引起组织炎性水肿，充血，甚至坏死。严重者形成肺水肿。低浓度仅对眼及上呼吸道黏膜有刺激和烧灼作用，长时间高浓度接触可引起气管、支气管炎、化学性肺水肿。并可刺激呼吸道黏膜内末梢感受器，引起平滑肌痉挛，加剧通气障碍及缺氧，极高浓度可引起迷走神经反射性心搏骤停或喉痉挛而猝死。

【应急救援原则】立即脱离现场，保持安静及保暖；合理氧疗，早期足量、短程应用激素，防治水肿，对皮肤和眼的清洗及对症支持治疗等。

1）泄漏应急处理

现场人员迅速撤离污染区至上风处，现场负责人立即组织现场处置，向上级主管部门报告，启动应急响应。

停止作业：切断毒源启动事故通风装置和喷雾装置，加速扩散、降低空气中氯气浓度，有条件的可喷雾石灰水，同时对现场中毒人员组织急救。

设立临时警戒线：立即对泄漏现场隔离并划出危险区域，禁止无关人员进入。事故现场应消除所有热源防止燃爆。

阻止泄漏：在确定风险不至于对人体产生明显影响的情况下，组织抢修者穿戴有效防护用品，找到并阻止泄漏。若是液氯应防冻伤，如是液氯钢瓶立即将其浸入石灰乳液中。救援人员须佩戴空气呼吸器和全身橡胶防毒服。

2）中毒人员现场急救

脱去污染皮肤的衣着，用肥皂水和清水冲洗身体；提起接触者眼睑，用大量流动清水或生理盐水冲洗，用0.5%可的松滴眼液滴眼；将呼吸道吸入者撤至空气新鲜处，脱去其污染衣服；呼吸心跳停止的即进行人工呼吸和胸外心脏按压；同时立即送医院抢救。

【预防措施】严格遵守安全操作规程，定期检查设备，防止跑、冒、滴、漏。设备管道保持负压，加强通风，正确使用防护用品。

（二）氮氧化物

氮氧化物（nitrogen oxides，NO_x）包括氧化亚氮（N_2O，也称笑气）、一氧化氮（NO）、二氧化氮（NO_2）、三氧化二氮（N_2O_3）、四氧化二氮（N_2O_4）、五氧化二氮（N_2O_5）等。氮氧化物因氧化程度不同而具有不同的颜色，氮氧化物除二氧化氮外均不稳定，遇湿、气或热可变为二氧化氮及一氧化氮，在职业环境中接触的几种气体混合物称为硝烟（气），其中主要是二氧化氮和一氧化氮。一氧化氮相对分子质量30.01，沸点–151.5℃，水中溶解度4.7%（20℃）。二氧化氮在21.1℃时为红棕色刺鼻气体，21.1℃以下时呈暗褐色液体。在–11℃以下时为无色液体，微溶于水，性质较稳定。

【职业接触机会】多种职业活动中可接触到氮氧化物。制造硝酸或苦味酸、硝化纤维、硝基炸药等硝基化合物，用硝酸清洗金属，合成氨、苯胺染料的重氮化过程以及有机物如木材、棉织品接触浓硝酸；硝基炸药爆炸、硝酸铵肥料及电影胶片等含氮物质及硝酸燃烧时；卫星发射、火箭推进、汽车及内燃机尾气含有氮氧化物；电焊、亚弧焊、气割及电弧发光时，高温使空气中的氧和氮结合成氮氧化物；谷物和青饲料的储存过程中，在缺氧条件下发生酵解，生成亚硝酸，当谷仓内温度增高时，亚硝酸分解成氮氧化物和水，可导致"谷仓气体中毒"。

【职业中毒表现】氮氧化物对上呼吸道刺激性较小，主要作用于深部呼吸道，与黏膜上的水缓慢作用，形成硝酸和亚硝酸对肺组织产生强烈的刺激和腐蚀，损害肺终末支气管和肺泡上皮，使肺泡和毛细血管通透性增加，导致肺水肿。硝酸和亚硝酸吸收后形成的盐可引起血管扩张、血压下降或高铁血红蛋白血症而造成缺氧。

【应急处理原则】

1）脱离毒物刺激

所有患者迅速脱离现场，转至空气新鲜场所并及时就医。脱离现场休息1～2天后，部分患者流泪、流涕、咳嗽、头痛、头晕症状自行缓解。嘱患者减少活动，卧床休息，保持安静，并给予对症治疗。

2）改善呼吸功能

保持患者呼吸道通畅，进行氧疗和生理盐水雾化，根据血氧饱和度选择鼻导管或面罩吸氧（3～8L/min）。

3）给予对症治疗

对刺激反应者，应观察24～72h，并积极防治肺水肿，保持呼吸道通畅；应用糖皮质激素处理迟发性阻塞性毛细支气管炎。

4）维持内环境稳定

保证 24h 液体出入量大致平衡，适度给予利尿药物。维持机体电解质的平衡，防止出现血液浓缩、周围循环衰竭等并发症。

（三）氨

氨（ammonia，NH_3）在常态下为无色、具有强烈刺激性臭味的气体，相对分子质量 17.03，相对密度 0.597。常温下加压可液化为无色液体，氨易溶于水，其水溶液称为氨水，呈强碱性，28%水溶液为强氨水。与空气混合时，能形成爆炸性气体。

【职业接触机会】合成氨生产，应用氨制造硫铵、硝铵、碳酸氢铵、尿素等化肥，液氨直接制造氨水，制造及使用冷冻剂，制碱、制药、塑料、树脂、染料、合成纤维、有机氰、氰化物、石油精炼等行业均可接触氨。生产中多因管道、容器发生破裂爆炸等意外事故或跑、冒、滴、漏导致急性中毒。

【临床表现】氨易溶于水，侵犯眼及呼吸道黏膜。低浓度接触使眼结膜、鼻咽部、呼吸道黏膜充血、水肿，高浓度可导致眼及呼吸道灼伤、化学性肺炎和肺水肿，低氧血症及ARDS。

【处理原则】迅速脱离现场，立即用清水或 3%硼酸冲洗污染的眼及皮肤；保持呼吸道通畅，积极预防和控制感染；眼及皮肤灼伤按化学性皮肤灼伤和眼灼伤的处理原则救治。

（四）光气

光气（phosgene，$COCl_2$）又称碳酰氯。相对分子质量 98.9，相对密度 1.392，沸点 8.2℃，熔点−118℃，8.3℃以上时为无色气体，具有发霉干草样和烂苹果样气味。可加压为液体储存，微溶于水，并逐渐水解为二氧化碳和盐酸。光气由一氧化碳和氯气混合通过活性炭作催化剂而制得。

【职业接触机会】光气的制造，使用光气制造染料、塑料、合成橡胶、制药，生产农药，以及应用四氯化碳灭火、脂肪族氯烃燃烧过程，均可接触到光气。

【临床表现】光气经呼吸道侵入人体，导致中毒，属高毒类。对上呼吸道刺激性小，对肺产生强烈的刺激作用。高浓度吸入可在肺水肿出现前发生猝死。病情轻者仅出现一过性的眼和上呼吸道黏膜刺激症状；轻度中毒者表现为支气管炎或支气管周围炎；中度中毒表现为急性支气管肺炎或急性间质性肺水肿；重者常引起肺水肿，未及时治疗可发展成 ARDS。液体溅入眼内可引起结膜、角膜损伤，导致角膜穿孔和眼球粘连。

【处理原则】迅速脱离现场，去除污染，安静卧床休息；防治肺水肿和 ARDS；皮肤污染者用清水或肥皂水冲洗。眼结膜炎可用 2%碳酸氢钠冲洗，皮质激素眼药滴眼。①持续鼻导管或面罩吸氧；②抗休克治疗尽快补充血容量，低分子右旋糖酐疏通微循环；③应早期使用激素等以减轻呼吸道水肿；④使用支气管扩张剂和呼吸道腺体分泌抑制剂；⑤静脉滴注大剂量敏感抗生素预防感染；⑥定时超声药物雾化吸入；⑦静脉滴注保护肝脑功能的药物。

【预防措施】应密闭生产，管道及反应器保持负压，加强尾气的处理，严格操作规程，定期检查设备，监测环境，发生大量泄漏应立即用氨水喷雾中和，少量可用水蒸发冲散。

第四节　窒息性气体

一、概述

窒息性气体是指吸入人体后，使氧气的供给、摄取、运输和利用发生障碍，造成机体缺氧的气体。根据其毒作用机制，可分为单纯性窒息性气体和化学性窒息性气体两类。

（一）单纯性窒息性气体

此类气体本身无毒或毒性甚低，常见有氮气、甲烷、乙烯、二氧化碳、水蒸气等。它们的浓度过高，空气中氧含量比例下降，导致机体缺氧窒息。大气压在101kPa（760mmHg）时，空气中氧含量为20.96%，氧含量低于16%时即可引起缺氧、呼吸困难表现，低于6%时可迅速造成惊厥、昏迷、死亡。

（二）化学性窒息性气体

1. 血液窒息性气体

血液以化学结合方式携带输送氧气，此类气体阻碍血红蛋白与氧的化学结合能力或妨碍其向组织释放携带的氧，造成组织供氧障碍而窒息。常见的有一氧化碳、一氧化氮以及苯胺、硝基苯等苯的氨基、硝基化合物蒸气等。

2. 细胞窒息性气体

此类气体主要作用于细胞内的呼吸酶使之失活，直接阻碍细胞对氧的摄取、利用，使生物氧化不能进行，引起细胞内缺氧窒息。此类气体主要有硫化氢和氰化物气体。

窒息性气体的主要致病原因是造成机体缺氧。脑对缺氧极为敏感，脑是机体耗氧量最大的组织，尽管脑只占体重的2%左右，但其耗氧量约占总耗氧量的23%，急性缺氧可引起头痛、情绪改变、脑功能障碍，严重者可致脑细胞肿胀、变性、坏死及脑水肿；除中枢神经系统症状外，呼吸及循环系统症状也较早出现，早期呼吸、心跳加快，血压升高，晚期呼吸浅显、血压下降，心动过速，心律不齐。最终出现心衰、休克和呼吸衰竭；此外，还可出现肝、肾功能障碍以及持续严重缺氧引起的二氧化碳麻醉。

（三）处理原则

窒息性气体导致机体损害的机制复杂，故其治疗时需综合处理。除针对病因进行有效的解毒治疗外，脑水肿及其他缺氧性损伤的处理是防治的关键。治疗主要有：

（1）积极纠正脑缺氧：立即给予吸氧，改善脑组织供氧，可用鼻塞、面罩、机械呼吸器、高频正压通气、氧帐等方法。有条件者应尽快使用高压氧治疗，可使血中物理溶解氧提高20倍，并可使脑血管收缩，预防和治疗脑水肿。必要时气管插管切开或给予有效的人工通气和给氧。

（2）降低颅内压和解除脑水肿的措施：①使用肾上腺糖皮质激素；②使用脱水剂；③降低血液黏稠度，改善脑微循环，维持正常的灌注压；④使用钙通道阻滞剂；⑤改善脑组织代谢，促进脑细胞恢复；⑥对症及支持治疗。

二、常见的窒息性气体

（一）一氧化碳

一氧化碳（carbon monoxide，CO），俗称"煤气"，是一种无色、无臭、无味、无刺激性的气体，相对分子质量 28.01，密度 0.967g/L。微溶于水，易燃、易爆，在空气中爆炸极限为 12.5%～74.2%。不易被活性炭吸附。

【职业接触机会】含碳物质不完全燃烧时均可产生一氧化碳。在工业中接触 CO 的作业甚多。主要有煤气制造，炼焦，冶金工业中进行冶炼、铸造及羰化法生产金属，采矿爆破，机械锻造，化工生产中作为原料制备各种化工产品，用油料制氮肥，交通运输使用煤、油料产生燃烧尾气，建筑材料制造、熔烧，家禽孵育，家庭煤炉、燃气热水器、土坑等均可接触较高浓度 CO。CO 中毒是我国发病和死亡人数最多的急性职业中毒。北方地区此类中毒极为常见。

【毒性作用与临床表现】一氧化碳从呼吸道吸收迅速，与血红蛋白结合的能力比氧与血红蛋白的结合能力大 240 倍，形成的一氧化碳血红蛋白（carboxyhemoglobin，HbCO）不仅无携氧的能力，还影响氧合血红蛋白的解离，使血红蛋白氧解离曲线左移，阻碍了氧的释放和传递，导致低氧血症，引起组织缺氧窒息。急性 CO 中毒时，体内血管吻合支少而代谢旺盛的器官如大脑、心脏最易受到损害。

一氧化碳急性中毒，轻度中毒表现出剧烈的头痛、头晕、四肢无力、恶心、呕吐，或出现轻度至中度意识障碍，血液 HbCO 浓度可高于 10%；中度中毒除上述症状外，出现浅至中度昏迷，血液 HbCO 浓度可高于 30%，经抢救恢复后一般无并发症和后遗症；重度中毒出现深度昏迷或去大脑皮层状态，可并发脑水肿、休克或严重的心肌损害、肺水肿、呼吸衰竭、上消化道出血、脑局灶损害、脑皮质基底节和苍白球缺血性坏死、软化以及广泛的脱髓鞘病变等，心肌可见缺血性损害，血液 HbCO 浓度可高于 50%。急性一氧化碳中毒意识障碍恢复后，经 2～60 天的"假愈期"，可出现一氧化碳中毒迟发脑病，出现神经、精神症状。关于慢性影响，尽管对于长期接触低浓度一氧化碳是否会引起慢性中毒尚无定论，但有学者认为可出现神经系统症状，如头痛、头晕、耳鸣、无力、记忆力减退、睡眠障碍等。

【处理原则】急性中毒患者立即脱离现场，移至空气新鲜处，保持呼吸通畅，注意保暖，密切观察意识状态；纠正缺氧，改善脑组织代谢，防治脑水肿；对症支持治疗和对迟发脑病的治疗。

①纠正脑缺氧：为患者提供高流量氧气吸入治疗，条件允许可采取高压氧舱治疗。经鼻塞给予高流量氧气吸入治疗，氧流量保持在 4～6L/min。②换血治疗：针对一氧化碳重度中毒患者，换血是最佳的治疗方法，若患者在接受高压氧舱治疗后，无法达到预期效果，就应当采取换血疗法实施救治。③药物与对症治疗：针对出现呼吸停止的患者，需通过气管插管人工加压给氧或者人工呼吸等方法，帮助其恢复自主呼吸；针对表现出呼吸受到抑制的情况，则需要将气管切开，保持呼吸通畅，并实现对呼吸的改善。若患者血压过低，需为其提供抗休克治疗。在患者急性中毒后 2～4h 是脑水肿发病期，24～48h 将进入高发阶段，为此，针对中重度中毒患者，必须给予其呋塞米、20%甘露醇来预防脑水肿，并尽早为患者提供脑细胞赋能剂。

（二）硫化氢

硫化氢（hydrogen sulfide，H_2S）为无色气体，相对分子质量 34.08，相对密度 1.19，熔点 −82.9℃，沸点 −61.8℃。具有强烈的臭鸡蛋样气味，易溶于水、醇类及石油溶剂，在空气中易燃烧，能与大部分金属形成硫酸盐，对各类织物有很强的吸附性。

【职业接触机会】硫化氢很少作为工业原料使用，多是生产或生活中的废气，在石油开采和炼制，含硫矿石的冶炼，含硫化合物的生产如农药、染料、制药、化纤、橡胶、造纸、皮革、食品加工等行业中，均可有硫化氢产生。含硫有机物腐败产生的硫化氢常导致在清理阴沟、下水道、船舱垃圾污物、粪便发生中毒事故。

【毒性作用与临床表现】硫化氢主要由呼吸道进入人体，消化道也可吸收，皮肤吸收甚慢；具有刺激作用、化学窒息作用及神经毒作用。硫化氢易溶于水，与眼结膜、角膜及上呼吸道黏膜接触后，迅速溶解形成氢硫酸和硫化钠，引起明显的刺激作用，造成眼及上呼吸道炎症。对潮湿的皮肤也有明显刺激作用，出现充血、糜烂、湿疹。硫化氢具有全身毒作用，是细胞色素酶的强抑制剂，造成细胞缺氧窒息。

急性中毒，轻度中毒者表现为眼灼痛、畏光、流泪、有异物感，鼻咽部干燥，咳嗽、咳痰明显，感到头痛、头晕、乏力、恶心，可有轻度至中度意识障碍；中度中毒，上述症状加重，意识障碍明显，表现为浅至中度昏迷；重度中毒，见于吸入高浓度硫化氢后，患者有明显中枢神经系统症状，并反射性引起中枢兴奋，意识障碍明显，呈深昏迷或植物状态，可并发化学性肺水肿、心脏损害、休克、肝肾损害及多脏器衰竭，最后可因呼吸麻痹死亡。若接触极高浓度硫化氢，可引起"电击样"死亡。慢性中毒表现为长期接触硫化氢，可致眼及呼吸道慢性炎症，嗅觉减退，头痛、头晕、乏力、睡眠障碍、记忆力减退等类神经症表现，多汗、皮肤划痕症阳性等自主神经功能障碍表现。

部分严重中毒患者治疗后，可留有后遗症，主要表现为头痛、失眠、记忆力减退、自主神经功能紊乱、紧张焦虑、智力障碍、平衡及运动功能障碍、周围神经损伤等，头颅 CT 显示轻度脑萎缩。

【处理原则】可分为现场急救，氧疗、防治肺水肿和脑水肿，对症支持治疗等步骤和方法。急性轻、中度中毒者痊愈后可恢复原工作，重度中毒者经治疗恢复后应调离原工作岗位。

现场急救：①迅速使患者脱离现场，移到上风侧空气新鲜处，脱去被污染的衣物，注意保暖。②保持呼吸道通畅，有呼吸、心搏骤停者立即进行心肺脑复苏。③不要强拖硬拉，避免造成更大伤害；救出患者后应仔细检查，如有出血、骨折、外伤，要简单合理处置，做好搬运前准备。

院内治疗：①氧疗：根据条件选择供氧方式。②防治肺水肿、脑水肿。③对症支持治疗：加强防治休克措施，防止脑水肿，维持水电解质平衡，纠正酸中毒；预防感染，及早给予抗生素等。

（三）氰化氢

氰化氢（hydrogen cyanide，HCN），相对分子质量 27.02，熔点 −13.2℃，沸点 25.7℃。常态下为无色透明液体，易蒸发，蒸气有苦杏仁味。相对密度 0.94，易在空气中弥散。易溶于水、乙醇和乙醚，水溶液呈酸性，称为氢氰酸（hydrocyanic caid），氰化氢在空气中可燃烧，当含量达到 5.6%～12% 时，具有爆炸性。

【职业接触机会】氰化物种类很多，包括无机氰类和有机氰类，含氰化合物在化学反应中尤其在高温或与酸性物质作用时，能释放出氰化氢气体。氢氰酸制备，电镀、冶金、合成纤维、塑料、橡胶、有机玻璃、制药、染料、油漆、农药等行业均有可能接触氰化物。农业上用作杀虫、灭鼠剂，军事上用于战争毒剂。某些植物如苦杏仁、木薯、白果等也含有氰化物。大量接触可引起严重中毒，甚至死亡。

【毒性作用与临床表现】氰化氢可从呼吸道、皮肤和消化道侵入人体，生产环境中多由呼吸道进入，高浓度时可经无损皮肤吸收。氰化氢的毒作用是其释放的自由氰根（CN⁻）引起，CN⁻抑制呼吸酶，细胞对氧的利用能力丧失而发生细胞窒息或"内窒息"。中枢神经对缺氧最敏感，是氰化物主要的毒性靶器官。

（1）接触反应。接触后出现头痛、头昏、乏力、流泪、流涕、咽干、喉痒等表现，脱离后短时间内恢复。

（2）轻度中毒。头痛、头昏加重，上腹不适、恶心、呕吐、手足麻木、胸闷、呼吸困难、眼及上呼吸道刺激症状。出现意识模糊或嗜睡。可有血清转氨酶升高、心电图或心肌酶谱异常、尿蛋白阳性。

（3）重度中毒。上述症状加重，呼吸困难、发绀、意识丧失、昏迷、全身阵发性强直性抽搐，甚至角弓反张，休克，大小便失禁，呼吸、心跳停止，死亡。除吸入高浓度氰化氢立即发生"电击样"死亡者外，临床大致可分四期：前驱期，呼吸困难期，痉挛期，麻痹期。

（4）慢性影响。长期接触低浓度可见眼及上呼吸道炎症发病率增加，类神经症样表现及自主神经功能紊乱。皮肤接触可出现皮疹及灼伤。

【处理原则】强化车间环境污染控制措施，防止毒物侵入，氧疗，解毒和对症支持治疗。

第五节　有机溶剂

一、概述

【理化特性】有机溶剂是一大类在生活和生产中广泛应用的有机化合物，相对分子质量不大，常温下呈液态。有机溶剂包括多类物质，如链烷烃、烯烃、醇、醛、胺、酯、醚、酮、芳香烃、卤代烃、杂环化物等，多数对人体有一定毒性。大多用作清洗、去油污、稀释和提取剂；许多溶剂也可作中间体以制备其他化学产品。

工业溶剂约 30000 种，具有相似或不同的理化特性和毒作用特点，概括如下：

1）挥发性、可溶性和易燃性

有机溶剂多易挥发，接触途径以吸入为主。脂溶性是有机溶剂的重要特性，这是决定其与神经系统亲和，具有麻醉作用的重要因素；同时又兼具水溶性，故可经皮肤进入体内。多数有机溶剂具有可燃性，如汽油、乙醇等，可用作燃料；有些则属非可燃物，如卤代烃类化合物，用作灭火剂。

2）化学结构

按化学结构将有机溶剂分为若干类（族），同类物的毒性趋于相似，如氯代烃类多具有肝脏毒性，醛类具有刺激性等。基本化学结构为脂肪族、脂环族和芳香族；其功能基团包括卤素、醇类、酮类、乙二醇类、酯类、羧酸类、胺类和酰胺类。

【毒性作用】

1）吸收与分布

大多数有机溶剂吸入后有 40%～80%在肺内滞留，体力劳动可使经肺摄入量增加 2～3 倍。有机溶剂多具脂溶性，故摄入后多分布于富含脂肪的组织，包括神经系统、肝脏等；肥胖者接触有机溶剂后，在体内蓄积量多、排出较慢。此外，大多数有机溶剂可通过胎盘，也可进入母乳，从而影响胎儿和乳儿健康。孕妇及哺乳期妇女应脱离接触有机溶剂的岗位。

2）代谢与排出

不同溶剂的代谢程度各异，有些可充分代谢，有些则几乎不被代谢。代谢对其毒作用起重要作用，如正己烷的毒性与其主要代谢物 2,5-己二酮有关；有些溶剂，如三氯乙烯的代谢，与乙醇相似，可因有限的醇和醛脱氢酶的竞争，而产生毒性的"协同作用"。进入体内的溶剂主要以原形物经呼气排出，少量以代谢物形式经尿排出。多数溶剂的生物半衰期较短，一般为数分钟至数天，故生物蓄积对大多数溶剂说来，不是影响毒作用的重要因素。

【有机溶剂对健康的影响】

1）皮肤

溶剂所致的职业性皮炎，约占职业性皮炎总例数的 20%。有机溶剂几乎全部能使皮肤脱脂或使脂质溶解而成为原发性皮肤刺激物。典型溶剂皮炎具有急性刺激性皮炎的特征，如红斑和水肿；也可见慢性裂纹性湿疹。有少数工业溶剂能引起过敏性接触性皮炎；个别有机溶剂甚至引起严重的剥脱性皮炎（如三氯乙烯）。

2）中枢神经系统

易挥发的脂溶性有机溶剂几乎全部能引起中枢神经系统的抑制，多属非特异性的抑制或全身麻醉。溶剂的脂溶性与麻醉作用密切相关，麻醉作用又与化学物结构有关，如碳链长短、有无卤基或乙醇基取代、是否具有不饱和（双）碳键等。

急性有机溶剂中毒时出现的中枢神经系统抑制症状与酒精中毒相似，表现为：头痛、恶心、呕吐、眩晕、步态不稳、语言不清、倦怠、嗜睡、衰弱、易激怒、神经过敏、抑郁、定向能力障碍，意识错乱或丧失，以致死于呼吸抑制。虽然大多数工业溶剂的生物半衰期较短，24h 内症状大多相应缓解，但大多数情况下，常同时接触多种有机溶剂，它们呈协同作用，使代谢半衰期延长；大量接触后中枢神经系统出现持续脑功能不全，并伴发昏迷，以致脑水肿。

有机溶剂慢性接触可导致慢性神经行为障碍，如性格或情感改变（抑郁、焦虑）、智力功能失调（短期记忆丧失、注意力不集中）等；还可能因小脑受累导致前庭-动眼功能失调。

3）周围神经和脑神经

有机溶剂可引起周围神经损害，但仅有少数溶剂对周围神经系统呈特异毒性。例如，二硫化碳、正己烷及甲基正-丁酮能使远端轴突受累，引起两侧对称、感觉运动神经的混合损害，主要表现为手套、袜子样分布的肢端末梢神经炎和感觉异常及衰弱感；有时出现疼痛和肌肉抽搐，远端反射则多呈抑制。三氯乙烯能引起三叉神经麻痹，多限于三叉神经支配区域的感觉功能丧失。

4）呼吸系统

有机溶剂对呼吸道均有一定刺激作用；高浓度的醇、酮和醛类还会使蛋白变性。接触溶解度高、刺激性强的溶剂如甲醛类主要引起上呼吸道刺激。大量接触溶解度低、刺激性较弱的溶剂，常在呼吸道深部溶解，可引起急性肺水肿。长期接触刺激性较强的溶剂还可致慢性支气管炎。

5）心脏

有机溶剂对心脏的主要影响是心肌对内源性肾上腺素敏感性增强。发生心律不齐，如发生心室颤动，可致猝死。

6）肝脏

在接触剂量大、接触时间长的情况下，任何有机溶剂均可导致肝细胞损害。其中一些具有卤素或硝基取代的有机溶剂，对肝毒性尤其明显。芳香烃（如苯及其同系物）对肝毒性较弱。短期内过量接触四氯化碳时，可产生急性肝损害；而长期较低浓度接触时，工人可出现慢性肝病，包括肝硬化。

7）肾脏

四氯化碳急性中毒时，可出现肾小管坏死性急性肾衰竭。多种溶剂或混合溶剂慢性接触可导致肾小管性功能不全，出现蛋白尿等。溶剂接触还可能与原发性肾小球性肾炎有关。

8）血液

苯可损害造血系统，导致白细胞和全血细胞减少，以至再生障碍性贫血。某些乙二醇醚类能引起溶血性贫血（渗透脆性增加）或再生障碍性贫血（骨髓抑制）。

9）生殖系统

大多数溶剂容易通过胎盘脂质屏障，还可进入睾丸。有些溶剂（如二硫化碳）对女性生殖功能和胎儿的神经系统发育均有影响。

有机溶剂能致癌。在常用溶剂中，苯是经确认的人类致癌物质，可引起急性或慢性白血病。

二、常见的有机溶剂

（一）苯

苯（benzene），C_6H_6，相对分子质量 78，在常温下为带特殊芳香味的无色液体，沸点 80.1℃，极易挥发，蒸气相对密度为 2.77。自燃点为 562.2℃，爆炸极限为 1.4%～8%，易着火。微溶于水，易与乙醇、氯仿、乙醚、汽油、丙酮、二硫化碳等有机溶剂互溶。

【职业接触机会】苯在工农业生产中被广泛使用。它是有机化学合成中常用的原料，如制造苯乙烯、苯酚、药物、农药、合成橡胶、塑料、洗涤剂、染料、炸药等；作为溶剂、萃取剂和稀释剂，用于生药的浸渍、提取、重结晶以及油墨、树脂、人造革、黏胶和油漆等制造；苯的制造，如焦炉气、煤焦油的分馏、石油的裂化重整与乙炔合成苯；用作燃料，如工业汽油中苯的含量可高达 10% 以上。

【毒性作用】苯在生产环境中以蒸气形式由呼吸道进入人体，经皮肤吸收量很少，虽然经消化道吸收完全，但实际意义不大。苯进入体内后，主要分布在含类脂质较多的组织和器官中。一次大量吸入高浓度的苯，大脑、肾上腺与血液中的含量最高；中等量或少量吸入时，骨髓、脂肪和脑组织中含量较多。

进入体内的苯，约有 50%以原形由呼吸道排出，约 10%以原形储存于体内各组织，40%左右在肝脏代谢为酚等。苯代谢产物被转运到骨髓或其他器官，可能表现为骨髓毒性和致白血病作用。

【临床表现】

1）急性中毒

急性苯中毒是因短时间吸入大量苯蒸气引起。主要表现为中枢神经系统的麻醉作用。轻者出现兴奋、欣快感、步态不稳以及头晕、头痛、恶心、呕吐、轻度意识模糊等。重者神志模糊加重，由浅昏迷进入深昏迷状态或出现抽搐。严重者导致呼吸、心跳停止。苯的液体吸入肺内，可引起肺水肿和肺出血。

2）慢性中毒

长期接触低浓度苯可引起慢性中毒，其主要临床表现如下。

（1）神经系统：多数患者表现为头痛、头昏、失眠、记忆力减退等类神经症状，可伴有自主神经系统功能紊乱，如心动过速或过缓，皮肤划痕症阳性，个别病例有肢端麻木和痛觉减退表现。

（2）造血系统：慢性苯中毒主要损害造血系统。有近 5%的轻度中毒者无自觉症状，但血象检查发现异常。重度中毒者常因感染而发热，齿龈、鼻腔、黏膜与皮下常见出血，眼底检查可见视网膜出血。最早和最常见的血象异常是持续性白细胞计数减少，主要是中性粒细胞减少，白细胞分类淋巴细胞相对值可增加到 40%左右。血液涂片可见白细胞有较多的中毒性颗粒、空泡、破碎细胞等。电镜检查可见血小板形态异常。中度中毒者可见红细胞计数偏低或减少；重度中毒者全血细胞明显减少，淋巴细胞百分比相对增高。

慢性苯中毒的骨髓象主要表现为：呈再生障碍性贫血表现；骨髓增生异常综合征。苯可引起各种类型的白血病，苯与急性髓性白血病密切相关。国际癌症研究中心（IARC）已确认苯为人类致癌物。我国也将苯所致白血病列入职业病名单。

（3）其他：经常接触苯，皮肤可脱脂、变干燥、脱屑甚至皲裂，有的出现过敏性湿疹、脱脂性皮炎。苯还可损害生殖系统，女工苯接触可有月经血量增多，经期延长，自然流产、胎儿畸形率增高；苯对免疫系统也有影响。

【预防措施】

（1）以无毒或低毒的物质取代苯。例如，在油漆及制鞋工业中，以汽油、环己烷、甲苯、二甲苯等低毒溶剂作为稀释剂或胶黏剂，以乙醇等作为有机溶剂或萃取剂。

（2）改革工艺和通风排毒。生产过程密闭化、自动化和程序化；安装有充分效果的局部抽风排毒设备。

（3）卫生保健措施。对苯作业现场进行空气中苯浓度的监测。作业工人应加强个人防护，如戴防苯口罩或使用送风式面罩。进行周密的就业前和定期体检，筛检出禁忌证。女工怀孕期及哺乳期必须调离苯作业，以免对胎儿或乳儿产生不良影响。

（4）职业禁忌证。血象指标低于或接近正常值下限者，各种血液病、严重的全身性皮肤病、月经过多或功能失调性子宫出血等不得从事苯污染的工种。

（二）甲苯，二甲苯

甲苯（toluene）、二甲苯（xylene）均为无色透明、有芳香气味、易挥发的液体。甲苯沸点 110.4℃，蒸气相对密度 3.90。二甲苯有邻位、间位和对位三种异构体，其理化特性相近；沸点为 138.4～144.4℃，蒸气相对密度 3.66。均不溶于水，可溶于乙醇、丙酮和氯仿等有机溶剂。

【职业接触机会】用作化工生产的中间体，作为溶剂或稀释剂用于油漆、喷漆、橡胶、皮革等工业，也可作为汽车和航空煤油中的掺加成分。

【毒性作用】甲苯、二甲苯可经呼吸道、皮肤和消化道吸收。吸收后主要分布在含脂丰富的组织，此脂肪组织、肾上腺含量最多，其次为骨髓、脑和肝脏。高浓度甲苯、二甲苯主要对中枢神经系统产生麻醉作用；对皮肤黏膜的刺激作用较苯为强，皮肤接触可引起皮肤红斑、干燥、脱脂及皲裂等，甚至出现结膜炎和角膜炎症状；纯甲苯、二甲苯对血液系统的影响不明显。

【临床表现】

（1）急性中毒。短时间吸入高浓度甲苯和二甲苯可出现中枢神经系统功能障碍和皮肤黏膜刺激症状。轻者表现为头痛、头晕、步态蹒跚、兴奋，并出现轻度呼吸道和眼结膜刺激症状。严重者出现恶心、呕吐、意识模糊、躁动、抽搐，以至昏迷，呼吸道眼结膜出现明显刺激症状。急性甲苯中毒时可伴有肝、肾、心损害，出现中毒性肝病、中毒性肾病和中毒性心脏病。

（2）慢性中毒。长期接触中低浓度甲苯和二甲苯可出现不同程度的头晕、头痛、乏力、睡眠障碍和记忆力减退等症状。末梢血象可出现轻度、暂时性改变，脱离接触后可恢复正常。皮肤接触可致慢性皮炎、皮肤皲裂等。

【预防措施】通过改革工艺和密闭、通风等措施，降低作业环境空气中甲苯、二甲苯浓度，控制在国家卫生标准以下。做好就业前和定期健康检查工作，避免职业禁忌证者如神经系统器质性疾病、明显的神经衰弱综合征、肝脏疾病患者上岗。

（三）二氯乙烷

二氯乙烷（dichloroethane），$C_2H_4Cl_2$，相对分子质量 98.97，室温下为无色液体。有两种同分异构体：1, 2-二氯乙烷为对称异构体（简称对称体），1, 1-二氯乙烷为不对称异构体（简称不对称体）。对称体：沸点 83.5℃，在空气中的爆炸极限为 6.2%～15.9%。不对称体：沸点 57.3℃。二者蒸气相对密度均为 3.4。二者均难溶于水，可溶于乙醇和乙醚。加热分解，可产生光气。二氯乙烷两种异构体常以不同比例共存，对称体属高毒类，不对称体属微毒类。

【职业接触机会】二氯乙烷曾用作麻醉剂，之后发现有杀虫作用，又用作谷物、毛毯等的熏蒸剂。目前主要用作化学合成（如制造氯乙烯单体等）的原料、工业溶剂和黏合剂，还用作纺织、石油、电子工业的脱脂剂，金属部件的清洁剂，咖啡因等的萃取剂等。

【毒性作用与临床表现】二氯乙烷中毒事故的发生多数由吸入对称体所致。对称体 1, 2-二氯乙烷易经呼吸道、消化道和皮肤吸收，其中以呼吸道和消化道吸收为主。主要靶器官为神经系统、肝脏和肾脏。研究发现，1, 2-二氯乙烷可引起中毒性脑病。

（1）急性中毒。急性二氯乙烷中毒是由于短期内吸入高浓度的二氯乙烷蒸气，或因皮肤吸收后引起的以神经系统损害为主的全身性疾病。中毒表现有两个阶段：先兴奋、激动、头痛、恶心，重者很快出现中枢神经系统抑制，神志不清；后以胃肠道症状为主，频繁呕吐、上腹疼痛、血性腹泻，肝脏肿大并有压痛和叩击痛，甚至出现肝坏死，尿中非蛋白氮排出增加，尿蛋白阳性。严重者出现呼吸困难、阵发性抽搐、昏迷、瞳孔扩大、血压下降及酸中毒表现，病理反射出现阳性体征，少数患者肌张力明显下降。二氯乙烷还可引起中毒性脑水肿，其病变部位以脑干为主。

（2）慢性中毒。长期吸入低浓度的二氯乙烷可出现乏力、头晕、失眠等神经衰弱综合征表现，也有恶心、腹泻、呼吸道刺激及肝、肾损害表现。少数患者可见到肌肉和眼球震颤。皮肤接触可引起干燥、脱屑和皮炎。

（3）致癌作用。1998 年国际化学品安全规划署（IPCS）认为 1, 2-二氯乙烷摄入可增加大鼠及小鼠血管肉瘤、胃癌、乳腺癌、肝癌、肺癌及子宫肌瘤的发生率。

【预防措施】

（1）加强密闭、通风，严格控制作业场所空气中的浓度，使空气中 1, 2-二氯乙烷的浓度低于国家卫生标准（时间加权平均浓度 TWA 为 $7mg/m^3$）。加强监测、监护和健康教育。

（2）作业场所定期进行环境监测，强化接触工人的健康监护，对作业工人进行职业健康促进教育。

（3）职业禁忌证。患有神经系统器质性疾病，精神病，肝、肾器质性疾病，全身性皮肤疾病的人员不得从事该项工作。

（四）正己烷

正己烷（*n*-hexane），C_6H_{14}，相对分子质量 86.18，常温下为微有异臭的液体。易挥发，蒸气相对密度为 2.97。沸点 68.74℃，自燃点 225℃，几乎不溶于水，易溶于氯仿、乙醚、乙醇。

【职业接触机会】 正己烷用作提取植物油与合成橡胶的溶剂、试剂和低温温度计的溶液，还用于制造胶水、清漆、黏合剂和其他产品。

【毒性作用与临床表现】 生产环境中正己烷主要以蒸气形式经呼吸道吸收，也可经胃肠道吸收，经皮肤吸收较次要。正己烷进入机体，在体内的分布与器官的脂肪含量有关，主要分布于血液、神经系统、肾脏、脾脏等。

1）急性中毒

急性吸入高浓度的正己烷可出现头晕、头痛、胸闷、眼和上呼吸道黏膜刺激及麻醉症状，甚至意识不清。经口摄入可出现恶心、呕吐、支气管和胃肠道刺激症状，严重者发生中枢性呼吸抑制。人摄入约 50g 可致死。

2）慢性中毒

长期职业性接触，主要引起多发性周围神经损害为主的病变。

（1）神经系统：可引起多发性周围神经病变，其特点为起病隐匿，进展缓慢。四肢远端有程度及范围不等的痛触觉减退，多在肘及膝关节以下，一般呈手套、袜子型分布；腱反射减退或消失；感觉和运动神经传导速度减慢。较重者可累及运动神经，常伴无力、食欲减退和体重减轻；肌肉痉挛样疼痛；肌力下降。部分有肌萎缩，以四肢远端较为明显。神经肌电图检查显示不同程度的神经元损害。神经活检，电镜见轴突肿胀、脱髓鞘、轴索变性以及神经微丝积聚。严重者视觉和记忆功能缺损。停止接触毒物后，一般轻、中度病例运动神经功能可以改善，而感觉神经功能障碍难以完全恢复。正己烷还可引起帕金森病。

（2）心血管系统：表现为心律不齐，特别是心室颤动，心肌细胞受损，心肌细胞内镁和钾离子水平降低，但镁和钾离子水平纠正后，心室颤动阈值仍很低。

（3）其他：正己烷的代谢产物 2,5-己二酮可引起睾丸和附睾体质量降低；血清免疫球蛋白 IgG、IgM、IgA 的水平受到抑制。

【预防措施】

（1）完善管理。正己烷的消耗量及其在混合溶剂中的含量迅速增加，中毒病例时有发生。因此，应提高防范意识，完善职业卫生监督管理，加强健康教育。

（2）控制接触浓度。通过改革工艺，加强通风等措施，降低空气中正己烷浓度。

（3）加强个人防护与健康监护。应穿防护服，严禁用正己烷洗手。建立就业前和定期体检制度，对患有神经系统和心血管系统疾病的作业工人，应密切观察。定期体检应特别注意周围神经系统的检查。

（五）二硫化碳

二硫化碳（carbon disulfide），CS_2，相对分子质量 76.14，为易挥发的液体。纯品无色，具醚样气味，工业品为黄色，有烂萝卜气味。沸点 46.3℃。蒸气相对密度 2.6，与空气形成易燃混合物，爆炸下限和上限分别为 1.0%和 50.0%。几乎不溶于水，可与脂肪、乙醇、醚及其他有机溶剂混溶。

【职业接触机会】CS_2 主要用于黏胶纤维生产以及玻璃纸和橡胶硫化等工业。此外也用于矿石浮选、制造四氯化碳、防水胶、谷物熏蒸、精制石蜡、石油以及作为溶剂用于溶解脂肪、清漆、树脂等。

【毒性作用】CS_2 通过呼吸道和皮肤进入体内，但皮肤摄入量较少，常可以忽略。吸入的 CS_2 有 40%被吸收。吸收的 CS_2 有 10%～30%从呼气中排出，以原形从尿液中排出者不足 1%，也有少量从母乳、唾液和汗液中排出；70%～90%在体内转化，以代谢产物的形式从尿中排出。CS_2 与金属离子络合，干扰细胞的能量代谢；干扰维生素 B_6 代谢；与蛋白质共价交联导致神经病变及影响儿茶酚胺代谢等引起以神经系统病变为主的急慢性中毒。

【临床表现】

1）急性中毒

发生于短时间吸入高浓度（3000～5000mg/m³）CS_2，可出现明显的神经精神症状和体征，如兴奋、难以控制的激怒、情绪迅速改变，出现谵妄性躁狂、幻觉妄想、自杀倾向以及记忆障碍、严重失眠、噩梦、食欲丧失、胃肠紊乱、全身无力并影响性功能。目前，由于作业条件改变，职业接触所致急性中毒已很少发生。

2）慢性中毒

（1）神经系统：包括中枢和外周神经损伤，毒作用表现多样，可从轻微的易疲劳、嗜睡、乏力、记忆力减退到严重的神经精神障碍；外周神经病变为感觉运动型病变，常由远及近、由外至内进行发展，表现为感觉缺失、肌张力减退、行走困难、肌肉萎缩等。外周与中枢神经病变常同时存在。CT 检查显示接触浓度达 30～60mg/m³ 时工人有局部和弥漫性脑萎缩表现，肌电图检测可见外周神经病变，神经传导速度减慢。重度中毒时出现中毒性脑病，表现如小脑性共济失调、帕金森病、锥体束征（偏瘫、假性延髓麻痹）；或表现中毒性精神病，如出现易怒、抑郁、定向力障碍、幻觉、妄想，甚至可出现躁狂性或抑郁性精神病。神经行为测试表明，长期接触 CS_2 可致警觉力、智力活动、情绪控制能力、运动速度及运动功能方面的障碍。

（2）视觉系统：CS_2 可引起眼底形态学改变，灶性出血、渗出性病变、视神经萎缩、球后视神经炎、微血管动脉瘤和血管硬化。同时，色觉、暗适应、瞳孔对光反射、视敏度以及眼睑、眼球能动性等均有改变。

CS_2为多器官亲和性毒物，对心血管系统、生殖、消化、内分泌等其他系统也有一定影响。

【预防措施】加强生产设备的密闭，采用吸风装置，使车间空气中CS_2浓度控制在卫生标准以内，我国现行车间空气中CS_2时间加权平均浓度（TWA）为$5mg/m^3$。

加强作业环境监测，做好就业前体检和定期健康检查，积极开展职业健康促进工作，提高工人自我保护意识。

（六）甲醛

甲醛（formaldehyde）又名蚁醛，H_2CO，相对分子质量30.03，相对密度0.815，沸点$-21℃$，常温、常压下为无色、有特殊刺激性气味的气体。易燃，易溶于水、醇和醚。其37%水溶液称"福尔马林"。

【职业接触机会】甲醛用途广泛，在制造合成树脂、表面活性剂、塑料、橡胶、鞣革、造纸、染料、制药、农药、照相胶片、炸药等以及在消毒、熏蒸和防腐过程中均可接触本品，某些胶水中也含有甲醛。

【毒性作用与临床表现】甲醛可经呼吸道吸收，其水溶液"福尔马林"可经消化道吸收。甲醛在呼吸道及消化道黏膜中很快反应，与不同的功能基团结合或开始聚合反应，并很快在各种组织，特别在肝及红细胞中氧化成甲酸从尿中排出。短期内接触高浓度甲醛蒸气可引起以眼、呼吸系统损害为主的全身性疾病。轻度中毒有视物模糊、头晕、头痛、乏力等症状，检查可见结膜、咽部明显充血、胸部听诊呼吸音粗糙或闻及干啰音。X线检查无重要阳性发现。重者可出现喉水肿及窒息、肺水肿、支气管哮喘及肝肾损伤。对皮肤有致敏作用。

【预防措施】改进工艺，生产设备密闭化，作业环境加强通风和局部换气，提高自动化程度；避免皮肤直接接触甲醛溶液；加强作业环境监测，做好就业前体检和定期健康检查，有呼吸系统疾病、皮肤疾病、眼病及对甲醛过敏者，不应从事接触甲醛的职业。

（七）四氯化碳

四氯化碳（carbon tetrachloride）别名四氯甲烷，CCl_4，相对分子质量153.84，相对密度1.595，沸点76.7℃，为无色、易挥发、不易燃的油状液体。四氯化碳接触火焰或高热物体可形成光气等，使毒性增加。

【职业接触机会】四氯化碳用途广泛，可作为化工原料制造氯氟甲烷、氯仿等多种药物；作为有机溶剂，用于油、脂肪、蜡、橡胶、油漆、沥青和树脂；也用于灭火剂、熏蒸剂以及用来清洗机械零部件、电子元件等。

【毒性作用与临床表现】四氯化碳可经呼吸道、消化道和皮肤吸收。急性中毒引起以中枢神经系统、肝脏和肾脏损害为主的全身性疾病。长期服用苯巴比妥药物和饮酒者因体内代谢酶诱导剂的作用，可使四氯化碳的毒性增强。此外，四氯化碳可增加心肌对肾上腺素的敏感性，引起严重的心律失常。人口服$3\sim5mL$可中毒，吸入浓度$150\sim200g/m^3$可在$0.5\sim1h$出现生命危险。

【预防措施】要避免四氯化碳与火焰或高热物体接触；改进工艺，生产设备密闭化，作业环境加强通风和局部换气，提高自动化程度；加强个人防护，进入高浓度四氯化碳作业场所必须戴防毒面具；接触四氯化碳的人员不要饮酒，以免加重中毒症状；加强作业环境监测，做好就业前体检，凡有肝、肾疾患者不宜接触四氯化碳。

（八）三氯乙烯

三氯乙烯（trichloroethylene），C_2HCl_3，相对分子质量131.36，相对密度1.462，沸点86.7℃，是一种无色、略带甜味、易挥发的液体。不溶于水，溶于乙醇、乙醚等有机溶剂。有似氯仿的气味，遇火焰或紫外线分解，产物有氯化氢和光气。

【职业接触机会】三氯乙烯主要用于金属部件去油污和冷清洗、纺织物干洗、有机合成、印刷油墨、黏合剂、去污剂、改正液等以及作为有机溶剂，用于油、脂肪、蜡等，生产三氯乙烯及从事上述作业的人员都会接触到三氯乙烯。

【毒性作用与临床表现】三氯乙烯可经呼吸道、消化道和皮肤吸收。三氯乙烯主要损害中枢神经系统，也可累及脑神经、心、肝、肾。急性中毒主要表现为头昏、头痛、乏力、心悸、胸闷、恶心、呕吐、食欲减退等，重者可有意识模糊、嗜睡状态、朦胧状态、谵妄状态或昏迷，三叉神经损害及肝或肾损害。

【预防措施】要避免三氯乙烯与明火接触，以免产生光气；改进工艺，生产设备密闭化，作业环境加强通风和局部换气，提高自动化程度；做好就业前体检，有神经系统疾患及明显心、肝、肾疾患者不宜从事接触三氯乙烯的作业。

（九）汽油

汽油（gasoline）为无色或淡黄色，具有特殊臭味的液体。蒸气相对密度3～3.5。易挥发、易爆、易燃，易溶于苯、醇和二硫化碳等有机溶剂，溶于脂肪，不溶于水。其主要成分为脂肪烃。

【职业接触机会】职业接触汽油的机会大致可分为燃油汽油和溶剂汽油。职业性溶剂汽油的主要接触行业有制革、制鞋、橡胶制品、轮胎、清洗机械零件、炼油和油库等。

【毒性作用与临床表现】汽油主要以蒸气形式经呼吸道吸入，也可因口吸汽油管经口吸入肺内。汽油具有去脂作用，能引起中枢系统细胞内类脂质平衡障碍，对其有麻醉作用，使中枢及自主神经功能紊乱。急性中毒以神经或精神症状为主，误将汽油吸入呼吸道可引起吸入性肺炎；慢性中毒主要表现为神经衰弱综合征、自主神经功能紊乱和中毒性周围神经病。

【预防措施】对有汽油蒸气逸散的作业场所应加强通风和换气；加强个人防护，进入汽油槽车一类场所时，应穿防护服、戴防毒面具；严禁用口吸汽油管；患有神经系统疾病、过敏性皮炎者，不得从事高浓度汽油的工作。

第六节　苯的氨基和硝基化合物

一、概述

苯的氨基、硝基化合物又称芳香族氨基和硝基化合物，是苯及其同系物的苯环不同位置上的氢原子被氨基（—NH_2）或硝基（—NO_2）取代，即成为苯的氨基、硝基化合物。由于卤素（主要为氯）或烃基（甲基、乙基等）可与氨基或硝基共存于苯环上，因此可形成很多种化合物。常见的苯的氨基和硝基化合物有苯胺、对苯二胺、联苯胺、二硝基甲苯、三硝基甲苯和硝基氯苯等。其中最基本的代表是苯胺和硝基苯。

二、理化特性

苯的氨基、硝基化合物在常温下大多数呈固体或液体状，沸点高，挥发性低，难溶或不溶于水，易溶于脂肪和有机溶剂。几种常见的苯的氨基和硝基化合物的理化特性见表 5-1。

表 5-1　几种常见的苯的氨基和硝基化合物的理化特性

名称	分子结构	物态	熔点/℃	沸点/℃
苯胺	$C_6H_5NH_2$	液体	-6.2	184.4
对硝基苯胺	$NH_2C_6H_4NO_2$	固体	146~147	—
硝基苯	$C_6H_5NO_2$	液体	5.6~5.7	210.9
二硝基苯	$C_6H_4(NO_2)_2$	固体	89.8	291.0
对硝基甲苯	$CH_3C_6H_4NO_2$	固体	54.5	238.0
对硝基氯苯	$ClC_6C_4NO_2$	固体	83~84	242.0
二硝基酚	$HOC_6H_3(NO_2)_2$	固体	114~115	升华
三硝基甲苯	$CH_3C_6H_2(NO_2)_3$	固体	82.0	不到沸点即爆炸
对苯二胺	$C_6H_4(NH_2)_2$	固体	140.0	297.0
对氨基苯酚	$HOC_6H_4NH_2$	固体	184.6	升华
联苯胺	$H_2NC_6H_4C_6H_4NH_2$	固体	127.5~128.7	400~401
硝基苯酚	$NO_2C_6H_4OH$	固体	45	214.5
三硝基苯甲硝胺	$(NO_2)_3C_6H_2N(CH_3)NO_2$	固体	130	187（爆炸）
硝基氯苯	$ClC_6H_4NO_2$	固体	46	236
三硝基苯酚	$C_6H_2OH(NO_2)_3$	固体	124	300 以上爆炸
二硝基氯苯	$ClC_6H_3(NO_2)_2$	固体	36.3	315

三、主要接触机会

苯的氨基、硝基化合物是化工生产的重要原料或中间体，广泛应用于染料、农药、橡胶、塑料、油漆、合成树脂、合成纤维、香料、油墨、鞋油等工业中。苯胺还应用于制药工业。三硝基甲苯作为炸药广泛应用于国防、采矿、开掘隧道中。生产及使用过程中均有可能接触。

四、毒性作用和临床表现

（一）进入途径与代谢

在生产条件下，这类化合物主要以粉尘或蒸气的形态存在于空气中，可经呼吸道和完整无损的皮肤吸收。一般来说，脂溶性大的化合物吸收快，液体比固体易吸收，尤其是液体化合物经皮肤吸收而引起中毒占有主要地位。夏季，皮肤出汗、充血，更能促进毒物的吸收。

苯的氨基、硝基化合物在体内的代谢，初期是不同的，苯胺先经氧化，而硝基苯先经还原，苯胺转化快，硝基苯转化慢，最后代谢产物均为对氨基酚，经肾随尿排出。因此，尿中对氨基酚的测定可作为接触指标。硝基苯中毒时，尿中尚可排出少量的硝基酚。

三硝基甲苯进入人体后，一部分以原形由尿排出，一部分氧化成三硝基甲醇后，再还原为2,6-二硝基-4-氨基甲醇；另一部分则还原为2,6-二硝基-4-羟氨甲苯和2,6-二硝基-4-氨基甲苯，最终，经肾从尿中排出。故尿中三硝基甲苯代谢产物 2,6-二硝基-4-氨基甲苯的测定，可作为三硝基甲苯机体的吸收指征。

（二）毒性及中毒机制

苯的氨基、硝基化合物的毒性作用，由于苯环上所代入的氨基或硝基的位置和数目不同而有所不同，其毒性也不相同。如苯胺形成高铁血红蛋白较迅速；邻甲苯胺可引起血尿；硝基苯对神经系统作用明显；三硝基甲苯对肝和眼晶体产生明显损害；联苯胺和萘胺可致膀胱癌等。一般取代的氨基或硝基的数目越多，则毒性也越大。这类化合物的毒作用有许多共同特性。

1. 血液损害

1）形成高铁血红蛋白

以苯胺和硝基苯最为典型。正常情况下，血红蛋白含二价铁（Fe^{2+}），并能与氧结合形成氧合血红蛋白，故有携带氧的功能。当这类物质进入血液后，则可使血红蛋白的二价铁氧化为三价铁，并与羟基牢固结合而不易分离，因而失去携氧能力，同时也阻止了氧与血红蛋白的结合，造成机体组织缺氧。因为血红蛋白分子内只要有一个三价铁（Fe^{3+}）存在，就可以使其他二价铁对氧的亲和力大大加强，使氧不易从血红蛋白释放到组织中去。高铁血红蛋白形成的机制可分为直接和间接两种。直接氧化物主要有苯肼、苯醌、亚硝酸盐和硝化甘油等。多数苯的氨基、硝基化合物为间接高铁血红蛋白形成剂，即在体内需经代谢转化形成某些中间产物才有此作用，如苯胺和硝基苯的中间代谢产物苯胲和苯醌亚胺都有较强的高铁血红蛋白形成能力。仅有少数，如对硝基氯苯、对氨基苯酚等可直接形成高铁血红蛋白。这类化合物形成高铁血红蛋白的能力差异很大，其次序为硝基苯胺＞苯胺＞硝基氯苯＞二硝基苯＞三硝基甲苯＞二硝基甲苯。此外，有些如二硝基酚、联苯胺等则不能形成高铁血红蛋白。若大量生成高铁血红蛋白，超过了生理还原能力时，则出现化学性发绀。

2）溶血作用

正常红细胞的生存，需要不断供给还原型谷胱甘肽（GSH）以维持细胞膜的正常功能。由于高铁血红蛋白的形成，还原型谷胱甘肽减少，使红细胞膜破裂溶血。此外，毒物及代谢产物直接作用于珠蛋白分子中的巯基，使珠蛋白变性，形成沉淀物出现于红细胞中，即变性珠蛋白小体，也称赫恩氏小体。中毒后 2～4 天左右计数可达高峰，7 天左右才完全消失，其出现的多少和早晚常与毒物的性质和中毒的严重程度有关。溶血作用与高铁血红蛋白形成也有一定的关系，但程度上并不平行。表 5-2 列出几种芳香族硝基化合物血液毒性比较。

表 5-2　几种芳香族硝基化合物血液毒性比较

化合物	形成高铁血红蛋白（发绀）作用	溶血作用	总毒性评价
硝基苯	3	1	2
硝基甲苯	5	3	5
硝基氯苯	4	2	3
二硝基苯	1	4	1
二硝基甲苯	5	6	5
硝基苯胺	2	5	4
1-硝基萘胺	6	6	6
硝基氯甲苯	6	5	6

2. 肝脏损害

苯的氨基、硝基化合物常引起肝损害，如三硝基甲苯、硝基苯、二硝基苯、硝基苯胺等，可直接作用于肝细胞，引起中毒性肝病及肝脂肪变性。中毒性肝病与一般病毒性肝炎的鉴别相比有一定的困难，需结合现场调查及有关的实验室检查进行全面综合的分析。有些如间苯二胺、硝基苯胺、对硝基氯苯等则由于溶血作用，胆红素、血红蛋白、含铁血黄素等红细胞破坏分解产物沉积于肝脏，引起继发性肝损害。但其病程一般较短，恢复较快。

3. 晶体损害

三硝基甲苯（TNT）、二硝基酚、二硝基邻甲酚及环三次甲基三硝苯胺（黑索金）可致晶体损害，引起中毒性白内障。病变特点是先侵犯晶体的周边部，早期表现为周边部的点状混浊，皮质透明度降低，以后发展为周边环形混浊，中心部盘状混浊，逐渐发展成白内障，视力明显减退，停止接触毒物后，晶体病变仍可继续加重。

4. 皮肤损害和致敏作用

有些化合物对皮肤有强烈的刺激作用和致敏作用。如反复接触二硝基氯苯、三硝基甲苯，皮肤接触部位可产生灼痛、红斑、后疱疹，严重者可出现局部细胞坏死，继发溃疡。若长期刺激可发生角质增生。有些化合物如二硝基氯苯、三硝基酚等尚有致敏作用，可能是由于毒物与表皮内的某些氨基酸相结合而形成致敏原的结果。

5. 神经系统损害

由于这类化合物脂溶性强，极易侵害富含类脂质的神经系统。重症中毒患者可能出现神经细胞脂肪变性，视神经区受损，可出现视神经炎、视神经周围炎等。

6. 泌尿系统损害

多数是由于氨基、硝基化合物引起大量溶血，红细胞破坏后的溶解产物如血红蛋白及胆色素等沉积于肾脏，间接地导致继发性肾脏损害。有的也可直接作用于肾脏，引起肾小球、肾小管变性、坏死。例如，邻硝基乙苯可直接损伤肾脏导致血尿。邻甲苯胺和对甲苯胺可致一时性血尿。急性苯胺中毒可出现尿道刺激症状。5-氯邻甲苯胺可致出血性膀胱炎。

7. 致癌作用

苯的氨基化合物具有致癌作用。目前公认的 α-萘胺、β-萘胺和联苯胺可引起职业性膀胱癌，其中以 β-萘胺致癌性最强，α-萘胺致癌性最弱。动物实验发现金胺是致肝癌物质，4-氨基联苯能致肝和膀胱肿瘤。

五、预防措施

1. 以无毒或低毒物质代替有毒物质

以无毒或低毒物质代替有毒物质或禁止使用剧毒物质，如用硝基苯加氢法代替铁粉还原法生产苯胺，可杜绝工人因进入反应锅内去除铁泥而引起的急性中毒。

2. 污染控制措施

建立安全生产制度，严格遵守操作规程，防止跑、冒、滴、漏，杜绝事故发生；对毒物发生源应加强密闭和通风排毒措施，生产设备应密闭化、自动化，及时排出有毒蒸气及粉尘；矿山爆破后，应通风一定时间，待粉尘（TNT）降低后才可进入操作。定期检测车间空气中毒物的浓度，采取措施使车间空气毒物的浓度低于国家最高允许浓度标准。

3. 加强个人防护

由于这类化合物易经皮肤和呼吸道吸收，因此应合理使用工作服、口罩、防毒面具及手套等个人防护用品，工作时要穿"三紧"工作服（袖口、领口和裤口三紧），工作后彻底淋浴。三硝基甲苯污染手时，可用 5%亚硫酸钠洗手，或用 10%亚硫酸钾肥皂洗手，该品遇三硝基甲苯变为红色，将红色全部洗净，表示皮肤污染已去除。也可用浸过 9∶1 的乙醇、氢氧化钠溶液的棉球擦手，如不出现黄色，则表示三硝基甲苯污染已清除；苯胺污染手时，可用 75%乙醇或肥皂水洗擦。车间应有淋浴设备，便于工人下班后淋浴，但水温不应超过 40℃。

4. 上岗前及定期体格检查

接触苯的氨基、硝基化合物的工人，应进行就业前体检及每年一次的定期体检。凡有肝和肾疾病、血液病、葡萄糖-6-磷酸脱氢酶（G-6-PD）缺陷者以及慢性皮肤病，如经久不愈的慢性湿疹、银屑病等，不宜从事此类作业。肝胆疾病、各种血液病、各种原因引起的晶状体混浊或白内障以及全身性皮肤病，不宜从事接触三硝基甲苯的作业。

六、常见苯的氨基和硝基化合物

（一）苯胺

【理化特性】苯胺（aminobenzene，$C_6H_5NH_2$）又称阿尼林（aniline）、氨基苯等。纯品为易挥发、具有特殊臭味、无色、油状液体，久置颜色可变为棕色。相对分子质量 93.1，溶点

−6.2℃，沸点 184.3℃，蒸气密度 3.22g/L，略溶于水，易溶于苯、乙醇、乙醚、氯仿等。呈碱性，能与硫酸或盐酸化合成硫酸盐或盐酸盐。

【职业接触机会】 自然界中少量存在于煤焦油中。工业所用的苯胺均是以硝基苯为原料人工合成的。苯胺广泛用于印染、制造染料及染料中间体、橡胶促进剂及抗氧化剂、照相显影剂、光学涂白剂、塑料、离子交换树脂、香水、药物合成等工业。在生产过程中苯胺挥发或加热时其蒸气可经呼吸道吸入；在苯胺分装、搬运及运输中，液体泄漏或容器破裂沾污皮肤，可引起急性中毒。

【毒性作用】

苯胺可经皮肤、呼吸道和消化道进入，但经皮吸收是中毒的主要途径。液体及其蒸气都可经皮吸收，气温升高时，吸收率明显增加。苯胺吸收量增加，其代谢物对氨基酚也相应地增加，故接触苯胺的工人，尿中对氨基酚量常与血中高铁血红蛋白的量呈平行关系。苯胺的主要毒性是其代谢中间产物苯羟基胺，其有很强的高铁血红蛋白形成能力，使血红蛋白失去携氧功能，造成机体组织缺氧；产生溶血性贫血；引起中枢神经系统、心血管系统及其他脏器的一系列损害。毒作用表现与血液中高铁血红蛋白的量有关。

【临床表现】

（1）急性中毒。短时间内吸收较大量苯胺，可引起急性中毒，以夏季为多见，主要表现为高铁血红蛋白血症引起的缺氧和发绀。急性中毒早期最先见于口唇周围呈紫蓝色，随中毒加深，可扩展到鼻尖、指端、耳郭及颜面等部位。其色调与一般缺氧所见的发绀不同，呈蓝灰色，称为化学性发绀。当血中高铁血红蛋白占血红蛋白总量的 15%时，即可出现明显发绀，但无自觉症状。当高铁血红蛋白增高达 30%以上时，出现头痛、头昏、恶心、乏力、手指麻木、全身酸痛、视物模糊、嗜睡、腱反射亢进和轻度溶血性贫血等症状。高铁血红蛋白升至 50%以上时，患者颜面呈灰淡蓝色，尿呈葡萄酒色或暗褐色，出现呼吸困难、胸闷、心悸、恶心、呕吐、精神恍惚、抽搐等，进一步可发生休克、心律失常，以至昏迷、瞳孔散大、反应消失。中毒严重者 4 天左右可出现不同程度的溶血性贫血；2～7 天可发生肝、肾、心脏损害和中枢神经系统症状，出现溶血性黄疸、中毒性肝病和膀胱刺激症状等；肾脏受损时，出现少尿、蛋白尿、血尿等，可发生急性肾衰竭；少数可见心肌损害。

（2）慢性中毒。长期慢性接触苯胺可有类神经症和自主神经紊乱，表现为头晕、头痛、失眠、多梦、记忆力减退、倦乏无力以及恶心、腹胀、食欲不振、心悸、气短等症状；轻度发绀、溶血性贫血和肝脾肿大、肝功能异常、红细胞出现赫恩氏小体；皮肤经常接触苯胺蒸气后，可发生湿疹、皮炎等。

（二）三硝基甲苯

【理化特性】 三硝基甲苯（trinitrotoluene，TNT）分子式为 $C_6H_2CH_3(NO_2)_3$，有六种同分异构体，本品为 α-异构体，即 2,4,6-三硝基甲苯，又称黄色炸药，为灰黄色单斜晶体。相对分子质量 227.13，熔点 80.65℃，相对密度 1.654，沸点 240℃（爆炸）。本品易溶于丙酮、苯、乙酸甲酯、甲苯、氯仿、乙醚，极难溶于水。三硝基甲苯突然受热容易爆炸。

【职业接触机会】 三硝基甲苯作为炸药，广泛应用于国防、采矿、开凿隧道中。在粉碎、球磨、过筛、配料、装药等生产工艺过程中都可接触大量 TNT 粉尘及蒸气。在运输、保管及使用过程中，都可接触 TNT 粉尘。TNT 还用作照相药品和染料的中间体。

【毒性作用】三硝基甲苯可经皮肤、呼吸道及消化道进入机体。在职业接触条件下，主要经皮肤和呼吸道吸收。气温高、湿度大时，附着于皮肤的 TNT 粉尘极易经皮吸收。经皮肤吸收是 TNT 职业接触的主要吸收途径；在生产硝铵炸药时，由于硝酸铵具有吸湿性，一旦污染皮肤，更易加速经皮吸收。

接触 TNT 的工人尿内 4-氨基-2,6-二硝基甲苯（4-A）含量最高，也有一定量的原形 TNT，因此尿 4-A 和原形 TNT 含量可作为生物监测指标。

晶体是 TNT 慢性损害的主要靶器官之一，主要表现为中毒性白内障。肝脏是 TNT 毒作用的主要靶器官，对肝损害的急性病理改变主要是肝细胞坏死和脂肪变性；慢性改变主要是肝细胞再生和纤维增生。长期高浓度 TNT 接触可导致再生障碍性贫血等血液方面的改变以及男工的睾酮降低，精子形成受损，女工月经异常率增加等。

【临床表现】在生产条件下，TNT 急性中毒很少见到，以慢性中毒为主。

（1）急性中毒。接触高浓度 TNT 粉尘或蒸气可引起急性中毒，轻度中毒时，患者可有头晕、头痛、恶心、呕吐、食欲不振、上腹部及右季肋部痛，尿急、尿频、尿痛，面色苍白，口唇呈蓝紫色，可逐渐扩展到鼻尖、耳壳、指（趾）端。重度中毒者，除上述症状加重以外，尚有神志不清，呼吸浅表、频速，偶有惊厥，甚至大小便失禁，瞳孔散大，对光反应消失，角膜及腱反射消失。严重者可因呼吸麻痹死亡。

（2）慢性中毒。长期接触 TNT 可致慢性中毒，主要表现为肝损害，白内障，血液改变，皮肤改变，生殖功能影响和神经系统、泌尿系统、循环系统及免疫功能改变。

【预防措施】轻度中毒应立即调离原作业并休息治疗，治愈后一般应调离可能存在肝脏损害的作业；中度中毒应住院积极治疗，治愈后应调离有害有毒作业；重度中毒应予较长时间休息，治疗后明显好转者在健康情况许可下，可适当安排无毒害的轻工作。

眼晶体有可疑损害者可一年复查一次。一旦诊断为职业性三硝基甲苯白内障，按白内障常规治疗处理。视力发生确切影响者，应脱离三硝基甲苯接触。已有晶体混浊，而无明显功能损害者，也应酌情调换其他工作。对晶体混浊，视力或视野明显受损者，应适当安排休息或从事轻工作。

第七节　高分子化合物生产中的毒物

一、概述

高分子化合物简称高分子。化学组成很简单，都是由一种或几种单体，经聚合或缩聚而成，故又称聚合物。其相对分子质量高达几千至几百万，一般范围在 $10^4 \sim 10^7$。聚合是指许多单体连接起来形成高分子化合物的过程，此过程中不析出任何副产品，如聚乙烯，是由许多单体乙烯分子聚合而成。缩聚是指单体间首先缩合析出一分子的水、氨、氯化氢或醇以后，再聚合为高分子化合物的过程，如酚醛树脂，是由苯酚与甲醛缩聚而成。

高分子化合物可分为天然高分子化合物和合成高分子化合物。天然的如蛋白质、核酸、纤维素、羊毛、棉、丝、天然橡胶、淀粉；合成的高分子化合物，如合成橡胶、合成纤维、合成树脂等。下文重点介绍合成高分子化合物。

二、职业接触机会

高分子化合物具有强度高、质量轻、隔热、隔音、透光、绝缘性能好、耐腐蚀、成品无毒或毒性很小等特性。在机械、力学、热学、声学、光学、电学等许多方面表现出优异性能。半个世纪以来，高分子化学工业在数量和品种上迅速增加，其应用形式主要包括五大类：塑料、合成纤维、合成橡胶、涂料和胶黏剂等。广泛应用于工业、农业、化工、建筑、通信、国防、日常生活用品等方面，也应用于医学领域，如一次性注射器、输液器、各种纤维导管、血浆增容剂、人工肾、人工心脏瓣膜等。另外，在功能高分子材料，如光导纤维、感光高分子材料、高分子分离膜、高分子液晶、超电导高分子材料、仿生高分子材料和医用高分子材料等方面的应用、研究日益活跃。

高分子化合物的生产分为四个部分：①生产基本的化工原料；②合成单体；③单体聚合或缩聚；④聚合物树脂的加工塑制和制品的应用。例如，聚氯乙烯塑料的生产过程，先由石油裂解气乙烯与氯气作用生成二氯乙烯，再裂解生成氯乙烯，然后经聚合成为聚氯乙烯树脂，再将树脂加工为成品，如薄膜、管道、日用品等；腈纶的生产过程，先由石油裂解气丙烯与氨作用，生成丙烯腈单体，再聚合为聚丙烯腈，经纺丝制成腈纶纤维，然后织成各种织物。

高分子化合物的基本生产原料有：煤焦油、天然气、石油裂解气和少数农用副产品等。以石油裂解气应用最多，主要有不饱和烯烃和芳香烃类化合物，如乙烯、丙烯、丁二烯、苯、甲苯、二甲苯等。常用的单体多为不饱和烯烃、芳香烃及其卤代化合物、氰类、二醇和二胺类化合物，这些化合物多数对人体健康可产生不良影响。

高分子化合物生产过程中可接触到不同类型的毒物：①生产基本的化工原料、合成单体、单体聚合或缩聚生产过程；②生产中的助剂；③树脂、氟塑料在加工、受热时产生的毒物。

三、毒性作用

一般来说，高分子化合物的成品无毒或毒性很小。其毒性主要取决于所含游离单体的量和助剂的种类。例如，脲醛树脂对皮肤的刺激作用大于酚醛树脂，是由于含较多的游离单体甲醛。

高分子化合物生产中的职业中毒，多发生于单体制造，如氯乙烯、丙烯腈，接触者可致急、慢性中毒，甚至引起职业性肿瘤。聚四氟乙烯生产中，通过二氟一氯甲烷（F_{22}）高温裂解制取四氟乙烯单体时，裂解气和残液气组分中含有多种有机氟气体，其中八氟异丁烯为剧毒物质，可致接触者急性肺水肿。

在单体生产和聚合过程中，还可接触各种助剂（添加剂），包括催化剂、引发剂（促使聚合反应开始的物质）、调聚剂（调节聚合物的相对分子质量达一定数值）、凝聚剂（使聚合形成的微小胶粒凝聚成粗粒或小块）等。在聚合物树脂加工塑制为成品的成型加工过程中，为了改善聚合物的外观和性能，也要加入各种助剂，如增塑剂（改善聚合物的流动性和延展性）、稳定剂（增加聚合物对光、热、紫外线的稳定性）、固化剂（使聚合物变为固体）、润滑剂、着色剂、发泡剂、填充剂等。由于助剂与聚合物分子大多数只是机械结合，因此很容易从聚合物内部逐渐移行至表面，进而与人体接触或污染水和食物等，影响人体健康。例如，含铅助剂的聚氯乙烯塑料，在使用中可析出铅，不能用来储存食品或包装食品。又如，邻苯二甲酸[2-乙基己基酯（DEHP）]是聚氯乙烯塑料的主要增塑剂，将血液保存在该聚氯乙烯储血袋中 3 周，血液中可检出增塑剂 DEHP 0.5～0.75mg/L；用含增塑剂 DEHP 的聚氯乙烯塑料管做血液透析时，部分患者可产生非特异性肝炎，血液中可析出 10～20mg/L 的 DEHP；改用不含 DEHP 增塑剂的塑料管做透析后，肝炎症状和体征消失。DEHP 对人类为可能的潜在性致癌物。助剂的种类繁多，生产中一般接触量较少，其危害没有生产助剂时严重。助剂中的氯化汞、无机铅盐、磷酸三甲苯酯、二月桂酸二丁锡、偶氮二异丁腈等毒性较高；碳酸酯、邻苯二甲酸酯、硬脂酸盐类等毒性较低；有的助剂如顺丁烯二酸酐、六次甲基四胺、有机铝、有机硅等对皮肤黏膜有强烈的刺激作用。

高分子化合物与空气中的氧接触，并受热、紫外线和机械作用，可被氧化。例如，对聚四氟乙烯加热，从 510℃到 700℃的过程中，热裂解产物中全氟异丁烯的含量可从微量增加至30%，热裂解产物的毒性也随之增高。高分子化合物加工、受热时产生的裂解气和烟雾毒性较大。聚氯乙烯在温度高于 300℃时可裂解为氯化氢和二氧化碳等，600℃时有少量光气、氯气。聚四氟乙烯在高温下可裂解为剧毒的全氟异丁烯、氟光气、氟化氢等，吸入后可致急性肺水肿和化学性肺炎。高分子化合物在燃烧过程中热分解产生各种有毒气体，其中一氧化碳和缺氧是主要危害。含碳、卤族元素（氯、氟）以及含氮的聚合物燃烧时，可生成窒息性或刺激性气体，如一氧化碳、氯化氢、氟化氢、氯气、光气等，吸入后可引起急性中毒。高分子化合物生产中某些化学物质的远期效应有致癌、致突变、致畸作用，近几年兴起的垃圾焚烧，作业工人的健康状况令人关注。

高分子化合物本身无毒或毒性很小，但某些高分子化合物粉尘，可致上呼吸道黏膜刺激症状。酚醛树脂、环氧树脂等对皮肤有原发性刺激或致敏作用。聚氯乙烯等高分子化合物粉尘对肺组织具有轻度致纤维化作用。

四、高分子化合物生产中的常见毒物

（一）氯乙烯

【理化特性】氯乙烯（chloroethylene）又名乙烯基氯（vinyl chloride，VC），分子式为CH_2CHCl，相对分子质量 62.5。常温、常压下为无色气体，略具有芳香气味，加压或在 12～14℃时变为液体，凝固点 -159.7℃，沸点 -13.9℃，蒸气压 403.5kPa（25.7℃），蒸气密度 2.15g/L，闪点 -78℃。微溶于水，可溶于盐水、乙醇、二氯乙烷、轻汽油，极易溶于乙醚、四氯化碳。易燃、易爆，与空气混合时的爆炸极限为 3.6%～26.4%（体积分数）。

【职业接触机会】主要作为制造聚氯乙烯塑料的单体，也可与丙烯腈、乙酸乙烯、偏氯乙烯等制成共聚物，用作绝缘材料、黏合剂、涂料或制造合成纤维、薄膜，还可作为中间体或溶剂。氯乙烯合成过程中，在转化器、分馏塔、储槽、压缩机及聚合反应的聚合釜、离心机处，都可能接触到氯乙烯，特别是进入聚合釜内清洗或抢修时，接触浓度最高。另外在使用聚氯乙烯树脂制造各种制品时也有氯乙烯单体产生。

【毒性作用】氯乙烯主要通过呼吸道吸入其蒸气而进入人体，液体氯乙烯污染皮肤时可部分经皮肤吸收。吸入人体的氯乙烯大部分以原形从呼吸道排出，少部分进入体内，可分布于皮肤、肝脏、肾脏中。在停止接触氯乙烯 10min 内，约有 82% 被排出体外，有时从尿中可检出氯乙烯和氯乙醛。短期吸入较高浓度氯乙烯气体引起以中枢神经系统抑制为主要表现的全身性疾病；较长时期接触氯乙烯气体引起以肝脾损害为主要表现，出现肢端溶骨症、肝血管肉瘤等为特点的全身性疾病。

【临床表现】

（1）急性中毒。由于检修设备或意外事故大量吸入所致，多见于聚合釜清釜工。主要表现为麻醉作用，轻度中毒有醉酒感、眩晕、头痛、恶心、乏力、胸闷、嗜睡、步态蹒跚等。若及时脱离接触，吸入新鲜空气，症状可减轻或消失。重度中毒可发生意识不清、抽搐、持续昏迷甚至死亡。氯乙烯液体污染皮肤，可致局部麻木，随之出现红斑、水肿以致局部坏死等。污染眼部呈明显刺激症状。

（2）慢性中毒。长期接触氯乙烯，对人体健康可产生不同程度的影响，如类神经症、雷诺综合征、周围性神经病、肢端溶骨症、肝脾肿大、肝功能异常、血小板减少等，这些症状也称为"氯乙烯病"或"氯乙烯综合征"。

【预防措施】

（1）改进工艺，降低车间空气中氯乙烯浓度。聚合反应容器采用夹套水冷却装置，防止聚合釜内温度剧升及氯乙烯蒸气逸出。加强设备维护、保养，防止氯乙烯气体外逸。

（2）加强卫生管理及个人防护。强化防火、防爆措施的管理；在出料和清釜时，进釜前必须先进行釜内通风换气，或用高压水或无害溶剂冲洗，并经测定釜内温度和氯乙烯浓度合格后，佩戴防护服和通风式面罩，并在他人监督下，方可入釜清洗。为防止粘釜和减少清釜次数及清釜时间，可在釜内涂以"阻聚剂"。引进自动出料设备，减少出料引起的健康危害。

（3）加强健康监护，每年 1 次体检，接触浓度高者每 1～2 年做手指 X 线检查，并检查肝功能。凡有精神、肝、肾疾病及慢性皮肤病者，不宜从事氯乙烯作业。

（二）含氟塑料

【理化特性】多为白色晶体、颗粒或粉末。多由有机氟化合物经聚合成为不同品种的含氟塑料，如聚四氟乙烯（PTFE）、四氟乙烯和六氟丙烯共聚物（F_{46}）、聚三氟氯乙烯（PCTFE 或 F_3）等。氟塑料化学性能稳定，基本无毒，250℃以下不分解，耐高、低温，耐腐蚀，防辐射，耐摩擦，不导电。但若加温裂解，可产生多种有毒的裂解物，有的甚至是高毒物质。例如，聚四氟乙烯加热到 500～600℃热解主要产生氟光气；用二氟一氯甲烷（F_{22}）在 800℃裂解制备四氟乙烯的过程中，产生的裂解气及残液主要含毒性较大的八氟异丁烯、三氟氯乙烯、六氟丙烯、八氟环丁烷等物质，且随温度升高其形成的氟单体组分不同，毒性也随之增高，如聚合四氟乙烯在 400℃时生成氟光气和氟化氢，450℃时主要为四氟乙烯、六氟丙烯、八氟环丁烷及少量八氟异丁烯，500℃以上时剧毒的八氟异丁烯含量明显上升。

【职业接触机会】含氟塑料广泛用于工业、农业、国防、医学和日用品。聚四氟乙烯占含氟塑料总产量的 85%～90%，其次是全氟乙丙烯和聚三氟氯乙烯。含氟塑料常用于制造塑料薄膜，火箭、飞机的特殊零件，防腐材料，填料，以及医学上的各种导管、心脏瓣膜等。含氟塑料生产过程中接触的有毒物质主要来自单体制备和聚四氟乙烯的加工烧结过程。例如，由二氟一氯甲烷（F_{22}）高温裂解制备四氟乙烯单体时的四氟乙烯及裂解气，其中包括六氟丙烯、八氟正丁烯、三氟氯乙烯、八氟环丁烷、八氟异丁烯等 10 多种组分。这些毒物在裂解过程中以气体方式泄漏，成为生产性接触的主要来源。F_{22} 提取四氟乙烯后的残液中含多种毒物，这些残液若处理不当可引起严重中毒事故。

【毒性作用与临床表现】 有机氟聚合物本身无毒或基本无毒，但某些单体、单体制备中的裂解气、残液气及聚合物的热裂解产物具有一定毒性，有的为剧毒物。其可通过多种途径进入机体，工业上以呼吸道吸入为主，主要经呼吸道和肾脏排出。

生产中产生的氟烯烃类等化合物化学性质不稳定，其分子中含氟原子数目越多，毒性就越大，如八氟异丁烯＞六氟丙烯＞四氟乙烯＞三氟氯乙烯＞二氟乙烯＞氟乙烯。残液气中含有多种氟烷烃和氟烯烃，主要靶器官是肺。通过直接刺激呼吸道和肺泡产生毒作用，引起肺间质和肺泡水肿、支气管及细支气管坏死及随后的纤维性变。毒性作用尤见于氟光气、氟化氢和八氟异丁烯、二氟化氢等，以八氟异丁烯毒性最大。其他组分除三氟氯乙烯有肾毒性外，大多为低毒性。

人长期低浓度接触有机氟可引起骨骼改变，骨密度增高、骨纹增粗等。主要表现为：

（1）急性中毒。见于事故性吸入有机氟裂解气、裂解残液气和聚合物热裂解物。裂解气一般无明显上呼吸道黏膜刺激症状，易被忽视。根据吸入量及裂解气成分不同，一般潜伏期 0.5～24h，以 2～8h 发病最多，也有长达 72h 者。按病情可分为轻、中、重度中毒。

（2）氟聚合物烟尘热。主要为吸入聚四氟乙烯热解物微粒所致，病程经过与金属烟尘热样症状相似；表现为发热、寒战、乏力、头昏、肌肉酸痛等，并伴有头痛、恶心、呕吐、呛咳、胸部紧束感、眼及咽喉干燥等。发热多在吸入后 0.5h 至数小时发生，体温 37.5～39.5℃，持续 4～12h。检查可见眼及咽部充血，或扁桃体肿大，白细胞总数及中性白细胞增高，一般 1～2 天自愈。

（3）慢性中毒。长期接触有机氟树脂生产、加工和使用过程中产生的裂解气和热解产物，可出现不同程度的类神经症，脑电图出现反映中枢神经系统抑制的 θ 慢波增多，α 波节律欠规则。还可见以氟离子形式沉积为特征以及骨质增生等骨骼改变。

【预防措施】

（1）加强污染控制措施。设备经常维护与保养，防止跑、冒、滴、漏；严格掌握聚合物烧结温度，防止超过 450℃，避免或减少剧毒物质产生；烧结炉与一般操作室隔开，加强密闭-通风-排毒，防止热解气外逸。残液储罐要密闭化，防止暴晒；含有机氟化合物的瓶罐，未经处理不得随意开放或排放。对用聚四氟乙烯薄膜包裹的垫圈、管道、阀门等，如需电焊、焊接或高温切割时，应将聚四氟乙烯薄膜去除后方可操作。对含氟残液进行焚烧处理。

（2）加强卫生监督与个人防护。对作业场所空气中毒物浓度监测，将其控制在最高容许浓度以下。保持良好的卫生习惯，在采样、检修或处理残液时必须佩戴供氧式防毒面具。

（3）定期体检，凡有明显的呼吸、心血管系统和肝肾疾病者，均不宜从事有机氟工作。

（三）丙烯腈

【理化特性】 丙烯腈（acarylonitrile，prop-enenitrile，AN）也称乙烯基氰（vinyl cyanide），CH_2CHCN，相对分子质量 53.06，熔点-83.5℃，沸点 77.5～77.9℃，常温常压下为无色透明

易蒸发的液体，密度 0.8060g/cm³（4～20℃），有杏仁样特殊气味，具轻微刺激性；蒸气压为 14.6～15.3kPa（25℃），蒸气密度 1.9g/L，在空气中的饱和浓度为 14.5%（25℃），饱和蒸气密度为 1.13g/L（25℃）；微溶于水（7.3%，20℃），易溶于各种有机溶剂；易燃烧。

【职业接触机会】丙烯腈主要由丙烯与氨、氧在催化剂催化下氧化制得，是制造合成树脂（如 ABS 工程塑料）、合成橡胶（如丁腈橡胶）、合成纤维（如腈纶纤维）等的主要原料，还可用于制造丙烯酸酯，是十分重要的工业毒物和环境污染物。

【毒性作用与临床表现】本品可经呼吸道、胃肠道和完整皮肤吸收。职业中毒主要因吸入丙烯腈蒸气或丙烯腈液体污染皮肤所致；生活性中毒多因误服丙烯腈液体引起。丙烯腈的急性毒性由体内析出氰离子起主要作用，临床和动物实验均可见丙烯腈中毒症状与氢氰酸中毒十分相似，使用氰化物解毒剂治疗有效。丙烯腈对呼吸中枢有直接麻醉作用。此外，丙烯腈或其环氧化物可与体内大分子如 DNA、RNA、蛋白、酶等结合，构成丙烯腈致癌、致畸、致突变作用的生化基础。丙烯腈还是一种皮肤致敏原，可引起皮肤损害。

（1）急性中毒。症状与氢氰酸中毒相似，但发病较缓，症状出现的时间与吸入量有关。潜伏期一般为 1～2h，有的达 14h；主要因丙烯腈具有特殊杏仁味，初次接触有警戒作用，但长时间接触可引起嗅觉疲劳，不易察觉其存在，应予以重视。

临床主要表现为头痛、头晕、乏力、恶心、呕吐、腹痛、腹泻，轻度黏膜刺激症状、手足麻木，还可有烦躁、恐惧、多汗、食欲减退和全身酸痛。随接触时间延长，进入机体的量增加，症状加重，出现面色灰白、胸闷、胸痛、呼吸困难且浅慢而不规则、心悸、脉搏弱慢、血压下降、意识朦胧，甚至昏迷、大小便失禁、全身阵发性抽搐。部分病例可因心功能减退引起肺水肿；部分病例可于中毒后 1～2 周出现血清转氨酶增高，多于数周内恢复正常。吸入高浓度丙烯腈蒸气可在数十分钟内出现前述不适症状，并很快出现胸闷、呼吸困难且浅慢、发绀、心悸、心律失常、昏迷、全身强直性抽搐、大小便失禁，常因呼吸骤停而死亡。有资料表明，人吸入 1000mg/m³ 丙烯腈 1～2h 即可致死。

（2）慢性中毒。长期接触者，神经衰弱综合征患病率较高，主要有头痛、头晕、乏力、失眠、多梦和心悸等症状。还可有易激动、颤抖、不自主运动、工作效率低等神经症状。神经行为功能方面主要表现为消极情绪增加、短期记忆力下降、手部运动速度减慢，且短期记忆力下降和心理运动功能改变有明显接触工龄效应关系。部分接触工人甲状腺摄碘率偏低，直接接触其液体后可致皮炎。

【预防措施】合成本品的车间，宜尽量采用露天框架式建筑，便于毒物扩散稀释。进入反应器清釜前必须充分排风，以排除残留的毒物。戴活性炭滤料口罩可吸附丙烯腈。丙烯腈易经皮肤吸收，下班后应用温水或肥皂水彻底清洗皮肤。丙烯腈的职业禁忌证包括明显的肝脏疾病、神经系统疾病、心血管疾病和经常发作的过敏性皮肤病。

五、高分子化合物生产中的其他毒物

高分子化合物生产中的其他毒物见表 5-3。

表 5-3　高分子化合物生产中的其他毒物

名称	理化特性及应用	毒理	毒作用表现	防治要点
乙烯 $CH_2 = CH_2$	乙烯常温下为无色、无臭、稍带有甜味的气体。相对分子质量 28.05，沸点 103.7℃。易燃，爆炸极限为 2.7%～36%。几乎不溶于水，溶于乙醇、乙醚等有机溶剂，为有机合成的一种基本原料	毒性不大，吸入高浓度含 80%～90%乙烯混合气体时，引起麻醉作用，乙烯麻醉迅速，苏醒也快	低浓度有刺激作用，高浓度有麻醉作用	（1）防止储存液化乙烯的钢管破漏，加强通风措施； （2）对症处理
丙烯 $CH_2 = CHCH_3$	无色气体，能溶于水及乙醇，与空气形成爆炸性混合物。工业上用于合成聚丙烯纤维、橡胶、塑料、甘油等	麻醉作用较乙烯为强，在 40%～50%时产生麻醉作用	浓度为 15%时，吸入 30min 后意识丧失	急救同麻醉剂中毒
苯乙烯 $C_6H_5CH = CH_2$	无色液体，不溶于水，溶于有机溶剂。用于合成聚苯乙烯、丁苯橡胶、ABS 树脂等	刺激作用和中等程度麻醉作用。急性毒作用类似于苯，但较苯低，刺激作用略高于苯，大鼠 LC_{50} 24000mg/m³	急性作用可造成对人眼及呼吸道黏膜的刺激，慢性作用可能对血液及肝有轻度损害	眼及皮肤污染，立即用大量清水冲洗
丁二烯 C_4H_6	无色气体，易发生聚合反应，与空气形成爆炸性混合物。为制造合成橡胶、合成树脂、聚酰胺-66 等的原料	毒性不大，急性中毒引起鼻黏膜、眼结膜充血；慢性则幼年动物生长发育轻度受阻碍	未见严重病例报道，很少引起深麻醉症状。短时间接触引起黏膜刺激症状。低浓度长期接触出现神经衰弱综合征、鼻炎、咽炎、恶心、腹痛等，女工较为明显。皮肤接触液状丁二烯，引起冻伤	（1）应在低温低压下储存，密闭工艺设备和管道，避免皮肤直接接触； （2）如出现醉酒样、呼吸表浅、头痛时，立即到新鲜空气处，对症处理
乙酸乙烯 $CH_3COOCH = CH_2$	无色液体，为制造聚乙烯醇缩甲醛纤维的基础原料	毒性不大，具麻醉作用，对眼和上呼吸道黏膜有明显刺激。大鼠经口 LD_{50} 2900mg/kg；慢性可引起支气管上皮增生、肺气肿等	吸入浓度 1000mg/m³ 10min 时，咽喉有强烈的搔抓感和刺激；100mg/m³ 时，对黏膜有轻度刺激	（1）注意个人防护，避免溅污眼及皮肤； （2）对症治疗
己二胺 $H_2N(CH_2)_6NH_2$	无色结晶，与己二酸缩聚以制备聚酰胺-66 树脂	毒性较大，可引起神经系统、造血功能的改变，并可经皮肤吸收。大鼠在 200～2500mg/m³ 实验环境中，可出现毒性反应，眼及呼吸道黏膜有刺激症状	挥发性强，吸入可引起剧烈头痛；皮肤接触可引起皮炎和湿疹；慢性影响有消化不良、神经系统功能改变、中度贫血、白细胞减少	（1）特别需要生产设备密闭； （2）皮肤、黏膜和眼污染时，立即用大量清水冲洗； （3）对症及一般解毒治疗
二甲基甲酰胺 （DMF） $HCON(CH_3)_2$	无色液体。工业上作为纺制腈纶和氯纶的溶剂	微毒类，大鼠经口 LD_{50} 4000mg/kg；大鼠在 300～500mg/m³ 实验环境中半年出现神经、血管紧张度及肝脏合成和解毒功能改变。对皮肤有轻度刺激	上呼吸道症状如喉干、咽喉慢性充血及神经衰弱综合征。尚有皮肤脱屑及过敏等	（1）皮肤、黏膜污染时，立即用水冲洗； （2）对症及一般解毒治疗
二乙烯三胺 （DETA） $H_2NCH_2CH_2NH$ $CH_2CH_2NH_2$	黄色黏性液体。生产上主要用作环氧树脂的固化剂	微毒类，大鼠经口 LD_{50} 2330mg/kg，对皮肤和眼的原发毒作用较强；滴注 15%溶液导致严重角膜损伤；5%溶液可致角膜轻度损伤	主要对皮肤有损害，可引起皮炎或湿疹；个别工人接触后可发生哮喘	（1）生产或使用时应加强密闭通风； （2）做好个人防护，避免皮肤直接接触； （3）皮肤损害做对症处理

名称	理化特性及应用	毒理	毒作用表现	防治要点
乙腈 CH_3CN	无色液体，腈纶生产中，乙腈是丙烯经氨化氧化制造丙烯腈的副产物；用于制造维生素 B_1 等药物和香料	微毒类，大鼠经口 LD_{50} 1700～8500mg/kg；吸入浓度 1117mg/m³，90 天时，部分动物有肺部炎症改变及肝、肾轻度损害	严重和中度中毒可有恶心、呕吐、呼吸抑制、极度乏力及意识模糊。血中氰化物和硫氰化物含量均增高，出现蛋白尿	（1）液体污染皮肤时，需仔细清除；（2）急救时，吸氧、补液、输大量葡萄糖及维生素 C，必要时输血
联苯、联苯醚	高沸点有机载热体，带有显著气味的液体。工业上应用于合成纤维、合成橡胶和塑料生产	微毒类，大鼠经口 LD_{50} 5660mg/kg；慢性：大鼠吸入 10mg/m³ 或 100mg/m³，半年后出现营养和血管紧张度失调	长期接触可出现神经衰弱综合征；在 0.679～12.6mg/m³ 时，可引起咽喉和黏膜刺激症状、嗅觉减退	（1）在纺丝接头处应注意局部排气；（2）对症治疗
苯酚	白色晶体。主要用于合成树脂及各种酚醛树脂，此外，还用于制造苯胺染料及制药工业	有局部腐蚀作用和轻度麻醉作用。苯酚被吸收后，在体内转化过程与苯类似，但无蓄积作用，一般于 24h 内转化完毕	吸入高浓度苯酚蒸气，迅速引起头痛、眩晕、虚脱；皮肤接触苯酚液，可造成灼伤，甚至坏疽；苯酚液溅污眼部，立即导致结膜及角膜灼伤；长期慢性接触，出现头痛、头晕、厌食等，皮肤出现湿疹	（1）按安全操作规程储存、搬运；（2）皮肤污染时，用大量清水及肥皂或稀乙醇洗涤，24h 内不宜涂油膏；（3）眼部溅入时，用大量温水冲洗，至少 15min；（4）严重者必须注意防止休克、给氧、补液等
糠醛（呋喃甲醛）	无色液体，蒸气与空气形成爆炸性混合物。用于制造合成树脂、电绝缘材料、清漆、呋喃西林等	属中等毒类，大鼠经口 LD_{50} 50～100mg/kg，在高浓度（1000mg/m³）下，1 个月后动物出现肝脏病变	吸入 500mg/m³，引起轻度鼻黏膜刺激及流涎，并发生轻度恶心；接触 7～53mg/m³ 3 个月，出现结膜炎、头痛等；长期接触者，有时出现湿疹和皮炎以及慢性鼻炎	（1）皮肤和黏膜污染后，用大量清水冲洗；（2）对湿疹和慢性鼻炎可采取对症治疗
氯乙烯 $CH_2 = CHCl$	无色气体，易燃易爆，微溶于水，溶于乙醇和乙醚。用于合成聚氯乙烯，可与丙烯腈等制成聚合物	经呼吸道和皮肤进入体内。¹⁴C-氯乙烯给小鼠灌胃，72h 后，以肝和肾上腺中含量最高，脂肪中最低	急性中毒为麻醉作用。清洗工患肢端溶骨症，可致肝血管肉瘤，确定为人类致癌物	防火防爆。为防止粘釜，可在釜内壁涂以"阻聚剂"，清釜工轮班间隙操作
氯丁二烯 $CH_2CClCHCH_2$	无色易挥发液体，微溶于水，溶于乙醇、乙醚和有机溶剂。用于制造氯丁橡胶、电缆和织物的涂层	属中等毒类，经呼吸道、皮肤和胃肠道进入体内。小鼠吸入 LD_{50} 3200mg/m³；经口 LD_{50} 270mg/kg；	急性中毒为麻醉作用，呈现眼、鼻、上呼吸道黏膜刺激，胸痛、气急，严重者昏迷。慢性中毒导致脱发、脱毛、乏力	急性中毒与一般急救相似。严格做好设备和管道密闭、遥控操作，注意个人卫生
含氟塑料	多为白色晶体，250℃以下不分解。用作防腐剂、耐高温和防辐射材料。医学上外科用人造材料。以聚四氟乙烯为主	性能稳定，基本无毒，但某些单体、裂解产物及聚合物遇高温时的热解物有毒。剧毒品种有氟光气、氟化氢和八氟异丁烯等	急性中毒主要为热解气所致。聚合物烟雾热和二氟一氯甲烷裂解气所致的急性呼吸系统损害	绝对卧床休息，早期给氧、保暖，防治肺水肿。防止跑、冒、滴、漏，严格控制聚合物烧结温度。裂解残液应经无害化处理
甲苯二异氰酸酯（TDI）	2,4-TDI 为白色液体，不溶于水，溶于丙酮、甲苯、煤油等。用于制造聚氨酯树脂及泡沫塑料	属低毒类，经呼吸道吸收，有明显刺激和致敏作用，可致过敏性支气管哮喘。小鼠 LD_{50} 1365mg/kg	高浓度可致哮喘性支气管炎，尚有眼部刺激症状如刺痛感、流泪等	解痉和抗过敏治疗哮喘性支气管炎，防止皮肤接触及原液溅入眼内

思　考　题

（1）了解毒物的存在状态、分类与接触机会。

（2）论述生产性毒物进入人体的途径。

（3）影响毒物对机体作用的因素有哪些？

（4）简述职业中毒的预防措施。

（5）论述铅中毒的职业接触机会、危害及预防控制措施。

（6）论述刺激性气体的毒性作用、临床表现及预防控制措施。

（7）论述甲醛的职业接触机会、毒性作用及预防控制措施。

第六章　物理性因素的职业危害与控制

第一节　概　　述

一、职业环境中常接触的物理因素

工作环境中常接触的物理因素包括：①气象条件，如气温、气湿、气流及气压；②噪声和振动；③电磁辐射，如 X 射线、γ 射线、紫外线、可见光、红外线、激光、射频辐射、电离辐射等。

物理因素对机体的作用，在正常条件下，如强度低、剂量小或作用时间短则对人体不会引起危害，而且有些是人体各器官系统生理功能活动所必需的外界条件，如温度、湿度，有些可用于治疗目的，如激光。若物理因素的强度超出一定范围，就可能引起中暑、冻伤、手臂振动病、电光性眼炎与皮炎等职业病。

由于物理因素在一定条件下存在对机体有利的一面，因此预防的总原则是通过工艺技术措施或其他途径，设法控制其在正常生产劳动条件下及一般接触时间内，达到不致对机体引起不良影响的程度，据此制订出安全接触阈限值或上限值，以利于保护劳动者的健康。

二、物理因素的特点

（1）自然存在。正常情况下，有些物理因素不但对人体无害，反而是人体生理活动或从事生产劳动所必需的，如气温、可见光等。

（2）参数特定。每一种物理因素都具有特定的物理参数。物理因素作用的大小或强弱，以单位时间或单位面积（或体积）所产生的或接受的能量或强度来表示，如温度、振动频率、速度、加速度、电磁辐射单位面积（或体积）的能量或强度等。

（3）来源明确。物理因素一般有明显的来源，称为"源"。当产生物理因素的"源"处于工作状态时，可能造成环境污染，影响人体健康。一旦"源"停止工作，作业场所相应的物理因素则不复存在，如噪声、振动、电磁辐射等。

（4）强度不均。作业场所空间中物理因素的强度一般不是均匀的，多以该因素产生"源"为中心，向四周传播，其强度一般随距离增加呈指数关系衰减。如果在传播的途中遇到障碍，则可产生反射、折射、绕射等现象，改变了这类因素空间分布的特点。

（5）作用不对称。许多情况下，物理因素对人体的危害程度与物理参数不呈直线相关关系，常表现为在某一范围内是无害的，当强度、剂量超过一定限度或接触时间过长，则会对人体产生不良影响，甚至引起病损，而且影响的部位和表现可能完全不同。例如，正常气温对人体是必需的、有益的，高温可引起中暑，低温可引起冻伤或冻僵；又如，高气压可引起减压病，低气压可引起高山病等。

三、物理因素危害的预防与控制

通过各种措施，将某种物理因素控制在某一限度或正常范围内。加强"源"的控制十分重要，如辐射源、声源和热源的屏蔽。如果条件容许，使其保持在适宜范围更好。

一般情况下物理性损伤多为功能性改变，脱离接触后可以恢复，但严重时可引起永久性不可恢复的损害。绝大多数物理因素在脱离接触后体内没有残留，但某些放射性物质进入人体可产生内照射，因此物理因素对人体所造成的伤害或疾病的治疗，一般不需要采用"驱除"或"排除"的治疗方法，主要是针对人体的病变特点和程度采取相应的治疗措施。

由于物理因素向外传播的方向和途径容易确定，在传播过程中控制可以取得较好的效果，如果采取的方法不能有效控制有害因素，应采取个人防护措施，如防护服、防护眼镜或眼罩、耳塞或耳罩等。

第二节　微小气候及其特点

生产环境的气象条件（微小气候）主要指空气的气温、气湿、气流和热辐射。

1. 气温

生产环境中的气温取决于大气温度、太阳辐射和生产上的热源和人体散热等的影响。热源通过传导、对流使生产环境的空气加热，并通过辐射加热四周物体，形成第二次热源，使气温升高。

2. 气湿

生产环境的气湿以相对湿度表示。相对湿度在80%以上称为高气湿，低于30%称为低气湿。高气湿主要由水分蒸发和释放蒸气所致，如纺织、印染、造纸、制革、缫丝、屠宰和潮湿的矿井、隧道等作业。低气湿可在冬季的高温车间中遇到。

3. 气流

生产环境的气流除受外界风力的影响外，主要与厂房中的热源有关。热源使空气加热而上升，室外的冷空气从厂房门窗和下部孔隙进入室内，造成空气对流。室内外温差越大，产生的气流越大。

4. 热辐射

热辐射主要是对红外线及一部分可视线而言。太阳和生产环境中的各种熔炉、开放火焰、熔化的金属等热源均能产生大量热辐射。红外线不能直接使空气加热，但可使周围物体加热。当周围物体表面温度超过人体表面温度时，周围物体表面则向人体发放热辐射而使人体受热，称为正辐射。当周围物体表面温度低于人体表面温度时，人体表面向周围物体辐射散热，称为负辐射，在防暑降温上有一定意义。

热源辐射的能量（E）大小取决于辐射源的温度，并与其热力学温度（T）的 4 次方成正比（$E = KT^4$），K 为辐射系数，除受温度影响外，还与辐射源表面积和表面黑度等因素有关。热源温度越高，表面积越大，辐射能量越大。但辐射能量与辐射源距离的平方成反比，故离辐射热源越远，其辐射强度越小。热辐射强度以每分钟每平方厘米表面所受热量的焦耳（J）来表示[J/(cm^2·min)]。

生产环境的气象条件除随外界大气条件的变动而改变外，也受生产场所的生产设备、生产情况、热源的数量和距离、厂房建筑、通风设备等条件影响。在不同地区不同季节中，生产环境的气象条件差异很大。同一生产场所一日内不同时间和工作地点的不同高度和距离，其气象条件也有显著差异。由于生产环境气象条件诸因素对机体的影响是综合的，故在进行职业卫生学评价时，必须综合考虑各个因素，找出其主要因素，这对制订对策有着重要意义。

第三节　高温环境作业的危害与防护

根据环境温度及其和人体热平衡之间的关系，通常把35℃以上的生活环境和32℃以上的生产劳动环境作为高温环境。高温环境因其产生的原因不同可分为自然高温环境（阳光热源）和工业高温环境（生产性热源）。自然高温环境是由日光辐射引起，工业高温环境的热源主要为各种燃料的燃烧，机械转动摩擦，使机械能变成热能，部分来自热的化学反应。工业高温环境生产过程中较常见的有钢铁行业的炼焦、炼铁、炼钢，机械制造业的铸造、锻造车间，水泥行业的旋转窑及光伏产业的熔炼车间等。酱油厂的发酵车间不仅气温高而且湿度大。工业环境高温可因夏季自然高温而加剧。

一、高温作业环境的主要类型

高温作业是指工作地点有生产性热源，当室外实际出现本地区夏季通风室外计算温度时，工作地点的气温高于室外 2℃或 2℃以上的作业。根据卫生标准上海地区的夏季通风室外计算温度为 32℃，当室外气温达到 32℃时，作业环境的气温达到 35℃时即为高温作业。

高温作业还可描述生产性热源总散热量大于 23W/(m^3·h)或 84kJ/(m^3·h)的工作场所；或当室外实际出现本地区夏季通风室外计算温度时，工作场所的气温高于室外 2℃或 2℃以上的作业，含夏季通风室外计算温度≥30℃地区的露天作业，不含矿井下作业。

按其气象条件的特点，高温作业可分为高温强热辐射作业、高温高湿作业和夏季露天作业三种基本类型。

（一）高温强热辐射作业

高温强热辐射作业环境中，如冶金工业的炼焦、炼铁、轧钢等车间，机械制造工业的铸造、锻造、热处理等车间，陶瓷、玻璃、搪瓷、砖瓦等工业的炉窑车间，火力发电厂和轮船的锅炉间等，同时存在着两种性质不同的热，即对流热（来自被加热的空气）和辐射热（来自生产设备的热源及其周围物体表面二次热辐射源），这类高温车间中夏季气温可高达 40～50℃，且具有强烈的热辐射，此时机体只能依靠排汗和汗液蒸发散热，如通风不良，机体蒸发散热困难，有可能发生蓄热和过热。

这些作业场所的气象特点是高气温、热辐射强度大，而相对湿度较低，形成干热环境。

（二）高温高湿作业

其特点是高气温、高气湿，热辐射强度不大。主要是由生产过程中产生大量水蒸气，或生产中要求车间内保持较高的相对湿度所致。例如，印染、缫丝、造纸等工业中液体加热或蒸煮时，车间气温可达 35℃ 以上，相对湿度常达 90% 以上。潮湿的深矿井内气温可达 30℃ 以上，相对湿度达 95% 以上。

（三）夏季露天作业

这类作业的高气温和热辐射主要来源于太阳辐射以及地表被加热后形成的二次热辐射源。其特点是热作用持续时间长，气温升高甚至高于皮肤温度。这种情况下，如劳动强度过大，极易导致体内蓄热、过热引发中暑性疾病。

夏季农田劳动、建筑、搬运、电缆架线等露天作业中，除受太阳的辐射作用外，还受被加热的地面和周围物体放出的热辐射作用。露天作业中的热辐射强度虽较高温车间为低，但其作用的持续时间较长，且头颅常受到阳光直接照射，加之中午前后气温升高，此时如劳动强度过大，则人体极易因头部过度蓄热而发生中暑。此外，夏天在田间劳动时，因高大密植的农作物遮挡了气流，常因无风而感到闷热不适，如不采取有效的防暑措施，也易发生中暑。由阳光照射、头部过度蓄热而导致的中枢神经系统过热发生的疾病称为热射病。

二、高温环境作业对人体的危害

高温作业时，人体可出现一系列生理功能改变，主要表现为体温调节、水盐代谢、循环系统、消化系统、神经系统、泌尿系统等方面的适应性变化。但若超过一定的限度，则可能会对机体产生不良影响。

（一）对体温调节的影响

机体与环境的热交换可用热平衡公式表示：

$$S = M - E \pm R \pm C_1 \pm C_2$$

式中：S 为蓄积变化；M 为代谢产热；E 为蒸发散热；R 为辐射获热或散热；C_1 为对流获热或散热；C_2 为传导获热或散热。

人体通过蒸发将热传给水分子，气流速度大可增强对流和蒸发；辐射热总是由温度高的物体传向温度低的物体，但不对周围的空气加热，人体经对流将热量传递给空气分子，气温过高时则相反；传导是指热由一个物体直接传给另一物体。通过上述方式，人体与环境不断进行热交换，并将中心体温保持在 37℃ 左右，其正常变动的范围较窄。

在高温环境下作业时，气象条件和劳动强度共同影响人体的体温调节。在气象条件的众多因素中，气温和热辐射起主要作用。气温以对流热作用于人体体表，通过血液循环加热全身；热辐射以辐射热作用于体表，并加热深部的组织。体力劳动时，随着劳动强度的增加和劳动时间的延长，代谢产热量不断增加；机体在内外环境热负荷的作用下，依靠体温调节中枢和众多器官系统的协同作用，尤其是循环系统和汗液分泌等机能和作用机制，使人体受热、产热和散热之间保持相对的热平衡，以保证体温恒定在正常的范围内。当生产环境的温度低于体表温度（一般以平均皮肤温度 35℃为界）时，机体主要以辐射和对流散热方式与周围环境进行热交换；当生产环境温度高于或等于体表温度时，机体无法通过辐射和对流方式散热，此时，主要依靠汗液蒸发散热。在气象条件的众多因素中，除气温、热辐射起主要作用外，气湿和气流对人体散热也有一定的影响。高气湿对蒸发散热不利；风速增大有利于传导、对流和蒸发散热。

高温作业过程中，人体从高热环境获得的对流和辐射的热量、劳动代谢的产热量以及高热环境促使代谢亢进而增加的产热量三者之和大于散热量时，热平衡被破坏，机体出现蓄热。但在中枢神经系统调节下，参与体温调节的各系统生理热应激反应加强，使得人体的深度体温在整个工作日内能够维持在38℃以下或稳定于38℃，如能及时改善气象条件，安排工间休息，减轻劳动强度，则能有效地减少机体热负荷，短时间热蓄积尚不足以致病。由于人体的体温调节能力有一定限度，当人体受热、产热量持续大于散热量时，易发生机体蓄热过度导致中暑性疾病。

在正常气象条件下，皮肤温度较稳定。高温作业时，由于对流热和辐射热的直接作用，机体受内外环境的热刺激，激发温度感受器发放神经冲动，刺激体温调节中枢，反射性引起散热反应，皮肤血管扩张，血液重新分配，大量血液流向体表，代谢热从深部组织迅速向体表转移，皮肤温度升高。随汗液的蒸发，皮肤温度下降。

（二）对水和电解质平衡与代谢的影响

环境温度越高，劳动强度越大，人体出汗量就越大。汗的有效蒸发率在干热有风的环境中高达 80%以上，大量出汗若能及时蒸发，则散热作用良好。但在湿热、风小的环境中，汗的有效蒸发率经常不足 50%，汗液难以蒸发，不利于体温调节。且由于皮肤潮湿度增高，皮肤角质层汗渍而膨胀，阻碍着汗腺孔的正常作用，使得更多地淌汗。汗液中水分占 99%以上，其余大部分为氯化钠，还有少量的氯化钾、钙、镁、维生素 B_1、维生素 C 等。

高温作业人员大量出汗时，损失的水分远远高于损失的盐分，有可能导致高渗性脱水，使血浆渗透压升高，尿量减少。如不能及时补充水分，机体将发生严重脱水，引起水盐平衡失调。一般认为，以工人一个工作日出汗量 6L 为生理最高限度，失水不应超过体重的 1.5%。出汗量是高温作业劳动者受热程度和劳动强度的综合指标，日出汗量 3000～4000g，通过出汗排出的盐量达 20～25g。

大量出汗时会损失氯化钠，如得不到及时补充将导致机体缺盐，造成细胞外钠离子浓度降低，影响水分在体内的储存，使摄入的水分迅速经肾脏排出，细胞外液容量减少，血液浓缩，加重心脏和肾脏负担。大量水盐损失可导致循环衰竭和热痉挛。体内缺盐时，尿中盐量也减少，因此可通过测定尿的含盐量判断人体是否缺盐。上海、武汉调查资料表明，如尿盐量降至 5g/24h 或 2g/8h（工作日内）以下时，则表示人体有缺盐的可能。

（三）对循环系统的影响

高温作业时，皮肤血管扩张，腹腔内脏血管收缩，心脏活动增强，血液重新分配，大量血液流向体表，使体内温度容易向外发散。高温条件下，由于大量水分丧失，有效血容量减少，同时由于劳动的需要使肌肉血流量增加，以及需要向高度扩张的皮肤血管网内输送大量血液，使得循环系统处于高度应激状态。心脏向外周输送血液的能力取决于心输出量，而心输出量又依赖于最高心率和血管血容量。如高温作业人员作业时已达到最高心率，机体蓄热又不断增加，则不可能通过增加心输出量来维持血压和肌肉灌流，这将对循环系统特别是心脏机能构成挑战，有可能导致热衰竭。

高温对心血管的影响，在血压方面也有体现。热环境里皮肤血管扩张，末端阻力下降，可使血压轻度下降，但体力劳动又可使血压升高。一般情况下，重体力作业时出现收缩压升高，但升高程度不如常温下同等劳动时明显。舒张压一般不升高，脉压有增大的趋势。在高温下体力劳动时间过长或劳动强度过大时，将会导致体温过度升高、血压下降。长期在高温环境下作业，心血管系统经常处于紧张状态，使得心脏负荷加重，久之能使心肌发生生理性肥大，严重时可能转为病理状态。

（四）对消化系统的影响

高温作业时，由于体内血液重新分配，皮肤血管扩张，腹腔内脏血管收缩，引起消化道贫血，胃肠道活动出现抑制反应，消化液分泌减弱，胃液酸度（游离酸和总酸）降低。胃的收缩和蠕动减弱，排空速度减慢。唾液分泌也明显减少，淀粉酶活性降低。高温还能抑制小肠的运动，使其吸收速度减慢，以及消化道血液减少等，可导致食欲减退和消化不良，胃肠道疾患增多，且工龄越久，患病概率越高。

（五）对神经系统的影响

高温作业可使神经系统受到抑制，肌肉工作能力降低，机体产热量因肌肉活动减少而下降，从而减轻热负荷，故可将这种抑制作用视为保护机制。但是，正是这种抑制作用，使得作业人员的注意力、肌肉工作能力、动作准确性和协调性以及反应速度降低，易发生工伤事故。高温作业工人的视觉-运动反应潜伏时间，随生产环境温度的升高而延长。

（六）对泌尿系统的影响

高温作业时，大量的水分经汗腺排出，经肾脏排出的水分大大减少，有时仅占排出全部水分的 10%～15%。如不及时补充水分，可使尿液浓缩。肾脏负担加重，可能导致肾功能不全，尿中出现蛋白、红细胞、管型等。

中暑性疾病中的几种疾病与循环系统、泌尿系统和神经系统的关系最为密切。

三、人体热适应与中暑

（一）热适应

热适应（acclimatization to heat）是指作业人员在热环境下工作一段时间后，产生对热负荷的适应能力。人体热适应后，体温调节能力提高，劳动代谢减缓，产热减少。热适应的重要表现是改善出汗功能。热适应后，参与活动的汗腺数量和每一汗腺活动强度均增加，且开始出汗的皮温阈下降，汗量显著增加，蒸发散热能力明显提高。出汗增多，蒸发散热增强，皮温下降，使得中心与体表的温差增大，利于体内蓄热的放散。热适应后，心血管系统的紧张性下降，适应能力提高，表现为血压稳定性增加、心率减慢、中心血量恢复、抗利尿素分泌增多、血容量显著增加，因此心脏中充盈血液增多，每搏量显著增加。由于水盐代谢和心血管功能明显改善，机体易于保持体热平衡。

热适应者对热的耐受能力增强，不仅可提高高温作业的劳动效率，还可有效地防止中暑。但人体热适应有一定限度，如超出适应限度，就可引起正常生理功能紊乱。

（二）中暑

中暑是高温环境下，由于热平衡和/或水盐代谢紊乱等引起的，一种以中枢神经系统和/或心血管系统障碍为主要表现的急性疾病。

1. 致病因素

环境温度过高、湿度大、风速小、劳动强度过大、劳动时间过长是中暑的主要致病因素，如睡眠不足、过度疲劳、体弱、对热不适应（如北方人员到南方务工）等都易诱发中暑。

2. 发病机制与临床表现

发病机制可分为三种类型：热射病[heat stroke，包括日射病（sun stroke）]、热痉挛（heat cramp）和热衰竭（heat exhaustion）。这种分类是相对的，临床上很难区分，可以单一类型出现，也可多种类型并存，故我国职业病名录统称为中暑。

（1）热射病：人体在热环境下，散热途径受阻，体温调节机制失调所致。临床特点为在高温环境中突然发病，体温升高可达 40℃ 以上，开始时大量出汗，以后出现"无汗"，并可伴有干热和意识障碍、嗜睡、昏迷等中枢神经系统症状。

（2）热痉挛：由大量出汗，体内钠、钾过量丢失所致。主要表现为明显的肌肉痉挛，伴有收缩痛。痉挛以四肢肌肉及腹肌等经常活动的肌肉多见，尤以腓肠肌突出。痉挛常呈对称性，时而发作，时而缓解。患者神志清醒，体温多正常。

（3）热衰竭：一般认为在高温、高湿环境下，皮肤血流的增加不伴有内脏血管收缩或血容量的相应增加，因此不能足够的代偿，致脑部暂时供血减少而晕厥。一般起病迅速，先有头昏、头痛、心悸、出汗、恶心、呕吐、皮肤湿冷、面色苍白、血压短暂下降，继而晕厥，体温不高或稍高。通常休息片刻即可清醒，一般不引起循环衰竭。

3. 中暑的诊断原则

根据高温作业人员的职业史和主要临床表现，排除其他引起高热伴有昏迷的疾病。中暑按其临床症状的轻重可分为轻症和重症中暑。

4. 中暑的治疗原则

主要依据其发病机制和临床症状进行对症治疗。轻症中暑，应使患者迅速离开高温作业环境，到通风良好的阴凉处安静休息，给予含盐清凉饮料，必要时给予葡萄糖生理盐水静脉滴注。重症中暑应及时送医院救治。

四、高温作业的监测与评价

（一）高温作业的监测

有两种不同测定和评价高温作业的方法：①使用通风干湿表进行测定，根据室内外温差对岗位进行评价；②使用综合温度测试仪（WBGT 指数仪）进行测定，根据作业岗位的综合温度结合体力劳动强度指数或劳动作业时间进行岗位评价或分级。

使用标准通风干湿表可以直接读数用于测量作业场所的气象参数；使用综合温度测试仪（WBGT 指数仪）进行测定前则需要通过培训方能正确进行测量操作和仪器的使用。

目前标准的测量方法可参照《工作场所物理因素测量高温》（GBZ/T 189.7—2007）执行。该标准规定使用 WBGT 指数仪进行测量，仪器的 WBGT 指数测量范围为 21～49℃，可用于直接测量。

（二）高温作业的评价

高温危害的判定标准：对于任意一个作业现场，当生产劳动过程中作业地点的平均 WBGT 指数等于或大于 25℃，可判别其为高温作业场所，将该作业定义为高温作业。对于高温作业的评价，一般可按照原高温作业分级相关标准进行分析和评价。并可根据高温作业分级标准，按工作地点 WBGT 指数和接触高温作业的时间将高温作业分为四级，级别越高表示热强度越大（表 6-1）。

表 6-1　高温作业分级

接触高温作业时间/min	WBGT 指数								
	25～26	27～28	29～30	31～32	33～34	35～36	37～38	39～40	41～42
≤120	I	I	I	I	II	II	III	III	III
121～240	I	I	II	II	III	IV	IV		
241～360	II	II	III	III	IV				
>360	III	III	IV	IV					

高温作业场所对作业人员危害的大小取决于场所气象条件及劳动强度。接触时间率（exposure time rate）是指劳动者在一个工作日内实际接触高温作业的累计时间与 8h 的比例。此外还与本地区室外通风设计温度（local outside ventilation design temperature；近十年本地区气象台正式记录的每年最热月的每日 13～14 时的气温平均值）有关。工作场所不同体力劳动强度 WBGT 限值（℃）可参见表 6-2，常见职业体力劳动强度分级参见表 6-3。

表 6-2　工作场所不同体力劳动强度 WBGT 限值（℃）

接触时间率/%	体力劳动强度			
	I	II	III	IV
100	30	28	26	25
75	31	29	28	26

续表

接触时间率/%	体力劳动强度			
	I	II	III	IV
50	32	30	29	28
25	33	32	31	30

表 6-3　常见职业体力劳动强度分级表

体力劳动强度分级	职业描述
I（轻劳动）	坐姿：手工作业或腿的轻度活动（正常情况下，如打字、缝纫、脚踏开关等）；立姿：操作仪器，控制、查看设备，上臂用力为主的装配工作
II（中等劳动）	手和臂持续动作（如锯木头等）；臂和腿的工作（如卡车、拖拉机或建筑设备等非运输操作等）；臂和躯干的工作（如锻造、风动工具操作、粉刷、间断搬运中等重物、除草、锄田、摘水果和蔬菜等）
III（重劳动）	臂和躯干负荷工作（如搬重物、铲、锤锻、锯刨或凿硬木、割草、挖掘等）
IV（极重劳动）	大强度的挖掘、搬运，快到极限节律的极强活动

五、高温作业的卫生标准

我国生产场所气象条件卫生标准[见《工业企业设计卫生标准》（GBZ 1—2010）气象条件部分]是根据作业性质，以气温为主而制定的。对于夏季车间工作地点的容许温度，按车间内外温差计算。根据各地夏季通风室外计算温度，确定其室内外温差的限度（表6-4）。

表 6-4　车间内工作地点的夏季空气温度规定

当地夏季通风室外计算温度/℃	工作地点与室外温差/℃
≤22	<10
23~28	<9~4
29~32	<3
≥33	<2

注：工作地点是指工人为观察和管理生产过程而经常或定时停留的地点，如生产操作在车间内许多不同地点进行，则整个车间均作为工作地点。

某些企业或车间（炼焦、平炉炼钢、轧钢等）的工作地点的温度受条件限制，在采取一般降温措施后，仍不能达到表6-4要求时，可再适当放宽，但以不超过2℃为限，同时应在工作地点附近设置工人休息室，休息室内温度一般应低于室外温度。

工艺上要求一定湿度的空气调节车间（如纺织工厂），当室外实际出现的温度等于夏季（空调）室外计算温度时，车间内空气温度不应超过表6-5中的规定。夏季通风室外计算温度高于31℃的地区，可按规定的温度加1℃，湿度不变。夏季通风（空调）室外计算温度的规定按《工业建筑供暖通风与空气调节设计规范》（GB 50019—2015）执行，目前尚无新的规范。

表 6-5　空气调节厂房内不同湿度下温度要求（上限值）

相度湿度/%	气温/℃
<55	30
55~65	29
65~75	28
75~85	27
≥85	26

六、高温作业职业危害的控制

防控措施要从技术措施、卫生防护措施和组织措施等方面全面考虑。

（一）技术措施

1. 合理设计厂房和工艺流程

合理设计厂房和工艺流程，改进生产设备和操作方法，是改善高温作业劳动条件的根本措施。建设项目在新建、扩建、改建阶段，其防暑降温措施必须与主体工程同时设计、同时施工、同时建成投产使用；项目设计阶段应根据不同地区、生产工艺流程和厂房建筑条件，从总图、工艺、建筑、通风与隔热等方面，采取综合防暑降温治理措施。厂房设计应注意以下事项：

（1）热加工厂房的平面布置应呈 L 形或 Ⅱ、Ⅲ形，开口部分应位于夏季主导风向的迎风面，而各翼的纵轴与主导风向呈 0°~45°夹角。

（2）高温厂房的朝向，应根据夏季主导风向对厂房能形成穿堂风或能增加自然通风的风压作用确定。厂房的迎风面与夏季主导风向宜呈 60°~90°夹角，最小不应小于 45°夹角。

（3）热车间应该避风开窗，夏季自然通风用的进气窗下端距地面一般不高于 1.2m，以便空气直接吹向工作地点。

（4）自然通风应有足够的进风面积，产生大量热、湿气、有害气体的厂房的附属建筑或车间，不能设计在厂房迎风面，其外墙设计应有利于隔热、隔湿、隔有害气体和利于空气流通。

热源布置应符合下列要求：

（1）尽量布置在车间外面。

（2）采用热压为主的自然通风时，尽量布置在天窗下面。

（3）采用穿堂风为主的自然通风时，尽量布置在夏季主导风向的下风侧。

（4）对热源采用隔热措施。

（5）使工作地点易于采用降温措施，热源之间可设置隔墙（板），使热空气沿着隔墙上升，通过天窗排出，以免扩散到整个车间。工艺中炽热的热成品和半成品应及时运出车间或堆放在下风侧的场地。

（6）热源较多而使用天窗进行自然通风换气时，应将热源集中在排气天窗下侧，并对热源采取遮挡等措施。各种散热设备应尽量布置在夏季主导风向的下风侧或厂房（车间）外。

2. 隔热措施

对于较长时间直接受到热辐射影响的作业场所,隔热是防暑降温的一项重要措施。可以利用导热系数小的材料进行隔热,其中尤以水的隔热效果最好,因为水的比热大,能最大限度地吸收辐射热。职工经常停留的高温地面或靠近人体的高温壁板附近,宜采取隔热措施,并防止人员烫伤。

水隔热常采用的方式有循环水炉门、隔热水箱、瀑布水幕、隔热屏、钢板流水和铁纱水幕等。缺乏水源的工厂及中、小型企业以采取隔热材料为佳。为防止太阳辐射传入室内,可将屋顶和墙壁刷白,或采用空心砖墙、屋顶搭凉棚、空气层屋顶、屋顶喷水、天(侧)窗玻璃涂云青粉等。工作室地面温度超过 40℃的情况下,如轧钢车间的铁地面和地下有烟道通过时,可利用地板下喷水、循环水管或空气层隔热。

3. 通风降温

通风措施是控制热害最主要的技术手段,分自然通风(natural ventilation)和机械通风(mechanical ventilation)两类。

(1)自然通风:任何房屋均可通过门窗、缝隙进行自然通风换气,对以自然通风为主的厂房,应将工作地点尽量布置在热源的上风侧;高温车间可采取有组织的自然通风,合理安排进、排风口;当生产工艺无特殊要求时,炎热地区的厂房宜采用敞口型或半敞开型。但高温车间仅仅依靠这种方式是不够的,有时只能使部分空间得到换气而得不到全面通风。在散热量大、热源分散的高温车间,1h 内需换气 30~50 次以上,才能使余热及时排出,必须把进风口和排风口配置得十分合理,充分利用热压和风压的综合作用,使自然通风发挥最大的效能。

(2)机械通风:对于热源强度大、数量多的厂房,自然通风不能满足降温的需要或生产上要求车间内保持一定的温、湿度的情况下,机械通风是最主要的技术手段,其设备主要有风扇、喷雾风扇与系统局部送风装置。

当存在高温作业的场所不能达到卫生标准或热辐射强度要求时,应设置局部送风或空调设施。局部送风风向应避免送风风流经过热源吹向人体,送到作业场所的风速,应以吹至人体有爽快感为宜。气温过高的作业场所,可采用喷雾风扇降温,风速控制在 3~5m/s,雾滴直径适当,送风空气质量必须符合国家卫生标准的要求。各类密闭操作室等特殊高温作业的操作室,应采取有效的降温措施,如采用冷风机组或空气调节机组降温,室温一般控制在24~28℃。在高温作业场所附近,应设置工作休息室;炎热地区高温作业场所应设有高温作业工人休息室,室内可用风扇,室温以不超过 30℃为宜;如采用冷风机组或空调机组时,室温可采用 26~29℃。

(二)卫生防护措施

1. 供给合理饮料和补充营养

企业应按规定供给高温作业和夏季露天作业人员茶水、含盐汽水等清凉饮料及防暑药品。高温作业工人应补充与出汗量相等的水分和盐分。补充水分和盐分的最好办法是供给含盐饮料。一般每人每天供水 3~5L,盐 20g 左右。在 8h 工作日内出汗量少于 4L 时,每天从食物中摄取 15～18g 盐即可，不一定在饮料中补充。若出汗量超过此数时，除从食物中补充盐量外，尚需从饮料中适量补充盐分。气温在 36.7℃ 以上时，每升高 0.1℃，每天应增补 1g 盐，总量不应超过 25g。饮料的含盐量以 0.15%～0.2% 为宜。饮料品种繁多，如茶含有鞣酸，能促进唾液分泌，有解渴作用；又含有咖啡因，有兴奋作用，能消除疲劳。也可以采用绿茶和 0.2% 盐开水混合。盐汽水含二氧化碳，能促进胃液分泌。番茄汤、绿豆汤、酸梅汤等均有一定的消暑作用。除补充水、盐外，中暑者应当注意补钾，尚需补充钙、磷酸盐和维生素、必需氨基酸等。饮水方式以少量多次为宜。饮料的温度以不高于 15℃ 为佳。

高温环境下劳动时，能量消耗增加，故膳食总热量应比普通工人为高，蛋白质摄入也应有所增加。此外，最好能补充维生素 A_1、维生素 B_1、维生素 B_2、维生素 C 和钙等。

2. 个人防护

高温环境作业个人防护极为重要。企业应向高温作业人员发放符合国家标准的个人防护用品，包括工作服、防护眼镜等，并为职工提供保存防护用品的设施。

高温作业工人的工作服，应以耐热、导热系数小而透气性能好，阻燃并能反射辐射热的织物制成。防止辐射热，可用白帆布或铝箔制作的工作服。高温工作服宜宽大又不妨碍操作。此外，应按不同作业的需要，供给工作帽、防护眼镜、面罩、手套、鞋盖、护腿等个人防护用品。特殊高温作业工人，如炉衬热修、清理钢包等工种，为防止强烈热辐射的作用，须佩戴隔热面罩和穿着隔热、阻燃、通风的防热服，如喷涂金属（铜、银）隔热面罩、铝膜布隔热冷风衣等。

（三）组织措施

1. 卫生监督与分级管理

防暑降温工作计划、各项防暑降温准备工作应在暑季到来前就绪；企业职业卫生管理部门应对防暑降温工作进行适时的监督检查，发现问题及时督促整改；存在高温作业危害企业的医疗单位，暑期应在离作业现场较近处设中暑应急抢救设施，并配备相应的经过专业培训的人员或兼职人员。如遇发生中暑时，应就地抢救，对重症中暑患者应就地抢救后立即送医院。

加强防暑降温措施，参照《防暑降温措施管理办法》对厂矿防暑降温进行督导检查。防暑降温设施在改进前后，应进行测定，并将预防效果评价报告送有关部门审核。特别是当作业地点的气温超过 37℃ 时，应采取局部降温和综合防暑的措施。

作业环境气象条件的测定和管理非常重要。气象条件测定的选点、使用仪器、测试技术等应按照国家标准的规定执行，主要测定项目包括气温、气湿、风速和热辐射强度；测定期限应根据劳动环境热源的稳定情况与高温作业分级级别来确定。对于 1、2 级高温作业，每年暑期测定 1 次；3、4 级高温作业每年暑期测定 2 次；关于测定时间，选择最热月份测定 1～2 次，每次连续测定 2 日，取 2 日的平均值和最高值。

还应根据地区生产特点和具体条件，适当调整夏季高温作业劳动和休息制度。高温作业场所暑季作息时间和作业时间对预防热害有重要意义。白班露天作业应尽量安排早上班、晚下工，注意延长午休时间；缩短一次性持续接触高温作业的时间，注意轮换作业；注意为露天作业的职工设置防阳光暴晒的休息场所。

2. 温度控制

对特殊高温作业，如高温车间天车驾驶室、车间内的监控室、操作室及炼焦车间拦焦车驾驶室等应有良好的空调或隔热措施，热辐射强度应该小于 $700W/m^2$，室内气温不应超过 28℃。

3. 车间休息室

高温作业车间应设有休息室，休息室或休息凉棚应尽可能设置在远离热源处，必须有足够的降温设施和饮料。休息室内温度以保持在 30℃以下为宜，设有空调的休息室室内气温应保持在 25~27℃。休息室如因生产需要而必须设在热源附近时，应在休息室与热源之间装设隔热墙或隔热水幕。

4. 保障良好睡眠

保证高温作业工人夏季有充分的睡眠与休息，这对预防中暑有重要意义。做好集体宿舍的组织管理工作。

5. 健康档案管理

做好高温职业危害健康管理，主要包括职工高温危害的职业健康检查、职业危害档案管理和职业卫生教育。

1）职业健康检查

对高温作业工人就业前和入暑前必须进行全面系统的体检，如发现有高温职业禁忌证者，应严禁参加高温作业。高温作业的职业禁忌证主要包括：凡有心血管系统器质性疾病，血管舒缩调节机能不全，持久性高血压，胃及十二指肠溃疡，活动性肺结核，肺气肿，肝、肾疾病，明显的内分泌疾病（如甲状腺功能亢进），中枢神经系统器质性疾病，过敏性皮肤疤痕患者，重病后恢复期及体弱者。

高温作业职工定期体检的间隔时间，按高温作业条件分级及职工健康情况而定，应安排在暑季前进行。对 3、4 级高温作业的重点工种每年体检一次，其他工种 2~3 年体检一次。

2）职业危害档案管理

建立高温作业职工健康档案，由企业的职业卫生防治部门或医疗单位保存和管理，调动工作时将档案转交新单位。

3）职业卫生教育

高温作业职业卫生教育主要包括就业前教育、就业中教育和提高性教育三种。首次参加高温作业的职工，必须接受就业前（岗前）职业卫生教育，内容包括高温对健康的危害，正确的作业方法，在作业时防止高温危害的措施，以及个人防护用品的正确使用方法，发生中暑时的急救措施和方法等；考试或考核合格者方可参加高温作业工作。就业中（岗中）教育及提高性教育的内容包括本岗位接触高温的特点、对健康的危害、应采取的防暑降温措施、中暑时抢救的组织与操作技术等。教育周期可在每年暑季前进行，时间不少于 8h，可采取与安全或其他培训教育相结合的教育方式进行。

第四节　低温环境作业的危害与防护

　　环境气温低于 10℃的为低温。低温对人体的影响较为复杂，涉及低温的强弱程度、作用时间及方式。严格地说，对人体的实感温度，还应当考虑当时环境的空气湿度、风速等综合因素。例如，突然进入低温环境作业，机体对受到的暴寒与长时间低温环境作业逐渐适应的应激程度不同。此外，机体本身的生理状况及其作业的性质与条件影响对低温的耐受能力等也有较大差异。

一、低温作业

　　低温作业是指工作地点的平均气温等于或低于 5℃的作业。在寒冷季节从事室外及室内无采暖的作业属于低温作业。或在冷藏设备的低温条件下以及在极区的作业，在低温环境中，机体散热加快，引起身体各系统一系列生理变化，可以造成局部性或全身性损伤，如冻伤或冻僵，甚至可引起死亡。

　　我国东北、华北及西北部分地区属于寒区。其气候特点是气温低、温差大、寒潮多；雪期长、积雪深、结冻期长、冻土层厚。在这些地区遇到严寒强风潮湿天气，从事露天作业以及在工艺上要求低温环境的车间作业，尤其是衣服潮湿、饥饿时易发生冻伤。

（一）低温作业的类型

　　容易发生冻伤的作业类型：

　　（1）冬季在寒冷地区或极区从事露天或野外作业，如建筑、装卸、渔业、农业、地质勘探、野外考察研究等以及在室内因条件限制或其他原因而无采暖的作业。

　　（2）在人工降温环境中工作，如储存肉类的冷库和酿造业的地窖等，这类低温作业的特点是没有季节性。

　　（3）在暴风雪中迷途、过度疲劳、船舶遇难、飞机迫降等意外事故；寒冷天气中进行战争或训练；人工冷却剂的储存、运输和使用过程中发生意外。

（二）低温作业环境对人体健康的影响

　　1. 对体温调节的影响

　　寒冷刺激皮肤引起皮肤血管收缩，使身体散热减少，同时内脏血流增加，代谢加强，肌肉产生剧烈收缩使产热增加，以保持正常体温。如果在低温环境下工作时间过长，超过人体的适应和耐受能力，体温调节发生障碍，影响机体的功能；当直肠温度降为 30℃时，即出现昏迷，一般认为体温降低至 26℃以下极易引起死亡。

　　2. 对中枢神经系统的影响

　　在低温条件下，脑内高能磷酸化合物的代谢降低。此时可出现神经兴奋与传导能力减弱，出现痛觉迟钝和嗜睡状态。

3. 对心血管系统的影响

低温作用初期，心输出量增加，后期则心率减慢、心输出量减少。长时间在低温环境下工作，可导致循环血量、白细胞和血小板减少，引起凝血时间延长并出现血糖降低。寒冷和潮湿能引起血管长时间痉挛，致使血管营养和代谢发生障碍，加之血管内血流缓慢，易形成血栓。

4. 对其他部位的影响

如果较长时间处于低温环境中，由于神经系统兴奋性降低，神经传导减慢可造成感觉迟钝、肢体麻木、反应速度和灵活性降低，活动能力减弱。最先影响手足，由于动作能力降低，差错率和废品率上升。在低温下人体其他部位也发生相应变化，如呼吸减慢、血液黏稠度逐渐增加、胃肠蠕动减慢等。由于过冷，全身免疫力和抵抗力降低，易患感冒、肺炎、肾炎等疾病，同时还会引发肌痛、神经痛、腰痛、关节炎等。

二、低温环境作业的预防控制措施

（一）低温危害的防护措施

1. 御寒设备

在冬季，寒冷作业场所要有防寒采暖设备，露天作业要设防风棚、取暖棚。冬季车间的环境温度，重劳动不低于 10℃，轻劳动不低于 15℃，以保持手部皮肤温度不低于 20℃为宜，全身皮肤温度不低于 32℃。

2. 个体防护

应使用防寒装备，选用导热系数小、吸湿性小、透气性好的材料作防寒服。局部的循环障碍是导致表皮冻伤的主要原因，选择鞋袜、手套时，尽可能选择柔软而又宽松的，户外活动时要不停地活动，经常搓揉外露的皮肤，保证局部循环通畅。如果不小心碰破了手指，要尽量选用较宽的止血带，包裹时要比平时松一些，马上采取保温措施，还要频繁更换止血带。

3. 避风

风能加快人体的散热，是导致冻伤的重要原因。低温在户外活动，服装、护具不能透风。如果暴露在零下 6℃和 12.5m/s 的风速下，受到的低温伤害相当于在零下 40℃环境下造成的损伤，所以应该尽量找避风的环境活动。

4. 避潮湿

不要在野外洗手洗脸，特别是不要在风中洗涤，水是热的良导体，皮肤表面大约 15%的热量通过传导和对流散失，冷水中热能传导散失率会增加 25 倍。因此，活动时，尽量避开潮湿的地方，衣服、鞋帽要选择能防潮的，一旦感到鞋袜受潮要立即更换。

5. 提高人体的自身抵抗力

在寒冷的环境中长时间活动之前，一定要吃好、休息好。精神心理因素，尤其是恐惧，与冻伤有密切的关系；严寒中，一旦发生意外，保持镇静的心态，是防止低温伤害的重要保证。尼古丁是一种良好的血管收缩剂，大量吸烟会促成表皮冻伤，因此寒冷作业环境不要吸烟。

（二）低温环境下的营养供给

1. 能量供应

低温环境可使人体的热消耗增加。不同的低温环境中，人体基础代谢可增加 10%～15%，且低温下的寒战、笨重防寒服增加身体负担并使活动受限，也使能量消耗增加。此外，低温下体内一些酶的活力增强，使机体的氧化产能能力增强，热能的需要量也随之增加，总热能消耗增加 5%～25%。一般每日热能供给量为 12.55～16.74MJ/人。其中蛋白质的供给量应略有增加，占总能量的 13%～15%为宜。某些必需氨基酸能使机体增强耐寒能力，如蛋氨酸，经过甲基转移作用可提供适应寒冷所必需的甲基，有利于提高耐寒能力。因此，在提供的蛋白质中，应有1/2 以上的动物蛋白，以保证充足的必需氨基酸的供给。碳水化合物对于未适应低温或短时间内接触低温的作业人员，仍然是热能的主要来源。但是，随着在低温环境下作业时间的延长，体内热能代谢的方式也逐步发生改变，原先以碳水化合物为主的热能来源已不能满足机体的需要，转变为以脂肪供给能量为主。在低温作业人员总热能的来源中，降低碳水化合物所占的比例，增加脂肪热能来源，脂肪供能应占 35%～40%。

2. 维生素供应

低温环境中，无论是作业人员还是当地居民，对维生素的需要量比常温同样情况下显著增加，一般北极地区人体维生素的需要量比温带地区增加 30%～35%。特别是维生素 C，美国、加拿大对北极地区工作人员每日供给 500mg，俄罗斯对寒冷地区的居民维生素 C 供给量根据劳动强度的不同定为每人 70～120mg，而且与能量代谢密切相关的维生素 B_1、维生素 B_2 和烟酸的需要量也随之增加。近年来，人们认为维生素 E 能改善由于低温而引起的线粒体功能降低，提高线粒体代谢功能；维生素 E 还能促进低温环境中机体脂肪等组织中环核苷酸的代谢，从而增加能量代谢，提高耐寒能力。此外，维生素 A、维生素 B_6、维生素 C 与泛酸，均具有对机体的保护作用和缓解应激作用。

3. 钙、钠等微量元素的补充

寒冷地区易缺乏钙和钠，钙的缺乏主要是膳食来源缺乏、日照时间短致使维生素 D 不足，因此应增加富含钙的食物。低温环境下食盐的需要量升高，据调查，寒带地区的居民每日食盐摄入量高达 26～30g，但血压并未随之升高。有报告表明低温条件下摄入较多食盐可使机体产热功能加强。低温作业人员血清中矿物质与微量元素有一定的变化，常见钠、钙、镁、碘、锌比常温中降低。在膳食调配时应注意选择含上述营养素较多的食物供给，以维持机体的生理功能，增强对低温环境的适应能力，提高低温作业的工作效率。

（三）冷藏作业的劳动保护措施

（1）健全各项规章制度；加强冷藏作业工人的安全知识教育，提高安全生产意识，杜绝违章操作、冒险作业现象。

（2）加强制冷设备的检查检修；严禁跑、冒、滴、漏。若发现氨气泄漏应及时采取措施抢修，防止泄漏扩大。要保证制冷车间通风设备良好，万一氨气大量泄漏时应能及时排出室外，避免中毒事故的发生。制冷车间内必须配备适用的防毒面具或氧气呼吸器。对于使用氟利昂-12的冷冻机，应配备必要的检测仪器，如卤素灯等。

（3）采用臭氧消毒除臭时，应时刻检测冷库内的臭氧浓度。若臭氧浓度超过 $2mg/m^3$ 时，作业工人不能待在库房内。

（4）工作时必须穿戴好防寒服、鞋、帽、手套等保暖用品；防寒衣物要避免潮湿，手脚不能缚得太紧，以免影响局部血液循环。冷库附近要设置更衣室、休息室，保证作业工人有足够的休息次数和休息时间，有条件的最好让作业后的工人洗个热水澡。

（5）作业工人必须戴安全帽；应谨慎操作，防止运输工具或货物碰撞库门、电梯门、墙壁及管道，对易受碰撞的地方应设置防护装置。冷库货物应合理堆垛，不要超高堆垛，卸货装车时，严禁倒垛，以防货垛倒塌伤人和损坏排管。

（6）注意库房出口安全；为保证库内作业工人能随时走出，必须留好合理的通道。库门里外应均能打开。设置可从里面打开的应急出口，或者安装能向外呼救的报警按钮。对于采用电动或气动的库门，必须同时配置手动门装置。管理者应指定专人在最后出门时，仔细认真地检查库内的每个角落，清点人数，确定库内没有留人后方可下班。

（7）定期对作业工人进行体格检查；凡是年龄在 50 岁以上，且患有高血压、心脏病、胃肠功能障碍等疾病的人，必须调离低温岗位。要重视女工的特殊保护，严禁安排"四期"内的女职工从事冷藏作业。

（8）工人在冷库作业时，由于受低温环境的影响，其机体、营养代谢会发生改变，因此作业工人应特别注意饮食，少吃冷食，以免冷食对胃肠道产生不良刺激，影响消化。热食应以高脂和富含蛋白质的食物为主，如肉类、蛋类、鱼类、大豆和豆制品等，并且还应多吃一些富含维生素 C 的蔬菜等。

第五节　噪声环境作业的危害与防护

随着工业的发展，噪声的危害日趋严重。据统计，我国约有 1000 万工人在噪声超标的环境中作业，其中约 100 万人患有不同程度的职业性耳聋。人们在强噪声环境中暴露一段时间，会引起听力下降，离开噪声环境后，听力可以恢复，此现象称为听觉疲劳。在强噪声环境中如不采取保护措施，听觉疲劳继续发展，可导致听力下降或永久性听力损失。噪声除影响听觉系统外，还影响神经系统、心血管系统和消化系统等，造成神经衰弱、血压不稳、肠胃功能紊乱等。

一、噪声对人体健康的影响

噪声对人体的作用可分为特异作用（对听觉系统）和非特异作用（对其他系统）两类。

（一）听觉系统

1. 暂时性听阈位移

短时间接触强噪声，主观感觉耳鸣、听力下降，检查可发现听阈提高 10dB 以上，离开噪声环境，数分钟即可恢复，这种现象称听觉适应（auditory adaptation）。较长时间停留在强噪声环境，听力明显下降，听阈提高超过 15dB 甚至 30dB 以上，离开噪声环境需较长时间如数小时甚至数十小时以后听力才能恢复，称听觉疲劳（auditory fatigue），这种暂时性的听力下降又称暂时性听阈位移（temporary threshold shift，TTS），均属生理性功能改变。如不采取措施，听觉疲劳继续发展，可导致病理性永久性听力损失。TTS 的发生、发展和恢复过程与声级的大小和接触时间的长短有关。

2. 永久性听阈位移

永久性听阈位移（permanent threshold shift，PTS）又称噪声性耳聋；长期接触强噪声，听阈不能恢复到原来的正常水平，听力下降呈永久性改变，称永久性听阈位移，属病理性改变。

3. 爆震性耳聋

140dB 以上强度极高的爆震性噪声（如炸弹爆炸或开山放炮），可使听力在一瞬间永久消失。

4. 耳鸣

耳鸣是一种常伴随着噪声引起的暂时性和永久性听力损失以及其他类型的感音神经性听力损失的病症。耳鸣在某些情况下可能是轻微的，在其他情况下可能是严重的；通常是噪声引起的听力损失的前兆，因此是一个重要的警告信号。有耳鸣的人可能会在安静的环境中注意到这一点，如当他们晚上试图入睡时，或者当他们坐在隔音室进行听力测试时，这表明内耳中的感觉细胞已经受到刺激。

言语"香蕉"图是指正常人言语频次分布和强度分布的范围。根据此范围画出的曲线形似香蕉，因此将之称为言语"香蕉"图（图 6-1）。

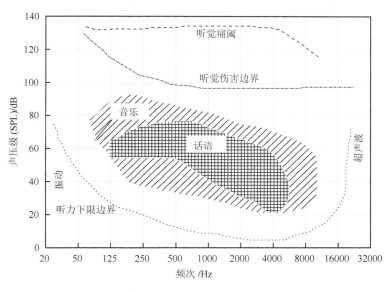

图 6-1　言语"香蕉"图

言语"香蕉"图的测试：不同人用正常音量说话，测试人在距离一米远处用声级计测出言语的频次和强度的分布范畴。所谓频次是指物体每秒振动的次数，单位为赫兹（Hz）；声强是指单位时间内，声波通过垂直于传播方向单位面积的声能量，单位为 W/m^2。

言语"香蕉"图的意义：言语感知的先决条件之一就是言语信号需要有足够的部分在听阈之上，通过观察言语"香蕉"图，可以很轻松地看出信号频谱的任一频率是否达到可听度。选配助听器时，若经助听器放大后的听力范围各频率点全在"香蕉"图内，说明患者可以听到这些言语声，则表明该助听器的助听效果很好。如果大部分频率点在"香蕉"图范围内，说明助听器验配尚可，基本满足佩戴者的需求，日常交流问题不大。如果在某些频率点超出言语"香蕉"图顶端，可能会怀疑助听器在这些频率点的增益太高，这时应降低增益重新对助听器进行调试。如果大部分频率点不在"香蕉"图范围内，说明助听器验配补偿不足，不能满足佩戴者的需求，日常交流会受到影响。

（二）其他系统

1. 神经系统

噪声通过听觉器官传入大脑皮质和自主神经中枢（丘脑下部），引起中枢神经系统一系列反应。长期接触强噪声后，主诉有头痛、头晕、耳鸣、心悸与睡眠障碍等神经衰弱综合征。接触高强度噪声的工人中有的表现出情绪不稳，易激怒、易疲倦，称噪声神经官能症。检查表现大脑皮质功能抑制和兴奋过程平衡失调，脑电图 α 节律减弱或消失，β 节律增强或增加。自主神经中枢调节功能减弱，表现为皮肤划痕试验反应迟钝、血压不稳、血管张力有改变。

2. 心血管系统

在噪声作用下，自主神经调节功能发生变化，表现为心律不齐、心率加快或减缓；血压不稳、末梢血管收缩、外周阻力增加、供血减少等，长期暴露于 85～90dB 的噪声可导致慢性血压升高。心电图 ST 段和 T 波呈缺血性改变；对心脏收缩功能有不良影响，接触噪声工人心血管疾病患病率增高。

3. 消化系统

噪声可能影响消化系统的功能状态，表现有胃肠功能紊乱、消化能力减弱、食欲减退、消瘦、胃液分泌减少、胃酸度降低、胃肠蠕动减慢。接触噪声工人消化道溃疡患病率相对增高。

4. 视觉系统

强噪声能刺激内耳前庭感受器而产生眩晕和前庭性眼球震颤、视力下降等。

5. 发音系统

从经验中得知，在噪声水平高于 80dB 时，必须大声说话才能交流，并且在 85dB 以上的水平时，必须大声喊叫。在远高于 95dB 的水平上，必须靠近在一起才能进行交谈。有时人们可能因过度劳累而在声带上出现声音嘶哑甚至声带结节或其他异常。

6. 其他方面

在噪声影响下，交感神经活性增强，肾上腺皮激素分泌增加，尿中儿茶酚胺排出量增多。全身免疫功能降低（如淋巴细胞转化率下降）。突然而又剧烈的声响刺激，可引起惊恐反射。女性功能与生殖功能发生变化，月经周期紊乱，流产率增高，胚胎发育受影响，出生儿体重下降。

二、噪声对工作效率的影响

（一）工作效率

长期接触噪声，会影响工作效率、干扰谈话、妨碍休息或安宁，使人产生厌烦、苦恼、心情烦躁不安等心理异常表现。患有职业性耳聋的工人，在工作中很难很好地与别人交换意见，以致影响工作效率。

当任务复杂或涉及一次做多件事情时，高水平的噪声会降低工作效率；当噪声周期不可预测且无法控制时，间歇性噪声往往比连续性噪声更具有破坏性。一些研究表明，人们在嘈杂的环境中有可能表现出反社会行为。佩戴耳塞后个人工作效率可提升10%左右。

（二）安全行为

心情烦躁，容易疲劳，反应迟钝，注意力不易集中，这些导致人们的失误概率增大。噪声易引起心理恐惧以及对报警信号反应迟钝，是造成工伤死亡事故的重要因素。

在强噪声下，由于掩盖交谈和危险信号或行车信号，容易发生重大事故。在我国大型钢铁企业中，发生过高炉排气放空的强大噪声遮蔽了火车的鸣笛声，造成正在铁轨上施工的工人被轧死的惨重事故。有人对打字、排字、速记、校对等工种进行过调查，发现随着工作环境中噪声的增加，差错率会有所上升；对电话交换台进行过调查，发现噪声级从 30dB 升到 50dB，差错率增加42%。

噪声对警戒、信息收集等思维活动的工作影响显著，对简单单调的例行工作的影响较小。听力保护装置用于噪声暴露的工人有时会干扰语音和警告信号的感知。在这些情况下，工人对佩戴听力保护表现出担忧。为了防止在嘈杂的环境中通信中断，一些企业安装了视觉警告设备。

（三）人体适应能力

人在吵闹环境比安静环境中更易疲劳；产生疲劳的原因可以是高声说话、由于误解必须付出额外精力。人体对噪声有一定的适应能力，噪声级高于或低于人已经习惯的噪声水平会引起不适应的感觉，但是不久又会习惯。

三、生产性噪声

在生产过程中产生的一切声音都可称为生产性噪声或工业噪声。区别于生产性噪声的还有环境噪声（包括交通噪声）及生活噪声。生产性噪声就其产生的来源可分为：

（1）机械性噪声。由于机械的撞击、摩擦、转动而产生，如织机、球磨机、电锯、机床等发出的声音。

（2）流体动力性噪声。由于气体压力的突变或液体流动而产生，如通风机、空压机、喷射器、汽笛、放水、冲刷等发出的声音。

（3）电磁性噪声。由电磁的孔隙交变力相互作用而产生的噪声，如发电机、变压器等发出的"嗡嗡"声。

生产性噪声根据持续时间和出现的形态，可分为连续声和间断声，稳态声和非稳态声（包括波动声和脉冲声）。声音持续时间小于 0.5s，间隔时间大于 1s，声压有效值在 0.5s 以内变化大于 40dB 的称脉冲噪声（impulsive noise）；声压波动小于 5dB 的称稳态噪声（steady state noise）。根据频率特性和频谱特征，又可将噪声分为低频（主频率在 300Hz 以下）、中频（主频率在 300~800Hz）、高频（主频率在 800Hz 以上）、窄频带和宽频带噪声。用声级计或用与此等效的测量仪器，经过 A 计权网络测出的噪声级称为 A 声级，单位为分贝（dB）。

生产性噪声一般声级比较高，目前影响工人健康，严重污染环境的十大噪声源是：风机、空压机、电机、柴油机、纺织机、冲床、木工圆锯、球磨机、高压放空排气和凿岩机。这些设备产生的噪声可高达 120~130dB（A）。中高频噪声占的比例较大（表 6-6），不少作业可能接触脉冲噪声或长期接触强度较大的连续噪声，注意距离防护（表 6-7）。有些作业强噪声与剧烈振动或不良气象条件或有害物质联合作用于人体，则更增加了危害性。

表 6-6　某些噪声源的声级和频谱特性

噪声源	声级/dB（A）	频谱特性
晶体管装配，真空镀膜	<75	低中频
上胶机，蒸发机	75	低频
针织机，挤塑机	80	高频，宽频带
机床，铅印机，折页机，制砖机	85	高频，宽频带
梳棉机，并条机，空压机，轧钢机	90	中高频，宽频带
细纱机，轮转印刷机	95	高频，宽频带
织毛机，鼓风机	100	高频
织布机，电刨机，破碎机	105	高频
电锯，喷砂机	110	高频
振捣台，振动筛	115	高频，宽频带
球磨机，加压制砖机	120	高频，宽频带
风铲，铆钉机，锅炉排气放空	130	高频，宽频带

表 6-7　常见施工设备噪声源不同距离声压级[dB（A）]

设备	距声源 5m	距声源 10m	设备	距声源 5m	距声源 10m
液压挖掘机	82	78	振动夯锤	92	86
电动挖掘机	80	75	打桩机	100	95

续表

设备	距声源 5m	距声源 10m	设备	距声源 5m	距声源 10m
轮式装载机	90	85	静力压桩机	70	68
推土机	83	80	风镐	88	93
移动发电机	95	90	混凝土输送泵	88	84
压路机	80	76	搅拌机	85	82
重型运输车	92	78	混凝土振捣器	80	75
木工电锯	93	90	云石机	90	84
电锤	100	95	空压机	88	83

四、噪声对机体危害的影响因素

（一）噪声强度

噪声强度大小是影响听力的主要因素。强度越大，听力损伤出现越早，损伤的程度越严重，受损伤的人数越多。听力损伤、噪声聋及主诉症状的检出率随接触噪声强度的增加而增高。

（二）接触时间

接触噪声的时间越长，听力损伤越重，损伤的阳性率越高。听力损伤的临界暴露时间，在同样强度的噪声作用下，各频率听阈的改变表现也各不相同。4000～6000Hz 出现听力损伤的时间最早，即该频段听力损伤的临界暴露时间最短。

（三）噪声的频谱

在相同声级作用下，以高频为主的噪声比低频声对听力的危害大；窄频带声比宽频带声危害大。研究发现，虽然频谱可影响听力损伤的程度，而不会改变听力损失高频段凹陷这一特征。

（四）噪声类型和接触方式

脉冲噪声比连续噪声危害大。持续接触比间断接触危害大。

（五）个体差异

机体健康状况和敏感性，对听力损伤的发生和损伤程度也有关系。在接触噪声的人群中，有少数特别敏感和特别不敏感的人。患中耳疾患、严重神经官能症及心血管疾病患者，可能因接触噪声而加重病情。

（六）其他有害因素并存

其他有害因素有振动、寒冷及某些有毒物质共同存在时，会加强噪声的不良作用。

五、噪声危害的控制措施

（一）噪声声级卫生限值

（1）工作场所操作人员每天连续接触噪声 8h，噪声声级卫生限值为 85dB（A）。对于操作人员每天接触噪声不足 8h 的场合，可根据实际接触噪声的时间，按接触时间减半，噪声声级卫生限值增加 3dB（A）的原则，确定其噪声声级限值。但最高限值不得超过 115dB（A）。表 6-8 列出工作地点噪声声级的卫生限值。

表 6-8　工作地点噪声声级的卫生限值

日接触噪声时间/h	卫生限值/dB（A）
8	85
4	88
2	91
1	94
1/2	97
1/4	100
1/8	103
最高不得超过 115dB（A）	

（2）非噪声工作地点噪声声级卫生限值见表 6-9。

表 6-9　非噪声工作地点噪声声级卫生限值

地点名称	卫生限值/dB（A）	工效限值/dB（A）
噪声车间办公室	75	不得超过 55
非噪声车间办公室	60	
会议室	60	
计算机室、精密加工室	70	

（3）具有脉冲噪声工作地点的噪声声级卫生限值见表 6-10。

表 6-10　脉冲噪声工作地点噪声声级卫生限值

工作日接触脉冲次数	峰值/dB（A）
100	140
1000	130
10000	120

工效限值是指工作环境超过卫生限值，但可通过对操作者采取有效的符合人体工效学的个人防护用具或措施，在这种情况下，通过该用具或措施测得的最高限值。同理，在设计上应以卫生限值为准（也就是说，辅助用室工作环境一般不得超过卫生限值，超过的应采取措施，采取措施后不得超过工效限值）。

控制噪声可以从声源、传播过程、接收端三个角度处理。

（二）控制噪声源

（1）减少零件摩擦，调节机械运转速度，封闭噪声量大的机组，改善通风系统等。

（2）材料运输过程中避免物件冲击碰撞，如使用软橡胶承受冲击、调整输送速度、以皮带取代滚筒等。

（3）衰减噪声源的振动，如阻隔振动源、使用阻尼物质、加装减振设备、减小共振面积等，具有生产性噪声的车间，应尽量远离其他非噪声作业车间、行政区和生活区。

（4）噪声较大的设备应尽量将噪声源与操作人员隔开；工艺允许远距离控制的，可设置隔声操作（控制）室。

（5）噪声与振动强度较大的生产设备，应安装在单层厂房或多层厂房的底层；对振幅、功率大的设备应设计减振基础。

（三）阻断噪声传播途径

阻断噪声传播途径包括控制噪声传播和反射的技术措施。

1. 吸声

声波通过媒质或入射到媒质分界面上时声能的减少过程，称为吸声或声吸收。用多孔材料贴敷在墙壁和屋顶表面，或制成吸声尖劈、吸声板，装设在墙壁或悬挂于屋顶，以吸收辐射或反射出的声能，达到降低噪声的目的。

1）材料吸声

当媒质的分界面为材料表面时，部分声能被吸收的现象，称为材料吸声。

2）吸声材料

具有较大吸声能力的材料，称为吸声材料。吸声材料包括多孔性吸声材料、共振吸声结构、特殊吸声结构三种。常用的吸声材料有玻璃棉、矿渣棉、泡沫塑料、毛毡、棉絮等；或利用共振原理制成多孔板作为吸声的墙壁结构，均能取得较好的吸声效果。

a. 影响吸声材料性能的因素

材料厚度：材料厚度越大，吸声性能越强。

孔隙率：孔隙率越大，对低频噪声的吸声系数越大。

空气层厚度：吸声材料与墙壁距离在5~10cm时效果最好。

装饰面积：吸声材料被装饰材料覆盖时，最好保持20%以上的穿孔率。

b. 多孔吸声材料

多孔吸声材料是应用最广泛的吸声材料。最初的多孔吸声材料以麻、棉、棕丝、毛发、甘蔗渣等天然动植物纤维为主；目前则以玻璃棉、矿渣棉等无机纤维为主。多孔吸声材料有纤维状、颗粒状、泡沫状等类型；吸声材料可以是松散的，也可以加工成棉絮状或黏结成毡状或板状。常用的多孔吸声材料有脲醛泡沫塑料、工业毛毡、泡沫玻璃、玻璃棉、矿渣棉、沥青矿渣棉、水泥膨胀珍珠岩板、石膏砂浆（掺水泥和玻璃纤维）、水泥砂浆、砖（清水墙面）、软木板等（图 6-2）。

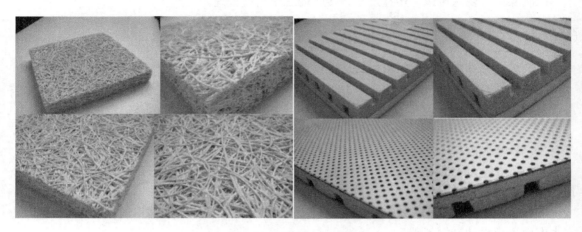

图 6-2　纤维板、多孔板

材料的孔隙率要高，一般在 70%以上，多数达到 90%左右；孔隙应该尽可能细小，且均匀分布；微孔应该是相互贯通，而不是封闭的；微孔要向外敞开，使声波易于进入微孔内部。

多孔吸声材料的降噪原理：声波入射到多孔吸声材料的表面时，部分声波反射，部分声波透入材料内部微孔内，激发孔内空气与筋络发生振动，空气与筋络之间的摩擦阻力使声能不断转化为热能而消耗；空气与筋络之间的热交换也消耗部分声能，从而达到吸声的目的。换言之，声波传播过程中遇到吸声材料，在孔隙内多次反射衰减，将空气振动转换为孔隙材料振动，声波能量转化为孔隙材料内能，从而减弱声能。

特性：高频声吸收效果好，低频声吸收效果差。低频声波激发微孔内空气与筋络的相对运动少，摩擦损失小，因而声能损失少，而高频声容易使振动加快，从而消耗声能较多。所以多孔吸收材料常用于高中频噪声的吸收。

c. 吸声结构

空气层吸声结构：由多孔材料与共振腔室组成，中频噪声的共振腔室厚度 7～10cm，低频噪声的共振腔室厚度 20～30cm。

穿孔板吸声结构：穿孔板具有耐高温的优势，但对噪声频率具有很强的选择性。

吸声尖劈：消音室一般采用吸声尖劈，吸声系数可达到 0.98。吸声尖劈由基部和劈部组成，基部为底部截面不变部分，劈部为截面从尖头开始逐渐增大部分（图 6-3）。吸声尖劈是一种特殊吸声体，它要求入射其表面的声波几乎全被吸收。由于吸声尖劈的劈部截面从小逐渐增大，使之与空气特性阻抗比较匹配，从而达到入射声波几乎毫无反射地全被吸收。尖劈的基部（截面不变部分）与尖劈的劈部（截面变化部分）长度比例通常控制在 1 : 4 左右，过大和过小都是不适宜的。

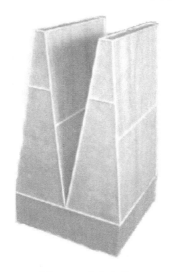

图 6-3 吸声尖劈

其他吸声结构：薄膜薄板吸声结构（图 6-4）、微孔玻璃布、多孔陶瓷、陶粒共振砖等。

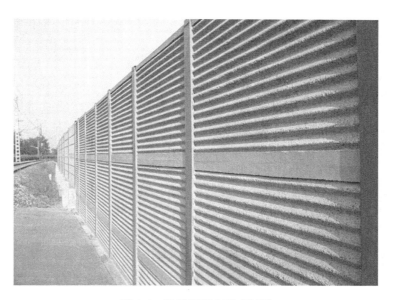

图 6-4 轻质混凝土吸声材料

d. 共振吸声结构

共振结构在声波激发下振动,振动的结构由于本身的内摩擦和与空气间的摩擦把部分振动能量转变为热能而损耗。因此,振动的结构消耗声能,产生吸声效果。

a）薄板和薄膜共振吸声结构

原理：声波入射引起薄板振动,薄板振动克服自身阻尼和板-框架间的摩擦力,使部分声能转化为热能而损耗。当入射声波的频率与振动系统的固有频率相同时,发生共振,薄板弯曲变形最大,振动最剧烈,声能消耗最多（图 6-5）。

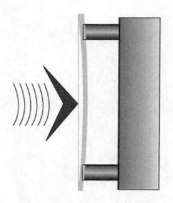

图 6-5　薄板共振吸声结构

b）穿孔板共振吸声结构

穿孔薄板与刚性壁面间留一定深度的空腔所组成的吸声结构。

c）空间吸声体特点

悬空悬挂，吸声性能好，节约吸声材料；便于安装，装拆灵活（图 6-6）。

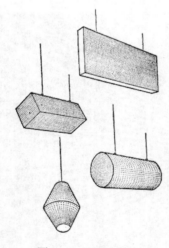

图 6-6　空间吸声体

3）吸声系数与吸声量

吸声系数：材料吸收的声能 E_a 与入射到材料上的总声能 E_i 之比，用 α 表示。

$$\alpha = E_a/E_i$$

α 表示材料吸声能力的大小，α 值为 0～1，值越大，表示材料的吸声性能越好；$\alpha = 0$，表示声波完全反射，材料不吸声；$\alpha = 1$，表示声能全部被吸收。

入射能量 E_i = 反射能量 E_d + 吸收能量 E_a（单位：dB）

吸声量（A）：吸声系数与吸声面积的乘积。工程上通常采用吸声量评价吸声材料的实际吸声效果。

$$A = S \times \alpha \qquad (S \text{ 为平面面积，} m^2)$$

车间吸声量等于所有平面的总吸声量。车间平均吸声系数等于总吸声量除以总面积（图 6-7）。

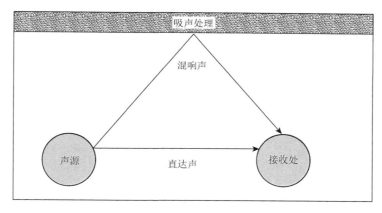

图 6-7　声波传播过程

4）吸声计算

某车间尺寸长宽高为 50m×5m×10m，两侧墙挂 6cm 厚矿岩棉板，两端墙为抹灰粉刷墙，顶棚为 2cm 厚木板，地面为混凝土，计算该车间的总吸声量和平均吸声系数（频率 1000Hz 时矿岩棉吸声系数 $\alpha_1 = 0.75$，抹灰墙 $\alpha_2 = 0.03$，木板 $\alpha_3 = 0.34$，混凝土 $\alpha_4 = 0.02$）。

两侧吸声量：$A_1 = 2 \times S_1 \times \alpha_1 = 2 \times 50 \times 10 \times 0.75 m^2 = 750 m^2$

两端吸声量：$A_2 = 2 \times S_2 \times \alpha_2 = 2 \times 5 \times 10 \times 0.03 m^2 = 3 m^2$

顶棚吸声量：$A_3 = 1 \times S_3 \times \alpha_3 = 1 \times 50 \times 5 \times 0.34 m^2 = 85 m^2$

地面吸声量：$A_4 = 1 \times S_4 \times \alpha_4 = 1 \times 50 \times 5 \times 0.02 m^2 = 5 m^2$

总吸声量：$A = A_1 + A_2 + A_3 + A_4 = 843 m^2$

总表面积：$S = 2 \times S_1 + 2 \times S_2 + 2 \times S_3 = 1000 + 100 + 500 (m^2) = 1600 (m^2)$

平均吸声系数：$\alpha = A/S \approx 0.53$

2. 消声

消声是防止空气动力性噪声的主要措施，用于风道、排气管。利用滤波的原理，使声波在传播的途中改变方向或形态，或在消声器内装设吸声材料，达到消耗声能降低噪声的目的。常用的有阻性消声器、抗性消声器、阻抗复合消声器。

3. 隔声

用某些材料、结构和装置将声源封闭，处理声音传输路径，以达到控制噪声传播的目的。常用的有隔声罩、隔声室、隔声墙等。隔声结构应严密且有一定的质量以防止引起共振。

1）声学外壳

声学外壳（acoustical enclosure）又称隔声罩，将噪声设备封闭隔离。制造商一般能提供现成的和定制的外壳。为了采购适当的系统，买方必须提供有关当前总体噪声水平（以及可能的频率数据）、设备尺寸、降噪目标、产品流量和员工访问需求的信息，以及任何其他操作限制。然后，供应商将能够使用此信息来选择库存项目或制造自定义机箱以满足买方的需求。

在设计外壳时，要从声学和生产的角度来考虑许多因素。外壳设计的具体指导原则如下：

（1）外壳尺寸。遵循的最佳规则是越大越好。能提供足够的间隙以允许设备在不接触外壳的情况下执行所有预期的移动。

（2）围墙。外壳提供的降噪取决于墙壁结构中使用的材料以及外壳密封的紧密程度。可根据以下经验法则确定围墙适当材料的选择：

对于外壳，没有内部吸收：

$$TL = NR + 20dB$$

内部吸收率约为 50%：

$$TL = NR + 15dB$$

100% 内吸：

$$TL = NR + 10dB$$

式中：TL 为外壳壁或面板所需的传输损耗，NR 为满足减排目标所需的降噪。

（3）密封件。为了获得最大效率，所有外壳壁接头必须紧密配合。管道穿透电线等周围的开口应用非硬化胶泥（如硅胶）填缝密封。

（4）内部吸收。为了吸收和消散声能，外壳的内表面区域应衬有吸声材料。应使用源的频谱来选择合适的材料。重要的是将最大吸收因子与具有最高声压级的源的频率相匹配。产品供应商或制造商还可以根据光源的频谱帮助选择最有效的材料。

（5）外壳隔离。外壳结构与设备分离或隔离，以确保机械振动不会传递到外壳本身。当机器的部件（如管道贯穿件）确实与外壳接触时，在接触点处（包括隔振配件）任何潜在的传输路径要短路。如果机器使地板振动，那么外壳的底座也应该用隔振材料处理。

（6）提供产品流程。产品需要移入和移出机柜。使用声学衬里的通道或隧道可以允许产品流动并且还提供声学吸收。为尽量减少噪声泄漏，建议所有通道的长度应比隧道或通道开口最大尺寸的内宽度长 3 倍。

（7）提供工人访问权限。可以安装门和窗以提供对设备的物理和视觉访问。所有窗户至少具有与外壳壁相同的传输损耗特性。所有通道门必须紧密密封所有边缘。为了防止在门打开的情况下操作设备，建议使用互锁系统，只有在门完全关闭时才能操作。

（8）外壳通风。在许多外壳应用中，会产生过多的热量。要使冷却空气通过外壳，应在出口或排放管道上安装鼓风机。进气管和排气管应衬有吸收性材料。

（9）保护吸收性材料。为防止吸收性材料被污染，应在吸收性衬里上施加防溅屏障。这应该是非常轻的材料，如 1 密耳（密耳代表千分之一英寸①）的塑料薄膜。吸收层应保留金属网、穿孔金属板或硬质布。饰面材料应具有至少 25% 的开口面积。

2）声屏障

声屏障（acoustic barrier）是插入在噪声源和接收器之间的高传输损耗材料，如固体隔板或墙壁。通过阻挡声源的直接视线路径，屏障通过房间中各种表面的反射和屏障边缘的衍射使声波到达接收器。最终在接收器的位置处降低了整体噪声水平。

---

① 1 英寸=2.54cm。

屏障的有效性是其相对于噪声源或接收器的位置及其整体尺寸的函数。为了最大限度地降低噪声，屏障应尽可能靠近噪声源或接收器。同时，屏障应尽可能高和宽。为了有效地阻挡声音路径，应该使用高密度材料。最后，屏障不应包含任何开口或间隙，这会显著降低其有效性。如果需要包括用于视觉访问设备的窗口，则窗口具有至少等于阻挡材料本身的声音传输等级。

对于那些员工流动局限于相对较小的区域的工作活动，如产品检查或设备监控站，声屏障最为实用。在这些情况下，可以安装声学隔间或遮蔽物以隔离员工并提供过度噪声水平的缓解。

4. 隔振

为了防止通过固体传播的振动性噪声，应在机器或振动体的基础和地板、墙壁连接处设隔振或减振装置或防振结构。

总之，对于已经存在过大噪声水平的情况，有必要系统地评估噪声环境，以便为每个单独的噪声源开发最实用的工程控制措施。在确定实施噪声控制措施的相对优先级和紧迫性时，应考虑员工暴露、占用空间和整体区域噪声水平。可按以下步骤实施：①设备底座与基础之间采用减振材料，基础与地面隔离；②将设备安置在单独的房间内；③对墙体、天花板、地板采取吸声处理。

（四）个人防护

工作地点生产性噪声声级超过卫生限值，而采用现代工程技术治理手段仍无法达到卫生限值时，可采用有效的个人防护措施，即在接收端保护劳动者。在控制职业噪声危害方面，护耳器仍然发挥着重要作用，使用护耳器是一种既简便又经济的办法，值得推广。即使在业余活动的场合，只要有强噪声存在，护耳器也可派上用场。国外有关噪声的标准规定：在噪声达到或超过 90dB（A）的场合，工人必须使用护耳器，任何人（包括工厂的管理者、来厂参观的贵宾）只要进入该场所，都必须佩戴护耳器；那些对噪声较敏感的工人，即使在 85～90dB（A）的环境下工作，也必须使用护耳器。

护耳器可分为耳塞、耳罩和防噪声头盔三类。

（1）耳塞：可插入外耳道内或插在外耳道的入口，适用于 115dB 以下的噪声环境。分为可塑性和非可塑性两种。可塑性耳塞用浸蜡棉纱、防声玻璃棉、橡皮泥等材料制成。使用者可随意使之成形，每件使用一次或几次。非可塑性耳塞又称"通用型耳塞"，用塑料、橡胶等材料制成，有大小不等的多种规格。

（2）耳罩：是形如耳机，装在弓架上把耳部罩住使噪声衰减的装置。耳罩的噪声衰减量可达 10～40dB，适用于噪声较高的环境，如造船厂、金属结构厂的加工车间、发动机试车台等。近年来，有将耳罩固定在焊接面罩上或与通信头戴受话器或耳机结合使用。耳塞和耳罩可单独使用，也可结合使用。结合使用可使噪声衰减量比单独使用提高 5～15dB。

（3）防噪声头盔：可把头部大部分保护起来，如再加上耳罩，防噪效果就更好。这种头盔具有防噪声、防碰撞、防寒、防暴风、防冲击波等功能，适用于强噪声环境，如靶场、坦克舱内部等高噪声、高冲击波的环境。

护耳器的评价主要是从声衰减量、舒适感、刺激性、方便性和耐用性等方面来衡量的。

（1）声衰减量：以佩戴护耳器和裸耳时的听阈差值表示。差值越大，护耳器的性能越好。护耳器可使噪声衰减 10～45dB。测量护耳器声衰减量的方法有主观测试法（真耳法）和客观测试法（人工耳法）两种。前者是心理-物理学法，即在自由声场中测量戴护耳器和不戴护耳器时听阈的差值。后者是物理学法，以物理仪器代替人的主观反应来测试护耳器的声衰减量。

（2）舒适感：是人们佩戴护耳器后的主观反应。从护耳器的实际使用情况来看，护耳器能否得到广泛应用，主要是佩戴后是否舒适。

（3）刺激性、方便性和耐用性：刺激性是指佩戴护耳器一段时间后，对绝大多数人是否有刺激作用，会不会引起皮肤过敏。方便性是指护耳器是否结构简单和容易佩戴，适应性强。耐用性是指护耳器使用寿命长短，以不易老化、不易损坏的为好。

第六节　振动环境作业的危害与防护

物体在外力作用下沿直线或弧线以中心位置（平衡位置）为基准往复运动，称为机械振动，简称振动。物体离中心位置的最大距离为振幅。单位时间（s）内振动的次数称为频率，它是评价振动对人体健康影响的最基本参数。

振动对人体的影响分为全身振动和局部振动。全身振动也称全身性振动，是由振动源（振动机械、车辆、活动的工作平台）通过身体的支持部分（足部和臀部），沿下肢或躯干传到全身引起振动，或振动通过支撑面作用于坐着或站着的操作者。局部振动是通过振动工具，振动机械或振动工件传向操作者的手和臂。

一、常见的振动作业

全身振动的频率范围主要在 1～20Hz。局部振动作用的频率范围在 20～1000Hz。上述划分是相对的，在一定频率范围（如 100Hz 以下）既有局部振动作业又有全身振动作业。

（一）局部振动作业

主要是使用振动工具的工种，如砂铆工、锻工、钻孔工、捣固工、研磨工及电锯、电刨的使用者等。具体作业有：采石场的岩钻机和风镐，伐木工业的链锯和剪枝机，清砂用的风铲和铆枪，手提式的研磨机和抛光机，机械工程中的螺母旋拧机，建筑工程中的捣碎锤和混凝土压碎机。这些工具可分为旋转式、冲击式、旋转冲击组合式及冲压式工具。

（二）全身振动作业

主要是振动机械的操作工。例如，震源车的震源工、车载钻机的操作工、钻井发电机房内的发电工及地震作业、钻前作业的拖拉机手等野外活动设备上的振动作业工作,还有载重汽车、拖拉机、织布机、混凝土预制件的加工机械、脱粒机等设备的操作。

二、振动对人体健康的危害

从物理学和生物学的观点看,人体是一个极复杂的系统,振动作用不仅可以引起机械效应,更重要的是可以引起生理和心理效应。

人体接受振动后，振动波在组织内的传播，由于各组织的结构不同，传导的程度也不同，其大小顺序依次为骨、结缔组织、软骨、肌肉、腺组织和脑组织，40Hz 以上的振动波易被组织吸收，不易向远处传播；而低频振动波在人体内传播得较远。全身振动和局部振动对人体的危害及其临床表现是明显不同的。

（一）全身振动对人体的不良影响

振动所产生的能量，能通过支撑面作用于坐位或立位操作的人身上，引起一系列病变。由于人体是一个弹性体，各器官都有它的固有频率，当外来振动的频率与人体某器官的固有频率一致时，会引起共振，从而对该器官的影响最大。全身受振的共振频率为 3～14Hz，在此条件下全身受振作用最强。接触强烈的全身振动可能导致内脏器官的损伤或位移，周围神经和血管功能的改变，可造成各种类型的组织、生物化学的改变，导致组织营养不良，如足部疼痛、下肢疲劳、足背动脉搏动减弱、皮肤温度降低；女工可导致子宫下垂、自然流产及异常分娩率增加。振动加速度还可使人出现前庭功能障碍，导致内耳调节平衡功能失调，出现脸色苍白、恶心、呕吐、出冷汗、头疼、头晕、呼吸浅表、心率减慢和血压降低等症状。晕车晕船即属全身振动性疾病。全身振动还可引起腰椎损伤等。

（二）局部振动对人体的不良影响

局部接触强烈振动是以手接触振动工具的方式为主的，由于工作状态的不同，振动可传给一侧或双侧手臂，有时可传到肩部。长期持续使用振动工具能引起末梢循环、末梢神经和骨关节肌肉运动系统的障碍，严重时可患局部振动病。

（三）振动对人体危害的机制

1. 低频振动

振动传递系数随手部力量的增加而增大。

2. 高频振动

振动会引起软组织内能量密度的增加，导致血管壁病变。改变的强度随振动频率增加而增大，与血管直径成反比。因此，长期接触高频振动，会出现血管病症。

3. 共振现象

接触某些频率的全身振动会产生共振现象（人体器官振幅增大），这些频率危害最大。这会导致大脑皮层抑制作用占优势，正常的皮层与皮层下的相互关系受到损害，并会出现自主神经系统功能紊乱。同时导致神经功能和代谢过程失调，各种器官和系统机能紊乱及增加机体能量损耗。

4. 全身振动

强烈的全身振动可造成各种组织学、组织化学和生物化学的改变，导致营养不良。全身振动可削弱视觉敏锐度、使视野范围变窄、降低眼睛感光度、干扰前庭功能。

5. 局部振动

接触局部振动会降低振动触觉，降低对温度、疼痛等灵敏度。

（四）振动病

我国已将振动病列为法定职业病。振动病主要是由于局部肢体（主要是手）长期接触强烈振动而引起的。振动病一般是对局部振动病而言，也称职业性雷诺现象、振动性血管神经病、振动性白指病等。

长期受低频、大振幅的振动时，由于振动加速度的作用，可使自主神经系统功能紊乱，引起皮肤分析器与外周血管循环机能改变，出现一系列病理改变。早期可出现肢端感觉异常、振动感觉减退。主诉手部症状为手麻、手疼、手胀、手凉、手常多汗，多在夜间发生；其次为手僵、手颤、手无力（多在工作后发生），手指遇冷即出现缺血发白，严重时血管痉挛明显。X线片可见骨及关节改变。如果下肢接触振动，以上症状出现在下肢。

影响振动作用的因素：振动的频率、振幅和加速度是振动作用于人体的主要因素。气温（尤其是寒冷）、噪声、接触时间、体位和姿势、个体差异、被加工部件的硬度、冲击力及紧张等因素也很重要。

白指：振动病患者手部常见的体征之一（图 6-8）。在长期使用手持振动工具的工人中，两手在局部振动的作用下，常常造成手指末梢血管痉挛性贫血，表现为发作性的手指皮肤苍白、疼痛。变白部位一般是由指尖向掌端发展，进而波及全指。变白部位与正常部位界限分明，因其苍白如同白蜡，故又称"白蜡病"或"死指"。以中指为最好发部位，其次为无名指和食指，拇指和小指较少见。双手可对称出现，也可单侧出现。遇冷更易发生，严重时可影响睡眠和劳动能力。

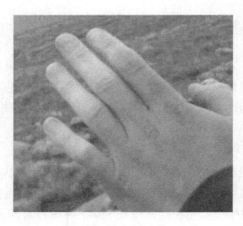

图 6-8　振动白指

血管综合征：局部振动引起。症状为人体全身或局部发冷，其后出现一段时间的"白指"，类似职业性雷诺现象。典型表现为外周血管痉挛症状的多发性神经炎和血管肌张力异常的综合征。

神经系统病变：全身振动导致中枢神经系统发生变化，某些病例出现脑功能紊乱，脑干、下丘脑、大脑半球微小病灶性损害症状。

振动病临床发展阶段：

第一阶段：手偶尔疼痛和周期性暂时的异常感觉，指尖对振动的敏感性轻度丧失。

第二阶段：疼痛麻木更持久，敏感性丧失波及所有手指和前臂，手指青紫发汗。所有症状是可复原的。

第三阶段：血管舒缩紊乱，手指变白，手冷而湿润，水肿。所有这些变化都是持久性的。

第四阶段：手臂和腿部可观察到血管病变，心脏和血管发生痉挛。这些变化持久而难以复原。

三、振动危害的预防控制措施

减弱振动的方法通常有隔振、吸振、减振、防振。

（一）技术措施

（1）振源改造。改进振动设备与工具，从生产工艺上控制或消除振动源，降低振动强度，是振动控制的最根本措施。改善机器平衡性能、改变扰动力的方向。例如，在长距离架空高压电力传输线的两端，采用防振锤和防振鞭吸收由风速导致的线缆振动能量；减少手持振动工具的质量，以减轻肌肉负荷和静力紧张等。

（2）增大振源质量。

（3）采取自动化、半自动化控制装置和遥控作业，减少接触振动。

（4）加大基础质量。振动可以从设备传递给基础，也可以从基础传递给设备。机械设备的振动传递给基础会引起基础以及地板、墙面的振动，发出噪声。加大基础质量可以减少基础的振动和振动向周围传递。根据常规经验，一般的切削机床的基础有自身质量的1～2倍，特殊的振动机械往往达到自身设备质量的2～5倍，甚至可达到10倍以上。

（5）阻尼吸振（图6-9）。利用橡胶、沥青等阻尼材料作为摩擦阻力层，将振动能量转换为热能，从而减少振动。

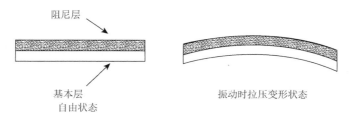

图6-9　阻尼吸振

（6）动力吸振。

（7）隔振沟。在机械振动基础的四周挖掘一定宽度和深度的沟槽，里面充填以松软物质（如木屑等，也可以不填），用来隔离振动的传递。防振沟对高频隔振效果好，对低频振动效果较差。日常维护注意防止沟内杂物填实。图6-10为隔振沟的示意图。

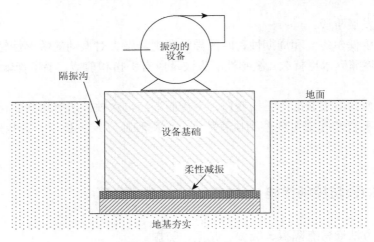

图 6-10　隔振沟

（8）隔振弹簧。①钢弹簧，包括螺旋形和钢板形的弹簧，适用于大载荷设备。②橡胶弹簧（图 6-11）。③空气橡胶弹簧，又称减振气囊，效果较好，价格较贵。

（9）使用个体防护用品。合理发放个人防护用品，如隔振手套（图 6-12）等。

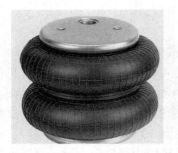

图 6-11　橡胶弹簧

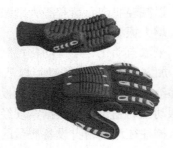

图 6-12　隔振手套

（二）管理措施

（1）设备由专人管理，及时保养和定期维护，使其处于良好的技术状态。

（2）建立合理劳动制度，坚持工间休息及定期轮换工作制度，以利各器官系统功能的恢复。

（三）预防措施

就业前体检，凡患有就业禁忌证者，不能从事该作业；定期对工作人员体检，早发现受振动损伤的作业人员，采取适当预防措施，及时治疗振动病患者。

实验室检验：血常规分析、毛细血管显微镜检查；如有必要，对接触局部振动的人的手骨和接触全身振动的人的脊柱骨进行 X 线检查。振动病的早期诊断有助于患者及时痊愈。

GB 10070—1988 中对振动的规定标准见表 6-11。

表 6-11　城市区域铅锤方向 Z 振级标准值

适用地带范围	昼间	夜间
特殊住宅区	65	65
居民、文教区	70	67
混合区、商业中心	75	72
工业集中区	75	72
交通干线道路两侧	75	72
铁路干线两侧	80	80

第七节　电 磁 辐 射

电磁辐射以电磁波的形式在空间向四周辐射传播，它具有波和粒子的特性，其波长（λ）、频率（f）和传播速度（c）之间的关系为 $\lambda = c/f$。电磁辐射在介质中的波动频率，以赫兹（Hz）表示。电磁辐射的生物学作用性质，主要取决于辐射能的大小。一般波长越短，频率越高，辐射的量子能量越大，生物学作用也越强。电磁辐射能够引起生物组织发生电离作用的最小能量水平约为 12eV（电子伏特），相当于 103nm 波长的电磁波，约介于紫外线和 X 射线之间。因此，又根据电磁波能否引起生物组织发生电离作用，将其分为电离辐射和非电离辐射，表 6-12 列出了电磁辐射谱。人们最熟悉的电磁辐射就是阳光，阳光（可见光部分）是介于能量较大的电离辐射（X 射线、宇宙射线）等高频段射线与较弱的、非电离低频段射线之间的一个分界点。

表 6-12　电磁辐射谱

辐射类型	频率范围/Hz	波长范围/m
电离辐射	$>73.0 \times 10^{15}$	$<1.0 \times 10^{-7}$
非电离辐射		
紫外线	$7.5 \times 10^{14} \sim 3.0 \times 10^{15}$	$1.0 \times 10^{-7} \sim 4.0 \times 10^{-7}$
可见光	$4.0 \times 10^{14} \sim 7.5 \times 10^{14}$	$4.0 \times 10^{-7} \sim 7.6 \times 10^{-7}$
红外线	$3.0 \times 10^{11} \sim 4.0 \times 10^{14}$	$7.6 \times 10^{-7} \sim 1.0 \times 10^{-3}$
射频辐射		
微波	$3.0 \times 10^{8} \sim 3.0 \times 10^{11}$	$1.0 \times 10^{-3} \sim 1.0$
高频电磁场	$3.0 \times 10^{4} \sim 3.0 \times 10^{8}$	$1.0 \sim 3.0 \times 10^{3}$
低频电磁场	$0 \sim 3.0 \times 10^{4}$	$>1.0 \times 10^{3}$

当量子能量水平达到 12eV 以上时，可致电离作用使机体受到严重损伤，这种辐射称为电离辐射。红外线量子的能量水平仅为 1.55eV，不能使生物组织发生电离，这类不足以导致组织电离的辐射称为非电离辐射。

一、非电离辐射的种类与防护

非电离辐射对人体的危害程度，除取决于量子能量水平外，束（流）的强度（功率密度）、辐射能在组织中的吸收程度、单一波长（单色）或宽频谱，相干光或非相干光、光束或场源是扩散的或是点源等因素，都可影响其对机体作用的强弱。

非电离辐射是一个连续的波谱，包括紫外线、可见光、红外线、激光，往下为射频辐射。

（一）射频辐射

射频辐射是指频率在 100kHz～300GHz，波长在 1mm～3km 范围的电磁辐射，也称无线电波，是电磁辐射中量子能量小、波长长的频段，按其波长不同又可分为高频电磁场、低频电磁场和微波（表 6-13）。通常把波长小于 1m 的电磁波称为微波。

表 6-13　射频波谱

波段	长波	中波	短波	超短波	微波		
					分米波	厘米波	毫米波
波长	3km～	1km～	100m～	10m～	1m～	10cm～	1cm～1mm
频率	100kHz～	300kHz～	3MHz～	30MHz～	300MHz～	3GHz～	30～300GHz
	低频（LF）	中频（MF）	高频（HF）	甚高频（VHF）	特高频（UHF）	超高频（SHF）	极高频（EHF）

1. 职业接触机会

射频辐射已广泛应用于工业、医学及研究领域乃至家庭。$3 \times 10^5 \sim 3 \times 10^{11}$Hz 频段（即 300GHz）是人们所熟悉的，如收音机、电视机及无线电通信（长途电话、蜂窝电话等）、雷达、高频炉、感应炉、无线开关及计算机监视器等均在此频段工作。射频是一种热源，工业上的射频辐射场合有高频淬火、塑料制品热合、微波发射和加热设备等。

1）高频感应加热

高频热处理、焊接、冶炼；半导体材料加工，如区域熔炼和外延等。使用频率多为 300kHz～30MHz。

2）高频介质加热

加热对象为不良导体，如塑料制品热合，木材、棉纱的烘干，橡胶的硫化等。使用频率为 10～30MHz。

3）微波

主要用于雷达导航、探测、通信、电视及核物理科学研究等。频率一般为 3～300GHz。微波加热用于木材、纸张、药材、皮革的干燥，食品加工，医学上的理疗等。国际对微波加热设备均采用 2450MHz 和 915MHz 的固定频率。

2. 对人体的危害

能通过加热而影响机体，造成灼伤、生殖能力的暂时性或永久性损伤；较大强度的射频辐射可引起人体中枢神经和自主神经机能障碍，可导致神经衰弱综合征、自主神经功能紊乱，女工有月经周期紊乱，个别男工有性功能减退主诉，但不影响生育。心血管系统及晶状体的加速老化，引起白内障，严重的可引起死亡。射频辐射的生物学效应机制尚不完全清楚，有致热效应和非致热效应学说。

1）致热效应

生物体组织接受一定强度的电磁场辐射，达到一定的时间会使照射局部或全身的体温升高，称之为射频辐射的热效应。

在非常条件下或生产操作事故中，接触高强度微波辐射可致体温升高、性器官及眼晶体受热损伤。热效应主要是生物体内偶极分子在微波高频电场的作用下反复快速取向转动而摩擦生热；体内离子在微波作用下振动也会将振动能量转化为热量；一般分子也会吸收微波能量后使热运动能量增加。

2）非致热效应

非致热效应是指热效应以外的其他特殊生理影响，如中枢神经系统、内分泌、免疫和生殖功能的改变。在实际工作中，人体处于射频辐射场中并未发现有体温升高的现象，也未测定出人体局部温度的上升，可工人却有一系列主观诉述。有时也能见到客观体征，人们把这种不足以引起人体产热而产生的健康影响，称为非致热效应。多数人认为可能是电磁场对神经-内分泌系统或细胞生物膜的直接作用所致。

生物学效应的一般规律是随频率的增加和波长变短而递增，故其强弱顺序为微波＞超短波＞短波＞中长波，但在微波波段以厘米波危害最大。场强越大，作用时间越长，作用间隙期越短，对机体影响越严重。此外，功率密度相同时，脉冲波的作用大于连续波。辐射强度随着与辐射源距离的加大而迅速递减。

3. 防护措施

对射频辐射的防护应根据需要采用不同的有效方式：用铁、铝、铜等金属屏蔽场源；使操作者的作业与休息地尽量远离场源，敷设吸收材料层，吸收辐射能量；穿戴微波防护服等个人防护用品。

1）高频辐射防护

（1）场源的屏蔽。高频电磁场的辐射源有高频振荡管、振荡回路、高频馈线、高频感应线圈、工作电容器等。对这些辐射源可采取屏蔽措施，屏蔽材料一般应选用导电性和透磁性良好的材料，如铜、铝等。砖、木、水泥、塑料、有机玻璃等是非导体，不能用作屏蔽材料。可将屏蔽材料做成板式或网眼式屏蔽设备。中短波网眼可大些，微波网眼要小。可做成屏蔽网、屏蔽罩、屏蔽室等。屏蔽体与辐射源之间应保持一定距离，四周结构应保持尖端突出，要有良好的接地装置。

（2）远距离操作和自动化。由于电磁场辐射源所产生的场能与距离的平方成反比，故应在不影响操作的前提下尽量远离辐射源。例如，当不可能对辐射源进行屏蔽时，可在隔离屏蔽室内操作或用机械手、自动控制操作等。

（3）合理布局。对射频辐射产生场所，尽可能远离非专业工人的作业点和休息场所。

2）微波的防护

在工厂装机调试过程中，微波辐射源为磁控管、速调管、调制管，偶有敞开的波导管和发射天线。使用时发射天线为主要辐射源，其次是波导管连接处的泄漏。微波加热设备的缝隙，物料出入口可有微波漏出。

（1）微波辐射能吸收：调试微波机时，需安装功率吸收天线（如等效天线）吸收微波能量，使其不向空间发射。需要在屏蔽小室内调试微波机时，小室内四周上下各面均应敷设微波吸收材料。

（2）合理配置工作位置：根据微波发射有方向性的特点，工作点应置于辐射强度最小的部位，尽量避免在辐射束的正前方进行工作。

（3）健康检查：每1～2年一次，重点观察眼晶状体的变化，其次为心血管系统、外周血象及男性生殖功能。

3）职业卫生标准

生产工艺过程有可能产生微波或高频电磁场的设备，应采取有效的防止电磁辐射能的泄漏措施。我国职业卫生标准《工业企业设计卫生标准》（GBZ 1—2010）规定，工作地点高频辐射强度为 8h/天卫生限值：连续波 $0.05mW/cm^2$（14V/m）；脉冲波 $0.025mW/cm^2$（10V/m）。

工作地点微波（300MHz～300GHz）电波辐射强度的限值见表6-14。

表 6-14　工作地点微波电磁辐射强度的限值

波型		平均功率密度/$(\mu W/cm^2)$	日总计量/(mW/cm^2)
连续波		50	400
脉冲波	固定辐射	25	200
	非固定辐射	500	4000

工作日接触连续波时间小于 8h 可按下述公式计算

$$P_d = 400/t$$

式中：P_d 为容许辐射平均功率密度，$\mu W/cm^2$；t 为接触辐射时间，h。

工作日接触脉冲波时间小于 8h，容许辐射平均功率密度按下式计算：

$$P_d = 200/t$$

短时间接触时卫生限值不得大于 $5mW/cm^2$，同时要使用个体防护用具。

4）个人防护

防止辐射线直接作用于人体，常用的防护用品有：金属防护服，一般用在大强度、短时间接触时，在难以采用其他有效措施时，可穿戴用铝丝或涂银布料制成的防护服、帽和防护眼镜。

（二）红外辐射

红外辐射是指介于微波与可见光之间、波长为 $0.76\mu m$～$1mm$ 的非电离辐射，即红外线，也称热射线。根据国际照明委员会（法语简称 CIE）的规定，按其生物学作用，可分成 IR-A（0.78～1.4μm）、IR-B（1.4～3.0μm）、IR-C（3.0～1000μm）三个波段。另一种分类法分为近红外线（0.78~3μm）、中红外线（3~30μm）和远红外线（30~1000μm）三类。各波段的波长、频率和光子能量见表6-15。

表 6-15　红外辐射各波段的波长、频率和光子能量

红外辐射	波长/μm	频率/THz	光子能量/MeV
IR-A	0.78~1.4	385~214	1590~886
IR-B	1.4~3.0	241~100	886~413
IR-C	3.0~1000	100~0.3	413~1.24

红外辐射是由物质内原子、分子振动和旋转而产生的。温度为0K（-273℃）以上物体都有红外辐射，因而自然界的所有物体均可成为红外辐射源，仅是波长、强度和辐射频率等不同而已。

光辐射产生的机制各有不同，如热激发（黑体辐射）、气体放电、激发辐射（激光），激光发光原理也是基于气体放电，但在红外频段部分的较少。工业环境中的红外辐射主要来自热激发。如果已知辐射源的温度，则可根据黑体辐射的物理定律估计出辐射量。物体的温度越高，产生的红外辐射波长越短，辐射强度越大。例如，物体表面温度在500℃以下的辐射源，主要发射长波红外线；物体表面温度在500~1200℃的辐射源，除主要发射长波红外线外，还有可视线；物体表面温度在 1200~1800℃的辐射源，其辐射谱中除长波红外线外，还有短波红外线和亮度很大的可视线，物体表面温度在2000~4000℃的辐射源，除发射红外线、可视线外，还有大量的紫外线。

1. 职业接触机会

自然界的红外线辐射源以太阳为最强，其辐射能量中红外线占 46%，到达大气层的平均总辐射能量约为 $1.35kW/m^2$，一年内整个地球可从太阳辐射获得 $5.4\times10^{24}J$ 的热量。农田、搬运和基建工地等露天作业，夏季太阳辐射大量红外线。

生产中接触红外线辐射源的机会很多，如金属加热、熔融玻璃、强发光体（如发光硅碳棒、碳弧汞气灯、钨灯、氖灯、红外探照灯）等，作业工人中有轧钢工、炼钢工、玻璃熔吹工、焊接工等。

2. 对作业人群健康的影响

红外辐射的生物学效应与波长有关，取决于靶组织吸收什么波长的红外线。一般光辐射不能穿透到组织深部，所以红外辐射的主要靶部位是皮肤和眼睛。

（1）对皮肤的作用。红外辐射对皮肤穿透很浅，大部分可被表层皮肤吸收引起皮肤烧灼感，短时间照射可引起局部皮肤温度升高、血管扩张，进而出现红斑，停止照射后红斑消失。反复照射后，局部可出现色素沉着。强红外辐射会引起不同程度的表面效应甚至严重的灼伤。当受到长波红外线的大面积照射时，可引起局部高温及灼伤。人体对此类辐射的耐受能力取决于个人及环境的各项因素，如身体的热调节能力、环境温度、湿度、风速等。

（2）对眼睛的作用。眼睛对自然界环境中的光辐射有很强的防护能力。由于眼组织的透光性，A 区段红外线辐射主要作用在视网膜上。短时间受辐射，虹膜因吸收可见光或近红外线而被加热，引起晶状体损伤。晶体吸收红外线是造成晶体混浊的重要原因。角膜吸收红外辐射后，通过热导使眼睛的温度升高，角膜表面细胞的更新很快，故表面损伤往往是一过性的。辐射可造成角膜烧伤，其机制与对皮肤的作用相似。由于强辐射引起的刺痛感导致眨眼保护，真正的角膜烧伤并不常见。

红外线白内障多发生于工龄较长的工人。波长短于 3mm 的红外线，可透过角膜进入眼球内。由房水、虹膜和晶体吸收一部分，其余到达视网膜，从而引起晶体温度升高，眼部经长期反复照射红外线，一般经十余年，可发生红外线白内障。临床表现主要为视力下降，一般两眼同时发生，进展缓慢。最终晶状体全部混浊，与老年白内障相似。

红外线视网膜灼伤多见于波长小于 1μm 的红外线和可见光，此辐射可透到视网膜，由视网膜色素上层吸收。红外线通过屈光间质时发生屈折，在黄斑部集中成焦点，使黄斑部红外线强度增高，损伤也较其他部位重，视网膜吸收红外线在短时间内温度即可急剧上升而引起灼伤。多数表现主要有耀光感觉，看其他物体时，眼前初有后遗像眩耀，然后出现物体颜色和形状异常，视物模糊不清，呈云雾状浮动。一般在 24h 后，这些云雾状混浊，浓缩形成暂时性或永久性中心暗点。生产中多发生在使用弧光灯、电焊、氧乙炔焊等作业。

3. 预防措施

生产过程中的机械自动化，工人远离红外线源作业，是预防红外线辐射对机体危害的关键措施。接触红外线的作业可穿戴红外线防护服和防护目镜，操作工应戴能有效过滤红外线的防护镜，这种防护镜应能同时滤除紫外线，严禁裸眼观看强光源。采用隔热保温层、反射性屏蔽、吸收性屏蔽及穿戴隔热服等。接触红外线的人员，应定期检查眼部。

（三）紫外辐射

紫外辐射又称紫外线，是波长为 100～400nm 的电磁辐射；可分为长波紫外线（UVA）、中波紫外线（UVB）和短波紫外线（UVC）。太阳辐射是紫外线的最大天然源。UVC 波长 100～280nm，具有杀菌和微弱致皮肤红斑作用，为灭菌波段；阳光中的 UVC 被大气层吸收故不能到达地面。一般工作中用的 UVC 均来自人工紫外光源。它们以单一的 254nm 波长工作，能有效地杀死物体表面及空气中的细菌和病毒；UVB 波长 280～315nm，具有明显的致红斑和角膜、结膜炎效应，为红斑区；UVA 波长 315～400nm，可产生光毒性和光敏性效应，为黑斑区。波长短于 160nm 的紫外线可被空气完全吸收，而长于此波段则可透过真皮、眼角膜，以至晶状体。

1. 职业接触体会

凡物体温度达到 1200℃以上时，即可产生紫外辐射。工业弧焊设备是最重要的紫外辐射源，随着温度升高，紫外线的波长变短，强度增大。冶炼炉炉温在 1200～2000℃时，产生紫外线的波长在 320nm 左右。电焊、气焊、电炉炼钢，温度达 3000℃时，可产生短于 290nm 的紫外线。乙炔气焊及电焊温度 3200℃时，紫外线波长可短于 240nm。探照灯、水银石英灯发射的紫外线波长为 220～240nm。杀菌消毒作用紫外线灯，波长为 250～265nm 的紫外线最易被 DNA 物质吸收，因而可用于消毒灭菌。此外，从事碳弧灯和水银灯制版或摄影，也会受到紫外线照射。日光浴设备，主要辐射 UVA，但也含部分 UVB。长期使用此类设备会使人的年辐射总剂量明显增多，而工作人员也会受到低水平辐射。以释出紫外线为主的特制灯具，用于激光荧光粉的发光，常用于银行验钞、商业防伪及广告和舞台等，这类灯具无明显危害（但对光过敏皮肤例外）。

2. 对职业人群健康的影响

太阳辐射中存在紫外线，对人体健康具有积极作用，如产生人体必需的维生素 D_3，预防佝偻病。但接触过强的紫外线，又对机体产生有害作用，以对皮肤和眼睛最具损伤作用。

（1）对皮肤的作用。皮肤对紫外线的吸收，随波长而异。接触 300nm 波段，可引起皮肤灼伤；波长为 297nm 的紫外线，对皮肤作用最强，能引起皮肤发生红斑反应。电光性皮炎：由紫外线引起的皮肤急性炎症，表现为受照部位于照射数小时后皮肤出现界线明显的水肿性红斑，严重的可发生水疱或大疱甚至组织坏死。患部有明显烧灼感和刺痛感，并常伴有全身症状如头痛、疲劳、周身不适等，一般几天内消退并留有色素沉着。皮肤癌的发生率也与紫外线辐射有关。值得注意的是，不少药物和局部外用的某些香水、润肤液等均可使皮肤对紫外线过敏。

（2）对眼睛的作用。波长为 250～320nm 的短波紫外线，大部分被角膜和结膜上皮所吸收，引起急性角膜、结膜炎，称为电光性眼炎，是最常见的辐射性眼病。生产中常发生在电焊和乙炔焊接或切割作业、碳弧灯和水银灯制版或摄影、紫外线灯消毒等。此外，检修高压电时有电短路火花发生的作业，在高空、高山、高原冰雪地、沙漠、海面等作业中也均可发生，如在阳光照射的冰雪环境下作业时，会受到大量反射的紫外线照射，引起急性角膜、结膜损伤，称为雪盲症。一般在照射后 6～8h 发病，潜伏期过后，眼部开始有异物感，症状逐渐加剧。重者可出现灼痛、刺痛、怕光、流泪等。检查时可见结膜充血、水肿、睑裂外角膜和结膜充满点状上皮脱落缺损，重症者可见瞳孔缩小，房水内有少量点状渗出物，滴荧光素着色，眼痛可持续数小时。一般发作后 1～2 天大部分症状可减退，2～3 天可痊愈，照射剂量越大，恢复越慢，恢复后一般视力不受影响。慢性职业性接触紫外线辐射可引起白内障。

3. 预防措施

正确使用防护用具是预防紫外线损伤的重要措施。在紫外线辐射的环境下，应着长袖衣裤，戴宽檐帽操作，避免穿着反光性强的白色外衣。电焊工及其辅助工必须佩戴专门的面罩、防护眼镜以及穿戴适宜的防护服和手套，非电焊工禁止进入紫外线操作区域裸眼观看电焊，电焊现场参观者也应戴防护眼镜。选择护目镜时，应考虑紫外线辐射光源的能量强度及波长组成、工作人员距离辐射源的距离及暴露时间、镜材的透光特性、镜架的形状设计，保证紫外线不能进入眼睛等因素。如周围有其他操作人员，应设防护屏障。

对紫外线异常敏感的着色性干皮病、血紫质病和光过敏症及白化病等患者，应禁止从事紫外线作业。对工人进行定期健康检查，发现紫外线辐射引起的疾病，应及时治疗或调离该作业。

（四）激光

激光是在物质的原子或分子体系内，因受激辐射的光得到放大的一种特殊光源，具有亮度高，单色性、方向性、相干性好等一系列特性。激光广泛用于工业、医疗、办公设备、建筑工地乃至私人家庭的各类装置中。在光碟机、光导纤维通信系统等设备中，激光辐射能量是封闭在系统内部的，对使用者无危险。但在某些医用或工业用激光装置中，激光发射的能量是向外的，因而对眼睛和皮肤具有潜在危害。由于激光装置工作时（有时称为"激光态"）能产生非常准直的光辐射束（如紫外线、可见光或红外辐射能量），故其危害的作用距离相当远，这与一般工作场所遇到各类危害因素是大不相同的。

1. 激光装置基本单元构成

（1）活性工作介质（固体、液体或气体）。
（2）能源（如电流、增压光源或化学反应）。
（3）谐振穴及输出偶联装置。

2. 激光器的分类

按工作方式不同分为连续激光器和脉冲激光器；按工作介质不同可分为固体激光器（如红宝石激光器）、气体激光器（如二氧化碳、氦氖激光器）、液体激光（如有机染料激光器）和半导体激光器（如砷化镓激光器）等。激光器发射的波长，有可见光、红外、紫外等波段。不同类型激光器产生的激光，其致伤作用也不同。

3. 职业接触机会

在工业上用于金属和塑料部件的切割、微焊、钻孔等；军事上用于高容量通信技术、测距、瞄准、追踪、导弹制导等；科学研究方面则用于微量元素分析、等离子研究、热核工程控制、大气污染测定、地质测量等；医学上用于眼科的视网膜剥离修复、虹膜切除、玻璃体乳化以及皮肤和外科诸多领域。

4. 对职业人群健康的影响

靶器官主要为眼睛和皮肤。
1）影响因素
主要取决于激光的波长、光源类型、发射方式、入射角度、辐射强度、受照时间及生物组织的特性与光斑大小。
2）对眼的损伤
一般情况下，可见光与近红外波段激光主要伤害视网膜，紫外与远红外波段激光主要损伤角膜，而在远红外与近红外波段、可见光与紫外波段之间，各有一过渡光谱段，可同时造成视网膜和角膜的损伤，并可危及眼的其他屈光介质，如晶状体。
（1）对角膜的损伤。波长为 295～1400nm 的紫外、可见光和红外激光，均可透过角膜，唯有 295nm 的紫外激光几乎全被角膜吸收，是损伤角膜的最主要波段。角膜上皮细胞对紫外线最为敏感，照射早期就有疼痛、畏光等症状。临床上表现为急性角膜炎和结膜炎。由于角膜表面的神经末梢对热异常敏感，红外激光也可灼伤角膜。常用的远红外 CO_2 激光器，当照射剂量每秒达到 $10W/cm^2$ 时，可损伤角膜，主要症状为剧烈疼痛；照射剂量每秒达到 $100W/cm^2$ 时，可使角膜因过热而凝固、坏死甚至角膜穿孔。
（2）晶状体。长波紫外激光和短波红外激光可大量被晶状体吸收，可使之混浊导致白内障。

（3）视网膜。大多数激光器发射的波长对视网膜的威胁最大，事故性伤害也多见于此。一般把可见光和短波红外线辐射称为光辐射的视网膜伤害波段，损伤的典型表现为水肿、充血、出血以致视网膜移位、穿孔，最后导致中心盲点和疤痕形成，视力急剧下降；视网膜边缘部灼伤，一般多无主观感觉，因这种灼伤是无痛性的，人们容易麻痹、疏忽。

3）对皮肤的损伤

轻度损伤表现为红斑反应和色素沉着。随着辐照剂量的增加，可出现水疱，以致皮肤退色、焦化、溃疡形成。250～320nm 的紫外线激光，可使皮肤产生光敏作用。遭受大功率激光辐射时，也能透过皮肤使深部器官受损。激光对皮肤的损伤，主要由热效应所致，以可见光和红外激光为多见。

4）激光的生物学作用

激光与生物组织的相互作用大小取决于激光的波长、能量、功率等因素；主要表现为热效应、光化学效应、机械压力效应和电磁场效应。主要作用机制如下：

（1）热效应。当生物组织吸收激光能后，激活的生物分子与周围分子发生多次碰撞产热造成组织的热灼伤。高功率的激光辐照，可使组织致热炭化或致热气化。

（2）光化学效应。激光辐射的光量子由生物组织有选择地吸收而产生化学效应，可使蛋白质、核酸变性、酶灭活，表现为杀菌效应、红斑反应和色素沉着等现象。

（3）机械压力效应。激光所具有的动能可产生一定的光压，使组织发生机械性破坏。

（4）电磁场效应。激光也是电磁波，生物大小分子在电磁场作用下，随频率的变化而转动、颤动，使分子不停地伸缩致使细胞损伤、破裂，导致组织的水肿，并可使蛋白质、核酸等迅速变性而被破坏。

5. 预防措施

激光的防护措施应包括激光器、工作环境及个体防护三方面。

1）激光器的安全措施

激光装置的危险等级一般分为四级：

1 级是对眼安全、无危险的级别。大部分封闭式的激光装置（如激光影碟播放机）属于该等级，无需采取防护措施。

2 级指有可见的激光束但能量很低，甚至直射入眼并聚焦于视网膜也无危险，如超级市场用的价格读码器和仓储扫描读码器等。

3 级指眨眼反应也不足以防护，因而能损伤视网膜及角膜、晶体等的激光辐射，但短暂照射尚不足以损伤皮肤。许多研究用的激光设备及军用的激光测距仪，如激光瞄准具和激光测量装置即属此类。

4 级指能灼伤皮肤和能弥散反射的激光。所有的外科激光装置及焊接、切割用工业激光装置，若不是密封设计的均属 4 级。

但无论 3 级还是 4 级激光，只要设计成封闭的工作方式则都属于 1 级。凡有光束漏射可能的部位，应设置防光封闭罩，安装激光开启与光束止动的连锁装置、光栏孔盖的开闭阀门、遥控触发式或延缓发射开关、光学观察窗口的滤光设施及激光发射的声光信号装置。

2）工作环境的设计

激光工作室围护结构应用吸光材料制成，色调宜暗。实验室和车间应有良好的照明条件。

房间内的墙壁、天花板、地板、工作台应具有深色不反光的较粗糙表面，以减少对激光的反射和散射，在整个激光光路上应设置不透明的防光罩。为防止加工物质的有毒有害气体的逸出，室内应有排风设施。

3）个体防护

严禁裸眼直视激光束，使用经测试确定的安全防护目镜。穿颜色略深的阻燃工作服。

（五）甚低频和极低频的电场及磁场

人们对于电磁场的生物学作用、电磁场与癌症的关系、对生殖系统和神经行为反应的作用等做了大量的研究。世界卫生组织接受了国际癌症研究中心（IARC）有关极低频（ELF）即高压线、变电站电磁场与癌症关系研究的评价结论，把极低频电磁场作为可疑致癌源，与咖啡（含有丙烯酰胺）、苯乙烯、电焊、烟雾、汽车尾气等归属为一类致癌物。ELF 和甚低频（VLF）的频率为静电场 0～30kHz。本章中 ELF 所指的频率范围为 0～300Hz，VLF 的频率范围为 300Hz～30kHz。在 0～30kHz 的频段，电场和磁场是分开作用的，应区别对待。此频段中最主要的频率是 50Hz/60Hz 的电流，即发电、送电及用电的各类设备。我国和大多数国家的电器都使用 50Hz 的电流，而美洲地区则为 60Hz。

1. 职业接触机会

典型的设备有发动机、变压器、感应加热装置、电弧炉、电焊设备、电解设备、运输机械等，用于工业、商业、医疗、科研的各种电器，如电炉、焊接设备、精炼设备、超远距通信、无线电导航设备、医疗设备、视频显示器（VDU）等。高压、超高压输电线路及变电站是工人经常接触的最强电磁场的场所，在判断地面的电磁场强度时，首要考虑的因素是架线的高度、地形、电线的侧向距离及电压，当侧向距离为线高的两倍时，电场强度随距离增加而呈线性衰减。点焊机及铸铁炉产生的磁场在 1m 内达到 10mT。感应炉旁操作工位上，最大磁场强度达 2.5mT。由于产生磁场的线圈尺寸都不大，一般不会产生对全身的作用，而主要影响操作者的双手。电热高炉及其他大功率电气设备在电化学工业中广泛应用，从事此行业者易暴露于强电场和磁场中，在感应电熔炉和工业用电解罐附近测到的磁场可达 50mT。

视频显示器又称可视终端装置（VDT），应用日趋广泛，使用者都很关心低水平辐射问题。经研究发现，仅在极近荧屏处测到高达 0.9μT 的磁场（当频率为 15～125kHz 时）。VDT 的辐射对健康不构成危害，即使在工作不正常或工况极差时，VDT 的辐射水平也远达不到任何国家或组织设定的危险值，因此完全不必对 VDT 进行常规的辐射剂量测定。

2. 对人群健康的影响

流行病学研究表明，居住在输电线路附近的居民中，儿童白血病的发生率略高；从事"电"职业的人群中白血病和脑瘤的发生率高于其他人群；对生殖过程的流行病学研究发现，父母任何一方接触电磁辐射均可能影响妊娠；暴露于较弱的电磁场中可使心率减慢及脑电图波形改变。由电磁场引起的过敏症，主要表现在皮肤及神经系统，症状如面部潮红、发热、刺激感及紧绷感觉；神经系统的症状有头痛、头晕、疲劳、肢体刺痛感、呼吸加快、心慌、出汗、心情压抑及记忆力减退。

低频电磁场对人体的作用机制及生物学效应：

（1）电场中暴露的身体表面感应出电荷，导致身体内部产生电流，其强度与体表的电荷相关。体表电荷的量可因暴露状态、身体在电场中的位置、身体形状和体积等的不同而变化很大，因而体内的电流强度与分布是极不均匀的。

（2）磁场也可感应出电场和体内电流而对人体产生作用。

（3）当人体或金属物体与强电场接近到一定距离时会瞬时放电（电火花）。

（4）电场或磁场可干扰或损坏一些植入体内的医疗仪器（如单极的心脏起搏器）。

3. 预防措施

建议制定低频电、磁场相关的暴露限制规定及实施方案；设置醒目标志防止大功率电磁场对心脏起搏器等植入式电子装置的干扰；专人负责强电磁场的安全防护；建立标准化的测量及监控方法；加强工作人员有关电磁场作用及防护措施的培训。

二、电离辐射与防护

（一）概述

电离是指原子失去或得到电子而带电的过程，这时称它们为离子。电离辐射一词用以描述在空间以电磁波或亚原子粒子的形式传递能量，这两者在物质中可以引起电离，当电离辐射能通过物质时，随着离子的生成，能量就传给了物质。电离辐射是指一切能引起物质电离辐射的总称（以下简称为辐射），包括由射线装置或放射性同位素产生的电子射线、X 射线、α 射线、β 射线、γ 射线及中子射线，此外还有不常接触到的质子、裂变碎片和重核等。

电离辐射和放射性物质一直就存在于人们周围的环境中，自古以来，人类就受到天然存在的各种电离辐射源的照射。自伦琴 1895 年发现 X 射线以来，电离辐射首先在医学诊断，进而在科学研究、能源、工业、农业、地质、考古、军事等国民经济领域中应用。同时，也发现了辐射对人的危害。

（二）电离辐射的分类

1. 作用于人体的电离辐射

电离辐射分为天然辐射和人工辐射。

天然辐射包括宇宙射线、次级宇宙射线和地球上存在的天然放射性核素产生的辐射。天然放射性核素包括：由宇宙射线和地球上的原子核相互作用产生的 ^3H、^7Be、^{22}Na 和 ^{24}Na 等宇宙放射性核素，存在于地球中的 ^{40}K、^{238}U 和 ^{232}Th 放射系等。

随着工业技术的发展，出现了越来越多变化了的天然辐射。例如，燃煤发电，把存在于地球深部煤中的天然放射性核素带到地表，从而改变了周围环境的辐射场和人员的照射；地热能的应用带来了 ^{222}Rn 的增加；开采磷酸盐岩带来了 ^{238}U 的增加，以及以一些含放射性镭较高的材料，作为建材而增加的室内辐射；还有搭乘飞机受到的额外的宇宙射线照射等。

人工辐射源主要包括核爆炸、核能发电、同位素生产和应用以及医疗照射和消费品中的辐射源，还有人为生产的射线装置辐射源等。

2. 几种辐射源

1）放射性核素

放射性核素是具有放射性且处于一定能级的质子数和中子数相同的一类原子的总和，如 ^{90}Tc、^{99}Tc 和 ^{226}Ra 等。

某些放射性核素的原子核能自发地衰变，放出 α 粒子、β 粒子、光子、中子和裂变碎片。

2）X 射线机

X 射线是高速运动的电子与物质相互作用而产生的，这种过程通常在 X 射线机的 X 射线管内进行。常见的 X 射线机有医用诊断 X 射线机、CT、放射治疗 X 射线机、工业探伤 X 射线机、X 射线衍射仪、安全检查用的警务探测仪，以及电子显微镜等伴生 X 射线的电子产品。

3）其他

粒子加速器的应用也很广泛，如医用辐射治疗、工业辐照加工、辐射探伤、放射性核素生产、材料分析及其他科研工作等。粒子加速器中被加速的带电粒子本身就是一种辐射，同时，加速的粒子轰击合适的靶，就可能产生 X 射线、中子及感生放射性。

核反应堆能释放多种电离辐射源，就辐射防护而言，最重要的核反应堆辐射是：瞬发裂变中子、瞬发裂变 γ 辐射、裂变产物的 γ 辐射、快中子非弹性散射的 γ 辐射及反应堆各构件吸收中子时俘获的 γ 辐射。

（三）电离辐射的危害

1895 年发现 X 射线及 1896 年发现天然放射线后不久，临床资料就指出，电离辐射对人体组织是有害的，后来又证实，不仅电离辐射可使大多数人体组织受到损伤，而且发现植物和动物的生殖组织受照后也会对其后代产生效应。

辐射对生物体的作用主要是产生电离和激发，该过程会使生物体内的某些原子发生变化，如果受影响的是活细胞内的大分子，则该细胞可能会损伤，在辐射引起细胞的各种损伤中，最重要的是 DNA 损伤，DNA 损伤可能会阻止细胞的成活或繁殖，但这种损伤常常会被细胞修复。

如果在一个器官或组织中有足够多的细胞被杀死或不能繁殖和发挥正常功能，则会丧失器官的功能，这些效应是由大剂量照射引起的，并且存在有阈剂量。确定性效应是指通常情况下的存在剂量阈值的一种辐射效应，超过阈值时，剂量越高则效应的严重程度越大。

如果 DNA 损伤被细胞修复得不完善，就可能会得到一个可存活但改变了的细胞，最终可能会致癌。性腺中一个改变了的生殖细胞，就可能把错误的遗传信息传递给后代，从而引起某些后代的严重损害，这种可能由一个改变了的细胞引起的躯体或遗传效应，称为随机性效应。随机性效应是指发生概率与剂量成正比而严重程度与剂量无关的辐射效应。

（四）影响电离辐射性效应的因素

1. 辐射种类

不同种类的辐射，在同样的吸收剂量下所产生的生物效应并不相同，可以从辐射权重因数看出（表 6-16）。

表 6-16 各种辐射的辐射权重因数

辐射的类型及能量范围	辐射权重因数
光子，所有能量	1
电子及介子，所有能量（不包括原子核向 DNA 发射的俄歇电子）	1
中子，能量<10keV	5
中子，10～100keV	10
中子，100keV～2MeV	20
中子，2～20MeV	10
中子，20MeV	5
质子（不包括反冲质子），能量>2MeV	5
α粒子、裂变碎片、重核	20

2. 照射剂量

电离辐射照射人体发生能量传递才导致生物效应，显然人体吸收剂量越大，放射损伤越严重。如果全身一次在数分钟内受 γ 射线照射的照射剂量不大于 0.25Gy，则不会出现明显的损伤，随着剂量的增加，会出现不同程度的损伤，见表 6-17。

表 6-17 不同剂量对人体损伤的估计

剂量/Gy	损伤程度
<0.25	不明显和不易觉察的变化
0.25～0.5	可恢复的机能变化，可能有血液学的变化
0.5～1.0	机能变化、血液变化，但不伴有临床征象
1.0～2.0	轻度骨髓型急性放射病
2.0～4.0	中度骨髓型急性放射病
4.0～6.0	重度骨髓型急性放射病
6.0～10.0	极重度骨髓型急性放射病
10.0～50.0	肠型急性放射病
>50.0	脑型急性放射病

3. 剂量率

一般总剂量相同时，剂量率越大，生物效应越显著，但当剂量率达到一定程度时，生物效应与剂量率之间便失去比例关系。在足够小的剂量率条件下，当人体对损伤的恢复能力平衡时，则有可能人体长期受照射而无放射损伤。每日 0.005～0.05Gy 的剂量率即使长期大量累积，也不会产生急性或亚急性放射病，仅能发生慢性病变或慢性放射病。当剂量达 0.05～0.1Gy/min 或更高时，则有可能引起急性放射病，而且严重程度随剂量率增大而加重。

4. 照射部位与面积

身体各部位对射线的敏感性不同。一般认为，在照射剂量和剂量率相同的情况下，全身损伤程度以照射腹部最严重，其次是盆腔、头部和胸部。对一定的照射剂量，生物效应随照射面积的扩大而增强。

5. 照射方式

照射方式分为外照射和内照射。内照射是指放射性核素进入人体内，由体内放出射线作用于机体；外照射是指辐射源在体外，其射线由体外作用于机体的不同部位或全身。若是兼有内、外两种照射则称为混合照射。

内照射时，进入机体内的放射性物质数量少，排除快，物理半衰期短，且分布于不重要的器官，则损害轻；反之则损害重。外照射时，多向照射比单向照射所引起的损伤严重。

6. 个体的放射敏感性

放射敏感性随着个体发育过程而逐渐降低，胎儿及幼年个体较成年者敏感，个体敏感性还可能存在性别差异。个体敏感性同时还受机体内部环境与外界因素的影响。

个体敏感性的差异，一般在低剂量时表现比较明显，而大剂量照射时，这种差异不显著。从事故病例来看，受到 8Gy 以上的辐射时，一般均死亡，个体差异不显著。

7. 不同器官、组织与细胞的放射敏感性

一般的规律是，多细胞生物中分裂量旺盛的细胞敏感，代谢旺盛的细胞较不旺盛的细胞敏感，胚胎的及幼稚的细胞较成熟的细胞敏感。人体各种组织的放射敏感性的顺序如下：

高度敏感的组织：淋巴组织（淋巴细胞和幼稚的淋巴细胞）、胸腺（胸腺细胞）、骨髓组织（幼稚红、粒和巨核细胞）、胃肠上皮（尤其是小肠隐窝上皮细胞）、性腺（睾丸和卵巢的性细胞）、胚胎组织。

中度敏感组织：感觉器官（角膜、晶状体、结膜）、内皮细胞（主要是血管、血窦和淋巴管内皮细胞）、皮肤上皮（包括毛囊上皮细胞）、唾液腺、肾、肝、肺组织的上皮细胞。

轻度敏感组织：中枢神经系统、内分泌腺（包括性腺的内分泌细胞）、心脏。

不敏感组织：肌肉、软骨和骨组织、结缔组织。

以上各组织的放射敏感性，均是以形态学损伤为衡量指标来进行比较的，若是以机能反应作为衡量指标，则可能得出显然不同的结论。例如，成年机体中枢神经系统需要较大剂量才能引起形态学损伤，但极小的剂量就可以引起中枢神经系统功能显著改变。

出于辐射防护的目的，为了考虑不同器官或组织对发生辐射随机性效应的不同敏感性，采用了组织权重因数，标准确定的组织权重因数见表 6-18。

表 6-18 组织权重因数

组织或器官	组织权重因数	组织或器官	组织权重因数
性腺	0.20	胃	0.12
（红）骨髓	0.12	膀胱	0.05
结肠	0.12	乳腺	0.05
肺	0.12	肝	0.05

续表

组织或器官	组织权重因数	组织或器官	组织权重因数
食道	0.05	骨表面	0.01
甲状腺	0.05	其余组织或器官	0.05
皮肤	0.01		

（五）放射性疾病

1. 外照射急性放射病

外照射急性放射病是指人体一次或数日内分次受到大剂量照射引起的全身性疾病。一般来说，一次剂量达到 1Gy 以上的外照射可引起外照射急性放射病。

2. 外照射慢性放射病

外照射慢性放射病是指人体在较长时间内连续或间断受到超剂量限值的外照射，达到一定累积剂量（1.5Gy）后，引起的以造血组织损伤为主并伴有其他系统改变的全身性疾病。

临床特点：发病慢、病程长、症状多、体征少。患者主诉症状较多，以乏力、头痛、头昏、记忆力减退、睡眠障碍、易激动、脱发、食欲减退、心悸、气短、多汗等无力型神经衰弱症候群的表现为多见。易患感冒，出现男性性欲减退、阳痿、女性月经失调等性功能紊乱症状。在早期，通常无明显体征。实验室检查可见白细胞总数、分类和形态发生改变，骨髓轻度异常或增生低下，染色体畸变。

3. 内照射放射病

内照射放射病是指大量放射性核素进入体内，作为内照射源对机体照射引起的全身疾病。内照射放射病的发病机制及病变的本质和外照射大体相同，由于其在体内的吸收、分布、代谢、排泄、生物半衰期等复杂问题而有自己的特点。

4. 放射性皮肤损伤

电离辐射对身体局部受到一次或短时间内多次大剂量外照射所引起的皮肤损伤，称为急性放射性皮肤损伤或皮肤放射烧伤。由急性皮肤损伤迁延或小剂量长期照射引起的损伤称慢性放射性皮肤损伤。

急性放射性皮肤损伤分为三度：Ⅰ度为脱毛、红斑；Ⅱ度为红斑、烧灼感、水疱；Ⅲ度为红斑、水疱、坏死溃疡。

慢性放射性皮肤损伤也分为三度：Ⅰ度时，皮肤干燥、粗糙、失去弹性、汗毛脱落、指甲灰暗或有纵嵴色条甲等；Ⅱ度时，皮肤角化过度、皲裂、较多疣状突起或皮肤萎缩变薄、指甲增厚变形等；Ⅲ度时，局部皮肤出现长期不愈的坏死和溃疡、角度突起、肌腱挛缩、关节变形、功能障碍等。

5. 电离辐射的远期效应

电离辐射的远期效应（也称远后效应）是指个体受照后几个月、几年甚至几十年发生的效应。远期效应可出现在受照者本人身上，也可显现在后代身上，前者称为躯体晚期效应，后者称为遗传效应。

躯体晚期效应主要是致癌作用，包括白血病（潜伏期5~25年）、甲状腺癌（潜伏期16~20年）、乳腺癌（潜伏期10~20年）、肺癌（潜伏期平均为17年）、骨肉癌、皮肤癌（潜伏期平均为20~25年）。此外还有辐射性白内障，潜伏期从6个月到35年。

遗传效应主要有胚胎致死、畸形、智力低下和致癌。

（六）与电离辐射有关职业

电离辐射技术在医学、科学研究、能源、工业、农业、地质、考古、军事等国民经济领域的应用日益广泛。

辐射应用最普遍的是辐射医学，包括X射线透视、X射线摄影、CT、介入治疗、核医学（包括放射性药物的诊断和治疗）、近距离和远距离的辐射治疗（包括X刀、γ刀、中子刀）、加速器治疗（包括X刀）、深部X射线治疗、利用放射性同位素植入的治疗，还有其他利用X射线或放射性同位素的诊疗活动，如利用X射线定位的碎石、用X射线或放射源的骨密度测量仪、使用放射源皮肤敷贴治疗等。

与电离辐射有关的职业包括所有生产、安装、维修、使用各种射线装置，含放射源装置和放射性同位素的工作，以及经营、运输放射源或含放射源装置的行为，其他还有虽然不直接利用电离辐射，但工作场所中有较高的辐射行业，如航空、航天方面的职业，会接触到比常人高得多的宇宙射线，还有某些虽不属放射性矿，但矿井中工作可能会接触到较高浓度的氡等。

辐射使用范围广泛。机械、金属工业方面的射线探伤，包括X射线探伤、γ射线探伤、加速器探伤和中子照相术。一些水泥、造纸、化工、建设行业中应用的料位计、核子秤、测厚仪、密度计、湿度计等。石油和天然气开采业中钻井和测井中可用到放射源。辐照加工业，包括利用γ射线或电子束进行的辐照育种、杀虫，辐照食物保鲜、灭菌、辐照交联、聚合、缩聚等。科研教学中使用X射线衍射仪、加速器等射线装置、标准放射源、放射性同位素示踪。荧光涂料、放射性药物生产和使用，放射性同位素实验室等开放型放射性同位素工作。核工业中铀矿开采、加工、浓缩，核反应堆安装、运行，核燃料的后处理。放射源废物的储存和处置等工作。

（七）放射防护体系

世界上每一个人都会受到天然及人造辐射源的照射，为了建立一个现实放射防护体系，必须先确定一个明确范围。放射防护体系应做到利大于害，应使防护的安排达到最大的净利益。防护体系也应分成实践和干预两类活动。

实践特指使人们受到的照射或受到照射的可能性增加的人类活动，这类活动包括任何引入新的照射源或照射途径，或扩大受照人员范围，或改变现有源的照射途径网络等。

对于那些不属于受控制实践的源，或者因事故而失控的源，为了减小或避免这些源引起的照射或照射可能性的行动，称之为干预。

1. 辐射防护基本原则

（1）实践的正当性。对于一项实践，只有考虑了社会、经济和其他有关因素之后，其对受照射个人或社会所带来的利益足以弥补其可能引起的辐射危害时，该实践才是正当的。对于不具有正当性的实践，就不得采用。例如，通过添加放射性物质或通过活化而使玩具中的放射性活度增加，这种无意义的实践就属不正当。不仅引入一个新的实践需要进行正当性判断，根据某些较新的资料来复审现存的实践时，也要进行正当性判断。有可能发现某一实践产生的利益不再能弥补其引起的辐射危害。

（2）剂量限制和潜在照射危险限制。剂量限制指对于符合正当性的实践，应当对个人受到的正常照射加以限制，以保证所受到的综合照射所致的个人总有效剂量和有关器官的当量剂量不超过规定的相应剂量值（表 6-19）。

表 6-19 个人剂量限制

剂量	职业照射	公众照射
年有效剂量	20mSv（5 年平均） 50mSv（任何一年）	1mSv 5mSv（某一年，若 5 年平均不超过 1mSv）
眼晶体年当量剂量	150mSv	15mSv
其他的年当量剂量	四肢或皮肤 500mSv	皮肤 50mSv

超过个人剂量限值的连续照射，将会使指定的实践带来附加的危险，这种附加的危险在正常情况下被认为是不可接受的。剂量限值是用来控制每一个人的剂量的累积，而不是安全与危险的界限。同时，个人剂量限值仅用于实践，而不适用于干预或某些应急工作中，在这些情况下，应采用相应的特定行动水平或参考水平。

不是所有的照射均按预测的那样发生，可能出现偶然偏离了计划的操作程序，或是设备出现了故障，这种事件可以预见，但其细节无法预知，这种潜在照射引起的个人与集体的危害也是辐射防护的内容。

个人剂量限值不能直接用于潜在照射，但考虑潜在照射对应的健康危险，该危险应考虑到接受剂量的概率以及万一受到照射的剂量对应的危害，应使之与正常照射剂量限值所对应的健康危险处于同一数量级水平。

（3）防护与安全的最优化。如果一项实践被判定为正当的并已经采纳，就应考虑如何最好地利用资源来降低对个人和公众的辐射危险。对于来自一项实践中的某一特定源的照射，应使防护最优化，使得在考虑了经济和社会因素之后，个人受照剂量的大小、受照射的人数及受照射的可能性，均保持在可以合理达到的尽量低的水平。这种最优化，应以该源所致个人剂量和潜在照射危险，分别低于剂量约束和潜在照射危险约束为前提条件（治疗性医疗照射除外）。

2. 干预的放射防护体系基于的原则

拟定的干预应当利多于害，即由于剂量而减少的危害，与干预本身带来的危害代价（包括社会代价在内）相比，是值得的。干预的形式、规模及持续时间应当最优化，使得降低辐射危害而获得的净利益为最大值。剂量限值对干预不适用，应采用适合于干预情况的干预水平。

3. 外照射防护的基本方法

（1）时间防护。人体受到的剂量与受照射时间成正比，照射时间越长，吸收的剂量越多，相应对身体的损伤也就越大。所以减少人员在辐射场中的逗留时间，便能起到防护作用。在某些特殊情况下，人员不得不在大剂量率环境中工作时，应对个人的操作时间加以严格限制，使受照剂量控制在适当的水平。

（2）距离防护。对于点状源，在不考虑空气对射线的吸收时，人体受到照射的剂量与距离的平方成反比，即距离增加一倍，剂量减少至 1/4，所以应尽量增加人体与辐射源的距离，如遥控操作或采用适当的工具等。

（3）屏蔽防护。实际工作中仅靠时间和距离这两个因素来调节往往是有一定限度的。为了取得更好的防护效果，还需要在辐射源和人体之间设置一定的屏蔽体，用以减少和消除辐射对人体的损害。

4. 屏蔽防护方法

（1）屏蔽防护的材料。对于不同的辐射，应分别采取相应的屏蔽材料。

带电粒子在物质中的射程一般不大，对实际常见的电子，最好使用铝、有机玻璃或混凝土一类的低原子序数的物质，以使电子在吸收过程中产生的轫致辐射减少到最低。

对中子，当其能量在几兆电子伏特以上时，防护屏障中必须含有一定数量的中等或重的元素。对于几兆电子伏特以下的中子，主要靠弹性散射慢化中子，这时，氢是中子最好的慢化剂，所以常常以屏蔽材料中的氢含量来评价材料对中子的防护性能。

大部分需要屏蔽的辐射是 X 射线和 γ 射线。屏蔽 X 射线和 γ 射线的材料很多，大致分为两类，一类是高原子序数、高密度的金属材料，如铅、铁、钨、铀等；另一类是通用的建筑材料，如混凝土、砖、土等。

（2）屏蔽厚度的确定。窄束、单能 X 射线或 γ 射线的衰减符合简单的指数规律，即

$$N = N_0 e^{-\mu d}$$

式中：N、N_0 分别为入射到物质层表面和穿过物质层的光子数；μ 为衰减系数，与物质本身的性质有关；d 为物质层的厚度。

屏蔽设计中常采用屏蔽材料对辐射的半衰减度（$d_{1/2}$）和十倍衰减厚度（$d_{1/10}$）。半衰减度和十倍衰减厚度分别表示将入射的 X 射线的光子数或 γ 射线的光子数减少到一半或 1/10 的物质层厚度。确定屏蔽厚度的基本原理是设置一定厚度的某屏蔽体后，使在关心的某一位置上，由辐射源造成的剂量不超过相应的剂量控制约束值。

为了方便比较各种防护材料的屏蔽性能，以铅为参照物，把达到与一定厚度的某屏蔽材料相同的屏蔽效果的铅层厚度，称为该屏蔽材料的铅当量，单位以 MMPB 表示。用铅为基准物质时以铅的厚度来表示的衰减当量。

X 射线诊断机房的主防护应是 2mm 的铅当量厚度，副防护应有 1mm 的铅当量厚度。主防护指对原发射线照射的屏蔽防护。

（八）放射事故

放射事故是指放射性同位素丢失、被盗或者射线装置、放射性同位素失控而导致工作人员

或者公众受到意外的、非自愿的异常照射。

由于发生放射事故的类别不同，程度不一，级别各异，事故现场涉及的对象和引起的后果千差万别，很难提出一个简单统一的通用处理方案。总的来说，在处理放射事故时，应严格遵循防护原则，以最小代价，获得最大利益。

对于人员受超剂量照射事故，应立即关闭射线装置，停止放射性作业，将放射源放置储存位或组织人员撤离现场，迅速切断辐射源与人的联系；事故单位应迅速组织受照人员接受医学检查或者在指定的核辐射救治中心救治；通过受照射人员个人剂量计、模拟实验、染色体分析等方法，迅速估算人员受照剂量，指导医学救治，并为判定事故级别提供依据。

对于放射性物质污染事故，应立即撤离有关工作人员，封锁现场，划定控制区，设立警示标志，切断一切可能扩大污染范围的环节，严防对食物、畜禽及水源的污染；对可能受放射性污染或者放射损伤人员，立即采取暂时隔离和应急措施，彻底清除污染，并根据实际需要，实施其他医学救治和处理措施；对于人体内摄入放射性物质，要根据摄入的放射性物质的化学特性，选择相应的促排措施，以减少体内蓄积。

思 考 题

（1）工作环境中常接触的物理因素有哪些？

（2）什么是高温作业？可采取哪些预防控制措施？

（3）低温作业对作业人员健康的影响及其预防措施有哪些？

（4）影响噪声对机体危害的因素有哪些？如何控制噪声对作业人群健康的危害？

（5）论述振动对人体的危害及其劳动保护措施。

（6）论述电离辐射对人体健康的影响及其预防控制措施。

（7）外照射的具体防护方法有哪些？

第七章　个人防护装备

第一节　概　述

一、个人防护装备定义

个人防护装备（personal protective equipment）就是人在生产和生活中为防御物理、化学、生物及其他有害因素伤害人体而穿戴和配备的各种预防性、保护性物品的总称，也称为劳动防护用品或劳动保护用品，是从生产劳动过程中，为保护劳动者不受生产环境中有害因素的伤害的角度进行定义。本书所述的个人防护装备不仅指用于生产，而且还包括军警、保安、消防的个人防护装备。

根据《用人单位劳动防护用品管理规范》，劳动防护用品是指由用人单位为劳动者配备的，使其在劳动过程中免遭或者减轻事故伤害及职业病危害的个人防护装备。劳动防护用品分为特种劳动防护用品和一般劳动防护用品。

二、个人防护装备的作用

个人防护装备是安全生产及工作的一个重要组成部分。当技术措施尚不能消除生产和生活中的危险和有害因素，达不到国家标准和有关规定时，或不能采取技术措施时，以及安全管理措施不到位时，佩戴个人防护装备就成为防御外来伤害、保证个人安全和健康的唯一、也是最后的手段。

在社会生产劳动实践过程中，世界各国均针对其生产过程中可能出现的各种危害采取一系列工程防护技术，包括强制执行配备个体防护装备等措施并纳入监管，以保护作业者的生命安全与健康。特种个体防护用品（装备）作为保护劳动者生命安全与健康的重要手段（最后一道防线），其地位十分重要。

三、个人防护装备分类

个人防护装备的分类，不同学者采用不同的分类方法，如商业部门习惯是按防护用途和性质分类，共分为 16 类，即防尘用品、防毒用品、防噪声用品、防电用品、防高温辐射用品等，以便于商业经营和使用单位选购。

现在多按防护部位划分为十大类：头部护具类、呼吸护具类、眼（面）护具类、听力护具类、防护手套类、防护鞋类、防护服类、护肤用品类、防坠落护具类、其他防护装备品种。全球个人防护装备的市场规模在 1100 亿元左右，而中国是世界上最大的劳动力市场，防护装备的市场需求量高达 300 亿～500 亿元，且每年都以超过 20% 的幅度增长，处于黄金发展期。

第二节　个人防护装备的认证管理

一、个人防护装备产品认证的发展历程

我国个人防护装备产品（也称特种劳动防护用品）认证工作共经历了 5 个发展阶段。

（1）1988～1998 年为个人防护装备工业生产许可证阶段。由原劳动人事部颁布《特种劳动防护用品生产许可证实施细则》，专门成立特种劳动防护用品生产许可证办公室，负责全国特种劳动防护用品生产许可证的监督和管理工作。期间先后在北京、武汉成立了 2 个国家质量监督检验中心，7 个省部级质量检验中心。后来授权增设中国安全生产科学研究院劳动防护用品质量监督检验中心、上海市劳动防护用品质量监督检验中心、山东胜利油田劳动防护用品质量监督检验中心 3 个国家级检验中心负责对全国（含进口产品）特种劳动防护用品产品进行质量检验评定。1991 年开始，我国对特种劳动防护用品产品实施强制性认证。防尘口罩产品质量首批列入国家监管序列，北京市塑料十三厂有限公司作为全国第一家获得特种劳动防护用品生产许可证强制认证单位。

（2）1998～2004 年为工业产品生产许可证、安全生产许可证阶段。国家质量技术监督局《关于进一步做好工业产品生产许可证管理工作的通知》文件规定"原劳动部负责发证的特种劳动保护用品改由国家质量技术监督局备案盖章发放"。1999 年，原国家经济贸易委员会《关于进一步加强劳动防护用品管理的通知》文件规定"生产特种劳动保护用品的企业必须取得国家经济贸易委员会颁发的安全生产许可证"。

（3）2004～2005 年为特种劳动防护用品工业生产许可证阶段。2005 年国家安全生产监督管理总局 1 号令《劳动防护用品监督管理规定》明确对"特种劳动防护用品实行 LA 安全标志管理"，原"劳动部劳动防护用品生产许可证办公室"更名为"特种劳动防护用品安全标志管理中心"。

（4）2006～2015 年为特种劳动防护用品工业生产许可证、安全标志并行管理阶段。

无论是用人单位，还是安监局管理部门，对作业场所配发给工人使用的特种劳动防护用品要加强进货来源的管理，保证从正规渠道进货，杜绝假冒伪劣产品，查验产品的"合法身份"。非国产口罩，只要通过正规途径进入国内的，一定有 LA 认证，并按照我国法规要求提供产品中文标识和中文说明书；国产口罩，不管是国内用还是用于出口，一定要有 QS 标签和 LA 认证。

图 7-1 是一个国产防尘口罩包装上的认证标识，左侧是"QS 质量安全"标识，其下面由字母和数字组成的编号必须与该产品的工业产品生产许可证的编号相符；右侧"LA"标志是劳动安全的意思，LA 标志下面的编号应与安全标志认证证书中授予企业的该类产品的认证编号相同，其中头两位数字为授权年份；后两位数字代表生产企业所属的省级行政地区，如果是批次管理的进口产品，这部分是三位数字，为产地国家代码；第三部分前三位数字是产品名称代码，如自吸过滤式防颗粒物呼吸器是 201，防冲击眼护具是 303；最后三位数是授权顺序号。

每个特种劳动防护用品生产企业所获得的证书编

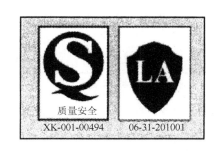

图 7-1　某国产防尘口罩包装上的认证信息

号都是唯一的，通过对比产品上的认证信息和在政府网站上核实该企业获得的证书信息，就能够辨别产品身份的真伪。

（5）2015 年 7 月 1 日废除了《劳动防护用品监督管理规定》，2018 年开始实施了《用人单位劳动防护用品管理规范》。

二、劳动防护用品的监督管理

（1）生产劳动防护用品的企业应当具备的条件：①有工商行政管理部门核发的营业执照；②有满足生产需要的生产场所和技术人员；③有保证产品安全防护性能的生产设备；④有满足产品安全防护性能要求的检验与测试手段；⑤有完善的质量保证体系；⑥有产品标准和相关技术文件；⑦产品符合国家标准或者行业标准的要求。

（2）新研制和开发的劳动防护用品，应当经具有安全生产检测检验资质的机构（以下简称检测检验机构）检测检验合格后，方可生产、使用。

（3）企业生产的特种劳动防护用品，必须取得特种劳动防护用品安全标志。

（4）经营劳动防护用品的单位应有工商行政管理部门核发的营业执照、有满足需要的固定场所和了解相关防护用品知识的人员。

（5）生产经营单位应当督促、教育从业人员正确佩戴和使用劳动防护用品。生产经营单位不得采购和使用无安全标志的特种劳动防护用品。

（6）从业人员在作业过程中，必须按照安全生产规章制度和劳动防护用品使用规则，正确佩戴和使用劳动防护用品；未按规定佩戴和使用劳动防护用品的，不得上岗作业。

（7）监督管理。安全生产监督管理部门、煤矿安全监察机构对劳动防护用品使用情况和特种劳动防护用品安全标志进行监督检查，具体包含以下方面：①是否按规定或者标准配发劳动防护用品；②是否配发无安全标志的特种劳动防护用品；③是否配发超过使用期限的劳动防护用品；④是否生产或者经营假冒伪劣劳动防护用品和无安全标志的特种劳动防护用品；⑤其他违反劳动防护用品管理有关法律、法规、规章、标准的行为。

第三节　个人防护装备的选用原则

一、个人防护装备选用原则

（1）根据工作环境和性质来确定作业类别选用个人防护用品（表 7-1）。

表 7-1　根据作业类别选用个人防护用品

作业类别名称	不可使用的护品	必须使用的护品	可考虑使用的护品
A01 易燃易爆场所作业（如火工材料、易挥发、易燃液体及化学品，可燃性气体）	的确良、尼龙等着火焦结的衣物，聚氯乙烯塑料鞋、底面钉铁件的鞋	棉布工作服、防静电服、防静电鞋	
A02 可燃性粉尘场所作业（如铝镁粉、可燃性化学物粉尘等）	的确良、尼龙等着火焦结的衣物，聚氯乙烯塑料鞋等	棉布工作服、防毒口罩	防静电服、防静电鞋

续表

作业类别名称	不可使用的护品	必须使用的护品	可考虑使用的护品
A03 高温作业（如熔炼、浇铸、热轧、锻造、炉窑）	的确良、尼龙等着火焦结的衣物，聚氯乙烯塑料鞋等	白帆布隔热服，耐高温鞋，防强光、紫外线、红外线护目镜或面罩，安全帽等	镀反射膜隔热服、披肩、帽、鞋罩、围裙、袖套等
A04 低温作业（如冰库）	底面钉铁件的鞋	防寒服、防寒手套、防寒鞋	防寒帽、防滑鞋
A05 低压带电作业（如低压设备或低压线路带电维修）		绝缘手套、绝缘鞋	安全帽、防异物伤害护目镜
A06 高压带电作业（如高压设备或高压线路带电维修）		绝缘手套、绝缘鞋、防异物伤害护目镜	等电位工作服
A07 吸入性气体毒物作业（如氯乙烯、氯气、一氧化碳、光气、硫化氢、汞等）		防毒口罩	有相应滤毒罐的防毒面罩、空气呼吸器
A08 吸入性气溶胶毒物作业[如铝、铬、铍、锰、镉等有毒金属及其化合物的烟雾和粉尘、高毒农药气溶胶，沥青烟雾、硅尘、石棉尘及其他有害物的动（植）物性粉尘]		防毒口罩、防尘口罩、护发帽	防化学液眼镜、有相应滤毒罐的防毒面罩、防毒工作服、防毒手套
A09 沾染性毒性作业（如有机磷农药、有机汞化合物、苯和苯的三硝基化合物、苯胺、酚、氯、联苯、放射性物质）		防化学液眼镜、防毒口罩、防毒工作服、防毒手套、防护帽	有相应滤毒罐的防毒面罩、空气呼吸器、护肤剂
A10 生物性毒物作业[如有毒性动(植)物养殖、生物毒素培养制剂、带菌或含有生物毒素的制品加工处理、腐烂物品处理、防疫检验]		防毒口罩、防毒服、防毒手套、护发帽、防异物伤害护目镜	有相应滤毒罐的防毒面具、护肤剂
A11 腐蚀性作业（如溴、硫酸、硝酸、氢氟酸、液体强碱、重铬酸钾、高锰酸钾）		防化学液眼镜、防毒口罩、防酸（碱）服、耐酸（碱）手套、耐酸（碱）鞋、护发帽	空气呼吸器
A12 易污作业（如炭黑、染色、油漆、有关的卫生工作）		防尘口罩、护发帽、一般工作服、披肩、头罩、鞋帽、围裙、袖套	护肤剂
A13 恶味作业（如熬胶、恶臭物质处理与加工）		一般工作服	空气呼吸器、护肤剂
A14 密闭场所作业（如密闭的罐体、房仓、孔道或排水系统、窑炉、存放耗氧器具或物体进行耗氧过程的密闭空间）		空气呼吸器	
A15 噪声作业(如风钻、风机、气锤、铆接、冷作敲打等)			耳塞、耳罩
A16 强光作业（如弧光、电弧焊、炉窑）		焊接护目镜和面罩、炉窑护目镜和面罩	
A17 激光作业（如激光加工金属、激光焊接、激光测量、激光通信、激光医疗）		防激光护目镜	
A18 荧光屏作业（如计算机操作、电视机调试）			护目镜、防低能辐射服
A19 微波作业（如微波机调试、微波发射、微波加工与利用）			防微波服、防微波护目镜
A20 射线作业（如放射性矿物开采选矿、冶炼、加工，核废料或核事故处理，放射性物质使用，X 射线检测）		防射线用护目镜、防射线服	

作业类别名称	不可使用的护品	必须使用的护品	可考虑使用的护品
A21 高处作业（如建筑安装架加线、高崖作业旁悬吊、涂装货物堆垒）	底面钉铁件的鞋	安全帽、安全带	防滑工作鞋
A22 存在物体坠落、撞击的作业（如建筑安装、冶金、采矿、钻探、造船、起重、森林采伐）		安全帽、防砸安全鞋	
A23 有碎屑飞溅的作业（如破碎、锤击、铸件切削、砂轮打磨、高压流体清洗）		防异物伤害护目镜、一般工作服	
A24 操作转动机械（如机床传动机械及传动带）	手套	护发帽、防异物伤害护目镜、一般工作服	
A25 人工搬运（如人力抬、扛、搬移）	底面钉铁件的鞋	防滑手套	安全帽、防滑工作鞋、防砸安全鞋
A26 接触使用锋利器物的作业（如金属加工打毛清边、玻璃加工与装配）		一般工作服	防割手套、防砸安全鞋、防刺穿鞋
A27 地面存在尖利器物的作业（如森林作业、建筑工地）		防刺穿鞋	
A28 手持振动机械作业（如风钻、风铲、油锯）		减振手套	
A29 全身振动的作业		减振鞋	
A30 野外作业（如地质勘探、森林采伐、大地测量）		防水工作服（包括防水鞋）	防寒帽、防寒服、防寒手套、防寒鞋、防异物伤害护目镜、防滑工作鞋
A31 水上作业（如船台、水上平台作业、水上装卸运输、木材水运、水产养殖与捕捞）		防滑工作鞋、救生衣（圈）	安全带、水上作业服
A32 涉水作业（如矿业、隧道、水力采掘、地质钻探、水下工程、污水处理）		防水服、防水鞋	
A33 潜水作业（如水下采集救捞、水下养殖、水下勘察、水下建造焊接与切割）		潜水服	
A34 地下挖掘建筑作业（如井下采掘运输、地下开拓建筑安装）		安全帽	防尘口罩、耳塞、减振手套、防砸安全鞋、防水服、防水鞋
A35 车辆驾驶		一般工作服	防强光护目镜、防异物伤害护目镜、防冲击安全头盔、防滑手套
A36 铲、装、吊、推机械操纵（如铲机、推土机、装载机、天车、龙门吊、塔吊、单臂起重机）		一般工作服	防尘口罩、防水工作服、防异物护目镜、防滑手套
A37 一般作业（如自动化控制、精细装备与加工、缝纫工作台上手工胶合与包装）			一般工作服
A38 其他作业			一般工作服

（2）根据国家有关法规配备个人防护装备。现阶段依据《个体防护装备选用规范》（GB/T 11651—2008）选用及配备。

（3）应选购有生产许可证、检验合格证和安全鉴定证的个人防护装备。

二、个人防护装备使用期限和报废原则

个人防护装备的使用期限是由多方面因素确定的，与作业场所环境状况，装备使用频率，装备自身材质等有密切关系。使用期限应考虑以下三个原则：①腐蚀作业程度；②受损耗情况；③耐用性能。以某省厂矿企业发放安全帽为例，在冶金作业的轧钢厂中的板坯作业是 36 个月发一顶；而冷轧工作则是 48 个月发一顶；在煤炭作业、土建作业一般是 24 个月发一顶；在地质行业中的坑探工、安装工、钻探工、采样工是 12 个月发一顶。

当个人防护装备符合下述条件之一时，应予报废：①不符合国家标准、行业标准或地方标准；②未达到安全生产监督管理机构根据有关标准和规程所规定的功能指标；③在使用或保管储存期内遭到损坏或超过有效使用期，经检验未达到原规定的有效防护功能最低指标。

第四节　各部位防护装备

一、头部防护装备

在生产现场，为防止意外重物坠落击伤、生产中不慎撞伤头部，或防止有害物质污染，工人应佩戴安全防护头盔。用于保护头部防撞击、挤压伤害的护具，主要产品有塑料安全帽、橡胶矿工安全帽、玻璃钢安全帽、胶纸安全帽、防寒安全帽、竹编安全帽、铝制安全帽。我国国家标准 GB 2811—2019 对安全头盔的形式、颜色、耐冲击、耐燃烧、耐低温、绝缘性等技术性能有专门规定。根据用途，防护头盔可分为单纯式和组合式两类。单纯式有一般建筑工人、煤矿工人佩戴的帽盔，用于防重物坠落砸伤头部。机械、化工等工厂防污染用的以棉布或合成纤维制成的带舌帽也为单纯式。组合式的防护头盔主要有电焊工安全防护帽、矿用安全防尘帽、防尘防噪声安全帽。

（一）根据头部防护用品的防护作用分类

（1）安全帽（safety helmet），又称安全头盔，是防御冲击、刺穿、挤压等伤害头部的帽子。

（2）防护头罩（headhood），是使头部免受火焰、腐蚀性烟雾、粉尘及恶劣气候条件伤害的个人防护装备。

（3）工作帽（working cap），能防头部脏污和擦伤、长发被绞碾等伤害的普通帽子。

（二）根据安全帽所用材料分类

1. 安全帽

安全帽产品技术标准有《头部防护 安全帽》（GB 2811—2019）。

（1）玻璃钢安全帽。主要用于冶金高温作业场所、油田钻井、森林采伐、供电线路、高层建筑施工及寒冷地区施工（图 7-2）。

（2）聚碳酸酯塑料安全帽。适用于油田钻井、森林采伐、供电

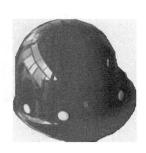

图 7-2　玻璃钢安全帽

线路、建筑施工等作业使用。

（3）ABS 塑料安全帽。主要适用于采矿、机械工业等冲击强度高的室内常温作业场所佩戴。

（4）超高分子聚乙烯塑料安全帽。适用范围较广，如冶金、化工、矿山、建筑、机械、电力、交通运输、林业和地质等作业的工种均可使用。

（5）改性聚丙烯塑料安全帽。主要用于建筑、冶金、森林、电业、矿山、井上、交通运输等场所作业的工种。

（6）胶布矿工安全帽。主要用于煤矿、井下、隧道、涵洞等场所作业的工种；佩戴时，不设下颏系带。

（7）塑料矿工安全帽。

（8）防寒安全帽。这是在寒冷季节对人体头部起保暖和防御物体打击伤害的安全帽。由帽面、帽里、衬壳、帽耳扇、帽小耳和头门等组成。防寒安全帽由于既防寒保暖，又具有安全帽的基本功能，因此适合我国寒冷地区冬季野外和露天作业人员使用，如矿山开采、地质钻探、林业采伐、施工建筑和港口装卸搬运等作业。

（9）纸胶安全帽。纸胶安全帽有Ⅰ型、Ⅱ型、Ⅲ型、Ⅳ型 4 种款型。Ⅰ型为通用安全帽，适用于建筑、矿山、油田、化工、运输、交通等行业。Ⅱ型为高温型安全帽，其表面涂耐高温漆，适用于冶金、铸造、轧钢、消防、电气焊等高温作业场所。Ⅲ型为标志安全帽，表面贴高空作业标志，便于与其他作业工种区别。Ⅳ型为防暑太阳帽，表面贴布面，适用于户外作业防太阳辐射、风沙和雨淋。

（10）竹编安全帽。竹编安全帽的特点是透气性好、质轻，在南方地区较受欢迎，适用于建筑、矿山、冶金、林业、码头和交通等行业的工种。

（11）其他编织安全帽。有柳条编织安全帽和藤条编织安全帽。前者以柳树枝条为原料编织帽壳，后者是用藤条芯为材料编织帽壳。

（12）铝制安全帽（铝盔）。

2. 其他防护帽

（1）工作帽。即一般工作帽，按形状分为无沿工作帽和有舌工作帽。这种帽子质轻、耐洗。常用于食品卫生、医药、精密仪表、机床加工、喷涂等作业场所，一方面是防污染卫生需要，另外在旋转的机床和运转的皮带机旁，可防长发卷入。

（2）X 射线防护头盔。用于工业 X 射线探伤工作过程中，可防 X 射线。其帽壳用玻璃钢制成，面罩由有机铅玻璃制成。这种产品的铅当量大于 0.25Pd。

（3）防弹头盔。防弹头盔主要用于装备部队的作战人员。可有效地防止 54 式手枪、51 式普能弹丸对人体头部的伤害。这种防弹头盔现在不仅是军队更新换代的装备，而且还广泛用于金融、税收、海关缉私以及其他需要防爆的工作人员（图 7-3）。

（4）防护头罩。通常由头罩、面罩和披肩三部分组成。为防御物体打击，头罩常与安全帽配合使用。常用于水泥

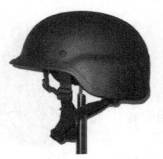

图 7-3　防弹头盔

喷浆、油漆喷涂、清砂、清灰、水泥灌装、高温热辐射、养蜂等作业场所，防护头罩还常与各类面罩、眼护具、呼吸护具和防护服联用。

3. 安全帽使用注意事项

（1）佩戴前，应检查安全帽各配件有无破损，装配是否牢固，帽衬调节部分是否卡紧、插口是否牢靠、绳带是否系紧等，若帽衬与帽壳之间的距离不在 25～50mm，应用顶绳调节到规定的范围。确信各部件完好方可使用。新安全帽使用前，还应检查相关证书，即许可证、安全标志和合格证。

（2）根据使用者的头围，将帽箍长度调节到适宜位置（松紧适度）。高空作业人员佩戴的安全帽，要有下颏带和后颈箍并应拴牢，以防帽子滑落与脱落。

（3）安全帽在使用时受到较大冲击后，无论是否发现帽壳有明显的断裂纹或变形，都应停止使用，更换受损的安全帽。一般安全帽使用期限不超过 3 年。植物枝条编织的安全帽有效期为 2 年，塑料安全帽的有效期限为 2.5 年，玻璃钢（包括维纶钢）安全帽的有效期限为 3 年，超过有效期的安全帽应报废。

（4）安全帽不应储存在有酸碱、高温（50℃以上）、潮湿等环境下，避免重物挤压或尖物碰刺，也不可与硬物放在一起。由于安全帽大部分是使用高密度低压聚乙烯塑料制成，具有硬化和变蜕的性质。所以不宜长时间地在阳光下暴晒。

（5）帽壳与帽衬可用冷水、温水洗涤。不可放在暖气片上烘烤，以防帽壳变形。

（6）室内作业也要戴安全帽，特别是在室内带电作业时，更要认真戴好安全帽，因为安全帽不但可以防碰撞，而且还能起到绝缘作用。

（7）平时使用安全帽时应保持整洁，不能接触火源，不要任意涂刷油漆，不准当凳子坐，防止丢失。如果丢失或损坏，必须立即补发或更换。无安全帽一律不准进入施工现场。

（8）安全帽体顶部除了在帽体内部安装了帽衬外，有的还开了小孔通风。但在使用时不要为了透气而随便再行开孔。因为这样做会降低安全帽的强度。

二、眼和面部的防护装备

用以保护工作人员的眼和面部，防止异物、紫外线、电磁辐射、酸碱溶液的伤害，主要产品有焊接护目镜和面具、炉窑护目镜和面具、防冲击眼护具、防微波眼镜、防 X 射线眼镜、防化学（酸碱）眼罩、防尘眼镜等。

根据产品的防护性能和防护部位，眼面防护用品分为两类：①防护眼镜。防护眼镜是一种起特殊作用的眼镜，使用的场合不同，需求的眼镜也不同。目前有防异物的安全护目镜和防光的护目镜两种，作用主要是防护眼睛和面部免受紫外线、红外线和微波等电磁波的辐射，粉尘、烟尘、金属和砂石碎屑以及化学溶液溅射的损伤。②防护面罩。防护面罩是一种用于工业防护眼睛和面部免受粉尘、化学物质、热气、毒气、屑物等有害物质迎面侵害的工业防护面罩，分为安全型和遮光型两种。它是在弹性头夹上左右各安装带齿旋钮，在带齿旋钮上安装大弧形薄曲面透明罩。大弧形薄曲面透明罩在带齿旋钮的弹性头夹上可旋置于面部或头顶部。它可与防毒口罩、防尘口罩、工作帽配合使用，达到全面防护的目的。

（一）焊接护目镜的主要产品

1. 主要产品种类

（1）普通式焊接眼镜：可防侧光。

（2）翻转式焊接眼罩：可将焊接滤光镜片翻转，便于观察焊接件的部位，同时在眼罩上设有透气孔，可以起到通风散热的作用。

（3）折叠式焊接眼罩：其特点是左右眼罩之间以轴链相接，可以折叠，携带方便。

（4）开放式焊接眼罩：特点是滤光片可以根据需要更换不同遮光号的镜片，更换时只需将滤光片从框架的插槽中向一侧推出，然后插上需要的滤光片，非常方便。

（5）单镜片气焊眼罩：这种产品的特点是结构简单，间接通风。

2. 焊接护目镜的使用要求

（1）选用适宜的滤光片遮光号：遮光号是表示滤光片的遮光能力，由小到大共有 19 个编号。可见光、紫外线、红外线透射比与遮光号的大小成反比，即小的遮光号其透射比大。

（2）保护片的更换：保护片为无色透明的镜片，起保护滤光片的作用，如果保护片的透射比小于 0.89 时应更换保护片。

3. 焊接防护面罩的常用产品

焊接防护面罩由观察窗、滤光片和面罩等部分组成，常用产品如下。

（1）手持式焊接面罩：由面罩、观察窗、滤光片、手柄等部分组成。多用于一般短暂电焊、气焊作业场所（图 7-4）。

（2）头戴式电焊面罩：由面罩、观察窗、滤光片和头戴等部分组成。适用于电焊、气焊操作时间较长的岗位（图 7-5）。

（3）安全帽式电焊面罩：电焊面罩与安全帽用螺栓连接，可以灵活地上下掀翻。适用于既要防护电焊弧光的伤害，又要防作业环境的坠落物体打击头部的工作（图 7-6）。

（4）光控电焊面罩：适用于一切焊接作业场所，特别适用于焊接作业时间较长、焊点多、频繁移动的工作（图 7-7）。

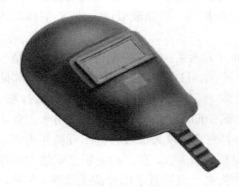

图 7-4　手持式焊接面罩

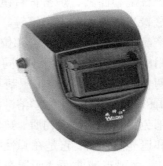

图 7-5　头戴式电焊面罩

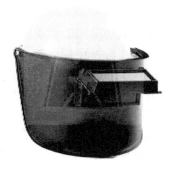

图 7-6　安全帽式电焊面罩

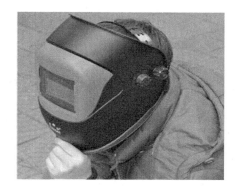

图 7-7　光控电焊面罩

（二）炉窑护目镜和炉窑防热辐射面罩

1. 护目镜

用于冶炼炉、加热炉、高温炉窑等以红外线辐射为主的作业场所，常用类型如下。

（1）普通型：具有防红外线辐射作用。

（2）前挂型：安全帽的前部可以翻转，不用时翻上。

（3）防侧光型：在普通型的基础上，镜架两侧加挡光板，然后配防红外线滤光片。

（4）开放型眼罩：滤光片可以按需要进行更换，眼罩下方不封闭。

（5）封闭型眼罩：为单红外滤光片，固定于眼罩框上，不能随意更换。眼罩全封闭。

（6）看火镜：适用于观察炉中火焰大小，可随身携带（图 7-8）。

使用和注意事项：根据不同作业环境和热源种类、温度等因素，选用不同遮光号的炉窑目镜和款式。在通常情况下，一般防护可选用普通型护目镜；在间断性操作的岗位，如炉窑工，可选用前挂型能翻转的护目镜；在光源很强，又有从侧面而来的辐射光或者有飞溅光花、粉花能伤害眼睛时，可选用封闭式护目镜；树脂镜片受到强烈冲击有破碎的可能，易造成眼睛和

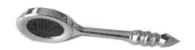

图 7-8　看火镜

面部损伤，建议不要在剧烈运动时使用。对于综合性的眼部防护用品需要根据产品的使用说明书进行使用及保养。在一些化学飞溅工作场所使用后，需要进行及时的清洁维护，有必要时需及时更换电焊护目镜的滤光片和保护片；要按规定作业需要选用和更换。对于焊机护目镜的滤光片和作业保护镜片，需要在达到使用期限时及时进行检查及更换。

护目镜应个人专用，以免传染眼病。如转给他人使用时，应进行消毒。消毒方法：首先用肥皂水清洗，浸入 10% 甲醛液内 10min，取出清洗后使用。在清洗护目镜时，需要使用柔软的专业擦拭布进行清理，并放于眼镜盒或安全的地方。

2. 防热辐射面罩

由面罩和头带组成，常用产品有：

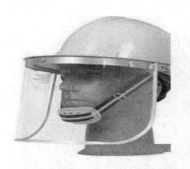

图 7-9　安全帽面罩连接式防热辐射面罩

（1）头戴式炉窑防热辐射面罩：面罩由有机玻璃制成。

（2）安全帽面罩连接式防热辐射面罩：防热辐射面罩为有机玻璃面罩与安全帽前部用螺栓连接，可以上下掀动。可防热辐射、防异物冲击和防头部伤害（图 7-9）。

（3）头罩式防热面罩：由面罩、头罩、披肩构成。这类产品有全封闭式和半封闭式两种。

这类产品多用于有热辐射、火花飞溅的作业场所。防热辐射面罩中，用金属镀膜制作的面罩主要是反射红外线辐射，屏蔽效率可达到 98%，在炉前使用除降辐射外，还可保护眼面避免异物的伤害。

（三）微波护目镜

有金属网防微波眼镜（罩）、金属微孔防微波眼镜、镀金属膜防微波眼镜。关于微波护目镜的选用，目前我国尚无防微波护目镜产品的技术标准。在选用这类产品时，应注意屏蔽效果能否满足作业场所要求，其次是可见光透过率要高、视物清晰、轻便、滤光片表面应无缺陷。

防微波护目镜：防微波护目镜由滤光片和镜架组成。滤光片采用普通透光材料作镜片，在其内侧镜面上覆盖一层半导电的二氧化锡薄膜，用以反射正面的微波。镜架用对微波有吸收性能的塑料制成，其为宽脚边型镜架，内镶导电性良好的细铜丝网，对侧面的微波可以进行反射。这种防微波护目镜对 3～5cm 波段的微波辐射、反射和吸收效果可达到 20μW/m²。另外，也可用直径 0.07～0.14mm 的铜丝做成每平方厘米 560～180 目的丝网。这种网制成的眼罩可防止微波的辐射和反射。还有用有机玻璃镀铝制作的面罩，对微波的防护效果可达 15～30μW/m²。选购防微波护目镜产品时，主要检查微波衰减值是多少，外观质量，滤光片有无擦痕、气泡、裂纹，光洁度，结构，佩戴舒适度，以及产品是否经有关单位检验等方面。

（四）激光护镜

激光防护器材主要有防护镜、防护薄膜、滤光片等。激光防护镜按其结构分为防护眼镜、护目镜和防护面罩。激光护目镜一般安装在眼镜框内，镜片两侧有遮挡板，同时防止侧向激光损伤，它较适合于暴露在激光辐射中的人员佩戴。

激光防护面罩指能遮挡面部和眼的防护装置，一般安装在头盔、面罩或眼保护装置上的防护镜，其左、右眼防护镜片通常为一整体，有可防侧向激光能力，激光防护面罩有的采用与头盔可拆卸的结构方式，较适用于空勤人员、空军飞行员，或在单兵训练和作战时使用。

防护薄膜可贴于普通飞行头盔面罩上或其他光学装置上。滤光片加装在光学观瞄器及武器装备的光学窗口，以保护军事人员的眼睛免受激光的伤害。

（1）吸收型防护眼镜。如有色玻璃吸收型防护眼镜、染色塑料吸收型防护眼镜。

（2）反射型防护眼镜。该镜片通过薄膜设计的覆膜工艺，在玻璃基底上交替镀制高折射率和低折射率的介质膜（图7-10）。

（3）复合型激光防护眼镜。集中上述吸收和反射两种技术为一体而制成的防护眼镜，具有反射和吸收两种类型防护镜的综合性能，可对两个或更多特定波长激光起防护作用。

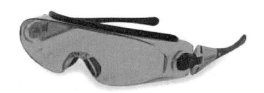

图 7-10　反射型防护眼镜

（4）全息激光防护镜。它是在全息光学元件的基础上研制出来的一种新型激光防护器材。

（5）微爆型防护镜。在镜片的表面涂一层特定的高透明化学薄膜，当入射激光能量超过一定值时，化学物质"爆炸"变黑，使镜片完全不透明，从而保护眼睛免受激光伤害。

（6）光化学反应型激光防护镜。防护镜是在两镜片之间灌注特定化学物质的溶液，当激光强度超出一定值，溶液颜色变深，从而阻挡特定波长的激光束透过。

（7）光电型防护镜。防护镜由两块偏振方向互相垂直的偏振镜片与其间夹持一个带电极的透明陶瓷片组成。优点是透光率可以调节。

（8）变色微晶玻璃型防护镜。防护镜片是由特种微晶玻璃或特种塑料制成。这些材料平时呈完全透明状，当入射激光的强度超过安全值后即刻变色，并将激光吸收，强光停止后仍能恢复透明。

（9）透明式激光防护镜。由一个凸透镜、一个凹透镜和两透镜之间的一个平面干涉滤光片组成。

（10）高强度激光防护镜。由平面镜光学开关和反射镜等组成，能阻断高强度的激光辐射。

（11）像差激光防护镜。防护波长可覆盖整个光谱范围，不影响视觉灵敏度。

（五）防射线护目镜

包括防 X 射线眼镜和防中子眼镜两种。

（1）防 X 射线眼镜。由铅玻璃镜片和镜架组成。主要用于 X 线诊断的医务工作人员。

（2）防中子眼镜。由含硼透明树脂板制成镜片。主要用于高能物理科学试验和油田中测井时对中子照射的防护。

（六）防冲击眼护具

防冲击眼护具是预防铁屑、泥沙、碎石及其他异物进入眼中引起伤害的个人防护品。主要产品如下：

（1）有机玻璃眼镜（眼罩）。优点是：透明度好，质地坚韧有弹性，能耐低温，质量轻，耐冲击强度比普通玻璃高 10 倍。但不耐高温，耐磨性差。主要适用于金属切削加工、金属打磨、锻压工件、金属矿石或石块粉碎等作业场所。

（2）钢化玻璃眼镜（眼罩）。由钢化玻璃制成，能承受较大的冲击力，即使破裂也不产生多样碎片，而只产生圆粒状的碎片。

（3）钢丝纱网防冲击眼镜。用金属制成圆形镜框，镜框内层配装圆形平光玻璃镜片，而框的外层配装与玻璃镜片同样大小的钢丝纱网，钢丝纱网与玻璃的连接可以用卡扣固定。

三、听觉器官的防护装备

听力受损的过程一般都是无声无息、逐步推进的。听力损失发生早期，可能暂时不影响与别人的沟通交流，所以很难引起人们的警惕，但是经过多年的日积月累，平时不注意听力防护的人就会过早地跨入听力下降的人群，拥有一双提前衰老的耳朵。人的听力是非常娇嫩的；耳蜗上感受声音的毛细胞一旦受损，是不可逆转的。

防护就是防备、戒备，没有危险、不受侵害、不出事故，而防备是指做好准备以应付攻击或避免受害，戒备是指防备和保护。保护听力的最好措施是控制声源，当噪声不能降低到安全限度时，接触噪声的人应配备听力防护用品，即用软质塑料、橡胶、隔声和吸声材料做成一定形状、遮盖耳郭或封闭外耳道、达到隔声和吸声衰减声波强度的效果。听力防护主要是降低噪声保护听力的有效措施。产品有耳塞、耳罩和防噪声帽等品种。

（一）耳塞

1. 圆锥形塑料耳塞

由聚氯乙烯塑料与丁腈橡胶搪塑成型。有二翼片中空型和三翼片实心型两种。两种耳塞的特点是柔软而有弹性，能按不同尺寸选配，密封性和舒适感都比较好（图7-11）。

（1）二翼片中空型耳塞：耳塞的隔声性能对低频噪声衰减10～15dB，中频衰减13～15dB，高频衰减大于15dB。

（2）三翼片实心型耳塞：有良好的隔声效果。

2. 蘑菇形橡胶耳塞

用橡胶材料经模压硫化成型（图7-12）。

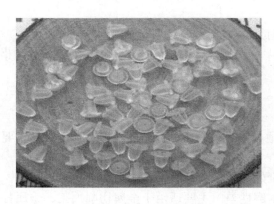

图7-11　圆锥形塑料耳塞

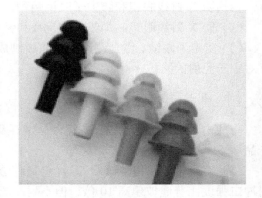

图7-12　蘑菇形橡胶耳塞

（1）耳研5型耳塞：对低频声衰减10～13.6dB，中频衰减13.5dB，高频衰减13～24dB。

（2）65型耳塞：对低频声衰减10～12.5dB，中频衰减11dB，高频衰减14～20dB。

（3）弯塞体中空型耳塞。

3. 伞形塑料耳塞

用聚氯乙烯塑料注塑而成。
（1）上海伞形塑料耳塞：主要靠塞帽边的弹性与外耳贴合，隔绝声音的传入。
（2）北京伞形塑料耳塞：由伞盖状塞帽与塞柄组成，隔声效果更好。

4. 提篮形塑料耳塞

用聚氯乙烯塑料注塑成型。这种耳塞有两个气体缓冲腔，因此能提高对高频的隔声能力，声衰减值低频为 14～16dB，中频为 14dB，高频为 16～25dB。

5. 圆柱形泡沫塑料耳塞

用聚氯乙烯闭孔泡沫塑料制成。耳塞具有柔软性和可塑性。耳塞塞入耳道后能根据耳道形状充满，封闭外声入内的通道，密封性能良好。同时还能缓冲对耳道周壁皮肤的压力，能使大多数人感到较为舒适。对低、中、高频的声衰减值都高于一般耳塞。

6. 可塑性变形塑料耳塞

塞入耳道后，如胶泥一样，充满外耳道，具有良好的密封作用，阻止外部噪声的传入。这种耳塞对外耳道皮肤的压力均匀，因此佩戴感觉较舒适，也适合多数人选用。

7. 硅橡胶成型耳塞

硅橡胶耳塞的特点是柔软而有弹性，塞体能与使用者的耳道贴合，有较高的隔声值和良好的舒适感。

8. 防声棉耳塞

超细玻璃纤维经硅油软化处理后制成防声棉耳塞，使用时，撕下一小块（重 0.4～0.5g）。用手搓成锥状棉球塞入外耳道，起到隔声效果。该耳塞为一次性使用。
其他防声棉材料有天然纤维、化学纤维棉、蜡浸纤维棉等，但隔声值一般较低。

（二）耳罩

耳罩是由头环和压紧每个耳郭或围住耳郭四周，而紧贴在头上封住耳道的壳体所组成的一种听力保护用品。防噪声耳罩由弓架连接的两个圆壳状体组成，壳内附有吸声材料和密封垫圈，整体形如耳机。适用于噪声较高的环境，声衰减量可达 10～30dB。可以单独使用，也可以与耳塞结合使用。适合各种耳型人群。脱戴方便，但使用时间长有闷热感。

1. 隔音耳罩

高分贝作业环境，应根据实际现场环境为作业者合理选择有保障性的隔音耳罩。隔音耳罩根据外形分类分为独立用隔音耳罩与配安全帽用隔音耳罩两种。隔音耳罩是一种能明显降低噪声，对耳朵听力起有效防护作用的产品。广泛适用于工厂、机场等有强噪声的场所。

独立用隔音耳罩的特点：流线型设计，吸音耳垫质轻，柔软舒适；充分处理高低频率的噪声，平均降噪达 26dB；广泛应用于工厂及建筑工地等高噪声场所。

配安全帽用隔音耳罩的特点：流线型设计，吸音耳垫质轻，柔软舒适；充分处理高低频率的噪声，平均降噪达 26dB；广泛应用于工厂及建筑工地等高噪声场所。

2. 通信耳罩

内置主动降噪功能，使用者可听到环境声音。有危害的脉冲噪声可被立即降低，设有语音菜单和调节按钮，可控制主动降噪还原的声音水平、平衡器、可调节还原时间、均衡器、可调节外部输入音量和外部输入模式。

（三）防噪声帽

噪声除通过外耳道传入听觉器官外（常称为气导），还可从颅骨传至听觉器官（即骨传导）。防噪声帽是阻止爆炸时强烈噪声从骨传入的听力保护器。这种听力保护器由于结构不同又分为软式和硬式两种。

1. 软式防噪声帽

把耳罩固定在帽盔的两耳位置，耳罩为塑料制成的椭圆形状，罩壳周边为泡沫塑料垫圈、内衬泡沫塑料和氯纶棉吸收材料，类似航空帽。

2. 硬式防噪声帽

帽壳用硬质塑料或玻璃钢制成，帽内衬一层柔软的吸声材料。声衰减可达到 30～50dB，对 130～140dB 的强噪声，可减少对内耳的损伤作用，并且对头部也有防振、抗冲击波等作用。缺点是比较重，使用不方便。

（四）听力保护器的使用和注意事项

1. 耳塞的使用和注意事项

（1）各种耳塞在使用时，要先将耳郭向上提拉，使耳甲腔呈平直状态，然后手持耳塞柄，将耳塞帽体部分轻轻推向外耳道内，并尽可能地使耳塞体与耳甲腔相贴合。但不要用劲过猛过急或插得太深，以自我感觉适度为止。泡棉耳塞使用发泡型材料，压扁后回弹速度比较慢，允许有足够的时间将揉搓细小的耳塞插入耳道，耳塞慢慢膨胀将外耳道封堵起隔声作用。

（2）戴后感到隔声不良时，可将耳塞缓慢转动，调整到效果最佳位置为止。如果经反复调整仍然效果不佳时，应考虑试用其他型号、规格的耳塞，以选择最佳者定型使用。

（3）戴泡沫塑料耳塞时应将圆柱体搓成锥形体后再塞入耳道，让塞体自行回弹，充满耳道。

（4）戴硅橡胶自行成型的耳塞时，应分清楚左右塞，不能弄错；放入耳道时，要将耳塞转动放正位置，使之紧贴耳甲腔内。

（5）不能水洗的耳塞，脏污、破损时应废弃，更换新的；能水洗、可重复使用的耳塞，清洗后，应放置在通风处自然晾干，不可暴晒。

2. 耳罩的使用和注意事项

（1）使用耳罩时，应先检查罩壳有无裂纹和漏气现象，佩戴时应注意罩壳的方向，顺着耳郭的形状戴好。

（2）将连接弓架放在头顶适当位置，尽量使耳罩软垫圈与周围皮肤相互密合。如不合适时，应移动耳罩或弓架，调整到合适位置为止。

（3）无论戴用耳罩还是耳塞，均应在进入有噪声车间前戴好，在噪声区不得随意摘下，以免伤害耳膜。如确需摘下，应在休息时或离开后，到安静处取出耳塞或摘下耳罩。

（4）耳塞或耳罩软垫用后需用肥皂、清水清洗干净，晾干后再收藏备用。橡胶制品应防热变形，同时撒上滑石粉储存。

（5）耳罩垫圈可用布蘸肥皂水擦拭干净，不能将整个耳罩浸泡到水中，尽可能不要接触化学物质。耳罩垫圈长期使用后会老化或破损，应根据制造商的建议适时更换配件。耳罩头带变松后，将不能很好地密合，需更换新耳罩；在清洁、干燥的环境中储存，避免阳光直晒。

四、呼吸器官的防护装备

呼吸器官的防护装备按防护用途分为防尘、防毒和供氧三类；按作用原理分为净化式、隔绝式两类。呼吸防护用品是预防尘肺和职业中毒等职业病的重要物品。主要产品有自吸过滤式防尘口罩、电动送风过滤式防尘呼吸护具（过滤式防毒面具、氧气呼吸器、自救器、空气呼吸器、防微粒口罩）等。GB/T 18664—2002 对各类呼吸器的防护能力用指定防护因数（APF）做了划分，参见表 7-2。指定防护因数是一种或一类（如自吸过滤式半面罩）适宜功能的呼吸防护用品，在适合使用者佩戴（指面罩与使用者脸型适配）且正确使用的前提下，预期能将空气污染物浓度降低的倍数。

表 7-2　各类呼吸防护用品的指定防护因数（APF）

呼吸防护用品类型	面罩类型	正压式[①]	负压式[②]
自吸过滤式	半面罩	不适用	10
	全面罩		100
送风过滤式	半面罩	50	不适用
	全面罩	>200 且<1000	
	开放型面罩	25	
	送气头罩	>200 且<1000	
长管呼吸器	半面罩	50	10
	全面罩	1000	100
	开放型面罩	25	不适用
	送气头罩	1000	
携气式 SCBA	半面罩	>1000	10
	全面罩		100

注：①相对于一定的劳动强度，使用者任一呼吸循环过程中，呼吸器面罩内压力均大于环境压力。

②相对于一定的劳动强度，使用者任一呼吸循环过程中，呼吸器面罩内压力在吸气阶段低于环境压力。

无论是过滤式还是供气式半面罩，负压式呼吸器的 APF 相同，如自吸过滤式半面罩、长管呼吸器半面罩、携气式 SCBA 半面罩的 APF 都是 10；自吸过滤式全面罩或长管呼吸器全面罩的 APF 都为 100；携气式 SCBA 全面罩正压式的 APF 最高，其防护能力最强。

（一）自吸过滤式防尘口罩

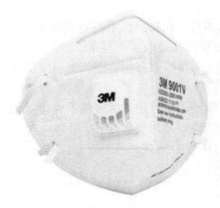

图 7-13　防尘口罩

这种口罩是靠佩戴者的呼吸力量克服部件的阻力，用于防尘的一种净气过滤式呼吸防护器，包括自吸过滤式简易防尘口罩和自吸过滤复式防尘口罩。

自吸过滤式简易防尘口罩分为两种：无呼气阀型，即吸气和呼气都通过滤料的简易防尘口罩；有呼气阀型，即吸气和呼气分开的简易防尘口罩（图 7-13）。

自吸过滤复式防尘口罩是由滤尘盒、呼气阀和吸气阀、头带、半面罩等组成，吸气和呼气分开通道的自吸过滤式防尘口罩。

《呼吸防护　自吸过滤式防颗粒物呼吸器》（GB 2626—2019）已于 2019 年 12 月 31 日发布，将从 2021 年 7 月 1 日开始实施。过滤元件的级别见表 7-3。

表 7-3　GB 2626—2019 自吸过滤式防颗粒物呼吸器过滤元件的分类和分级

滤料分类	过滤效率 90%	过滤效率 95%	过滤效率 99.97%
KN 类	KN90	KN95	KN100
KP 类	KP90	KP95	KP100

1. 分类

防颗粒物滤料分 KN 和 KP 两类。KN 是防非油性颗粒物的意思，KP 是防非油性和油性颗粒物的意思。非油性的颗粒物很常见，包括各种粉尘，如煤尘、岩尘、水泥尘、木粉尘等，还包括酸雾、油漆雾、焊接烟等。典型的油性颗粒如油烟、油雾、沥青烟、焦炉烟和柴油机尾气中的颗粒物。KN 不适合对油性颗粒物的防护。

2. 分级

滤料过滤效率分 3 级。KN90 和 KP90 级别的过滤元件过滤效率是 90%，KN95 和 KP95 的过滤效率是 95%，KN100 和 KP100 效率的过滤效率是 99.97%。

3. 标识

按照 GB 2626—2019 的要求，符合该标准的产品应在过滤元件上标示类别和过滤效率级别，并加注标准号，如 GB 2626—2019 KN95 或 GB 2626—2019 KP100。

防尘口罩是从事和接触粉尘的作业人员必不可少的防护用品。主要用于含有低浓度有害气体和蒸气的作业环境以及会产生粉尘的作业环境。滤毒盒内仅装吸附剂或吸着剂。有的滤毒盒还装有过滤层，可同时防气溶胶。有些军用防毒口罩，主要由活性炭布制成，或者用抗水抗油织物为外层，玻璃纤维过滤材料为内层，浸活性炭的聚氨酯泡沫塑料为底层，可在遭受毒气突然袭击时提供暂时性防护。

4. 各类口罩比较

外科手术口罩：用三层"不织布"（non-woven）制造，适合手术室环境；可阻隔直径约 4μm 以上微粒。

活性炭医用口罩：加入的活性炭用料，最主要作用是隔味，不是防菌防病毒，而且呼吸阻力会加大，隔菌功能 98%。

防尘口罩：主要用于防尘，防菌功能一般。

3M 8210 口罩（N95）：符合美国国家职业安全与卫生研究所（NIOSH）N95 认可，隔滤的微粒直径可小至 0.3μm。在测试中，隔阻直径 0.075μm 的微粒，成功率有 95%。新型冠状病毒的直径为 0.1～0.12μm。

普通纸口罩：阻挡较大微粒时有用，直径少于 5μm 的病毒，可轻易通过，隔菌功能有限。

《呼吸防护　自吸过滤式防颗粒物呼吸器》适用于防护颗粒物的自吸式过滤呼吸器。面罩按结构分为随弃式面罩、可更换式半面罩和全面罩三类。半面罩是指能覆盖口、鼻或覆盖口、鼻和下颌的密合性面罩。全面罩是指能覆盖眼睛、口、鼻和下颌的密合性面罩。可更换式半面罩是指有单个或多个可更换的过滤原件的密合性半面罩或全面罩，可设呼吸气阀和/或呼吸导管。随弃式面罩主要是由滤料构成面罩主体的一种半面罩，可设呼吸阀。

5. 口罩佩戴方式

市面上售卖的口罩一般分成长方形和杯状两种。长方形口罩使用时要把口罩上的铁丝按在鼻梁上，再顺着鼻梁将整个口罩摊开来才能发挥效能。

杯状口罩则要确保口罩贴在脸上后密封，呼出去空气不会外泄才能有效。戴杯状口罩时，检查是否有空气从口罩边缘外漏。如果口罩不紧，就要重新调整位置后再戴。

（1）先将头带每隔 2～4cm 处拉松，手穿过口罩头带，金属鼻位向前。

（2）戴上口罩并紧贴面部，口罩上端头带放于头后，然后下端头带拉过头部，置于颈后，调校至舒适位置。

（3）双手指尖沿着鼻梁金属条，由中间至两边，慢慢向内按压，直至紧贴鼻梁。

（4）双手尽量遮盖口罩并进行正压及负压测试（正压测试：双手遮着口罩，大力呼气。如空气从口罩边缘溢出，即佩戴不当，须再次调校头带及鼻梁处）。

6. 自吸过滤复式防尘口罩的产品

（1）武安 301 型、武安 302 型、301A 型和 301B 型：主要适用于矿山、工厂湿式作业。

（2）武安 4 型：由半面罩、单滤尘盒、双呼气阀和系带等部件组成。过滤效率大于 95%，吸气和呼气阻力较低，适于重体力劳动，在粉尘浓度较高的环境中选用。

（3）305 型：有防水盖，适用于湿式粉尘作业环境。

（4）803 型：为单滤尘盒、双呼气阀、半面罩结构。提高了过滤效率，增加了容尘量，延长了使用时间。

（5）804 型：为双滤尘盒、单呼气阀设置在面罩的前下方[图 7-14(a)]。

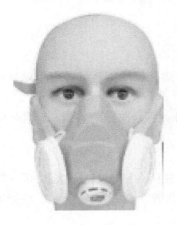
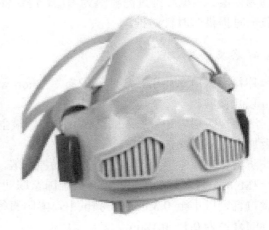

(a) 双滤尘盒防尘口罩　　　　　　　　　　　(b) 77型夹具式简易防尘口罩

图 7-14　防尘口罩

7. 自吸过滤式简易防尘口罩的产品

自吸过滤式简易防尘口罩，多数产品是不更换过滤材料和部件的，一次性使用或过一些时间就弃之。产品有如下几种。

（1）武安 303 型防尘口罩：过滤效率可达到 95%以上。优点是简便，呼吸阻力低，质量轻，适合各种粉尘作业环境选用。

（2）武安 6 型防尘口罩：用聚丙烯纤维毡和经编涤纶丝料制作，适合较重体力劳动和湿式作业的环境下使用。

（3）湘劳 1 型简易防尘口罩和 SF-1 型简易防尘口罩：用合成超细纤维布制成，接触面严密，可防止粉尘泄漏。

（4）77 型夹具式简易防尘口罩：由半面罩框架和系带两部分组成[图 7-14(b)]。特点是滤料可以任意选用，呼吸阻力一般较小，适宜在一般粉尘作业场所使用。

（5）人造革泡沫简易防尘口罩：采用加超细纤维滤料的办法以提高过滤效率，达到 90%，在粉尘浓度不高的作业环境中使用。

（6）超细纤维无纺布模制成型防尘口罩：用丙纶超细纤维无纺布滤料经模压或直接喷在模具上成型半面罩。

8. 电动送风过滤式防尘呼吸护具

电动送风过滤式防尘呼吸护具由面罩（或头罩）、导气管、电动风机、过滤器、电池等部件组成。污染的空气经电动风机抽吸经过滤器清除有害微粒，清洁空气通过导气管送入面罩或头罩内供佩戴者使用（图 7-15），有以下类型。

（1）密合型：将头部或口鼻遮住，经过滤后的清洁空气进入面罩内供吸入，而呼出的气体和多余的气体需经过呼气阀排出罩外。

（2）开放型：佩戴者的呼气和剩余的气体从面罩与颜面之间的孔隙排出罩外。

（3）头罩型：结构与开放型相似，只是头罩能将整个头部覆盖直到颈肩部，佩戴者呼出的气体从人体与头罩之间的缝隙或排气阀排出，而污染的空气不能进入内部。

（二）防毒呼吸护具

防毒呼吸护具包括自吸过滤式防毒面具和隔离供气式防毒面具。

1. 自吸过滤式防毒面具

靠佩戴者以自身的呼吸为动力，将污染的空气吸入到过滤器中，经活性炭吸附和化学吸收剂净化后的无毒空气供人体呼吸。它是以超细纤维材料和活性炭、活性炭纤维等吸附材料为核心过滤材料的过滤式呼吸防护用品。过滤式防毒面具包括滤毒罐、滤毒盒、过滤元件等

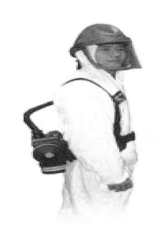

图 7-15　电动送风过滤式防尘呼吸护具

部分，面具与过滤部件有的直接相连，有的通过导气管连接。从防护对象考虑，过滤式防毒面具与防毒口罩具有相近的防护功能，既能防护大颗粒灰尘、气溶胶，又能防护有毒有害蒸气和气体。它们的差别在于过滤式防毒面具滤除有害气体、蒸气浓度范围更宽，防护时间更长，所以更安全可靠。另外，从保护部位考虑，过滤式防毒面具除可以保护呼吸器官（口、鼻）外，同时还可以保护眼睛及面部皮肤免受有毒有害物质的直接伤害，且通常密合效果更好，具有更高和更全面的防护效能。过滤式防毒面具适用的主要领域和场合有：化学工业、石油工业、军事、矿山、仓库、海港、科学研究机构等。

表 7-4 列出滤毒盒类型及防毒时间。根据结构分成以下两类。

（1）导管式防毒面具（又称隔离式防毒面具）：由全面罩、滤毒罐和导气管等部件组成（图 7-16）。

（2）直接式防毒面具：由全面罩或半面罩直接与滤毒罐（小型）或滤毒盒相连接（图 7-17）。

表 7-4　滤毒盒类型及防毒时间

编号	标色	防毒类型	防护对象	试验毒剂	试验气浓度/（mg/L）（体积分数/%）	防毒时间/min
3	褐	防有机气体	有机蒸气：苯及其同系物、汽油、丙酮、二硫化碳、醚等	苯（C_6H_6）	5.0（0.154）	≥45
4	灰	防氨、硫化氢	氨、硫化氢	氨（NH_3）	0.76（0.1087）	≥25
6	黑	防汞蒸气	汞蒸气	汞（Hg）	0.01（0.00012）	≥2000
7	黄	防酸性气体	酸性气体：氯气、二氧化硫、硫化氢、氮氧化物	二氧化硫（SO_2）	2.0（0.075）	≥30

注：6 号盒生产厂可不作防毒时间检验。

自吸过滤式防毒面具主要产品如下。

（1）防毒面具：59 型防毒面具，由面罩、导气管、阀门盒和滤毒罐等组成，72 型防毒面具和 64 型防毒面具为全面罩型导气管式防毒面具；此外还有 65 型和 69 型防毒面具。

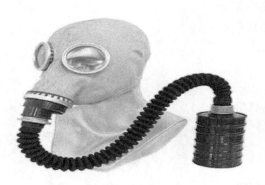
图 7-16　导管式防毒面具

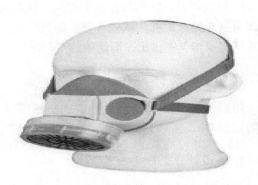
图 7-17　直接式防毒面具

（2）防毒口罩：有双盒式防毒口罩和单盒式防毒口罩。

（3）过滤式自救器：过滤式自救器是用滤毒罐的催化剂与毒物作用变成无毒物，如用催化剂霍加拉特（Hopcalite catalysts）与一氧化碳作用，使一氧化碳变成二氧化碳，由此机制达到在危险环境自救的目的。过滤式自救器只能用于氧含量不低于 18%的场所。有鼻夹口具型和头罩型火灾自救器两种，专用于火灾时的逃生自救器。产品对毒气一氧化碳（CO）、2-丙烯醇（2-propenol-1-ol）、氯化氢（HCl）、氰氢酸（HCN）、氨（NH$_3$）等可以防护。

2. 隔离供气式防毒面具

隔离供气式防毒面具分送风式和压气式两类。

（1）送风式防毒面具：由全面罩、吸气软管、背带和腰带、空气调节袋、流量调节装置、导气管、风量转换开关、电动送风机、过滤器和电源线等部件组成（图 7-18）。

手动风机呼吸器的特点是不要电源，送风量与转数有关，面罩内由送风形成微正压，外部的污染空气不能进入面罩内。使用时，应将手动风机置于清洁空气场所，保证供应的空气是无污染的清洁空气。由于手动风机需要人力操作，体力强度大，需要 2 人一组轮换作业。

电动风机送风呼吸器，有防爆型和非防爆型，特点是使用时间不受限制，供气量较大，可以供 1~5 人使用，送风量依人数和导气管长度而定。使用时将风机放在清洁和含氧量大于 18%的地点；非防爆型不能用于有甲烷气体、液化石油气及其他可燃气体浓度超过爆炸下限的危险场所。

自吸式长管呼吸器的特点是将导气管的一端固定于新鲜无污染的场所，另一端与面罩连接，依靠佩戴者自己的肺动力（呼吸肌的收缩）将清洁的空气经导气管、吸气软管吸进面罩内。由于这种呼吸器是靠自身的肺动力，因此在呼吸过程中不能总是维持面罩内为微正压。如在面罩内压力下降至微负压时，就可能造成外部污染的空气进入面

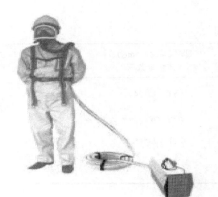
图 7-18　送风式防毒面具

罩内。所以，这种呼吸器不宜在毒物危害大的场所使用。此外，导气管的长度不宜太长。

（2）压气式呼吸器：由空气压缩机或高压空气瓶经压力调节装置使高压降为中压后，把空气通过导气管送到面罩供佩戴者呼吸的一种保护用品（图 7-19）。其有以下几种产品。

恒量式压气呼吸器，将来自压缩机的空气通过空气导管、吸气软管送到面罩供佩戴者使用。设有流量调节装置，可以根据需要调节送气量。

供给式压气呼吸器，由面罩、肺内阀、软管接合部、背带和腰带、导气管和空气压缩机等组成。特点是用肺内阀，根据佩戴者呼吸的需要量来调节气量。

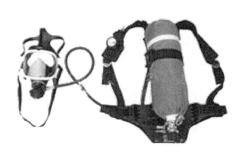

图 7-19　压气式呼吸器

复合式压气呼吸器，配有两个高压空气容器瓶，是为了防止由于某种因素发生中断送气，能将供气源换成小型高压空气容器，通过肺内阀吸入压缩空气。适用于粉尘浓度较高、带有毒烟和缺氧的矿井、船舱、市政下水道等固定作业地点。但由于带有较长的输气管，活动范围受到一定限制。在井下使用时，需根据压缩空气源的距离，增设储气罐。

使用供气式喷漆面罩应注意：①先将面罩头箍调节适当后再佩戴，按面型调整边框架，使周边泡沫塑料与面部密合；②供面罩用的压缩空气源的管路，需设有空气过滤器和油水分离器。

面罩为有机玻璃制品，要防止冲击挤压、划痕、摩擦，避免火烤，环境温度不宜高于 50℃，以免损坏变形。

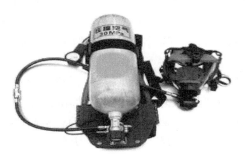

图 7-20　自给式空气呼吸器

（3）自给式空气呼吸器：是自带气源的一种呼吸防护装备。由高压空气瓶、输气管、面罩等部件组成（图 7-20）。使用时，压缩空气经调节阀由瓶中流出，通过减压装置将压力减到适宜的压力供佩戴者使用。其种类和用途见表 7-5。

表 7-5　自给式空气呼吸器的种类和用途

种类	用途	标记
正压式空气呼吸器 负压式空气呼吸器	抢险作业救援用	RPP RNP
正压式空气呼吸器 负压式空气呼吸器	逃生、自救用	EPP ENP

（三）氧气呼吸器

氧气呼吸器是由佩戴者自行携带的高压氧气、液氧或气学药剂反应生成氧气为气源的一类呼吸器，是人员在严重污染、存在息性气体、毒气类型不明确或缺氧等恶劣环境下工作时常用的呼吸防护设备，也称储氧式防毒面具，以压缩气体钢瓶为气源，钢瓶中盛装压缩氧气。根据呼出气体是否排放到外界，可分为开路式和闭路式氧气呼吸器两大类；前者呼出气体直接经呼气活门排放到外界，考虑到安全性的原因，目前很少使用。主要产品类型：闭路式压缩氧呼吸器；闭路式压缩氧逃生型呼吸器；闭路式生氧逃生型呼吸器。

常见的闭路式氧气呼吸器在使用时，打开气瓶开关，氧气经减压器、供气阀进入呼吸仓，再通过呼吸气软管、供气阀进入面罩供人员呼吸；呼出的废气经呼气阀、呼吸软管进入清净罐，去除二氧化碳后也进入呼吸仓，与钢瓶所提供的新鲜氧气混合供循环呼吸。

（四）呼吸防护装备的选择、使用和维护

呼吸防护装备是比较复杂和技术性较强的个人防护用品，如果选用和维护不当，不仅不能发挥其应有的功能作用，反而会带来危险。

1. 呼吸防护装备的选择

（1）根据有害环境选择。识别有害环境性质：①是否为有害环境；②是否可能缺氧（低于18%）及氧气浓度值；③是否存在空气污染物，存在形态和浓度情况；④若是颗粒物，应了解是固态还是液态，其沸点和蒸气压，在作业温度下是否明显挥发，是否具有放射性、油性，散度大小，有无职业卫生标准，是否可经皮肤吸收，是否对皮肤致敏、刺激或腐蚀，是否对眼睛刺激等；⑤若是气体或蒸气，应了解是否具有明显气味或刺激性等警示性，是否有职业卫生标准，是否有能立即威胁生命和健康的浓度（IDLH），是否还可经皮肤吸收、皮肤致敏和腐蚀、刺激皮肤及眼睛等。

（2）根据危害程度选择。如果对有害环境的性质、空气污染物程度不明及是否缺氧或超过 IDLH 浓度时，均应作为 IDLH 环境；若未超过 IDLH 浓度，应根据职业卫生标准规定的浓度，计算出危害指数（危害指数＝空气污染浓度/国家职业卫生标准规定的浓度）。若同时存在一种以上的空气污染物，应分别计算每种空气污染物的危害指数，取其中最大的数值作为危害指数。

2. 选择合适的装备

（1）根据危害程度选择。①IDLH 环境：应配全面罩的正压携气式呼吸器；配备适合的辅助逃生呼吸器，如在有害环境性质未知、是否缺氧未知及缺氧情况下应选择携气式逃生呼吸器，不能使用过滤式逃生呼吸器；在不缺氧，但空气污染物浓度超过 IDLH 浓度的环境下，可以选择携气式，也可以选择过滤式，但需适合空气污染物种类及其浓度水平。②非 IDLH 环境：应选择指定防护因素（APF）大于危害因素的呼吸防护装备（APF 是指该类呼吸防护用品预期能将空气污染物浓度降低的倍数）。

（2）根据空气污染物种类选择。①颗粒物的防护：可选择隔绝式，也可选择过滤式防尘面具。②对挥发性的颗粒物存在环境，应选择能同时过滤颗粒物及其挥发气体的防尘面具，并应根据颗粒物的分散度选择适合的防尘面具。③若颗粒物具有液态油性时，应选择有能过滤油性颗粒的防尘面具。若颗粒物具有放射性，应选择过滤效率最高等级的防尘面具。④有毒气体和蒸气：可选择隔绝式防毒面具，也可选择过滤式防毒面具。在选择过滤式防毒面具时，应根据有害气体和蒸气的种类选择适用的过滤元件（滤毒罐和滤毒盒）。对于没有警示性或警示性很差的有毒气体或蒸气，应优先选择有失效指示器的防毒面具或隔绝式防毒面具。⑤颗粒物、毒气和蒸气同时存在时，可选择隔绝式也可选择过滤式呼吸器。若选择过滤式防护面具，应选择有效过滤元件或过滤元件的组合。

（3）根据作业状况选择。①若空气污染物同时刺激眼睛和皮肤，或可经皮肤吸收，并对皮肤有腐蚀性，应选择全面罩，还应采取防护措施保护其裸露的皮肤；选择的呼吸防护装备应与其他个人防护装备相兼容。②若作业中存在可以预见的紧急危险情况，应根据危险的性质选择适用的逃生型呼吸防护装备，或携气式空气呼吸器、携气式氧气呼吸器、正压供气呼吸器等装备。③若有害环境为爆炸性环境，选择的呼吸防护装备应符合《爆炸性环境　第14部分：场所分类　爆炸性气体环境》（GB 3836.14—2014）中的有关规定；若选择携气式呼吸器，应选择空气呼吸器，不选择氧气呼吸器。④若选择供气式呼吸器，应注意作业点与气源之间的距离、空气导管对现场其他作业人员的妨碍、供气管路被损坏或被切断等问题，并采取可能的预防措施。⑤若现场存在高温、低温或存在有机溶剂及其他腐蚀性物质，应选择耐高温、低温或耐腐蚀的呼吸防护装备，或选择能调节温度、湿度的供气式呼吸器。⑥若作业强度大，或作业时间较长，应选择呼吸负荷较低的呼吸防护装备，如供气式或送风过滤式呼吸器。⑦若有良好视野的要求，应选择视野较好的呼吸防护装备。⑧若有语言交流的要求，应选择有适宜通话功能的呼吸器。

（4）根据作业人员选择。如根据头面部特征：在选择半面罩或全面罩时应选最适合的面罩，避免将头发夹在面罩与面部皮肤之间。必要时可选择与面部特征无关的面罩，如头罩。

还要考虑舒适性和视力受影响的问题。对患有心肺疾患，如心肺病、高血压、肺气肿等以及心理障碍等类型的人员，不宜选用携气式呼吸器和呼吸阻力较大的过滤式呼吸面罩，可考虑选用正压供气式呼吸器。

3. 呼吸防护装备的使用

任何呼吸防护装备的功能都有其局限性。

（1）使用前应仔细阅读产品说明，并严格按要求使用。对于比较复杂的呼吸防护装备，使用前应先培训，如使用逃生型呼吸器，应接受正确佩戴的方法和注意事项指导；使用携气式呼吸器，应进行专门的培训。

（2）不允许单独使用逃生型呼吸器进入有害环境，只允许从该环境中离开。当使用中感到异味、咳嗽、刺激、恶心等不适症状时，应立即离开有害环境，并应检查呼吸防护装备，确定并排除故障后方可重新进入有害环境；若无故障存在，应更换失效的过滤元件。不要将不同品牌的呼吸防护装备的部件拼装或组合使用。

（3）在缺氧危险作业中使用呼吸防护装备应符合《缺氧危险作业安全规程》（GB 8958—2006）的规定。

（4）在低温环境下的呼吸防护装备：全面罩镜片应具有防雾或防霜的功能。供气式呼吸器或携气式呼吸器使用的压缩空气或氧气应干燥。使用携气式呼吸器应了解低温环境下的操作注意事项。

（5）过滤式呼吸防护装备的使用注意事项如下。

防尘过滤元件的更换：防尘过滤元件的使用寿命受颗粒物浓度、使用者呼吸频率、过滤元件规格及环境条件的影响。颗粒物在过滤元件上的积聚会增加呼吸的阻力，以致不能使用。当发生下述情况时，应更换过滤元件：如当感觉呼吸阻力显著增加时或有严重的憋气感；使用电动送风过滤式防尘呼吸器，当电池电量不足、送风量低于规定的最低限值时；使用手动送风过滤式防尘呼吸器的人感觉送风阻力明显增加时。

防毒过滤元件的更换：防毒过滤元件的使用寿命受空气污染物种类及其浓度、使用者呼吸频率、环境温度和湿度条件等因素的影响。一般按照下述方法确定防毒过滤元件的更换时间：对于常规作业，建议根据经验、实验数据或其他客观方法，确定过滤元件更换时间表，定期更换；当使用者感觉到空气污染物味道或刺激性时，应立即更换；普通有机气体过滤元件对低沸点有机化合物的使用寿命通常会缩短，每次使用后应及时更换；对于其他有机化合物的防护，若两次使用时间相隔数日或数周，重新使用时也应考虑更换。

（6）供气式呼吸防护器的使用。使用前应检查供气源的质量，气源不应缺氧，空气污染物浓度不应超过国家有关的职业卫生标准或有关的供气空气质量标准。供气管接头不允许与作业场所其他气体导管接头通用。应避免供气管与作业现场其他移动物体相互干扰，谨防碾压气管。

4. 呼吸防护装备的维护

（1）应按照呼吸防护装备使用说明书中有关内容和要求，由受过培训的人员实施检查和维护。

（2）应定期检查和维护呼吸防护装备。

（3）对携气式呼吸器，使用后应立即更换用完的或部分使用的气瓶或呼吸气体发生器，并更换其他过滤部件。更换气瓶时不允许将空气瓶与氧气瓶互换。

（4）应按国家有关规定，由具有相应压力容器检测资格的机构，定期检测空气瓶或氧气瓶。

（5）应使用专用润滑剂润滑高压空气或氧气设备。

（6）使用者不得自行重新装填过滤式呼吸防护装备的滤毒罐或滤毒盒内的吸附过滤材料，也不得采取任何方法自行延长已经失效的过滤元件的使用寿命。

5. 呼吸防护装备的清洗与消毒

呼吸防护装备应定期清洗和消毒。对可更换过滤元件的过滤式呼吸防护装备，清洗前应将过滤元件取下。清洗面罩时，应按使用说明书要求拆卸有关部件，使用软毛刷在温水中清洗，或在温水中加适量中性洗涤剂清洗。若需使用广谱清洗剂消毒，在选用消毒剂时，特别需要预防特殊病菌传播的情形。

6. 呼吸防护装备的储存

呼吸防护装备应储存在清洁、干燥、无油污、无阳光直射和无腐蚀性气体的地方。若呼吸防护装备不经常使用，应将呼吸防护装备放入密封袋内储存。储存时应避免面罩变形。防毒过滤元件不应敞口储存。所有紧急情况和救援使用的呼吸防护装备应保持待用状态，并置于管理、取用方便的地方，不得随意变更存放地点。

五、手部防护装备

（一）防护手套

防护手套主要有：①耐酸碱手套：有橡胶、乳胶、塑料、浸塑耐酸碱手套四类。②耐油手套：用丁腈橡胶、氯丁二烯或聚氨酯等材料制成，保护手部皮肤避免受油脂类物质侵害。③防X射线手套：由能吸收或衰减 X 射线的含铅橡胶制成，一种是专供放射科工作人员 X 射线透视检查患者时用；另一种供骨科医生佩戴在 X 射线透视下做骨折复位用。④防振手套：专供接触振动用（图 7-21）。⑤森林防火手套：森林发生火灾时，燃烧的温度一般为 600～900℃。防火手套是森林扑火人员为保护双手、防御高温辐射和避免烧灼伤害的手套。⑥耐切割手套：主要用于防御尖硬物体刺割伤手部（图 7-22）。⑦防静电手套：由含导电纤维的织料制成，用于弱电流、精密仪器的组装、产品检验、电子产业、印刷、检验工作等。⑧耐高温阻燃手套：用于冶炼炉前工或其他炉窑工种的一种保护手套（图 7-23）。

此外，尚有带电作业用绝缘手套、焊工手套、防水手套、防毒手套、防寒手套、防辐射热手套、耐火阻燃手套、电热手套、防微波手套等。

乳胶工业手套只适用于弱酸，浓度不高的硫酸、盐酸和各种盐类，不得接触强氧化酸（硝酸等）。

（二）防护袖套

保护前臂或全臂免遭伤害。①防辐射热袖套（石棉袖套、铝膜布隔热袖套）：用于高温炉窑及有强辐射的作业环境（图 7-24）。②防水、防化学腐蚀袖套（胶布袖套、塑料袖套）：适用于与水、酸碱和污物接触的作业。

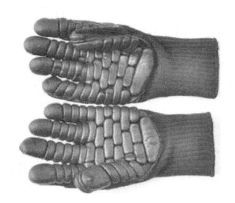

图 7-21　防振手套

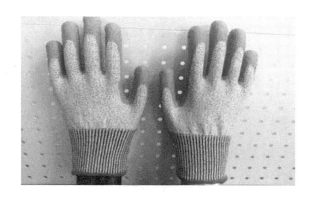

图 7-22　耐切割手套

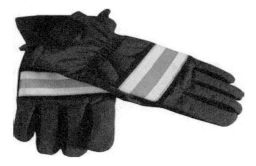

图 7-23　耐高温阻燃手套

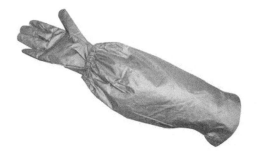

图 7-24　防辐射热袖套

六、防护服

防护服用于保护生产者免受作业环境的物理、化学和生物因素的伤害。防护服分为一般防护服和特种防护服两类。防护服主要应用于消防、军工、船舶、石油、化工、喷漆、清洗消毒、医疗防护、实验室等行业与部门。

（一）一般防护服

一般防护服是防御普通伤害和脏污的各行各业穿用的工作服。其制作与检验的基本标准以《防护服 一般要求》（GB/T 20097—2006）为依据。

（二）特种防护服

（1）阻燃防护服。是在接触火焰及炽热物体后能阻止其本身被点燃的防护服。用于从事有明火、散发火花、在熔融金属附件操作和在有易燃物质并有发火危险的场所工作者穿用。有阻燃纯棉防护服、阻燃合成纤维防护服（有阻燃黏胶、阻燃腈纶、阻燃涤纶、阻燃尼龙等）、耐高温阻燃防护服、阻燃铝膜棉布防护服、阻燃耐高温服装（图7-25）。产品技术标准有《防护服装 阻燃服》（GB 8965.1—2020）。

（2）防静电工作服。是为了防止衣服的静电积累，用防静电织物为面料而缝制的工作服（图7-26），产品技术标准有《防护服装 防静电服》（GB 12014—2019）。

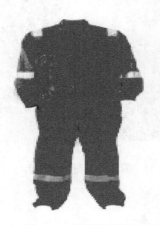

图7-25 阻燃防护服

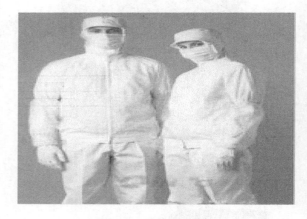

图7-26 防静电工作服

（3）防酸工作服。由耐酸织物或橡胶、塑料等材料制成（图7-27）。主要品种有连体式防酸工作服，分身式防酸工作服，防酸围裙、套袖、帽等。种类分为：①透气型防酸工作服，一般只用于防酸雾、酸性气体的腐蚀；②不透气型防酸服，适用于接触强酸作业场所使用。

（4）抗油拒水服。是一款能有效抗拒油及水对内衣和人体的侵蚀的防护服。由于此类防护服的面料本来就具有排斥、疏远油、水类液体介质的特性，从而既透气、舒适，又能有效抗拒此类液体对内衣和人体的侵蚀。这种产品不沾水、不透油。主要用于油水污染严重的行业，如采油、机械维修等。抗油拒水面料适用于频繁接触油水介质环境下的劳动防护，具有遇油水不黏附、不渗透、良好的透气透湿功能。广泛应用于石油、化工、加油站、工矿、厨师服、修理等行业。符合 AATCC 118—2018、AATCC 22—2017、AATCC 130—2018、ISO 14419—2010 等标准。

（5）焊接防护服。焊接防护服以织物、皮革或通过贴膜和喷涂铝等物质制成的织物面料，采用缝制工艺制作的服装，防御焊接时的熔融金属、火花和高温灼烧人体。质量技术要求：焊接防护服款式分为上、下身分离式。还可配用围裙、袖套、披肩和鞋盖等附件。其产品质量技术要求符合 GB 8965.2—2009 的标准。棉织布及其他织物经向断裂强力应不小于 91N，纬向断裂强力应不小于 411N；牛面革大于 16N/mm²，猪面革大于 16N/mm²。缝纫线单线强力不小于 800N/50cm，焊接防护服的静电阻抗值不小于 0.1MΩ。续燃时间不大于 4s；阻燃时间不大于 4s；损毁长度不大于 100mm。经 15 滴金属熔滴冲击后，试验样品温升不超过 40K。

（6）防水服。包括劳动防护雨衣、下水衣、水产服等品种。用于保护从事淋水作业、喷溅水作业、排水、水产养殖、矿井、隧道等浸泡水中作业的人员。

（7）X 射线防护服产品。有 X 射线防护围裙、X 射线防护衣（图 7-28）。

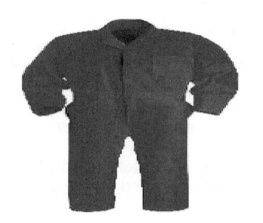

图 7-27　防酸工作服

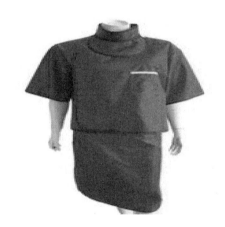

图 7-28　X 射线防护服

（8）带电作业用屏蔽服。防护人体免受高压电场及电磁波的影响。根据人体所处位置，带电作业可分为等电位作业、地电位作业和中间电位作业。等电位作业时，人体直接接触高压带电部分。处在高压电场中的人体，会有危险电流流过，危及人身安全，因而所有进入高电场的工作人员，都应穿全套屏蔽服。带电作业屏蔽服又称等电位均压服，是采用均匀的导体材料和纤维材料制成的服装。其作用是在穿用后，使处于高压电场中的人体外表面各部位形成一个等电位屏蔽面，从而防护人体免受高压电场及电磁波的危害。成套的屏蔽服装应包括上衣、裤子、帽子、袜子、手套、鞋及其相应的连接线和连接头。

（9）防尘工作服。①打砂衣：用人造革或皮革制成，防止粉尘进入内衣接触皮肤。它适用于铸件清砂与喷砂除锈等作业。②防尘防静电服：用涤纶长丝织成的布料与导电纤维进行适当编织而成。

（10）森林防火服。用于森林消防队员在灭火时，防御火焰、炙热物体、高热和高温等伤害。在保养方面，每次使用脱下来后，要检查防火服的状况，重点检查是否有磨损。如果想要去除防火服上残留的污垢，用自来水和中性肥皂，必要时用洗涤剂，洗涤剂只用在受污染的部位，要小心谨慎，因为洗涤剂可能会损坏镀铝的表面。假如防火服已经和化学品接触，或发现有气泡现象，则应清洗整个镀铝表面。假如防火服上留有油液或油脂的残余物，则要用中性肥皂进行清洗。防火服在重新存放前务必进行彻底的干燥，晾好之后最好不要折。假如防火服的表面泛起小面积的不是很严重的灼烧痕迹或磨损，可以用镀铝的喷枪进行修补。假如防火服的外部有损坏，则要更换防火服。

七、足（腿）部防护装备

根据防护部位和防护功能及材料分护膝、护腿、足护盖、防护鞋（靴）类。

（一）保护足趾安全鞋（靴）

保护足趾安全鞋（safety footwear for protection toe）是用皮革或其他材料制成并在鞋的前端装有金属或非金属的内包头，可以承受一定的力量，能保护足趾免受外来物体打击伤害的鞋。

（1）电绝缘鞋（靴）。有布面低压绝缘胶底鞋和全橡胶电绝缘靴（图7-29）。耐电压15kV以下的电绝缘皮鞋和电绝缘布面胶鞋适用于工频电压1kV以下的作业环境；耐电压15kV以上的电绝缘胶靴和电绝缘塑料靴适用于工频电压1kV以下的作业环境。工作环境应能保持鞋面干燥。

（2）防静电鞋和导电鞋。能消除人体静电积聚又能防止250V以下电源电击的防护鞋。导电鞋具有良好的导电性能，可在短时间内消除人体静电积聚，但只能用于没有电击危险的场所。

（3）耐酸碱鞋（靴）。采用防水革、塑料、橡胶等材料，配以耐酸碱鞋底经模压、硫化或注压成型，具有防酸碱性能，适合脚部接触酸碱或酸碱溶液溅泼在足间部时保护足部不受伤害的防护鞋（图7-30）。

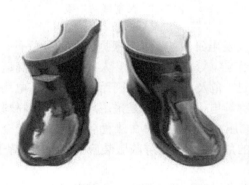
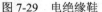

图7-29　电绝缘鞋

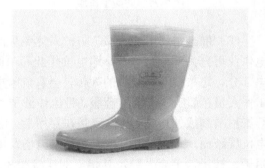

图7-30　耐酸碱鞋

（4）高温防护鞋。保护双脚在受到热辐射、熔融金属、火花以及接触灼热的物体时免受伤害（图7-31）。

（5）焊接防护鞋。焊接工作鞋是耐热、绝缘，且耐磨防滑的劳动防护鞋。

（6）森林防火鞋。是具有阻燃、防水、防刺和防滑性能的保护鞋（图7-32）。

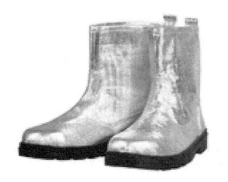

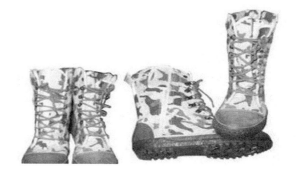

图7-31　高温防护鞋　　　　　　　　　　图7-32　森林防火鞋

（7）防振鞋。由皮革、人造革材料、纺织材料及减振材料等合制而成，具有对来自足部振动的减振作用，预防振动对全身产生不良影响。

（8）耐油防护鞋（靴）。广泛用于接触油类的作业。

（9）其他。此外，还有工矿防水鞋、防刺穿鞋等品种。

（二）腿和膝部的防护

（1）护腿用品。防冲击护腿：适用于采石、冷轧、铆接、接丝、建筑等作业环境的人员使用，保护腿部免受外来物体的冲击伤害（图7-33）。

（2）护膝用品。保护膝盖免受摩擦、压迫和撞击伤害。同时还有防寒保暖作用，预防职业性滑囊炎（图7-34）。

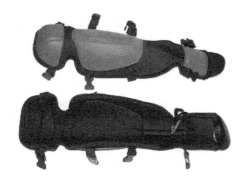

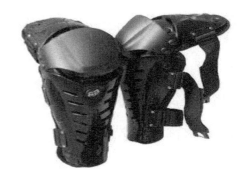

图7-33　护腿用品　　　　　　　　　　图7-34　护膝用品

八、皮肤防护品

用于裸露皮肤的保护，这类产品分为防护膏和皮肤清洗液，前者在整个劳动过程中使用，后者在皮肤受到污染后使用。

（一）防护膏

防护膏是由基质与充填剂两部分组成。基质为膏的基本成分，一般为流质、半流质和脂状物质，其作用是增加涂展性，即对皮肤的附着性，从而隔绝有害物质的浸入。充填剂则决定防护膏的防护效能，具有针对性。采用不同充填剂可获得不同的防护膏。常见品种如下：

（1）亲水性防护膏。对防御机油、矿物油、液体石蜡等引起的痤疮有一定效果。

（2）疏水性防护膏。能预防酸、碱、盐类溶液对皮肤引起的皮炎。不宜在有尘毒的作业环境中使用。

（3）遮光防护膏。有些物质黏附在皮肤上时，再经光线照射后会引起皮肤发炎和刺痛，如沥青、焦油等。遮光防护膏不仅能防光敏物质附着于皮肤上，而且还有阻断光线的作用，如氧化锌、二氧化钛等。还有一类对光有吸收作用，如盐酸奎宁、柳酸苯酯、氨氯地平等。

（4）护肤霜。主要用于预防和治疗皮肤干燥、粗糙、皲裂及职业性皮肤干燥。特别适用于接触吸水性或碱性粉尘，也适用于露天、水上作业等工种。

（5）滋润性防护膏。对预防和治疗酸碱、水、各种溶剂引起的皲裂和粗糙均有好的效果。

（二）皮肤清洗液

对油污和尘垢有较好的除污作用，适用于机械维修、煤矿采挖、石油开采、原油提炼、印刷油印、设备清洗等行业。

（1）皮肤干洗膏。干洗膏是在无水情况下除去皮肤上油污的膏体。这类产品适用于在无水情况下，去除手上的油污，如汽车司机在途中检修排除故障、在野外勘探等环境。

（2）皮肤防护膜，又称隐形手套。可阻隔有害物对皮肤的刺激和吸收作用。

九、坠落防护装备

用于保护高处作业人员，防止坠落事故的发生。这类护具分为安全带和安全网两类。安全带产品分为围杆作业安全带、悬挂作业安全带和攀登安全带三类。安全网产品分为平网、立网两类。

（一）安全带

安全带是高处作业工作预防坠落伤害的防护用具。由带子、绳子和金属配件组成。

1. 围杆作业安全带

适用于电力、电信、园林工等杆上作业，这类安全带又有五种不同款式供不同作业选用。①DWY 电工围杆带单腰带式：供一般电工使用。②DW$_1$F 电工围杆带下脱式：供特殊作业使用，这种安全带在杆上作业可上下移动，不致滑出。③TW$_2$Y 通用 I 型围杆绳单腰带式：这是有自锁钩和悬挂两用的围杆绳安全带，在使用时可以自己灵活调节，如遇高空又可悬挂，使用方便。④T$_2$W$_Z$Y 通用 II 型围杆绳单腰带式：这种结构形式的安全带轻便简单，一根带子、一根绳子。在杆上作业时，按实际情况自己进行绳的长度调节。⑤D$_X$W$_Z$Y 电信工围杆绳单腰带式：基本与电工围杆带单腰带式类似，不同的是使用时，以围杆绳围杆后，将安全钩与调节环扣住，三个调节环可选调距离。

2. 悬挂作业安全带

适用于建筑、造船、安装等企业。产品分为单腰带式和双背带式两种。

（1）单腰带式：①J_1XY 架子工Ⅰ型悬挂单腰带式。②J_2XY 架子工Ⅱ型悬挂单腰带式。③LXY 铁路调车工悬挂单腰带式。④D_XXY 电信工悬挂单腰带式：这种安全带是电信工在线路上作业，坐在吊篮内可随时移动作业，若在一定坡度上作业时，可安装自锁钩予以固定位置使其不滑动，人在吊篮内有安全带，相距 350mm，很安全。⑤T_1XY 通用Ⅰ型悬挂单腰带式：使用 3m 的长绳，其绳可以是一根长绳，一头有金属钩，也可以是两段，中间加一圆环，悬挂时金属钩绕梁挂上后和金属钩连接，也可以是两段，中间加一圆环，悬挂时金属钩绕梁挂上后和金属环连接，但绳的总长度不超过 3m。⑥T_2XS 通用Ⅱ型悬挂自锁式：适用于特殊作业环境，如使用长绳或作业环境有坡度，高层建筑外装修、粉刷等情况，可用合成纤维绳，也可用钢丝绳，作业时只要将自锁钩移动到工作需要的位置，即可进行工作。

（2）双背带式：有 T_1XB 通用Ⅰ型、Ⅱ型、Ⅲ型、Ⅳ型悬挂双背带式（图 7-35）。

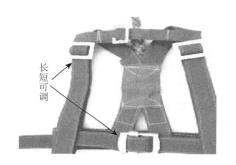

长短可调

图 7-35　双背带式安全带

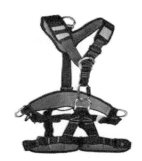

图 7-36　攀登安全带

3. 攀登安全带（图 7-36）

（1）T_1PH 通用Ⅰ型攀登活动式：这种安全带是供需要爬梯登高到烟囱顶上、铁塔或水塔顶上作业，在攀登过程中预防人体坠落的安全带。使用者将腰带套在身上腰部，左右手各拿一个与腰带相辖的活动绳挂钩，每次移动上攀时将其一钩子挂在铁梯或其他栏杆上，即使中途一个挂钩不挂，只要另一个挂住，坠落时也会被截住。

（2）T_2FH 通用Ⅱ型攀登活动式：这是一种半活动半封闭式攀登安全带，与Ⅰ型攀登活动式不同之处是只有一个攀登钩，另一个是封闭式葫芦钩。使用这种钩子，是工作人员需在中途作业时先挂好葫芦钩，然后再挂上安全带的悬挂钩，可较长时间停留作业。

（3）TPG 通用攀登固定式：这是配有自锁钩的安全带。在作业比较频繁的场所，如攀登烟囱和铁塔，可以在梯子上先固定一根绳（这种绳可以是合成纤维也可以是钢丝绳），当作业者攀登时只需将自锁钩挂在绳上，提起自锁钩即可向上攀登，人若坠落则可被钩锁住，不会滑下，比较安全。

4. 安全带的使用和注意事项

（1）使用安全带时应检查安全带的部件是否完整，有无损伤，金属配件的各种环不得是焊接件，边缘光滑，产品上应有"安监证"。

（2）使用围杆安全带时，围杆绳上有保护套，不允许在地面上随意拖着绳走，以免损伤绳套影响主绳。

（3）悬挂安全带不得低挂高用，这是因为低挂高用坠落时受到的冲击力，对人体伤害也大。

（4）架子工单腰带一般使用短绳较安全，如需用长绳，以选用双背带式安全带为宜。

（5）使用安全绳时，不允许打结，以免发生坠落受冲击时将绳从打结处切断。

（6）当单独使用 3m 以上长绳时，应考虑补充措施，如在绳上加缓冲器、自锁钩或速差式自控器等。

（7）缓冲器、自锁钩和速差式自控器可以单独使用，也可联合使用。

（8）安全带使用 2 年后，应做一次抽检，围杆带以 2206N（225kgf）静负荷持续 5min，若带无破损则可继续使用。悬挂安全带用 80kg 重的砂人自由坠落（1m 高）进行冲击试验，若不破损则可继续使用。安全带使用期为 3～5 年。

（二）安全网

安全网主要用于高处作业，如高层建筑施工、造船修船、水上装卸、大型设备安装及其他高空、高架作业场所。其由网体、边绳、系绳和筋绳等组成。网体是由单丝线、绳等经编织（手工编织或机器编织）而成，为安全网的主体。边绳是沿网体边缘与网体连接的绳，有固定安全网形状和加强抗冲力的作用。系绳是把安全网固定在支撑物架上的绳。为了增加安全网的强度，还可以在安全网（平网）的网体中有规则地穿些筋绳。

1. 安全网的种类

（1）平网：安装平面为不垂直于水平面。

（2）立网：安装平面为垂直于水平面，用来防止人或物坠落的安全网。

（3）密目式安全立网：网目密度不低于 800 目/100cm^2，垂直于水平面。

2. 安全网的使用要求

（1）网的检查内容包括：网内不得存留建筑垃圾，网下不能堆积物品，网身不能出现严重变形和磨损，以及是否会受化学品与酸、碱烟雾的污染和电焊火花的烧灼等。

（2）支撑架不得出现严重变形和磨损，其连接部位不得有松脱现象。网与网之间及网与支撑架之间的连接点也不允许出现松脱。所有绑拉的绳都不能使其受严重的磨损或有变形。

（3）网内的坠落物要经常清理，保持网体洁净，还要避免大量焊接或其他火星落入网内，并避免高温或蒸汽环境。当网体受到化学品的污染或网绳嵌入粗砂粒或其他可能引起磨损的异物时，须进行清洗，洗后使其自然干燥。

（4）安全网在搬运中不可使用铁钩或带尖刺的工具，以防损伤网绳。网体要存放在仓库或专用场所，并将其分类、分批存放在架子上，不允许随意乱堆。对仓库要求具备通风、遮光、隔热、防潮、避免化学物品的侵蚀等条件。在存放过程中，也要求对网体做定期检验，发现问题，立即处理，以确保安全。

十、其他防护装备

有些产品尚不能归于由防护部位而设立的门类，如水上救生圈、救生衣等。水上救生用品是水上作业和水面运输中必不可少的个人防护用品，分为救生衣和救生圈两类。救生衣又分为水上作业人员使用的船用工作救生衣和水运旅客备用的救生衣两种。

　　水上救生用品是根据浮力原理，采用相应的浮体材料为主，配以相应的其他辅料制成。穿用救生衣要将所有缚带按部位紧紧缚牢、防止滑脱。使用后，应用清水洗净、晾干，储存在通风、干燥、远离高温处，防止遇尖刺、被磨损、有重压和霉变。救生圈使用后应清洗晾干，切勿火烤，在备用救生圈的存放处，不得以任何方式堆压和拴结系牢，便于使用。

　　国家对劳动防护用品采取了"生产许可证"和"安全鉴定证"管理办法，生产许可证由国家质检总局指定的相关机构颁发，安全鉴定证由国家安全监管总局指定的相关机构颁发。因此，人们在检查和启用劳动防护用品时，应查验"三证"，即生产许可证（一般将许可证号标注在产品的永久性标记上）、安全鉴定证（一般使用不干胶小票粘贴）和产品出厂合格证后，方视为合格产品，才可使用。

思　考　题

　　（1）简述个人防护装备的定义、作用及其分类管理。

　　（2）简述个人防护装备选用原则。

　　（3）简述头部防护装备的分类。

　　（4）论述安全帽使用注意事项。

　　（5）论述听觉器官的防护装备

　　（6）简述耳塞的使用和注意事项。

　　（7）论述自吸过滤式防颗粒物呼吸器过滤元件的级别。

　　（8）论述坠落防护装备及其使用要求。

第八章　劳动过程中的不良因素

劳动是人类的基本社会活动，也是人类获得健康的必需条件之一，良好的劳动条件对健康有利，而在不良的劳动条件下，则可使健康受到损害，甚至导致职业病。人们在生产劳动过程中，受到劳动强度、职业种类、作业姿势、个体差异等条件或因素的影响，同时机体通过神经-体液的调节和适应，不仅完成了作业，而且还可促进健康。但若劳动负荷过大、作业时间过长、劳动制度或分配不合理及作业环境条件太差，以致人体不能适应或耐受时，造成生理和心理过度紧张，从而使作业能力下降，损害健康。

第一节　劳动过程的生理变化与适应

劳动过程，按劳动类型传统上分为脑力劳动（mental work）和体力劳动（physical work）两类，也有分为三类的，即脑力劳动、体力劳动和脑体混合劳动（mixed mental and physical work）。这些分类是相对的，每种劳动类型均难以给出一个确切的定义，一般认为以脑力劳动为主的作业称为脑力劳动，这是相对于以体力劳动为主的作业而言。脑体混合劳动，即为脑体结合，如驾驶员、护士、操作半自动化机械的人员等。劳动类型之间不能截然分割，因为任何劳动者都有脑力和体力的参与。各类型间不仅有机联系，而且各类作业者相互转化。随着科学的迅猛发展和社会的进步，职业活动中许多繁重的体力劳动正逐步被机器或智能化机器所取代，体力劳动的比例和强度不断降低，而脑力作业者不断增加。

一、体力劳动过程的生理变化与适应

（一）体力劳动时机体的能量代谢

人类的劳动是体力劳动与脑力劳动相结合进行的，不同类型的劳动，体力与脑力的分配有所偏重。由于骨骼肌约占人体总质量的 40%，以骨骼肌活动为主的体力劳动能量消耗较大。当社会发展到高级阶段，脑力与体力劳动可能达到理想的分配比例，但现阶段仍有所偏重。由于骨骼肌约占体重的 40%，故以其活动为主的体力劳动消耗的能量较大。在一般营养条件下，一个人每天摄入约 20000kJ 的能量，除基础代谢（约 8000kJ）及业余活动等所需能量外，供劳动消耗的能量约为 10000kJ。

机体物质代谢过程中伴随着有关能量的产生与消耗，物质代谢过程的能量释放、转移和利用，称为能量代谢。物质代谢包括合成代谢与分解代谢两部分。根据机体的状态可分为基础代谢、安静代谢、睡眠代谢、劳动代谢和食物特殊动力作用等。

1. 肌肉活动的能量来源

肌肉收缩与松弛所需的能量是由腺苷三磷酸（ATP）分解成腺苷二磷酸的过程中释放能量

提供的，并由磷酸肌酸及时分解补充。肌肉中磷酸肌酸的储存量非常少，只能供肌肉活动几秒至 1min 之用，所以需由糖类、脂肪和蛋白质分解来提供合成 ATP 的能量。中等强度肌肉活动时，ATP 以中等速度分解。糖和脂肪通过氧化磷酸化过程提供能量来合成 ATP，初始阶段利用糖类较多，但随着肌肉活动时间延长，利用脂肪的比例增大，这时脂肪成为主要能源。这个过程需要氧的参与才能进行，称需氧系列。肌肉在大强度活动时，ATP 分解速度非常快，需氧系列受到供氧能力的限制，形成 ATP 的速度不能满足肌肉活动的需要，此时需靠无氧糖酵解产生乳酸的方式来提供能量，称乳酸系列。1mol 葡萄糖只能形成 2 分子 ATP，其供氧速度是需氧系列的 32 倍，但需动用大量的葡萄糖，产生的乳酸有致疲劳作用，不经济，也不能持久。

2. 作业时氧消耗的动态

劳动时人体所需的氧量取决于劳动强度，强度越大，需氧量也越多。需氧量能否得到满足主要取决于循环系统的功能，其次为器官的功能。血液在 1min 内能供应的最大需氧量称氧上限。在作业开始 2～3min，呼吸和循环系统的活动尚不能满足需氧量，肌肉活动所需要的能量是在缺氧条件下产生的，需氧量和实际供氧量之差称为氧债。其后当呼吸系统和循环系统的活动逐渐加强，氧的供应得到满足，进入稳定状态下工作，这样一般能维持较长的时间。若劳动强度较大，需氧量超过氧上限，机体处在供氧不足的状态下工作，肌肉内的储能物质（主要指糖原）迅速消耗，作业不能持久。作业停止后一段时间内，机体需要继续消耗较安静时更多的氧以偿还氧债，恢复时间一般需几分钟至十几分钟，也可长达 1h 以上。

3. 作业的能量消耗量与劳动强度分级

作业时的能量消耗量是全身各器官系统活动能量的总和。由于最紧张的脑力劳动的能量消耗量不会超过基础代谢的 10%，而肌肉活动的能量消耗量却可以达到基础代谢的 10～25 倍，故传统上用消耗量或心率来划分劳动强度，它只适用于以体力劳动为主的作业，一般分为 3 级。

（1）中等强度作业：作业时需氧量不超过氧上限，即在稳定状态下进行的作业。目前我国的工农业劳动多属中等强度作业（表 8-1）。

表 8-1　用于评价劳动强度的指标和分级标准

劳动强度等级	很轻	中等	重	很重	极重
耗氧量/(L/min)	<0.5	1.0～	1.5～	2.0～	2.5～
能消耗量/(kJ/min)	<10.5	21.0～	31.4～	41.8～	52.3～
心率/(次/min)		100～	125～	150～	175～
直肠温度/℃		37.5～	38.0～	38.5～	39.0～
排汗量/(L/h)		0.2～	0.4～	0.6～	0.8～

（2）大强度作业：指需氧量超过氧上限，即在氧债大量蓄积的条件下进行的作业，一般只能持续进行数分钟至 10min，如重件的手工锻打、爬坡搬运重物等。

（3）极大强度作业：完全在无氧的条件下进行的作业，此时的氧债几乎等于需氧量，如短跑和游泳比赛等。这种剧烈的活动只能持续很短时间，一般不超过 2min。

能量代谢率（energy metabolic rate，M）：某工种劳动日内各类活动和休息的能量消耗的平均值，单位为 $kJ/(min·m^2)$。

劳动时间率（working time rate，T）：工作日内纯劳动时间与工作日总时间的比，以百分数表示。

体力劳动性别系数（sex coefficient of physical work，S）：在计算体力劳动强度指数时，为反映相同体力强度引起男女性别不同所致的不同生理反应，使用了性别系数。男性系数为 1，女性系数为 1.3。

体力劳动方式系数（way coefficient of physical work，W）：在计算体力劳动强度指数时，为反映相同体力强度由于劳动方式的不同引起人体不同的生理反应，使用了体力劳动方式系数。搬方式系数为 1，扛方式系数为 0.40，推/拉方式系数为 0.05。

体力劳动强度指数（intensity index of physical work，I）：用于区分体力劳动强度等级。指数大，反映体力劳动强度大；指数小，反映体力劳动强度小。

（二）体力劳动时机体的调节和适应

在生产劳动过程中，为保证能量供应和各器官系统的协调，机体通过神经体液调节各器官系统的生理功能，以适应生产劳动的需要。劳动时机体的调节和适应性可产生以下变化。

1. 神经系统

劳动时每一目的动作都受中枢神经系统的支配，同时中枢神经系统还协调其他器官系统以适应作业活动的需要。长期在同一劳动环境中从事某一作业活动时，通过复合条件反射逐渐形成该项作业的动力定型，即从事该项作业时各器官系统能协调配合，反应敏捷，耗能减少且劳动效率明显提高。长期脱离体力劳动，可破坏原有的动力定型，作业能力下降。体力劳动的性质与强度也影响大脑皮层和感觉器官的功能。大强度作业能降低大脑皮层兴奋性，并加深抑制，引起视觉及皮肤感觉反应时间延长，而适度的轻体力劳动反而会使之缩短。

2. 心血管系统

心血管系统对体力劳动的适应主要表现为心率、血压和血液分配的变动。

心率在作业开始前 1min 稍增快，作业开始后心率在 30~40s 迅速增快，经 4~5min 达到与劳动强度相应的稳定水平。作业停止后，心率可在几秒至 15s 迅速减慢，然后缓慢恢复至原来的水平。恢复期的长短随劳动强度、工间休息时间、环境条件和健康状况而异，此可作为心血管系统能否适应该作业的标志。

作业时收缩压上升，舒张压不变或稍有上升，脉压差变大。当脉压差可以继续加大或保持不变时，体力劳动能有效地进行。当劳动强度不变而脉压差变小，小于其最大值一半时说明已经疲劳，糖原储备接近耗竭。作业停止后血压迅速下降，一般在 5min 内恢复正常。大强度作业后需 30~60min 恢复正常，血压的恢复比心率快。

安静时血液流入肾、腹腔脏器的量最多，其次为肌肉、脑，再次为心、皮肤、骨等。体力劳动时，通过神经反射使内脏、皮肤等处的小动脉收缩，供应肌肉的小动脉扩张，使流入肌肉和心肌的血流量大增，脑则维持不变或稍增多，而肾、腹腔脏器、皮肤、骨等都有所减少。人在安静状态时，血糖含量约为 5.6mmol/L。劳动强度较大或持续时间过长，或肝糖原储备不足，则可出现血糖降低，当降至正常含量的一半时，即表示糖原储备耗竭而不能继续劳动。

3. 呼吸系统

作业时，呼吸次数随体力劳动强度而增加，肺通气量由安静时的 6～8L/min 可增加到 40～120L/min 或更高。有锻炼者主要靠增加肺活量来适应，无锻炼者主要靠增加呼吸次数来维持。静力作业时，呼吸浅而少；疲劳时，呼吸变浅而且快，肺通气量无明显增加。停止劳动后，呼吸节奏的恢复较心率、血压快。肺通气量可作为劳动强度的判定和作业者劳动能力鉴定的指标之一。

4. 排泄系统

肾脏，体力劳动时及其后一段时间内尿量可减少 50%～90%。尿液的成分变动较大，乳酸含量从每小时 20mg 增至 100～1300mg，以维持体内的酸碱平衡。汗腺，体力劳动时，汗中乳酸含量多。

5. 其他

体力劳动时，由于血液分配的影响和汗液量的增加，尿量大为减少。尿液中乳酸含量显著增加。排汗具有调节体温和排泄的双重作用；体力劳动时汗液成分中乳酸含量较高。体力劳动时及其后一段时间内，体温有所上升，正常劳动时体温不可比安静时高 1℃，否则人体不能适应，劳动不能持久进行。

二、脑力劳动过程的生理变化与适应

脑力劳动是以脑力消耗为主的劳动，其特征在于劳动者在生产中运用的是智力、科学文化知识和生产技能，故也称"智力劳动"，是质量较高的复杂劳动。劳动中体力受脑力的支配，脑力以体力为基础，劳动是二者的结合。体力和智力是劳动力素质的两个不同方面。脑力劳动主要体现于劳动者的科学文化知识、生产技能和经验。智力具有无限的广延性和创造性，容量极大，具有明显的历史继承性和积累性。脑力劳动作为一种生产劳动，很早就已发生。但是，当社会生产是以手工劳动为基础的小规模生产、生产过程依然服从于劳动者的直接技巧时，科学也没有发展成为同劳动相分离的独立力量，因此脑力劳动与体力劳动没有明显的分界。但随着社会的进步和科学的迅猛发展，职业活动中许多繁重的体力劳动正逐步被机器或智能化机器所取代，体力劳动的比例和强度均不断降低，脑力劳动的分量不断增加。脑力劳动可以具体划分为四种基本形态：创造知识的脑力劳动、传授知识的脑力劳动、管理知识的脑力劳动和实现知识的脑力劳动。脑力劳动也与"生理力劳动"相对，脑力劳动是劳动者以大脑神经系统为主要运动器官的劳动。体力劳动是劳动者以运动系统为主要运动器官的劳动。生理力劳动是劳动者以除运动系统及大脑神经系统以外的其他生理器官为主要运动器官的劳动。

脑力劳动者是亚健康的高危人群，据一项调查显示，近 90% 的脑力劳动者处于不同程度的亚健康状态。这是因为大脑是人体最为精密的"仪器"，脑力劳动者长期承受单一姿势的静力性劳动，使肌肉处于持续紧张的状态，易致气血凝滞，脑供血不足，从而诱发各种疾病。

（一）脑力劳动的内容和生理特点

脑力劳动是相对体力劳动而言以脑力活动为主的作业，也称信息性劳动，其特点在于信息的加工处理，将感觉器官感受的信息经中枢神经系统加工处理，然后通过多种形式转化和输出信息。脑力劳动多数是非重复性的、以抽象想象为主的思维活动，具有创造性。

脑力劳动时，脑的氧代谢较其他器官高，安静时约为等量肌肉需要量的 15～20 倍，故即使是最紧张的脑力活动，全身耗能量的增高也不会超过基础代谢的 1/10。脑力活动常使心率减慢，但特别紧张时，心率加快，血压上升，呼吸稍加快，脑部充血，四肢和腹腔血流减少，脑电图和心电图也相应改变。脑力劳动时，血糖一般变化不大或稍有增高；对尿量和尿成分影响不大。在极度紧张的脑力劳动时，尿中磷酸盐的含量有所增加；对汗液的质与量以及体温均无明显影响。

（二）脑力劳动对作业场所的要求

工作场所对脑力劳动效率有重要的影响。工作室应保持安静，环境噪声不应超过 45dB；室内光线应明亮，但必须防止阳光直射，光应从左边来；人工照明有一定的亮度，一般为 500lx。室内气温应以舒适温度为宜，夏季 24～28℃，冬季 19～20℃。墙壁颜色应明亮柔和，应避免用黑色或刺眼的颜色。工作间、桌椅等均应符合工效学要求。

三、劳动负荷的评价

（一）基本概念

劳动系统包括人、劳动对象、劳动工具和劳动环境及产品等。在劳动过程中，通过这些因素相互作用来完成劳动任务。人劳动时要完成一定的工作任务，而工作任务及环境因素又对机体的器官或功能产生一定的效应或影响。工作中劳动负荷（work load）过高或过低都不好，负荷过高会降低作业的水平与质量，容易引起疲劳甚至损害；负荷过低则会降低作业者的警觉性，感到单调、无聊，也影响作业能力。因此，劳动负荷应保持在一个适宜的水平。劳动负荷评价的目的就是将劳动的负荷维持在一个适宜的水平，而不是要消除劳动负荷。

（二）劳动负荷评价方法和指标

劳动负荷评价可以从负荷强度和负荷持续时间两个方面来考虑，还应该包括机体对负荷的生物过程和反应；个体差异、环境条件、劳动强度等均可能影响作业能力的负荷动态。

1. 客观方法

体力劳动常用劳动能量代谢率、心率、肌电图评价静动态作业负荷，也可用血乳酸、耐力、体温等作为评价指标。脑力劳动负荷评价研究不多，近年来提出一些评价方法，如瞳孔测量术、心率变异性等。

2. 主观方法

无论体力还是脑力劳动负荷，主观评价是需要的。可以将要了解的内容分成几个级别，以调查或谈话、询问作业人员来评价劳动负荷，比如把劳动负荷分为轻、中、重和很重，用自评量表方法来评价。

3. 观察方法

介于主观和客观方法之间，调查者在现场跟班进行仔细观察或询问不能在现场观察的内容，此法既有定性也能定量分析，是一种全面评价的方法。

4. 体力劳动评价指标

（1）劳动能量代谢率：是传统的劳动负荷测定指标，适合于评价全身性的动态体力劳动。

（2）心率：是一项传统的指标，适宜反映动态体力劳动的应激程度，也可用于评价小肌群参与的劳动负荷，甚至脑力劳动负荷。

（3）肌电图：将电极置于肌肉内或皮肤表面可测得肌电电压，称为肌电活性。肌电活性与肌肉的力量或负荷存在一定的比例关系。在肌肉疲劳时，肌电谱会发生明显变化，振幅增大而频率降低，因此可直接反映局部肌肉的疲劳程度。

（4）中心体温（如直肠温度）：反映机体自环境受热和自身产热的总和，且十分稳定，常用作高温作业时机体的应激指标。

（5）血乳酸含量：是评价体力劳动负荷的经典指标。

除上述5种指标以外，评价体力劳动负荷的指标还有肌酸激酶、肌红蛋白、激素、白细胞等。

5. 脑力劳动指标

（1）瞳孔测量术：通过测量瞳孔直径反映劳动者注意力的高低，工作负荷越大，瞳孔的直径也越大。

（2）心率：是评价脑力劳动负荷的常用指标，心率的升高一般与脑力工作负荷增高有关。

（3）心率变异性：心率在正常情况下存在一定的变异，有时每分钟可达10～15次。随着工作负荷的增加，变异性会下降，甚至趋于消失。

（4）脑诱发电位：某散在的刺激事件可在脑中引起一个短暂的唤起反应，表现为来自大脑皮层的一系列电压波动。P300ms（表示潜伏期大约为300ms）为事件刺激之后大约300ms所发生的电压波动的正向组分，其幅度和潜伏期可用于反映脑力工作负荷，随着负荷的增加，幅度降低，潜伏期延长。

第二节　劳动过程中引起的损伤及预防

生产劳动过程中，由于各种原因，有时需要作业者长时间保持某种特定的姿势或处于一种强迫体位，也可能是劳动负荷过大或节奏过快等原因，引起机体某些部位的损伤或疾病。此外，因牵拉、压迫或摩擦等，也可使机体某些器官或组织发生功能性或器质性变化，甚至形成职业性疾患。

一、劳动组织和劳动制度

劳动组织是根据企业的需要，按照分工与协作的原则，正确处理劳动集体之间、劳动者之间以及劳动者与劳动工具、劳动对象之间的关系，建立有效的劳动生产体系的方式。其内容主要包括：安排劳动分工协作和职工配备；确定先进合理的定员、定额和人员的构成；改进和完善劳动组织形式；组织多设备管理；合理安排工作时间和工作轮班；组织好工作地点；使工人的操作合理化等。

劳动管理规章制度是指由企业有权部门制定的，以书面形式表达并以一定方式公示的，关于企业内部劳动用工管理、明确企业和职工劳动权利和义务的规范总称。

劳动组织和劳动制度的安排不合理，不仅会影响劳动效率，而且会使作业者的健康受到损害。例如，工作时间过长，作业人员产生疲劳，作业能力和效率明显降低，轻则出现生产质量下降，重则导致工伤事故和机体衰竭。

由于现代工业多为集体连续生产，因此存在工作的分配与协作，轮班劳动的安排也是劳动制度的重要一环，轮班劳动不合理，不仅会严重打乱正常的生物节律，对身体健康、社会和家庭生活产生较大的影响，而且对作业能力也有明显影响。调查发现，在一日内，体力作业能力以 09：00～12：00 的效率最高，脑力作业能力一般以 09：00～12：00 时最佳，但也有个体差异。

（一）轮班劳动不适应综合征

在轮班工作中，劳动者感到持久性的疲劳、精神不振、消化功能紊乱、睡眠不良等症状称为"轮班不适应症"，又称"轮班劳动不适应综合征"。

轮班工作并非人人能完全适应，极少数不适应的人迟早会出现或轻或重的症状，随着年龄的增长，会给健康带来不利的影响。轮班不适应症首先发现于第一次世界大战期间，各参战国为了战争的需要，各类与军工有关的工厂都执行昼夜轮班制强迫工人接受长时间的昼夜轮班生产。数年后发现他们消化道疾病陡然增高，患消化道溃疡病的人数是普通的白班工人的 8 倍，从而引起人们的关注。

2017 年 10 月 27 日，世界卫生组织国际癌症研究机构公布的致癌物清单中，涉及昼夜节律打乱的轮班工作在 2A 类致癌物清单中。

（二）轮班劳动不适应综合征的主要表现

1. 消化道功能紊乱与疾病

消化道症状常表现为食欲不佳，消化不良，或腹痛、腹泻、便秘、胃灼热感、胀气等。根据统计，食欲不佳者，普通白班工人不到 5%，而轮班工人可高达 75%；胃肠出现其他症状者在不同工人中的百分数分别为：白班工人约 15%，轮班工人最高达 35%，永久性夜班工人 50%，被淘汰的轮班工人 30%～50%。

正常人一日三餐皆有定时，在机体内源性节律的驱使下，在即将进食之前的一段时间，消化道的运动和分泌自动地呈现预期性反应，为即将到来的食物消化、吸收和排空提供最适宜的条件。夜班工作常会打乱常规的进餐时间，或由于夜班制打乱了自身的正常节律状况，使消化系统不能为食物的消化提供必要的条件，引起食欲不佳、消化不良等症状。除此之外，许多夜班工人都不吃早餐，夜间工作时加餐又很不规则，会造成膳食的不平衡。上述种种原因，最终导致消化道生理功能节律的破坏，这是轮班工人消化道功能紊乱和产生疾病的重要原因。

2. 睡眠障碍

睡眠障碍包括睡眠的数量和质量两个方面。具体表现是：入睡困难，即使入睡也容易醒过来，睡眠不深，维持睡眠的时间较短，工作时又精神不振，注意力不能集中，睡意朦胧，或频频打盹。轮班工人最苦恼的就是睡眠不足，不能通过白天的睡眠来消除疲劳。

轮班工人睡眠质量低下也是重要的一个方面。夜班工人在白天睡眠，正值整个社会的正常活动期，环境中的各种噪声，如交通车辆、飞机、儿童、邻里及家庭中各种琐碎事务的打扰，都会干扰睡眠的进行，不仅难以入睡，即使入睡也常被吵醒。有学者对5572位轮班工人睡眠记录的统计进行分析，发现在白天不同时间去睡觉，其维持睡眠的时间是很不相同的，从10：00至20：00这段时间睡觉，其睡眠维持时间均不超过2～4h，最短的是在16：00睡觉，睡眠时间不超过2h。

除环境因素影响睡眠的质与量外，还与人体自身的节律状况有关。在一天中人体有其固有的最佳工作和睡眠时间，这是由人体的时间结构来决定的。夜班工人改在白天睡眠，此时体温正处于上升及高水平期，改变了正常人夜间睡眠期与体温低值期同步的关系，而这种同步关系又正是保证获得高质量睡眠的必备条件。因此，要想体温处于高峰期获得最好的睡眠是不可能的。

3. 其他症状

疲劳感也是轮班工人最常出现的不适感，可因睡眠障碍而加重，尤其有些人即使在睡眠后疲劳感仍不消失，称为"永久性疲劳"。这种使工人长期感到疲惫乏力，慢性积累的结果，会给工人健康带来较严重的后果。

轮班不适应症除表现出上述主要症状之外，还可能会不同程度地出现神经紧张、不安、头晕、头痛、噩梦、心悸、手心出汗、手脚麻木、性欲减退、背颈肩部疼痛等一系列自主神经系统症状。

以上这些症状并非所有不适工人都会全部出现，症状的轻重程度和出现的先后时间都有很大的差异。上述各项症状按其轻重程度进行量化评估，是目前判断轮班不适应是否存在及其轻重程度的主要依据。

（三）轮班劳动不适应综合征的影响因素

影响因素按其性质可分为内源性和外源性两类。内源性因素包括：个体节律特性、神经类型、健康状况、年龄、性别、遗传因素等。外源性因素包括：社会、经济、环境同步因子、工种性质及负荷、管理压力、家庭生活状况（如对孩子的照顾、购物、家庭杂物、休闲娱乐等的安排）、心理社会因素（如家庭成员对白昼睡眠和夜班工作的支持与配合、交通状况、社会活动的参与）等。

1. 个体节律特性

生物节律的性质是用一套量化的参数来确定的，通常用余弦法可提供节律调整均值、振幅、峰值时相、百分节律和 P 值等参数，在这些参数中，节律振幅、峰值时相等与轮班工人的适应性有关。

节律振幅（即各项生理指标周期性变动的最高与最低值的大小）关系着人体节律被再同步的速度，而这种同步速度又与轮班工人的适应性调整有关。它们之间的关系可归纳为：节律振幅越大，峰值时相转移越小，则适应性越好；反之，节律振幅越小，峰值时相易于转移，则适应性越差。一批学者在一家炼油厂对轮班工人的实地研究，观察到在 24h 内口腔温度变动范围大者，值夜班后相位调节转移较小，则表现出较强的适应能力；体温节律振幅相对较小者，对夜班的适应力不强，多出现明显的症状。某些体温节律振幅较小的年轻人，即使当时上夜班后可能无任何症状，但在 10 年或 20 年后可能出现不适应症状。

由于人体生理节律的小振幅易于受同步因子的影响而发生变化，在同步的过程中会出现内失同步现象，使人体各节律之间的相位关系紊乱，若人体长期反复地处于这种内失同步状态，会有损于健康。

2. 年龄

随着年龄的增长，对轮班适应的能力就越差，50 岁以后一般都会出现较重的不适应症状，年龄因素的作用可从以下三方面来讨论。

首先，随年龄增长，体内节律参数将发生变化，节律振幅逐渐减小，有趋于平坦化的倾向，峰值时相也逐渐提早，有向 M 型节律类型的倾向。因此，不利于对轮班工作的耐受。

其次，人到老年后，体内定时机构的运转和控制能力减弱，趋于"老化"状态，使体内各节律之间正常相位关系产生变化，显示出程度不同的内失同步现象。例如，老年人的体温节律峰相位常常超前于睡眠—觉醒节律，表现出夜间睡眠不良，这也是引起他们对轮班工作耐受力下降的主要原因。

最后，轮班工作对人体的不良影响，并不随工作经历的增加而减弱，而是呈现积累效应。事实证明，轮班工作越久，年龄越大，受轮班的影响越严重，他们对轮班所产生的节律紊乱和睡眠障碍更敏感。

3. 性别

由于妇女承受着更重的家务劳动和养育子女的劳累，常常使她们在夜班后睡眠时间更少，难以获得足够的体力和精力的恢复，慢性疲劳的积累更重。轮班工作妇女多出现严重的月经紊乱。在发达的工业化国家，除护士、航空小姐等职业外，是禁止妇女上夜班的，因此对妇女轮班不适应的状况很少予以重视和研究。

4. 健康状况

人体的健康状况是人们工作和应付各种刺激的基础,老年人的健康状况下降也是影响轮班工作不适应的原因之一。有研究表明,经常锻炼的人,他们的耗氧量较高,肌力强,夜班后不觉腰酸背痛,疲劳感轻,睡眠较好,因此表现出对夜班工作有良好的耐受能力。

5. 心理因素

轮班工作的心理活动状况,如情绪的好坏、对夜班工作的态度等,都影响着人们的适应能力。如果他们情绪稳定,夜班后白天睡眠时,不为环境中的各种噪声所烦恼,保持宁静的心绪,努力静心息养,就会获得较好的休息。对一些长期上夜班的护士进行调查发现,良好的耐受性主要得自于她们对夜班工作的良好心态,她们安心夜班工作,乐于并积极按夜班工作的要求,安排自己的日常生活常规,即所谓有很高的"投入水平",使她们的生理和心理活动节律转向"夜向性"状态,从而产生良好的适应性。

6. 家庭状况

家庭是轮班工作获得充分休息、消除疲劳、养精蓄锐的场所,能否获得良好的睡眠,与家庭的环境状况息息相关。家庭越大(如几世同堂),孩子越多,居室越窄,越难保证一个安静的睡眠环境,有 60%~80%的轮班工人诉说的白天睡眠不好是环境中噪声干扰的。有人专门统计调查轮班工人的居室与睡眠状况,结果表明:只有两间住房者,诉说睡眠困难的达 55%;拥有 5 间住房者仅有 7.6%(表 8-2)。家庭中小孩的多少也与此有关:只有 1 个小孩的家庭,轮班工作诉说休息被打扰者只占 24%,有 3 个小孩者 50%以上的人都休息不好(表 8-3)。

表 8-2 轮班工人的居室多少与睡眠状况的关系

住房数量	睡眠困难比例/%
2 间	55
3 间	41
4 间	27
5 间	7.6

表 8-3 轮班工人家庭中小孩的多少与睡眠状况的关系

小孩数量	休息被打扰者比例/%
1 个	24
2 个	40
3 个	>50

此外,一个和睦、友爱、幸福的家庭,对轮班工作的生理和心理健康的调整也至关重要。由于轮班工作,可能会减少对孩子的接触和照顾机会,家务劳动也可能减少,也不能在节假日陪爱人孩子游乐,如果能得到全家人的理解和支持,并予以体贴和照顾,保证必要的休息条件,这有利于他们减轻精神负担,调节夜班后的紊乱,保持身心健康。反之,如果他们面临的是一个不合作而关系紧张的家庭,常常发生摩擦和纠纷,甚至闹到破裂的地步,在这种内外双重折磨之下,纵使他们本来有较强的耐受生理和心理基础,也无法表现出良好的适应性。

（四）防治措施

轮班工作带来的影响是不能忽视的，要根据自己部门的设备和管理条件、工种性质、人员素质状况，制定出相对合理而可行的轮班方案。采取有效的措施，如建立更为合理的轮班方法，筛选合适的人员上岗，完善预防保健措施，以防止和减轻轮班影响，无论对国家的经济发展、工厂的根本利益，还是对工人自身的身心健康，都是非常重要的。

1. 定期健康检查

上岗之前要进行全面的医学检查，除了起到初步筛选作用外，还为以后的观察提供基础。上岗半年后要进行第二次检查，有些明显不适应轮班工作的人可被尽早地发现和处理。以后每年要全面检查一次，对 50 岁以上的工人要缩短检查间隔，密切关注他们的健康状况，一经发现问题应毫不迟疑地采取处理措施。在德国某些工厂里，对 50 岁以上的轮班工人，每 2～3 周就要将其送入特别的医院里施以定期的预防处理，如执行规则的睡眠休息制、定时进餐等，使他们的昼夜节律趋向正常的昼相性。

2. 不同时相期有针对性地采取措施

轮班不适应症的发展分为四个时相期："适应相"期、"敏感相"期、"积累相"期、"显现相"期，在处理时，应分别针对四个发展阶段采取对策（表 8-4）。

表 8-4　不同时相期采取的措施

时相期	采取的措施
"适应相"期	密切观察可能出现的不适应征兆，针对消化和睡眠不良等问题，要求执行规定的睡眠休息制度，建立良好的进食等卫生习惯
"敏感相"期	要组织工人加强身体锻炼，提升健康状况，学会使身心放松，要求他们减肥、力戒烟酒等
"积累相"期	要严格地戒烟酒和减肥，可适当增加他们的休息时间，防止不适应症继续加重
"显现相"期	要更多地增加休息时间，或送入康复中心治疗已经产生的症状和疾病，其中最多见的是消化道、心血管系统的疾患，全身关节、肌肉疼痛和多种自主神经系统障碍的症状

3. 改善生活条件

企业应设法改善轮班工人的生活和劳动条件，提供必要的咨询服务，调动自身的积极性，增强适应能力。

1）睡眠休息

睡眠休息是要关注的大问题。夜间工作场地应有足够的照明，白天睡眠的环境应避光、隔噪声，以保证睡眠效果。宿舍最好不设在靠近火车站、机场和繁华的闹市，卧室至少要与生活用房分开。在睡眠时间的安排上，如果执行快速轮班制，应尽量稳定自己的节律相位，应避免在上午睡觉，努力维持"工作—休闲—睡眠"的模式。

2）进餐问题

指导工人建立良好的进餐习惯，必须吃早餐，夜班也不乱吃零食。慢速轮班者，厂方应在凌晨 1∶00 之前提供一顿热的饭菜，这有益于夜相性节律的调整。除此之外，还应注意食物成分，有人提出进食蛋白质、食糖、食物，饮用咖啡等，都有利于加速节律的调整。

3）心理因素的调整

社会和家庭生活的矛盾，往往给轮班工人造成心理失衡，他们常会产生似乎隔离于社团活动和社会文化活动之外的感觉，不能参加自认为需要的社会活动，想看的节目、球赛，接受业余教育等都往往不能满足。应指导他们注意自己心理状态的调整，主动积极地投入夜班工作。保持心绪的平静，增强自我克制能力。同时，政府、管理部门如能为他们创造某些特殊条件（如购物场所、饮食店、图书馆、文体活动中心等），有助于他们的心理调整。

4. 退出轮班工作

如果经过上述各项处理措施，都不能有效地阻止或改善其症状的发展，应采取最后的措施，建议其退出轮班工作。在某些特殊情况下，有的人为了取得较多的白天休息时间，或者获得更高的报酬，他们宁愿坚持夜班工作而不顾及自己的健康状况，这时宜采取强硬措施终止其上岗。对年龄大的工人更应严格。若已经出现各种诊断明确的病理性损害，如溃疡病等，应停止夜班工作，并予以积极治疗。

二、劳动强度和强制体位

劳动强度过大，则作业不能持久进行。8h 工作制，能量消耗量的最高水平以不超过作业者最大能量消耗量的 1/3 为宜，在此水平以下即使连续工作 8h 也不致引起过度的疲劳。对轻、中等劳动来说，劳动时间过短，不足以发挥作业者的最高作业能力；而劳动时间过长，则会导致疲劳与过劳、作业能力下降和健康受损。因劳动强度过大和强制体位造成的疾病，主要有以下几类。

（一）肌肉骨骼损伤

1. 下背痛

下背痛是肌肉骨骼损伤中最常见的一种，半数以上的作业者在工作年龄曾患过下背痛。站姿作业和坐姿作业均可发生下背痛，其中以站立负重作业发病率最高。

引起职业性下背痛的常见原因有：①负荷过大使腰部肌肉、骨骼和椎间盘等支撑系统发生损伤；②长时间保持某种姿势，为了支撑人体上部的重量，使腰部处于持续紧张状态；③用力不当，如突然用较大的力；④在负重过程中突然转身。

职业性下背痛主要有三种类型：①腰机能不全，表现为下背部疲劳、强直或疼痛，清早起床、向前弯腰、持久保持站或坐的姿势均可引起发作，发作时腰不能伸直；②腰部剧烈疼痛，活动受限，多发生于突然用力或转身等动作，可伴有腰椎间盘的损伤；③坐骨神经痛，下背部疼痛向腿的后、侧部放射，严重者脚和趾可有麻木或刺痛。

上述几种情况可以单独出现，也可以同时发生。下背痛一般呈间歇性，发作严重时可丧失劳动力，间歇期数月至数年不等，不发作时症状消失且能进行正常活动。

2. 颈、肩、腕损伤

主要见于坐姿作业，可以单独发生，也可以两种或三种损伤同时出现。常见的职业活动有：

①键盘操作者，如打字员、计算机操作人员。计算机广泛应用以后，这类损伤的数量和程度明显增加，如鼠标手。②流水线生产工人，如电子元件生产、仪表组装、食品包装等。③手工工人，如缝纫、制鞋、刺绣等。④音乐工作者，如钢琴师、手风琴演奏者等。

引起颈、肩、腕损伤的主要原因是长时间保持一种姿势，特别是以不自然或不正确的姿势工作更容易发生。例如，头部过分前倾、头部重心偏移了颈部负荷；工作台高度不合适使前臂和上臂抬高，肩部肌肉过度紧张；手部反复曲、伸、用力等频繁的活动或进行重复、快速的操作。

颈、肩、腕损伤主要表现为疼痛、肌张力减弱、感觉过敏或麻木、活动受限等，严重者只要处于工作姿势时立即产生剧烈疼痛，以至于不能坚持工作。腕部操作可以引起腱鞘炎、腱鞘囊肿或腕小管病，主要见于作业时腕部反复曲伸的人员，由于腕小管内渗出增多，压力增高，正中神经受到影响，严重者还可引起手部肌肉的萎缩。

（二）下肢静脉曲张

由于劳动引起的下肢静脉曲张多见于长期站立或行走的作业，如警察、纺织工、理发工等；如果站立的同时还要负重，则发生这种疾患的机会更多，并随工龄的延长而增加，女性比男性更容易患病，常见部位在小腿内上部。出现下肢静脉曲张后，感到下肢及脚部疲劳、坠胀或疼痛，严重者可出现水肿、溃疡、化脓性血栓性静脉炎等。

（三）扁平脚

工作过程中脚部长期承受较大负荷，如立姿作业、行走、搬运或需要经常用力踩动控制器，可以使跖、胫部肌内过劳，韧带拉长、松弛，导致跖弓变平，成为扁平脚。扁平脚形成比较缓慢，但青少年从事这类作业时发生和发展均较快。扁平脚的早期表现为脚跟及跖骨头疼痛，随着病情继续发展，可有步态改变、下肢肌肉疲劳、坐骨神经痛、腓肠肌痉挛等，严重时，站立及步行时均出现剧烈疼痛，可伴有胫部水肿。

（四）腹疝

腹疝多见于长期从事重体力作业者，负重或用力，使腹肌紧张，腹内压升高，久之可形成腹疝。青少年从事重体力劳动更容易发生这种疾病。其中脐疝和腹股沟疝比较常见，其次是股疝。该疾病一般无疼痛，对身体影响不大。劳动中突然发生的称为创伤性疝，疼痛剧烈，但很快可缓解或转为钝痛。

三、劳动紧张和器官紧张

（一）劳动紧张

劳动紧张（也称精神紧张）是个体因素与职业因素相互作用，导致工作需求超过个体应对能力而发生的反应。紧张可以理解为在某种职业条件下，工作需求与个人适应能力之间的失衡所带来的生理和心理压力，是个体对内外因素刺激的反应。劳动过程中的紧张因素包括个体特征、应对能力和职业因素。个体特征与个体的个性、性别和支配感有关；职业因素则受工作特征、个人在工作中的角色、人际关系、组织关系和人力资源管理影响。例如，工作任务超重、工作进度过快、与同事之间关系不好、个人才能没有发挥、福利问题等都可能引起劳动紧张。

紧张不都是有害的，适度的紧张是有益的，是个体所必需的。只是长期过度紧张才对个体不利，甚至是有害的，紧张反应主要表现在心理、生理和行为的变化及精疲力竭几个方面。

1. 心理反应

过度紧张可引起人们的心理异常反应，主要表现在情感和认知方面。例如，工作满意度下降、抑郁、焦虑、易疲倦、感情淡漠、注意力不集中、记忆力下降、易怒，使个体应对能力下降。

2. 生理反应

主要是躯体不适，血压升高，心率加快，血凝加速，皮肤生理电反应增强，血和尿中儿茶酚胺和 17-羟类固醇增多，尿酸增加。对免疫功能有抑制作用，可致肾上腺素和去甲肾上腺素的分泌增加，导致血中游离酸和高血糖素增加。

3. 行为表现

行为异常主要表现在个体和组织两个方面。个体表现是逃避工作、怠工、酗酒、频繁就医、滥用药物、食欲不振、敌对行为等；组织上表现为旷工、缺勤、事故倾向、生产能力下降、工作效率低下等。

4. 精疲力竭

精疲力竭的发生是职业紧张的直接后果，是个体不能应对职业紧张最重要的表现之一。精疲力竭主要表现在三个方面：①生理性衰竭；②情绪性耗竭，情绪资源过度消耗，表现为情感抑郁、无望和无助等；③精神性耗竭，精力过分损耗，对工作、朋友和家人均表现为负性态度。精疲力竭的后果是严重的，不仅可能会使工人丧失工作能力，还可能危及其生命。

（二）器官紧张

1. 视觉器官紧张所致疾患

现代工业中许多工种需要视觉器官长时间处于紧张调节状态，如计算机录入、文字校对、钟表工、细小零件装配工等。微小电子元件的生产以及有些科研和医务工作者需要在显微镜下工作，视觉紧张也很明显。长期视觉紧张可以出现眼干、眼痛、视物模糊、复视等一系列症状，并可出现眼睛流泪、充血、眼睑浮肿、视力下降等临床改变，严重者可发生黄斑性脉络视网膜炎，甚至视网膜剥离。

2. 发音器官过度紧张所致疾患

有些职业，如教师、歌唱演员、讲解员等，发音器官使用较多，使用过程中发音器官紧张度很高，可引起发音器官的变化或疾病。一类为机能性发音障碍，开始发音后不久即出现声音嘶哑、失调或失声。另一类为器质性损害，表现为发音器官炎症、声带出血、声带不全麻痹，甚至出现"歌唱家小结节"（singers nodules）。这种小结节位于声带之上，不超过别针头大小，可引起发声障碍。实际工作中，"歌唱家小结节"较少，"假性歌唱家小结节"比较多见，这是一种声带黏膜上的一时性小隆起，在较重的咽喉炎或气管炎之后过早地歌唱容易出现这种现象。

3. 胼胝

身体与生产工具或其他物体经常接触，因为摩擦和压迫，使局部皮肤反复充血，表皮增生及角化，形成胼胝或胼胝化。胼胝范围小且厚，界线清楚，反之则为胼胝化。胼胝和胼胝化最常见的部位是手部，其次是脚。这种病变一般不影响作业，甚至还具有一定的保护作用，但如果数量多或面积大，会使活动受限，感觉灵敏度降低，影响正常功能。

4. 滑囊炎

局部长期受到快速、重复的强烈压迫和摩擦，这种压迫可以是来自外部的力，也可以是机体内部的力，如打字员的腕部受力主要是手腕反复屈伸产生的力，可发生滑囊炎。滑囊炎可以发生于各种不同的部位，如包装工的腕部、跪姿工作者的膝部等。滑囊炎呈慢性或亚急性过程，一般症状较轻，表现为局部疼痛、肿胀，对功能影响不大。

5. 掌挛缩病

长期使用手控制器，如手柄、轮盘等，由于持续压迫和摩擦，可引起掌挛缩病。掌挛缩病发生缓慢，一般要工作 20～30 年才发生。其发生过程先是手掌腱鞘因反复刺激而充血，形成炎性小结节，在此基础上，出现腱膜纤维性增生及皱襞化，进一步发展，腱膜可与皮肤粘连，使手掌及指的掌面形成线状瘢痕，皮肤变厚，活动受限，严重者失去活动功能。掌挛缩病以右手多见，常发生于尺侧，累及无名指和小指。

四、劳动过程中损伤的预防措施

劳动过程中职业病危害因素一般包括：①劳动组织和制度的不合理，如劳动时间过长、工休制度不健全或不合理等；②劳动中的精神过度紧张，如在生产流水线上的装配作业人员等；③劳动强度过大或劳动安排不当，如安排的作业与劳动者的生理状况不相适应或生产定额过高或超负荷的加班加点等；④个别器官或系统过度紧张，如由光线不足而引起的视力紧张等；⑤长时间处于某种不良的体位或使用不合理的工具、设备等。

分析劳动过程引起损伤或疾病的原因，采取相应的防护措施，可以有效地减少或防止这类损伤或疾病的发生。

（一）流行病学调查及工效学分析

通过流行病学调查，了解损伤的范围、程度以及与作业的关系，同时调查作业环境中可能存在的不良因素。采用工效学分析方法，分析人在作业过程中的负荷、节奏、姿势、持续时间，以及人机界面是否合理、正确等。确认与作业有关的损伤，根据工效学的基本原理分析损伤产生的原因，有针对性地采取防护措施。

（二）采取正确的作业姿势

作业中要尽量避免不良的作业姿势，如将躺卧在地上修理汽车改为站在地沟内修理，既便于操作，又可以减少上肢的紧张。在站姿或坐姿状态下工作，要注意使身体各部位处于自然状态，工作台或座椅设计避免倾斜或过度弯曲。此外，在生产允许的情况下，可以适当变换操作姿势。

（三）改善人机接触方式

除了使用显示器和控制器以外，工作台的高低、工件的放置位置等，要有利于作业人员的使用和保持良好的姿势。尽量使用可调节高度的工作台，不同高矮的人可以根据自身情况，将其调节到合适位置。例如，汽车装配，使用平面的流水线，不同工序的工作需要采取不同的姿势进行零部件的安装，有的需要将手举得很高甚至爬到高处，有的则需要蹲或跪着操作。改成立体装配线以后，待装配的汽车在传送过程中不断发生高低变化，工人可以始终保持合适的姿势，双手在舒适方便的操作位置进行操作。此外，对于坐姿作业的人员，座椅是"机"的重要部分，为了适合不同的人使用并方便操作，座椅应该具有高低调节和旋转的功能，同时具有合适的腰部支撑，如果座椅不能降低到适当高度，应使用脚垫。

（四）避免和减少负重作业

负重是造成肌肉骨骼损伤的重要原因之一，因此在有条件的情况下，应尽量减少作业过程中的负荷，如采取机械化、自动化生产。对需要负重的作业（如搬运），应当制定有关规定，将搬运物体的质量限定在安全范围内。表 8-5 是国际劳工组织（ILO）1962 年对于非经常性搬运工搬运物体质量的建议限值。手持工具如果超过一定质量，使用时应有支撑或采取悬吊的方式。除了搬运重物以外，经常采用推或拉方式运输物体的作业，除了限制质量外，作业人员还需注意作业姿势和用力方式。

表 8-5　非经常性搬运工搬运物体质量的建议限值（kg）

年龄/岁	男性	女性
14~16	14.6	9.8
18	18.5	11.7
20	22.6	13.7
35	24.5	14.6
50	20.6	12.7
>50	15.6	9.8

（五）减少压迫和摩擦

使用合适的工具或控制器，特别是抓握部位的尺寸、外形和材料均要适合于手的特点，避免局部受力过大。对于经常产生摩擦或需要反复运动的部位，如手和手腕，可使用个人防护用品加以保护。

（六）作业人员的选择与培训

根据某些作业的特点和要求，确定录用标准，如人体尺寸、体力、动作协调能力、反应速度、文化程度、心理素质等。经过这样选择的员工更适合从事该项作业，既可缩短培训时间，又能较好地胜任工作。

现代化生产一般不采用"跟班劳动"的方式培训操作人员，多采用模拟、强化的训练方法，按照标准、经济的操作方式对作业人员进行培训。这种培训方式还可以使培训内容密集化，缩短培训时间，如培训化学工业生产控制中心的工作人员，采用模拟方法，能够在较短时间内掌握生产中可能出现的管道破裂、爆炸、火灾等各种意外情况及处理办法。

培训还应增强个体与职业环境的适应能力，应充分了解个体特征，针对不同情况进行职业指导或就业技术培训，帮助其克服物质、精神和社会上的困难或障碍，鼓励个体主动适应或调节环境，创造条件去改善人与环境的协调性。

（七）合理安排工间休息

劳动过程中，随着时间延长，人们会逐渐感到疲劳，作业能力下降。适当安排工间休息，可以有效地减轻疲劳程度。工间休息时间长短和次数，视劳动强度、工作性质和作业环境等方面的情况确定。例如，重体力劳动休息次数相对多一些，如果在高温环境从事重体力劳动，更需要多休息，以免机体蓄热过多。精神紧张的作业，休息次数也要适当多一些，如脑力劳动。

工间休息方式应根据作业特点确定，如重体力劳动可以采取安静的休息方式，对于脑力劳动和轻体力劳动，适当安排工间操或娱乐活动，更有利于解除疲劳。能够采用有针对性的工间操则更好，如视觉紧张作业，休息时做眼保健操，促进局部血液循环，对眼睛的保护效果更好。

（八）合理组织劳动

对作业人员的劳动定额要适当，定额太低，影响劳动效率，定额太高则容易危害人体健康。劳动过程中需要保持一定的节奏，节奏过快会造成紧张，节奏太慢也容易产生疲劳。注意满足作业者心理需求，提高自主性和责任感，促进职业意识，充分发挥职业技能。对于需要轮班的作业，合理组织和安排轮班时间和顺序，有利于机体的适应，可以减轻疲劳，提高出勤率，减少工伤事故的发生。

（九）改善作业环境条件

为了防止劳动过程中引起的损伤或疾病，一方面要控制作业环境中的各种有害因素，另一方面要努力创造良好的生产环境，如适宜的温度、湿度、照度和色彩等，既有利于作业人员的健康，还可以提高劳动效率。

（十）健康促进

健康促进（health promotion）是指运用行政或组织的手段，广泛协调社会各相关部门以及社区、家庭和个人，使其履行各自对健康的责任，共同维护和促进健康的一种社会行为和社会战略。开展健康教育和健康促进活动，增强应对劳动过程中不良因素的能力。

第三节　人机工效学简介

一、人机工效学的意义

在预防事故或减少意外伤亡的工作中，人总会犯错误。在工业安全与卫生管理追求的长期目标中，就要求采取不断改善和提高人机工效的方法，以减少人们犯错误的机会。减少人为失误因素的考虑，是一件很重要的事，因为即使是自动化的过程，仍然需要人进行控制、维护和某种程度上的干预。人还是系统的设计及制造者，而且在这个过程中，由于认识能力的局限性，也会犯错误。了解人们为什么会出错误，对控制风险来讲是至关重要的。

人们都认识到，对"人为因素"的管理，既重要，又困难。机构、工艺程序及流程都要把人的能力、差错考虑在内。这里所指出的"人为因素"，一般包括以下内容：①人们的认知能力、智力和体力；②人与其工作环境间的相互关系；③设备和系统设计对人的行为的影响；④能够影响到与安全相关的行为的组织方面的特性；⑤个人的社会及遗传特性。

对于从事工作的个体人员来讲，所有这些因素都很重要，这不仅是为了其身体的健康、安全及福利，而且因为这些因素比起工作中的"硬件"部分更不易控制，因而更容易被忽略。

二、人机工效学基本内容

人机工效学是一门关于人、对象及环境间的相互关系的应用研究。在工作环境中，对象包括了椅子、桌子、机器和车间。人机工效学所观察的不仅是椅子的设计，它的目标是对工作环境的全面的解决方案，包括形成一个更容易获得有关机器的信息，并且正确地理解这些信息的环境。

通过细致的人机工效学设计可以改善"适配"性，同时提高职业的福利性。它还可以使员工感到满足，提高效率。人机工效学用科学的数据把对工作场所硬件系统的设计与人的体力、体形及表现联系起来。通常，人机工效学设计侧重于对工具、设备及工作场所进行设计，使得作业更能够与人相适应，而不是要求人适应这些因素。

（1）工作设计。把人机工效学引进到工具、机器、作业场所和作业方法的设计中去。这些方面相互结合往往可以得到最好的解决方法。

（2）组织上安排。主要是在需要从事体力劳动的作业中，限制可能对人产生的有害的效应。这包括对人员的选择和培训，作业的要求必须与人的体力及技术相适应，作业的轮换及工休。

研究表明，采用人机工效学的解决方案，对作业条件进行优化，可以大大提高生产效率。对工作进行设计并使设备和工作相适应，可以减少失误，减少对健康的损害和事故。通过采用人机工效学的解决方案，可以改善不舒适的作业场所，优化手工工具，改进开关及阀门，使人的作业不易疲劳。

三、人体测量学

人体测量学是关于人体生理特性的测量科学。在体重、高度、体力等基本的特性方面，人的个体间有很大的差别。一辆根据"平均"乘客的特征来建造的小汽车可能使一个个子高的人要弯着腰才能坐下，这样就很不舒服。设计者需要有关人的身长、臂长和其他物理数据的信息，从而把汽车及其他产品制造得能使大多数人在使用时既方便又舒适。这在有关作业场所及工具的设计上，有着特殊的应用。在系统设计中，引入这些参数后，可以使人与机器更加匹配，并且由于效率、质量及安全性的提高，带来可观的收益。

人体测量学不仅与人体静态尺度的测量有关，还与人体运动时的度量有关，这就包括了研究在运动时的受力问题的生物力学。这些方面的知识可用来改善关于作业场所的设计，如座椅的设计、工作设备的设计及相应的安全设备的设计。

"平均"个体的概念：人机工效学的设计者通常是要使设计满足大多数人的需求。对于这样一种尺度而言，通常有 10% 的人会得不到满足。例如，按这种设计决定的作业场所的高度，有 5% 的人觉得矮，有 5% 的人感觉高，适合的人群在 5%～95% 之间。用一种尺寸来满足所有的人是不可能的，设计者要和买方沟通，使买方在了解背景的情况下做出决定，从而使设计能够符合作业人员身体条件的需要。

四、职业培训与选择

根据职业安全卫生的要求，选择合格的员工上岗是保障职业安全卫生的一项重要措施；员工要从事某项职业必须具备这项职业的有关知识和特殊技能。历史的经验和教训告诉人们：员工能否胜任该职业，应进行职业培训和考核，不仅是知识性、理论方面的考核，特殊工种还需要从以下方面进行职业挑选：

（1）生理方面。通过体检、病历、遗传病史，甚至医学上的测试，判断有无职业禁忌证和职业生理缺陷。

（2）心理方面。通过与职业相关的心理素养的测试，环境适应性方面的测试，气质、个性、情绪等方面的测试。

（3）综合职业素养方面。职业岗位技能、职业环境适应能力水平。

职业培训与选择，是对员工的生理及心理方面的开发和优选过程，无论从职业安全卫生，还是从人机工效学、安全生理、安全心理、安全行为学考虑，都是一次科学的人才挑选，是提高职业工效、保护职业人群安全与健康的可行方法。特别是从事特殊职业的人员及工业特殊工种的人员应进行培训、挑选。随着高新技术的开发，工业安全文明生产水平的提高，新的事故隐患及工业风险的不断出现，职业安全健康及员工的职业培训与优选，已成为社会职业发展的重要基础。

思　考　题

（1）劳动过程中损伤的预防措施有哪些？
（2）人机工效学基本内容包括哪些方面？
（3）什么是健康促进？职业活动中如何有效消除和预防疲劳？
（4）论述轮班劳动不适应综合征及其影响因素。

第九章　职业中毒急救与应急救援原则

第一节　职业中毒急救

一、职业中毒的概念

一种物质，凡少量进入人体后，能与机体组织发生化学或物理化学作用，并能引起机体暂时的或永久的病理状态，就称为毒物。在工业生产中所接触的毒物，通常指化学物质，统称为工业毒物或生产性毒物。工业毒物往往是在生产过程中产生的，可能是成品、半成品、中间体、副产品或原材料等。例如，在炼焦生产过程中产生的煤焦油和沥青、一氧化碳、硫化氢、萘、苯并芘等物质，都是生产性毒物。其他如富砷矿中的砷、成品五氧化二钒等也是生产性毒物。在生产环境中，工业毒物常以气体、蒸气、烟尘、雾、粉尘等多种形式存在。按作用靶器官系统不同，工业毒物可分为神经毒物、肝脏毒物、肾脏毒物、生殖及遗传毒物等类别。

劳动者在生产过程中，由于接触生产性毒物而引起的中毒称为职业中毒。职业中毒一般包括急性中毒、慢性中毒和亚急性中毒。

急性中毒是指在短时间内大量毒物进入人体引起的中毒。易挥发、易扩散的气态毒物或易经皮肤吸收的毒物易引起急性中毒，如光气、氯气、一氧化碳、硫化氢、砷化氢、苯、汽油等。

慢性中毒是指长期少量毒物进入人体引起的中毒。此类毒物大多数有蓄积性，如铅、锰、汞、苯胺、四氯化碳等引起的慢性中毒。

亚急性中毒是指在较短时间内较大剂量毒物进入人体引起的中毒。

我国国家标准《职业性接触毒物危险程度分级》(GBZ 230—2010)是以毒物的急性毒性、扩散性、蓄积性、致癌性、生殖毒性、致敏性、刺激与腐蚀性、实际危害后果与预后等 9 项指标为基础的定级标准。据此将职业性接触毒物危害程度分为极度危害、高度危害、中度危害和轻度危害四级，分级依据详见表 9-1。

表 9-1　职业性接触毒物危害程度分级依据和评分依据

分项指标		分级				
		极度危害	高度危害	中度危害	轻度危害	轻微危害
积分值		4	3	2	1	0
急性吸入 LC_{50}	气体/(cm³/m³)	<100	≥100~<500	≥500~<25000	≥2500~<20000	≥20000
	蒸气/(mg/m³)	<500	≥500~<2000	≥2000~<10000	≥10000~<20000	≥20000
	粉尘和烟雾/(mg/m³)	<50	≥50~<500	≥500~<1000	≥1000~<5000	≥5000
急性经口 LD_{50}/(mg/kg)		<5	≥5~<50	≥50~<300	≥300~<2000	≥2000

分项指标	分级				
	极度危害	高度危害	中度危害	轻度危害	轻微危害
急性经皮 LD_{50}/(mg/kg)	<50	≥50~<200	≥200~<1000	≥1000~<2000	≥2000
刺激与腐蚀性	pH≤2 或 pH≥11.5 腐蚀作用或不可逆损伤作用	强刺激作用	中等刺激作用	轻度刺激作用	无刺激作用
致敏性	有证据表明该物质能引起人类特定的呼吸系统致敏或重要脏器的变态反应性损伤	有证据表明该物质能导致人类皮肤过敏	动物试验证据充分，但无人类相关证据	现有动物试验证据不能对该物质的致敏性做出结论	无致敏性
生殖毒性	明确的人类生殖毒性；已确定对人类的生殖能力、生育或发育造成有害效应的毒物，人类母体接触后可引起子代先天性缺陷	推定的人类生殖毒性；动物试验生殖毒性明确，但对人类生殖毒性作用尚未确定因果关系，推定对人的生殖能力或发育产生有害影响	可疑的人类生殖毒性；动物试验生殖毒性明确，但无人类生殖毒性资料	人类生殖毒性未定论；现有资料或证据不足以对毒物的生殖毒性做出结论	无人类生殖毒性；动物实验阴性，人群调查结果未发现生殖毒性
致癌性	Ⅰ组，人类致癌物	ⅡA组，近似人类致癌物	ⅡB组，可能人类致癌物	Ⅲ组，未归入人类致癌物	Ⅳ组，非人类致癌物
实际危害后果与预后	职业中毒病死率≥10%	职业中毒病死率<10%；或致残（不可逆损害）	器质性损害（可逆性重要脏器损害），脱离接触后可治愈	仅有接触反应	无危害后果
扩散性（常温或工业使用时状态）	气态	液态，挥发性高（沸点<50℃）；固态，扩散性极高（使用时形成烟或烟尘）	液态，挥发性中（沸点>50~150℃）；固态，扩散性高（细微而轻的粉末，使用时可见尘雾形成，并在空气中停留数分钟以上）	液态，挥发性低（沸点≥150℃）；固态，晶体、粒状固体、扩散性中，使用时能见到粉尘但很快落下，使用后粉尘留在表面	固态、扩散性低，（不会破碎的固体小球（块），使用时几乎不产生粉尘）
蓄积性（或生物半减期）	蓄积系数（动物试验，下同）<1，生物半减期≥4000h	蓄积系数1~<3，生物半减期400~<4000h	蓄积系数3~<5，生物半减期40~<400h	蓄积系数>5，生物半减期4~<40h	生物半减期<4h

二、职业中毒的解毒疗法

职业中毒发生后，及时处置患者，尽快抢救。针对中毒原因，即毒物的理化性状、毒性作用、吸收、排出途径，所采取的处置和治疗措施，称为解毒疗法。该疗法的原则是：阻止毒物进一步吸收，加速排出已吸收的毒物，使用解毒药。

1. 阻止毒物进一步吸收

常用措施有：①冲洗皮肤和眼部；②脱离现场，口服牛奶或清洁水稀释毒物；③使用催吐剂；④洗胃；⑤使用活性炭吸附；⑥使用泻药排出肠腔残留毒物；⑦使用肠道黏膜保护剂。

2. 加速排出已吸收毒物

措施有：①脱离现场，加强通风，如处理一氧化碳中毒；②施行支气管肺泡灌洗术；③加强利尿；④腹腔透析；⑤血液透析；⑥血浆交换；⑦换血。

3. 使用解毒药

解毒药分为一般性解毒药和特殊解毒药两类。一般性解毒药有保护黏膜、阻止吸收、减轻毒性、拮抗毒物的作用，但专属性不强，如葡萄糖酸钙、硫代硫酸钠、维生素等。特殊解毒药有特异性地拮抗毒物的作用，可缓解病情，但一种解毒剂仅对特定的毒物有效。

三、急性中毒事故的现场急救

急性中毒事故的发生，病情往往较重。因此，现场及时有效的处理与急救，对挽救患者生命、防止并发症的发生有十分重要的作用。

（一）救治原则

1. 迅速脱离现场

事件发生后，应迅速将污染区域内的所有人员转移至毒害源上风向或空气新鲜的安全区域。

2. 防止毒物继续吸收

尽快清除未被吸收的毒物是最简单而重要的病因治疗，其效果远胜于吸收后的解毒或其他治疗措施。

具体操作方法：当皮肤被酸性或碱性物质灼伤或被易通过皮肤吸收的化学品污染后，应立即脱去污染的衣服（包括贴身内衣）、鞋袜、手套，用大量流动清水冲洗，同时要注意清洗污染的毛发。冬天宜用温水，忌用热水冲洗。切忌用油剂药膏涂敷疮面。对化学物溅入眼中者，及时充分的冲洗是减少组织损害的最主要措施，对没有洁净水源的地方，也可用自来水冲洗。以上冲洗时间均不少于 10～15min。

3. 尽快排出已吸入体内的毒物

吸入中毒者，应立即送到空气新鲜处，安静休息，保持呼吸道通畅，必要时给予吸氧，促进毒物从呼吸道的排出；口服中毒者应尽早进行催吐，除用手法刺激咽后壁外，也可口服依米丁（吐根碱）糖浆催吐。

4. 尽快求助

110：对使用有毒有害物进行威胁、谋杀、恐怖的事件及重大化学事故/中毒事件，应对现场进行控制隔离、对嫌疑人进行控制调查、组织人员疏散等。公安人员有依法强制处理现场各类情况的权利；110 有协调各方联动的机制。

119：对已经出现或可能出现的化学事故，均可通过此热线获得帮助。消防队员能够协助处理危险源、控制毒物泄漏、从中毒现场转移危重伤员、抢救有毒现场的重要设备等。我国消防机构是一个功能完备的灾害应急机构，有专业的化学事故救援队伍，配备有快速毒物检测、危险源控制装备，以及快速交通工具、完善的个体防护装置及其他救援设备，人员接受过救援专业培训，是有毒现场救援的主要力量。

120：在化学事故中有人员接触有毒有害物质或已经出现人员伤亡时，急救中心能够迅速地组织医务人员到现场开展中毒患者现场抢救、伤员疏散、中毒患者治疗。急救中心有专业的现场危重患者抢救能力，具备患者快速转运工具、配备现场患者急救及心肺复苏设备。在大多数城市中，要求急救的医务人员在5~15min到达现场开展抢救工作。

中毒控制中心是设立的专门处理中毒事件的机构。这些机构均开通了24小时热线服务电话，可提供有关物质的毒性、患者诊断治疗的信息，能够开展事件现场卫生学影响评价和制定现场处理方案，以及事件长期对健康影响的监测。存在有毒有害作业的企业最好提前了解其所在区域中毒控制中心热线电话，以备急用。

（二）现场急救术

救援者必须佩戴个人防护器材进入中毒环境抢救，并迅速堵住毒源及消洗毒物，阻断毒散发及进一步侵入人体。在自救互救中可采取简易有效的防止毒物进入呼吸道及消化道的方法，如湿毛巾捂住口鼻，塑料马甲袋套住头面部等。做好中毒者保心、保肺、保脑、保眼的现场急救，如心肺复苏术、口对口人工呼吸术（救护者应避免吸入患者呼出的毒气）、眼部污染毒物的清洗术等。对重症者应注意其意识状态、瞳孔、呼吸、脉率及血压的变化，及时除去口腔异物。若发现呼吸循环障碍时，应就地进行复苏急救。心肺脑复苏患者从毒物现场救出后，如有心脏、呼吸停止，应立即进行心肺复苏。

（1）心脏骤停诊断昏迷：颈动脉、股动脉等大动脉搏动消失；呼吸暂停或抽泣样呼吸。贴近患者的鼻部无呼吸声、无呼吸气流；胸廓无起伏；瞳孔散大。但少数患者在心搏骤停后瞳孔根本不散大。心电图检查无心搏。

（2）心肺复苏实施要点，现场急救步骤：开始的时间越早越好，非医务人员也可实施。目的是支持基础生命。有人称A-B-C步骤，即①保持呼吸道通畅；②被动呼吸或被动通气；③被动循环。

（3）注意事项：①患者仰卧地上或硬板床上；②为保持呼吸道通畅，迅速清除口腔异物，如呕吐物、假牙等；③如怀疑为气道异物，要给予排除；④手托患者头部上仰，颈下垫枕，以减少口咽部气道弯曲度；⑤被动呼吸以采用口对口人工呼吸为主，但吸入有毒气体中毒致心搏骤停者不能采用口对口人工呼吸，应先放置口腔通气管后用简易呼吸器进行；⑥被动循环指胸外心脏按压；⑦争取最短时间内送医院做进一步生命支持（即机械呼吸与起搏或除颤）。

（4）非专业人员操作要领。①实施口对口呼气时，操作要注意：拨开嘴、捏紧鼻孔、口部接触处垫一消毒纱布，抢救者自身深吸气，按每分钟5~18次的节律，徐缓而均匀地将气呼入患者口中；②实施胸外心脏按压时，操作要注意：患者仰卧在地上或硬板床上，抢救者跪在伤病员的右侧或站在病床右侧；施救者双臂直伸不弯肘部，两手相叠置胸骨前，身体前倾用上身的体重垂直按压；按压频率为80~100次/min；放松时手掌不能离开胸壁；按压深度4~6cm；③胸外心脏按压必须节律均衡、不间断（任何情况下胸外心脏按压中断时间均不能超过数秒）、胸骨下压时间及放松时间各占50%。如为单人抢救，先吹气两次，然后按压10~15次，交替进行；如为双人抢救，一人进行口对口人工呼吸，另一人进行胸外按压；先口对口吹气一次，然后胸外按压5次，交替进行，进气时应暂停按压。

（5）心肺复苏有效的指标。①自主心跳恢复：可触及大动脉搏动、心电图示心跳恢复，无论是窦性心律、房性或窦性心律，即使为心房扑动或颤动也是自主心跳恢复的表现；②瞳孔变化：散大的瞳孔回缩变小，对光反应恢复；③脑功能开始好转的迹象：意识好转；肌张力增加；自主呼吸恢复；吞咽动作出现。

（6）心肺复苏终止的指标。①复苏成功；②复苏失败，其参考指标如下：经 30min 抢救，心脏无电活动，可考虑停止复苏术。是否按"脑死亡"标准判定复苏失败则根据情况及征求患者家属意见后决定。

第二节　职业中毒事故应急救援

一、应急救援的概念与原则

应急救援一般是指针对突发、具有破坏力的紧急事件采取预防、预备、响应和恢复的活动与计划。根据紧急事件的不同类型，分为卫生应急、交通应急、消防应急、地震应急、厂矿应急、家庭应急等领域的应急救援。

应急救援原则主要包括：

（1）以人为本，安全第一原则。把保障人民群众生命财产安全，最大限度地预防和减少突发事件所造成的损失作为首要任务。

（2）统一领导，分级负责原则。在本单位领导统一组织下，发挥各职能部门作用，逐级落实安全生产责任，建立完善的突发事件应急管理机制。

（3）依靠科学，依法规范原则。科学技术是第一生产力，利用现代科学技术，发挥专业技术人员作用，依照行业安全生产法规，规范应急救援工作。

（4）预防为主，平战结合原则。认真贯彻安全第一，预防为主，综合治理的基本方针，坚持突发事件应急与预防工作相结合，重点做好预防、预测、预警、预报和常态下风险评估、应急准备、应急队伍建设、应急演练等工作。确保应急预案的科学性、权威性、规范性和可操作性。

二、应急救援体系建设与预案的制定

（一）应急救援体系建设

应急救援体系是指应对突发事件所需的组织、人力、物力、财力等各种要素及其相互关系的总和。应急救援体系的建设和完善是一项复杂的系统工程，需要以国情、各地情况、企业情况为依据，以专项公共资源的配置、整合为手段，以社会力量为依托，以提高突发事件应急救援能力和效率为目标，坚持常抓不懈、稳步推进。影响突发事件应急救援工作顺利开展的主要问题：应急救援装备缺乏，救援人员素质不高、力量薄弱，应急救援资源分散割据、布局不合理，协调联动性差，应急救援预案编制不完善等。

1. 应急救援体系建设的必要性

1）建设应急救援体系是安全生产形势的需要

当前突发事件时有发生，安全生产存在一些薄弱环节和突出问题。为此，必须建立功能齐全、协调有序、反应迅速、运转高效的应急救援体系，促进安全生产。

2）建设应急救援体系是完善安全生产监管体系的需要

应急救援体系的运行状态直接关系到安全生产工作体系的完整性，关系到安全生产监管体系的有效性。加强和完善安全生产监督管理体系，迫切需要建立健全应急救援体系。

3）建设应急救援体系是提高突发事件应对能力的需要

发生突发事件，不仅会威胁人员生命、财产安全，还可能造成恶劣的社会影响，如果能及时启动应急预案，迅速协调应急资源，高效、迅速地做出应急响应，有针对性地采取应急处置措施，及时抢救受伤人员，尽快控制事态发展，可以大幅度降低突发事件产生的负面后果。迅速、高效实施应急救援是最大限度地减少突发事件损失的必要条件。

4）建设应急救援体系有利于预防突发事件发生

制定突发事件应急预案，企业要加强隐患排查、事故预防和风险监测工作；通过建立健全应急救援组织体系和运行机制，明确安全生产工作的重大问题和工作重点，提出预防突发事件发生的思路和办法。

2. 应急救援体系建设原则

1）条块结合、以块为主

应急救援体系建设应坚持属地为主的原则，重大突发事件的应急救援在当地政府的领导下进行。国家依托一些行业、地方和企业的骨干救援力量在一些危险性大的特殊行业或领域建立专业应急救援队伍，对专业性较强、地方难以有效应对的特别重大事故提供应急救援支持和增援。

2）统筹规划、合理布局

根据产业分布、危险源分布和有关交通地理条件，对应急救援体系的领导机构、救援队伍和应急救援的培训演练，以及物资与装备等保障系统的布局等进行统筹规划，使应急救援体系符合安全生产工作的需求。根据规划和布局对应急救援体系的指挥机构、主要救援队伍、主要保障系统进行总体设计，按轻重缓急排定建设顺序，有计划地分步实施，突出重点、注重实效。

3）依托现有、整合资源

了解各级政府、部门和企事业单位现有的各种应急救援队伍、装备等资源状况相关信息的基础上，建立有效的机制，做到资源共享，避免重复建设。

4）一专多能、平战结合

尽可能以现有的专业救援队伍为基础补充装备、扩展技能，建设一专多能的应急救援队伍；加强对企业的专职和兼职救援力量的继续教育培训，使其在紧急状态下能够及时有效地进行施救，做到平战结合。

5）功能实用、技术先进

以能够及时、快速、高效地开展应急救援为出发点和落脚点，根据应急救援工作的现实和发展的需要设定应急救援信息网络系统的功能，采用国内外成熟的先进技术和特种装备，保证生产安全应急体系的先进性和适用性。

3. 应急救援体系结构

应急救援体系由组织体系、运行机制、保障体系、法规体系四部分构成，如图 9-1 所示。

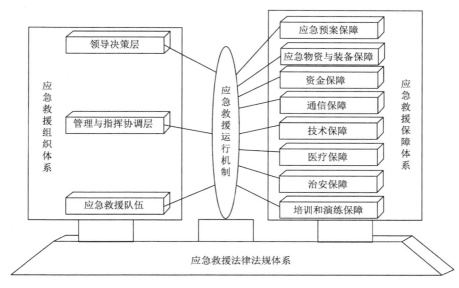

图 9-1　应急救援体系结构

（1）应急救援组织体系是突发事件应急救援体系的基础之一，由应急救援领导决策层、管理与指挥协调层、应急救援队伍组成。

（2）应急救援运行机制是应急救援体系的重要保障，应明确并规范应急响应程序，保证应急救援体系运转高效，完成抢救受伤人员、抢修设备、控制危险源等应急救援基本任务。

（3）应急救援保障体系是突发事件应急救援体系的有机组成部分，是体系正常运转的保障，主要包括应急预案保障、应急物资与装备保障、资金保障、通信保障、技术保障、医疗保障、治安保障、培训和演练保障。

（4）应急救援法律法规体系是突发事件应急救援体系的法制基础和保障，是企业开展应急救援行动的依据。

4. 应急救援体系中存在的主要问题

（1）救援力量网络体系没有真正建立起来。由于没有建立统一的突发事件管理机构，造成各部门不可避免地存在救援装备和人力资源重复投入、大量闲置的状况，导致快速反应和社会协同作战能力不强。

（2）救援装备落后和数量不足，造成救援能力弱化。尤其是处置建筑坍塌、山体滑坡、矿山事故、抗雪救灾及其次生灾害的抢险救援装备器材严重不足，严重缺乏针对性强、特殊专用的先进救援装备，远不能满足处置各种灾害事故的需要，使救援工作难以进行。

（3）联动救援体系不完善，社会联动机制不到位。政府对应急救援队伍如何联动，联动后指挥体系的建立、救援队伍的职责都未上升到法律的高度。因此，造成灾害事故的紧急救援联动中，不按规定履行职责、事故发生后反应迟缓、工作随意性大、本位主义严重等情况屡有发生，极大地削弱了战斗力。

5. 应急救援体系建设的改进措施

（1）地方政府要出台相关制度，界定各种社会抢险救援队伍的关系，明确各类人员的职责分工及有关经费的落实等，逐步形成"政府领导、部门参与、统一指挥、协调配合"的社会应急救援联动机制。

（2）加强以消防为主体的专业化社会紧急救援队伍建设。将消防部队建设作为政府应急救援体系建设的重要内容，扩充现有人员编制，加大消防经费、基础设施和装备的投入，特别是加强消防特勤队伍建设，将消防警力、消防基础设施和装备建设与社会经济发展同步考虑、同步建设，为承担应急救援任务提供组织和物资保障。

（3）合理整合资源。对现有的各种应急救援力量进行优化组合和合理配置，建立包括救援行动指挥、专业救援机构、后勤支援保障为一体，强有力的灾害救援指挥体系，让整个社会的救援力量形成有效合力，确保人力、物力、财力及其他社会资源发挥最大效用。

（4）制定切实可行的社会抢险救援预案，组织联合演练。在政府的统一领导下，加强对应急灾害事故的科学分析，从应急救援的组织、职责、任务分工、行动要求、力量调派、基本程序、通信联络方法、各种技术装备和物资配备要求等方面进行细致的谋划，强化预案可操作性。

（二）应急救援预案制定

1. 应急救援预案的概念与内容

应急救援预案是指事先制定的关于安全事故发生时进行紧急救援的组织、程序、措施、责任及协调等方面的方案和计划。

应急救援预案的主要内容包括：①组织机构及其职责；②危害辨识与风险评价；③通告程序和报警系统；④应急设备与设施；⑤应急评价能力与资源；⑥保护措施程序；⑦信息发布与公众教育；⑧事故后的恢复程序；⑨培训与演练；⑩应急救援计划的维护。

2. 应急救援预案制定中的注意事项

（1）目的明确，高度重视。树立明确的目的，制定预案才会得心应手。领导重视，措施才能落到实处。警惕麻痹大意，杜绝小事故。事故的发生都是由量变到质变的过程，先是一些不起眼的违章积累，然后是小事故叠加，最后酿成大的事故。

（2）注重联系实际。制定预案时，要有生产部门人员、基层车间人员的参与，对于事故发生后应采取的工艺处理措施、应急救援及控制措施（包括抢险和救护等）、有害物料的潜在危险及采取的应急措施、人员的撤离及危险区计划等重点内容，要一一制定，不可疏漏。当现场情况发生变化时，基层车间人员要及时向预案管理部门反映，预案管理部门要及时备案，及时修改，让预案与实际情况相符。

（3）组织人员广泛参与。预案的实施涉及众多部门，要想充分发挥预案的效果，必须充分听取各部门人员的意见，才能确保预案实施时的效果。

3. 应急救援预案体系中存在的主要问题

1）预案内容同质化倾向突出

各级政府编制应急预案的过程中，下级抄上级，同级相互抄袭，预案体系"上下一般粗"，导致各级各部门应急预案内容雷同的现象普遍存在。不少基层单位从指导原则、职责划分、响应措施、队伍建设等各方面全盘照抄照搬上级预案。

2）编制流程风险评估环节缺失

应急预案本身是"基于危险源辨识和风险评估之上的应对方案"，必须建立在风险评估基础上才能有的放矢。实际工作中，预案编制部门对本地区、本行业的突发事件风险隐患、致灾因子和应急资源等情况多缺乏了解，没有风险评估环节，不清楚辖区内风险隐患的种类、性质、危害程度、发生可能性、触发因素与转化机制等，编制出来的应急预案针对性不强。

3）编制方法情景构建主线不完善

突发事件发生的随机性和差异性通常较大，而应急预案普遍过于原则性，缺少预见性和想象力，没能通过情景分析提前对小概率突发事件及其演化机制细节提出响应措施，一旦发生就会措手不及，应对无序。

4）应急演练优化机制不健全

应急预案管理是一个持续修订与完善的动态过程，需要通过实际有效的应急演练检验和实践经验总结进行定期修订，未经过演练的应急预案是低效的预案。不少地方和部门忽视预案动态管理的重要性，预案编制完成以后就将其束之高阁，将预案发布视为预案工作的终点。由于缺少应急演练优化机制，应急演练与预案修订相互脱节，造成预案的操作性普遍较差，部门间应急联动滞后不畅。

5）预案数字化程度低

厚厚的应急预案在编制完成以后经常被"束之高阁"，使得应急预案的实际效果大打折扣。数字化应急预案具有可视化、流程化、智能化与移动互联等优点，终端用户使用便利，可以有效提高突发事件预警与响应的效率；但是目前数字预案基本上是以电子档案文件的形式保存在硬件存储设备中，没能根据不同类型与层次的终端用户需求，设计与应用个性化的数字化应急预案。

4. 应急救援预案体系建设的改进措施

1）构建差异化、立体化的应急预案体系

要坚持差异化原则和"底线思维"，加强科学定位与规划，构建层次分明、类型齐全的立体化应急预案体系，以适应不同地方与部门应急管理工作的特色需要。国家和省级层面强调指导性，市县级层面突出属地管理要求，乡镇街道层面突出先期处置特点，提高不同层级政府部门应急预案的适应性；在横向上，要将辖区内的重要目标物保护、重大活动保障和应急资源保障等重要专项工作纳入专项应急预案内容，充实本地区、本部门应急预案体系。

2）树立风险评估的应急预案编制理念

风险评估是改进应急预案工作的最重要的基础性工作；各级政府部门要树立风险评估科学理念，通过开展风险识别、分析与评价，在掌握辖区内风险状况的情况下针对性地编修应急预案。具体工作：①成立由跨部门业务人员与专家组成的风险评估工作组，完善领导分工与组织保障机制；②制定辖区突发事件风险清单，排查与识别辖区内的所有风险隐患种类；③开展应急资源普查，评估社会风险脆弱性和应对能力；④构建以后果严重性与发生可能性为核心的风险分析方法，确立符合地方实际的风险参数与临界值；⑤评价各类隐患的风险水平，绘制风险矩阵图，模拟预案编修的特定风险场景。

3）健全情景构建主线的应急预案流程管理

情景构建起源于风险评估分析工具，通过模拟特定区域与条件下的风险场景，推演突发事件发生与演化过程，分析其潜在影响后果及应对需求，可以使风险评估、预案编制、应急演练等各环节的目标任务更加明确,有助于提高预案编制质量,提升各级各类组织的应急响应能力。具体工作:①收集所有风险隐患相关资料,分门别类加以整理;②系统归纳与收集突发事件风险的起因来源、严重程度、涉及范围、潜在影响等条件;③聚焦与描述具有共性特征的情景组,形成基于情景—任务—能力的应急预案编制模式。

　　4)完善应急演练检验为重点的应急预案优化机制

通过应急演练实践及经验总结来不断调整优化现有预案体系。具体工作:①定期开展应急演练的制度;②注重应急演练准备过程,提高逼真性与实战性;③建立应急演练评估机制,及时总结评估应急演练及预案缺陷;④根据演练评估结果,修订现有应急预案。

　　5)提高个性化服务的应急预案数字化水平

现代社会是数字化信息技术时代,移动互联网络发达,要充分利用数字技术,提高应急预案普及率与应急响应效率。为此,以实用性、便利性和可操作性为目标,加强应急预案数字化、信息化与网络化建设,将文本预案转化为数字形式的应急预案,提高应急预案数字化水平。

三、中毒事故的预防

中毒分为职业中毒和食物中毒。职业中毒是指劳动者在从事生产劳动的过程中,由于接触毒物及有毒有害气体(一氧化碳、硫化氢、甲烷、苯)含量超标造成缺氧而发生的窒息及中毒现象。食物中毒是指由于人食用了含有有毒有害物质的食品而引起的急性、亚急性中毒现象。中毒事故在建筑工地中时有发生,特别是食物中毒,更容易造成群死群伤的严重后果。

(一)中毒事故容易发生的场所

　　(1)地下室和密闭房间内。
　　(2)储存油漆等有毒化学物品的仓库。
　　(3)人工挖孔桩井下及地下室防水作业。

(二)职业中毒事故的预防措施

1. 源头控制

从生产工艺流程中消除有毒物质,用无毒或低毒物质代替有毒物质是最理想的防毒措施。

2. 降低毒物浓度

(1)改进工艺。尽量采用先进技术和工艺流程,避免开放式生产,消除毒物逸散条件。有可能采用遥控或远程控制,最大限度地减少工人接触毒物的机会。装修内墙选用无毒无害环保涂料,选用新型的无毒沥青铺设道路。

(2)通风排毒。最常用的是局部抽出式通风;地下室和密闭房间内作业以及储存油漆等有毒化学物品的仓库,都必须安装通风设备,保持新鲜空气流通。局部排毒设备的结构和样式,在不妨碍生产操作、便于检修的基础上,尽量接近毒物逸出处,最大限度地阻止毒物扩散。经通风设备排出的废气,要加以净化回收,综合利用。

(3)建筑布局合理。生产工序的布局,不仅要满足生产上的需要,而且要考虑卫生上的要求。有毒逸散作业，应布置在单独的房间内；可能发生剧毒泄漏的生产设备应隔离。使用容易积存或被吸附的毒物（如汞）或能发生有毒粉尘飞扬的工房，其内部装修应符合卫生要求。

3. 提高个体防护和个人卫生条件

对某些作业工人需配备特殊质量和要求的防护服装、防毒口罩、防毒面具。应设置清洗设施、淋浴室及存衣室，配备个人专用更衣柜。接触经皮肤吸收及局部作用危险性大的毒物，要有皮肤洗消和冲洗眼的设施。

4. 增强体质

合理实施有毒作业保健待遇制度，因地制宜地开展体育活动，注意安排夜班工人的休息睡眠，做好季节性多发病的预防。

5. 安全卫生管理

对于特殊有毒作业，应制定有针对性的规章制度，及时调整劳动制度和劳动组织。

6. 健康监护与环境检测

（1）实施就业前健康检查，排除有职业禁忌证者（心脏病、高血压、过敏性皮炎及有外伤者）参加接触毒物作业。坚持定期健康检查，尽早发现工人健康受损情况并及时处理。

（2）按规定进行环境检测，定期检测作业场所空气中的毒物浓度，在人工挖孔桩井下作业施工中，当井深超过 5m，每天下井前必须进行有毒气体或缺氧检测，符合标准后才能下井作业，否则应采取井下换气措施，直至符合要求才能下井作业。进行人工挖孔桩井及地下室有毒有害防水材料施工时，应设置临时通风排气设施，作业人员应适时轮换，并保持监护人员与操作人员及时联络，以免发生意外。

（三）食物中毒事故的预防措施

（1）食品原料处理、加工、储存等场所，门、窗、锁要牢固，钥匙专人保管。

（2）保持食品加工场所内外环境整洁，采取消除蚊子、苍蝇、老鼠、蟑螂和其他有害昆虫及滋生条件的措施，与有毒、有害场所保持规定的距离。

（3）应当有相应的消毒、更衣、清洗、采光、照明、通风、防腐、防尘、洗涤、污水排放、存放垃圾和废弃物的设施。

（4）工艺流程应当合理，防止生食品与熟食品、原料与成品交叉污染，食品不得接触毒物、不洁物，食品过夜要上锁封存。

（5）设置卫生消毒柜。盛放直接入口的食品的容器，使用前必须洗净、消毒，其他用具必须洗净保持清洁。

（6）用水必须符合国家规定生活饮用水卫生标准。

（7）卫生许可证挂在显眼处，从业人员持合格的健康证上岗，每年体检一次。食品生产人员应当经常保持个人卫生，穿戴清洁工作衣帽。非厨房工作人员不得擅自进入厨房。

（8）生、熟食物要定点采购，购买合格的食品。

第三节　化学事故中的医疗应急处理

一、化学事故的概念

化学毒物经大量排放或泄漏后，污染空气、水、地面和土壤或食物，经呼吸道、消化道、皮肤或黏膜进入人体，引起群体中毒甚至死亡事故发生，称为化学事故。

各式各样的化学事故，给人类带来了许多灾难；1984 年 12 月 3 日凌晨美国联合碳化物公司在印度博帕尔（Bhopal，Indian）的农药厂发生异氰酸甲酯（CH_3NCO，简称 MIC）毒气泄漏事故，造成数十万人中毒及几万人死亡。2003 年 12 月 23 日，重庆市开县（今开州区）高桥镇罗家寨发生特大井喷事故，富含硫化氢的天然气喷射出来，有毒气体随空气迅速向四周弥漫，距离气井较近的重庆市开县 4 个乡镇 6 万多灾民紧急疏散转移，事故导致多人因硫化氢中毒死亡。

二、化学事故的特点

化学事故具有六大特点：①化学物质大量意外排放或泄漏造成的事故，造成人体的伤亡极其惨重，损失巨大。②化学事故损害具有多样性，除可造成死亡外，还可引起人体各器官系统暂时性或永久性的功能性或器质性损害；可以是急性中毒或慢性中毒；不但影响本人也影响后代；可以致畸也可以致癌。③化学事故由于各种毒物分布广、事故多，因而污染严重，污染环境后，消除极为困难。④化学事故随时随地都可能发生。⑤化学物质种类多，因而要确定是哪种物质引起的，有时十分困难、确诊很难。⑥化学事故可因毒物造成，也可因化学物质爆炸和火灾造成。

三、化学事故的应急救援

化学事故应急救援是一项社会性减灾救灾工作。重大或灾害性化学事故对社会具有极大的危害，如 2015 年 8 月 12 日天津港瑞海公司危险品仓库爆炸事故，救援不同于一般事故的处理，成为一项社会性的系统工程，受到政府和有关部门的重视。在我国化学工业比较集中的城市以及化工行业，逐步建立了应急救援机制实施救援工作，如我国的《化学事故应急救援管理办法》。

化学事故应急救援是指化学危险物品由于各种原因造成或可能造成众多人员伤亡及其他较大社会危害时，为及时控制危险源，抢救受害人员，指导群众防护和组织撤离，消除危害后果而组织的救援活动。化学事故应急救援包括事故单位自救和对事故单位以及事故单位周围危害区域的社会救援。其中工程救援和医学救援是应急救援中最主要的两项基本救援任务。本章主要论述医疗救援措施。

（一）化学事故应急救援的基本原则

化学事故应急救援应在预防为主的前提下，贯彻统一指挥，分级负责，区域为主，单位自救与社会救援相结合的原则。其中预防工作是化学事故应急救援工作的基础，除了平时做好事故的预防工作，避免或减少事故的发生外，要落实好救援工作的各项准备措施，一旦发生事故就能及时实施救援。

化学事故应急救援又是一项涉及面广、专业性很强的工作，靠某一个部门很难完成，在指挥部的统一指挥下，救灾、公安、消防、化工、环保、卫生、安监等部门密切配合，协同作战，迅速、有效地组织和实施应急救援，尽可能地避免和减少损失。

（二）化学事故应急救援的基本任务

基本任务包括控制危险源、抢救受害人员、指导群众防护和组织群众撤离，做好现场清消、查清事故原因和估算危害程度。

（三）现场医疗救援中需注意的问题

（1）化学事故造成的人员伤害具有突发性、群体性、特殊性和紧迫性，现场医务力量和急救的药品、器材相对不足，应合理使用有限的卫生资源，在保证重伤员得到有效救治的基础上，兼顾一般伤员的处理。急救方法上可对群体性伤员实行简易分型后的急救处理，对分型后的伤员除了标上醒目的分类识别标志外，在急救措施上按照先重后轻的治疗原则，实行共性处理和个性处理相结合的救治方法。

（2）注意保护伤员的眼睛。

（3）对救治后的伤员实行一人一卡，将处理意见记录在卡上，并别在伤员胸前，以便做好交接，有利于伤员的进一步转诊救治。

（4）合理调用救护车辆。合理选送医院，伤员转送过程中，实行就近转送医院的原则。

（5）妥善处理好伤员的污染衣物。及时清除伤员身上的污染衣物，还需对清除下来的污染衣物集中妥善处理，防止发生继发性损害。

（6）统计工作。统计工作是现场医疗急救的一项重要内容，为日后总结和分析积累可靠的数据。

四、化学事故的现场医疗处理

现场急救成败的关键除了高超的医疗技术、完善的设备外，更重要的是时间。对伤病员的救援措施和手段要正确有效，处置有方。

（一）初检与复检

对伤病员进行初步的医学检查，按轻、中、重、死亡分型。目的是尽快将被救人员简易分型以便于救护人员识别，并给予不同的处置。初检人员应该由有经验的医师担任，并根据事故的性质安排合适科室的医师组成。

初检要处理危及生命或正在发展成为危及生命的疾病或损伤，应特别注意进行基本伤情估计及气道、呼吸和循环系统的检查。由于头颈部的过度伸展可能加重已有颈椎损伤，所以应抬起下颌或推进颌骨来保证气道开放，一旦建立了通畅的气道，就可按"看、听、感觉"的方法来检查呼吸系统。看：通过观察胸壁的运动来判断呼吸功能；听：用一侧耳朵尽量接近伤病员的口和鼻部去听有无气体交换的声音；感觉：听的同时，用脸感觉有无气流呼出。循环系统的检查，成年人可摸颈动脉搏动，婴幼儿可摸上臂肱动脉搏动，还应测量和记录伤病员的脉率和血压，同时，必须迅速进行全身的检查，以便确定是否存在大出血。在初检的过程中，应袒露伤员的胸部，以便于发现前胸部可能危及生命的明显损伤。伤病员的意识水平连同其他生命体征及检查时间，应记录在患者的皮肤上或分类卡上。

初检应将那些有生命危险但经迅速治疗仍可援救的伤病员区分出来，将那些不及时处理肯定会死亡的伤病员鉴别出来。最好在移动伤员之前，首先进行复苏救治，并将重要部位（如脊柱）固定。初检的步骤见图 9-2。

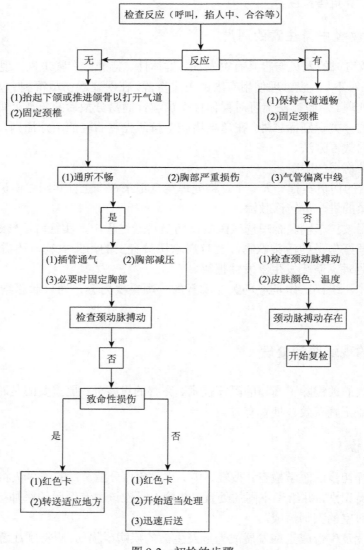

图 9-2 初检的步骤

复检是在已鉴别出危及生命的损伤，对伤病员的进一步危害已减低到最低程度之后进行的。复检时要对伤病员从头到脚进行系统的视、触、叩、听的体格检查。它可以获得受伤原因的简单病史和症状。当检查者与伤病员不能正常交流时，如昏迷、小儿和耳聋伤员，则复检显得更为重要。最理想的复检就是在远离事故现场的伤病员集结地完成，根据检查中获得的资料，可以对伤病员进行适当的重新分类，并选择适宜的后送方式。按正确的做法，则伤员每个部位体格检查都不会漏掉。一般要求在数分钟内完成。复检可按照下面的方法进行。

（1）检查头，触摸头顶和脑后及面部骨骼，寻找有无伤口、擦伤、挫伤和变形。

（2）检查耳鼻有无出血及脑脊液。

（3）检查瞳孔大小及对光的反应。

（4）打开口腔检查有无出血、伤口和异物，如折裂的牙齿或托牙。

（5）检查颈部有无颈椎畸形及气管位置。

（6）伤病员于侧卧时，迅速触摸锁骨、肩胛骨、肱骨、肘部、尺桡骨和手，以确定是否有畸形、压痛和肿胀存在。当触诊到手时，检查毛细血管充血度，并按压手指，以评估手神经血管功能。排除此侧肢体损伤之后，测量脉搏和血压，如果此侧肢体损伤，检查者应测量对侧上肢。

（7）进行肺部和心脏听诊，同时检查胸骨和肋骨，查看有无畸形、压痛，检查胸部有无伤口、擦伤、挫伤。

（8）检查腹部，有无伤口、擦伤、挫伤、强直、触痛和膨胀。

（9）摇动骨盆，检查骨盆带是否完整。

（10）检查靠近检查者一侧的下肢，触摸股骨、髌骨、胫腓骨及足部。检查足部毛细血管充盈度，按压足趾以估计神经血管功能。然后检查对侧下肢。

（11）翻转患者呈俯卧位，检查和触摸背部和臀部。

检查人员携带伤情标志，可以是红、黄、绿、黑不同颜色的布条或袖章，上面分别印着重、中、轻、死亡的字样，在遇大量烧伤患者时，伤情标志上尚需标明有无呼吸道烧伤。

（二）分类

伤病员分类是按伤病员的伤情分类并确定救治的先后顺序。灾害伤病员分类使那些能从现场处理中获得最大医疗效果的伤病员得到优先处理，而不是首先处理那些最严重的伤病员。现代灾害伤病员分类只对那些只有经过处理才能存活的伤病员给予最优先处理，而对不经处理也可存活的伤病员和即使处理也要死亡的伤病员则不给予优先处理。最大限度地降低死亡率，同时使有限的医务人员和医疗力量发挥最大作用。

从初检和复检所获得的生命体征资料来计算创伤计分，用创伤计分法可使伤病员得到及时、正确处理。创伤计分法及创伤计分相对应的生存率分别见表9-2与表9-3。

表 9-2　创伤计分法

项目	指标	得分	计分
A：呼吸频率/（次/min）	10～24	4	
	25～35	3	
	>36	2	
	1～9	1	
	0	0	A：___

续表

项目		指标	得分	计分
B：呼吸用力 （用附属肌或肋间肌收缩）		正常	1	B：___
		收缩或不正常	0	
C：收缩血压/mmHg		＞90	4	
		70～89	3	
		50～69	2	
		0～49	1	
		0	0	C：___
D：无颈动脉脉搏		0	0	D：___
E：毛细血管充盈度 正常——前额或舌黏膜在 2s 内恢复 延迟——毛细血管充盈＞2s 不正常——毛细血管不充盈		正常	2	
		延迟	1	
		不正常	0	E：___
F：格拉斯哥昏迷评分法 （GCS）	1. 睁眼反应	自动睁眼	4	
		呼唤睁眼	3	
		疼痛睁眼	2	
		不睁眼	1	
	2. 言语反应	回答正确	5	
		回答错误	4	
		乱说乱讲	3	
		只能发音	2	
		不能言语	1	
	3. 运动神经反应	按吩咐动作	6	
		对疼痛能定位	5	
		能躲避疼痛	4	
		刺痛时肢体屈曲	3	
		刺痛时肢体过伸	2	
		不能运动	1	
	GCS 总点数（1＋2＋3）	14～15	5	
		11～13	4	
		8～10	3	
		5～7	2	
		3～4	1	F：___

创伤计分（A＋B＋C＋D＋E＋F）＝

表 9-3　创伤计分相对应的生存率

创伤计分	相应生存率(PS)/%	创伤计分	相应生存率(PS)/%
16	99	8	45
15	98	7	31
14	96	6	21
13	94	5	13
12	89	4	7.5
11	82	3	4.3
10	72	2	2.5
9	59	1	1.4

（1）优先处理。一般来说，创伤计分 4～12 分的伤员应得到立即处理和后送。这些伤员有危及生命损伤，但处于可能获救的状态。他们常常存在休克和严重失血，意识丧失，或未解决的呼吸问题，严重的胸部和（或）腹部开放或闭合伤。另外，危及呼吸的烧伤、Ⅲ度烧伤面积达 10%或Ⅱ度烧伤面积＞30%也应迅速处理和后送。

（2）次优先处理。创伤计分 13 分、14 分或 15 分的伤员，应认为是紧急的，但一般可以在伤员集结地用适当的紧急救治措施来稳定病情。这些伤员包括：①背部损伤合并或不合并脊髓损伤的伤员；②500～1000mL 的中等量失血的伤员；③GCS 总点数＞12 的意识清醒的头部损伤的伤员。次优先处理的伤员还包括：①Ⅲ度烧伤面积＜10%且无呼吸损伤的伤员；②Ⅱ度烧伤面积＜30%而无呼吸损伤的伤员。

（3）延期处理。创伤计分 16 分的伤员为最轻的伤员，或至少受伤后生理学没有太大改变的伤员，这些伤员的处理和后送不太紧急。包括：①轻度骨折；②轻度烧伤；③轻度软组织损伤，如擦伤、挫伤。

（4）濒死伤员的处理。濒死伤员范围限于那些遭受致命性损伤，必然要死亡的伤员，或创伤计分少于或等于 3 分的伤员。包括：①Ⅱ度或Ⅲ度烧伤面积＞60%，同时合并其他严重损伤；②严重头部或胸部损伤；③严重的脑外露的头部损伤；④已无自主呼吸或心脏停止跳动超过 15min，且心肺复苏由于伤情严重而不可能的伤员。

如果对表 9-2 的每个观察项目及指标以及得分情况能熟练掌握，实际运用中其效果和作用相当明显。根据创伤计分与相应的生存率有人做过统计，证明了创伤计分的实际指导作用。

国外常用一种多色灾害伤员分卡系统，其颜色设计如下：红卡——立即处理；绿卡——优先处理；黄卡——延期处理；灰卡——濒死或已死。使用这一分类卡系统，可为伤病员伤情及哪些伤病员应优先处理及后送提供一个易于辨识的标记。

（三）救治

现场必须急救的伤病员所采取的医疗救治措施：现场急救处理一般采取共性处理，对特殊伤病员给予相应的个体化处理。在救治中要遵循"先救命、后治病、先重后轻、先急后缓"的原则，把有限的医疗资源用到最紧急、最需要的地方，如对心跳呼吸停止的病员要迅速给予心肺复苏，创伤大出血引起休克的患者要立即止血抗休克等。

（四）转送

分类救治后的伤病员分别向院内或院外转送。对于不同类型的伤病员可以利用不同的交通工具给予转送，如轻伤病员可以用一般车辆，较重的需要救护车辆，严重的需要用急救型救护车送。也就是说对于需要进一步抢救的病员、患者的转送，不应该是普通的运输，而应在医学监护下安全转送，即医疗救护运输。

（五）现场急救的注意事项

（1）做好自身防护。要备好防毒面罩和防护服，现场急救过程中要注意风向的变化，一旦发现急救医疗点处于下风向遭受到污染时，立即做好自身及伤病员的防护，并迅速向安全区域转移，重新设置现场急救医疗点。

（2）实行分工合作。在事故现场特别是有大批伤病员的情况下，现场救援人员应实行分工合作，做到任务到人，职责明确，团结协作。

（3）急救处理程序化。依据事先设计好不同类型的化学事故所应该采取的现场急救程序。例如，群体化学中毒事故，采取的步骤是：先除去伤病员污染的衣物—冲洗—共性处理—个性处理—转送医院。

（4）保护好伤病员的眼睛。在为伤病员做医疗处置的过程中，应尽可能地保护好伤病员的眼睛，不要遗漏对眼睛的检查和处理。

（5）处理污染物。要注意对伤员污染衣物的处理，防止发生继发性损害，特别是对某些毒物中毒（如氰化物、硫化氢）的患者做人工呼吸时，要谨防救援人员再次引起中毒，因此不宜进行口对口人工呼吸。

（6）交接手续要完备。对现场急救处理后的伤病员，应该做到一人一卡（化救卡），将基本情况、初步诊断、处理措施记录在卡上，并别在患者胸前或挂在手腕上，便于识别也便于下一步的诊治。

（7）做好登记统计工作。应做好现场急救工作的统计工作，做到资料完整、数据准确，为日后总结经验教训积累第一手资料。

五、化学事故现场急救的原则与要点

（一）现场急救原则

（1）挽救生命。采取及时有效的急救措施，如对心跳呼吸停止的患者进行心肺复苏。

（2）稳定病情。在现场对患者进行对症、支持及相应的特殊治疗与处置，以使病情稳定，为后续的抢救打下基础。

（3）减少伤残。发生化学事故特别是重大或灾害性化学事故时，除出现群体性化学中毒、化学性烧伤外，往往还可能伴发各类外伤，诱发潜在的疾病或使原来的某些疾病恶化，现场急救时正确地对伤病员进行处理可以大大降低伤残率。

（4）减轻痛苦。通过一般及特殊的救护以安定患者情绪，减轻患者痛苦。

（二）诊断原则

化学事故发生后救援人员必须对伤病员迅速诊断，才能做到及时正确救治。可从以下方面考虑诊断：根据事故现场的情况，伤病员的临床表现，现场可能的检查，化验和监测资料，与其他疾病的鉴别。在原因不明、诊断不清的情况下，应认真做好与其他疾病的鉴别，特别是急性化学中毒时，往往与其他内科疾患及其他类毒物中毒的鉴别。

（三）急救要点

1. 现场急救的一般救治原则

（1）立即解除致病原因，脱离事故现场。

（2）置神志不清的病员于侧卧位，防止气道梗阻，缺氧者给予氧气吸入；呼吸停止者立即施行人工呼吸；心跳停止者立即施行胸外心脏按压。

（3）皮肤烧伤应尽快清洁创面，并用清洁或已消毒的纱布保护好创面，酸、碱及其他化学物质烧伤者，用大量流动清水和足够时间（一般 20min）进行冲洗后再进一步处置，禁止在创面上敷消炎粉、油膏类；眼睛灼伤后要优先彻底冲洗。

（4）严重中毒者，要立即在现场实施病因治疗及相应对症、支持治疗；一般中毒病员要平坐或平卧休息，密切观察监护，随时注意病情的变化。

（5）骨折，特别是脊柱骨折时，在没有正确固定的情况下，除止血外应尽量少动伤员，以免加重损伤。

（6）勿随意给伤病员饮食，以免呕吐物误入气管内。

（7）置患者于空气新鲜、安全清静的环境中。

（8）防止休克，特别是要注意保护心肝脑肺肾等重要器官功能。

2. 急性化学中毒现场救治要点

（1）将患者移离中毒现场。至空气新鲜场所给予吸氧，脱除污染的衣物，用流动清水及时冲洗皮肤，对于可能引起化学性烧伤或能经皮肤吸收中毒的毒物，更要充分冲洗，时间一般不少于 20min，并考虑选择适当中和剂中和处理；眼睛有毒物溅入或引起灼伤时，要优先迅速冲洗。

（2）保持呼吸道通畅，防止梗阻。密切观察患者意识、瞳孔、血压、呼吸、脉搏等体征，发现异常立即处理。

（3）终止毒物的继续吸收。皮肤污染冲洗不够时，要使用冲洗液或中和液。经口中毒，毒物为非腐蚀性者，立即用催吐或洗胃及导泻的办法，使毒物尽快排出体外；但腐蚀毒物中毒时，一般不提倡用催吐与洗胃的方法。

（4）尽快排出或中和已吸收入体内的毒物，解除或对抗毒物毒性。通过输液、利尿、加快代谢，用排毒剂和解毒剂清除已吸收入体内的毒物。排毒剂主要指综合剂，解毒剂指能解除毒作用的特效药物。

（5）对症治疗，支持治疗。保护重要器官功能，维持酸碱平衡，防止水电解质紊乱，防止继发感染及并发症和后遗症。

（四）急性化学中毒现场救治注意事项

（1）重视现场救治。处理恰当可阻断或减轻中毒病变的发展；反之，则可加重或诱发严重病情。一些刺激性气体中毒，如早期安静休息，常可避免水肿发生，如休息不当活动太多，精神紧张往往促使肺水肿的发生。"亲神经"毒物中毒早期必须要限制进入水量，尤其是静脉输液，如在潜伏期或中毒早期输液过多过快，可促使发生严重脑水肿。

（2）密切观察病情。中毒病情有时较重较快，故需密切观察，详细记录。随时掌握主要临床表现，及时采取救治措施。治疗中还应预防继发或并发性病变，如中毒性脑病进展期应防止呼吸抑制及脑疝形成，昏迷期应防止继发感染；恢复期患者体力精神状态都未恢复时，应防止发生其他意外（如跌伤）。

（3）维持酸碱平衡。抢救过程中维持水电解质和酸碱平衡非常重要，准确地记录出入水量，调整输液总量及电解质的量，使机体环境保持稳定。

（4）对症治疗。可引起急性中毒的毒物成千上万，多种多样，有些毒物不但缺乏临床资料，即使毒理资料也缺乏，同时由于个体差异，吸入量不同或有毒物含有杂质，使中毒患者的临床表现差异较大，变化较多，必须根据病情进行对症治疗。

（5）排毒剂及解毒剂等特殊药物尽早使用。在现场急救时应抓紧时机，尽量应用排毒剂等药品，否则当毒物已造成严重器质性病变时，其疗效将明显降低；同时随病情进展，一些继发性或并发的病变可能转为主要矛盾，使特效药无法发挥其作用；剂量过大，可产生副作用，故必须结合具体情况随时调整剂量。

（6）中西医结合。在急性化学中毒的现场救治中，使用一些中医中药针灸等治疗方法，简单易行，方便有效，常收到意想不到的效果。

六、化学事故急救器材与药品

（一）一般急救器材

扩音话筒、照明工具、帐篷、雨具、安全区指示标志、急救医疗点及风向标志、检伤分类标志、担架等。

（二）常规与特殊急救器材

简易手术床和麻醉用品、氧气、便携式吸引器、雾化器、呼吸气囊或呼吸机、口对口呼吸管、心脏按压泵、气管内导管、喉镜、各种穿刺针、静脉导管、胃管、导尿管、环甲膜切开器、静脉切开包、减张切开包、胸腔闭式引流装置、各类注射器、输液装置、三角巾、绷带、无菌敷料、胶布、止血带、抗休克裤、四肢夹板、脊柱板、心电图机，必要时配备除颤仪、心脏起搏器、流动式 X 线诊断和常规检验及空气监测服务车。常规器材如听诊器、血压计、温度计、压舌板、开口器等。

（三）急救药品

肾上腺素、去甲肾上腺素、异丙肾上腺素、利多卡因、普萘洛尔、山梗菜碱、尼可刹米、二甲弗林、毛花苷 C、毒 K（毒毛花苷 K 注射液）、安定、异丙嗪、苯巴比妥钠、氯丙嗪、哌替啶、吗啡、氨茶碱、地塞米松、氢化可的松、阿托品、654-2（山莨菪碱）、酚磺乙胺、安洛血、氨甲环酸、垂体后叶素、多巴胺、间羟胺、酚妥拉明、利舍平、硝普钠、亚硝酸异戊酯、硝酸甘油、呋塞米、甘露醇、消泡净、TAT（破伤风抗毒素）、几类主要抗生素、几类主要解毒剂和排毒剂、葡萄糖注射液、注射用水、生理盐水、碳酸氢钠注射液、乳酸林格氏液、血浆代用品、外用消毒剂、烧伤口服饮料、酸碱烧伤中和冲洗液、眼药水、眼膏等。

第四节 烧伤和化学烧伤的急救处理

烧伤的急救是否及时，后送是否得当，对以后的治疗以及伤员的预后和转归都有重要影响，尤其是成批收容时，要谨慎对待。

一、烧伤的急救程序

急救的原则是迅速解除致伤原因，使伤员脱离现场，并及时给予适当的治疗和做好转送前的准备工作。

（一）灭火

急救的首要措施是灭火，即去除致伤源，减少烧伤面积和深度，减轻伤情。平时除加强烧伤防护措施外，应大力开展自救互救的教育，熟练掌握各种制式灭火器材的使用，学会利用身边材料进行灭火。

1. 化学烧伤

化学烧伤物质的种类甚多，化学烧伤的一般灭火和急救处理原则如下：

（1）所有化学烧伤时，均应迅速脱去被化学物质浸渍的衣服。

（2）化学烧伤的严重程度除化学物质的性质和浓度外，多与接触时间有关。因此无论何种化学物质烧伤，均应立即用大量清洁水冲洗至少 20min 以上，一方面可冲淡和清除残留的化学物质，另一方面作为冷疗的一种方式，可减轻疼痛。注意开始用水量即应够大，迅速将残余化学物质从创面冲尽。

（3）如果现场有适合的中和剂，可考虑应用。但切不可因为等待获取中和剂，而耽误冲洗时间。使用中和剂所发生的中和反应可产生热量，有时可加深烧伤，而且有些中和剂本身也有损害作用。因此最切合实际的方法是立即用大量清洁水冲洗。

（4）头面部烧伤时，应首先注意眼睛，尤其是角膜有无损伤，并优先予以冲洗。

2. 热力烧伤

包括火焰、蒸气、高温液体、高温金属等，为最常见的致伤原因。常用的灭火方法如下：

（1）尽快脱去着火或沸液浸渍的衣服。

（2）用水将火浇灭，或跳入附近水池、河沟内。

（3）迅速卧倒后，慢慢在地上滚动，压灭火焰。禁止伤员衣服着火时站立或奔跑呼叫，以防止增加头面部烧伤或吸入性损害。

（4）迅速离开密闭或通风不良的现场，以免发生吸入性损伤和窒息。

（5）用身边不易燃的材料灭火，如毯子、大衣、棉被等，最好是阻燃材料，迅速覆盖着火处，使之与空气隔绝。

（6）凝固汽油弹爆炸、油点下落时，应迅速隐蔽或利用衣物等将身体遮盖，尤其是裸露部位；待油点落尽后，将着火衣服迅速解脱、抛弃，并迅速离开现场，不可用手扑打火焰，以免手烧伤。

（7）冷疗，将烧伤创面在自来水龙头下淋洗或浸入冷水中（15～20℃，热天可在水中加冰块），或用冷（冰）水浸湿的毛巾、沙垫等敷于创面，到冷疗停止后不再有剧痛为止，多需 0.5～1h。大面积烧伤如采用冷水浸浴，伤员多不能耐受，可适当应用镇静剂，如吗啡、哌替啶等。

3. 电烧伤

电烧伤是电接触烧伤，即电流直接通过身体引起的烧伤。不仅烧伤深，有时可使大块组织或肢体炭化，甚至会即刻危及伤员生命。急救时，应立即切断电源，拉开电闸或用不导电的物品（木棒或竹器等）拨开电源，并扑灭着火衣服。在未切断电源之前，急救者切记不要接触伤员，以免自身触电。灭火后，如发现伤员呼吸心跳停止，应在现场立即进行体外心脏按压和口对口人工呼吸抢救，待心跳和呼吸恢复后，及时转送就近医院进一步处理；或在继续进行心肺复苏的同时，将伤员迅速转送至最近的医疗单位进行处理。

（二）灭火后的处理

灭火后的急救处理，依烧伤面积大小与严重程度以及有无复合伤或中毒而异。一般应按下列顺序处理：检查→脱离现场→判断伤情→镇静止痛→保持呼吸道通畅→创面处理→补液治疗→应用抗生素→及时记录及填写医疗表格，以供后续治疗参考。

（三）急救注意事项

（1）现场抢救，救治人员必须沉着、镇静，有组织地协调工作。

（2）化学烧伤时，往往同时有热力烧伤和中毒，抢救人员应全面考虑和处理。务必弄清化学物质的性质。冲洗时水要多，时间要长，力求彻底。如疑有全身中毒的可能性，应及早处理。

（3）灭火时，力求迅速，尽可能利用身边的材料或工具。若确无其他可利用材料时，也可应用污水或泥沙。

（4）对有吸入性损伤的伤员，应密切观察，并迅速后送至附近医疗单位进一步处理。

（5）除很小面积的浅度烧伤外，创面不要涂有颜色的药物或用油脂敷料，以免影响进一步创面深度估计与处理（清创等）。一般可用消毒敷料包扎或清洁被单等包裹保护创面。水疱不要弄破，也不要将腐皮撕去，以减少创面污染机会。

（6）重视记录和各种医疗表格的填写。

二、化学烧伤的特点和医疗急救

化学烧伤的致伤因子与皮肤的接触时间往往较热烧伤的长，因此局部损害中眼及呼吸道的烧伤较一般火焰烧伤更为常见。化学烧伤的严重性不仅在于局部损害，更严重的是有些化学药物可以从创面、正常皮肤、呼吸道、消化道黏膜等吸收，引起中毒和内脏继发性损伤，甚至死亡。损害最多的器官是肝、肾和肺。

化学烧伤的处理原则同一般烧伤。应迅速脱离现场，终止化学物质对机体的继续损害；采取有效解毒措施，防止中毒；进行全面体检和化学监测。化学烧伤局部特点和急救措施详见表9-4。

表 9-4　化学烧伤局部特点和急救措施

化学物质	局部特点	中毒机制	清洗剂	中和剂
		常见酸		
硫酸	黑色或棕褐色干痂	蒸气	水与肥皂	氢氧化镁或碳酸氢钠
硝酸	黄色、褐色或黑色干痂	蒸气	水与肥皂	氢氧化镁或碳酸氢钠
盐酸	褐色或白色干痂	蒸气	水与肥皂	氢氧化镁或碳酸氢钠
三氯乙酸	灰色干痂	蒸气	水与肥皂	氢氧化镁或碳酸氢钠

续表

化学物质	局部特点	中毒机制	清洗剂	中和剂
常见酸				
氢氟酸	红斑伴中心坏死	无	水	皮下或动脉内注射10%葡萄糖酸钙
草酸	呈白色无痛性溃疡	仅食入	水	10%葡萄糖酸钙
碳酸	白色或褐色干痂，无痛	皮肤吸收	水	10%乙烯乙醇或甘油
铬酸	溃疡、水疱	蒸气	水	亚硝酸钠
次氯酸	Ⅱ度烧伤	无	水	1%硫代硫酸钠
其他酸				
钨酸、苦味	硬痂	皮肤吸收	水	油质覆盖
酸、鞣酸	硬痂	皮肤吸收	水	油质覆盖
甲酚、甲酸	硬痂	皮肤吸收	水	油质覆盖
氢氰酸	斑丘疹、疱疹	仅食入、皮肤吸收蒸气		0.1%过锰酸钾冲洗,5%硫化铵湿敷
碱				
氢氧化钾、氢氧化钠、氢氧化钙、氢氧化钡、氢氧化锂	大疱性红斑或黏湿焦痂	仅食入	水	弱乙酸(0.5%～5%)、柠檬汁等
氨水	大疱性红斑或黏湿焦痂	蒸气	水	弱乙酸(0.5%～5%)、柠檬汁等
生石灰	大疱性红斑或黏湿焦痂	无	刷去石灰再用水冲洗	弱乙酸(0.5%～5%)、柠檬汁等
烷基汞盐	红斑、水疱	由水疱吸收	水及去除水疱	无
金属钠	剧毒性深度烧伤	无	油质覆盖	无
对硝基氯苯	水疱、蓝绿色渗出物、化学结晶黏附		水	10%乙醇、5%乙酸、1%亚甲蓝
糜烂性物质	剧痛性大疱	呼吸道及皮肤吸收	水、冲洗后开放水疱	二硫基丙醇（BAL）
芥子气		蒸气		
催泪剂	红斑、溃疡	蒸气	水	无
无机磷	红斑、Ⅲ度烧伤	组织吸收	水、冷水包裹	为了识别，可用2%硫酸铜或3%硝酸银
环氧乙烷	大水疱	组织吸收	水	无

第五节　意外灾害事故的医疗急救

意外或灾害性事故可以出现在作业过程中，也可以出现在生活中，了解其医疗急救常识，对于安全和挽救生命有重要意义。灾害性事故也包括化学事故，如火灾、触电等，前面提及的内容在此不再复述。

一、鞭炮伤的急救

鞭炮伤多因未及时躲开炮响，成人手持放炮，小儿捡"哑炮"，或制造、运输中意外爆炸而受伤。受伤多见于手、面、眼、耳部。

（一）主要症状

（1）手伤：轻者伤口小、浅，有少量出血；重者可伤及肌腱、神经、肌肉、骨及关节；更重者手掌手指大部被炸掉。

（2）眼伤：伤后多有剧痛、出血，眼中有异物；重者眼球脱出，眼内出血，视物不清或不能。

（3）爆炸性耳聋：伤后一侧耳或双耳听力下降或听不到声音。

（二）急救

（1）止血：手指伤者包扎止血，高举手指，用干净布片包扎伤口，浅表有异物立即取出。

（2）重伤者应急处理后尽快转送医院，爆炸性耳聋应速送医院救治。

二、冷冻伤的急救

低温引起人体的损伤为冷冻伤，分为非冻结性冷伤和冻结性冷伤。

（一）非冻结性冷伤

发生原因是 10℃以下至冰点以上的低温，加以潮湿条件所造成，如冻疮、战壕足、浸渍足。暴露在冰点以下低温的机体局部皮肤、血管收缩，血流缓慢，影响细胞代谢。当局部恢复常温后，血管扩张、充血、有渗液。

主要表现为足、手和耳部红肿，伴痒感到刺痛，有水疱，合并感染后糜烂或溃疡。急救措施是局部表皮涂冻疮膏，每日温敷二三次。有糜烂或溃疡者使用抗菌药和皮质甾软膏或冻疮膏。

（二）冻结性冷伤

大多发生于意外事故或战争时期，人体接触冰点以下的低温和野外遇暴风雪，掉入冰雪中或不慎被制冷剂如液氮、固体 CO_2 损伤所致。

根据局部冻伤分为四度：

（1）Ⅰ度冻伤。伤及表皮层。局部红肿，有发热、痒、刺痛感，数日后干痂脱落而愈，不留瘢痕。

（2）Ⅱ度冻伤。损伤达真皮层。局部红肿明显，有水疱形成。自觉疼痛，若无感染，局部结痂愈合，很少有瘢痕。

（3）Ⅲ度冻伤。伤及皮肤全层和深达皮下组织。创面由苍白变为黑褐色，周围有红肿、疼痛，有血性水疱。若无感染，坏死组织干燥成痂，愈合后留有瘢痕且恢复慢。

（4）Ⅳ度冻伤。伤及肌肉、骨等组织。局部似Ⅱ度冻伤。治愈后留有功能障碍或致残。

（三）冻伤急救

复温是救治的基本手段。首先脱离低温环境和冰冻物体。衣服、鞋袜等同肢体冻结者勿用火烘烤，应用温水（40℃左右）融化后脱下或剪掉。用 38～40℃温水浸泡伤肢或浸浴全身，水温要稳定，使局部在 20min、全身在 30min 内复温。到肢体红润，皮温达 36℃左右为宜。对呼吸心搏骤停者，施行心脏按压和人工呼吸。

三、塌方砸伤的急救

在地道、山洞施工或筑路出现塌方，或者在群众集会活动时发生拥挤，易被挤伤或砸伤，有时将人体全部埋住，需紧急急救处理，步骤如下：

（1）立即挖出伤员，注意不要再度受伤，动作要轻、准、快，不要强行拉。如全部被埋应尽快将伤者的头部优先暴露出来，清理口鼻泥土沙石、血块，松解衣带，以利呼吸。

（2）使伤员平卧，头偏向一侧，防止呕吐物进入气管。

（3）伤口出血时应用布条止血和净水冲洗伤口，用干净毛巾包扎好以防感染。

（4）骨折时要用夹板或代用品固定。

（5）呼吸停止者，口对口人工呼吸。

（6）心跳停止者，实行胸外心脏按压。

（7）搬运伤员要平稳，避免颠簸和扭曲，尽早送医院救治。

思　考　题

（1）什么是职业中毒？

（2）职业中毒的解毒疗法有哪些？

（3）化学事故具有哪些特点？

（4）简述化学事故的现场医疗处理。

（5）烧伤的急救程序是什么？

（6）塌方砸伤的急救步骤是什么？

第十章　重点行业职业危害与防治

第一节　石　油　炼　制

石油炼制（简称炼油），是以原油为原料生产各种石油产品（又称油品），主要包括各种燃料油（汽油、煤油、柴油等）和润滑油以及液化石油气、石油焦炭、石蜡、沥青等30余种产品。原油在各种分馏塔、裂解、重整等装置中生产油品的过程大致可分为初步加工、一次加工、二次加工三个步骤。初步加工包括脱盐、脱水；一次加工包括常压和减压蒸馏；二次加工包括催化重整、分子筛脱蜡、加氢精制（或加氢脱硫）、催化裂化、糠醛（或酚）精制、酮苯脱蜡、白土精制、蜡饼发汗、丙烷脱沥青等。典型石油炼制工艺流程见图10-1。

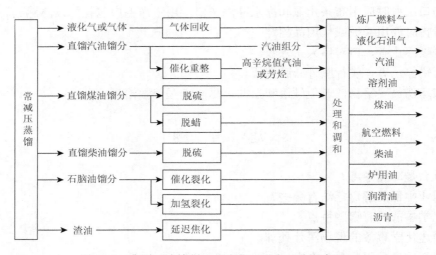

图 10-1　典型石油炼制工艺流程（引自职业卫生网）

一、职业危害因素

石油炼制过程存在多种化合物，包括烃类、硫化物、四乙铅、酮类、酚类、醚类、一氧化碳、氮氧化物、酸、碱、氨等。在石油炼制过程中，由于汽油沸点低，多数岗位都有可能接触汽油蒸气；在溶剂提取的作业场所，常有苯、甲苯、二甲苯等的溶剂蒸气；另外常压减压蒸馏、加氢精制（或加氢脱硫）、加氢裂化、延迟焦化等过程中，均可产生硫化氢，尤其是高含硫原油。因此，炼油的主要职业危害因素包括汽油蒸气、溶剂油蒸气、硫化氢气体。

1. 汽油

汽油是一种无色或淡黄色、易挥发、易燃液体，具有特殊臭味。主要由 $C_4 \sim C_{12}$ 脂肪烃与环烃类组成。侵入途径为吸入、食入、经皮吸收。汽油对中枢神经系统有麻醉作用。

急性中毒：轻度中毒症状有头晕、头痛、恶心、呕吐、步态不稳、共济失调。高浓度吸入出现中毒性脑病。极高浓度吸入引起意识突然丧失、反射性呼吸停止。可伴有中毒性周围神经病及化学性肺炎，部分患者出现中毒性精神病。液体吸入呼吸道可引起吸入性肺炎；溅入眼内可致角膜溃疡、穿孔，甚至失明。皮肤接触致急性接触性皮炎，甚至灼伤。吞咽引起急性胃肠炎，重者出现类似急性吸入中毒症状，并可引起肝、肾损害。

慢性中毒：神经衰弱综合征、自主神经功能症状类似精神分裂症；皮肤损害。

汽油对脂肪代谢有特殊作用，引起神经细胞内类脂质平衡失调、血中脂肪含量波动、胆固醇和磷脂的改变。不同产地的汽油因成分、品种不同，毒性不同。随汽油中不饱和烃、硫化物和芳香烃含量增高，毒性相应增加。

2. 苯、甲苯、二甲苯

苯是一种碳氢化合物即最简单的芳烃，常温下是甜味、可燃、有致癌毒性的无色透明液体，并带有强烈的芳香气味。甲苯、二甲苯均为无色透明、带芳香气味、易挥发的液体。三者均可经呼吸道、皮肤及消化道吸收。苯被国际癌症研究中心确认为高毒致癌物质，主要影响造血系统、神经系统，对皮肤也有刺激作用。甲苯和二甲苯化学性质相似，对人体的危害主要影响中枢神经系统，对呼吸道和皮肤产生刺激作用。

急性苯中毒主要表现为神经系统症状，轻症初有黏膜刺激症状，随后出现兴奋或酒醉状态，并伴有头痛、头晕、恶心、呕吐等现象；重症除上述神经系统症状外，还可出现昏迷、谵妄、阵发性和强制性抽搐，严重时可因呼吸和循环衰竭而死亡。苯慢性中毒常见的表现为神经衰弱综合征，头痛、头晕、记忆力减退、失眠、乏力，经常接触苯，皮肤可因脱脂而变得干燥、脱屑以致皲裂。

急性甲苯、二甲苯中毒，可出现中枢神经系统功能障碍和皮肤黏膜刺激症状，轻者表现为头痛、头晕、步态蹒跚、兴奋，轻度呼吸道和眼结膜的刺激症状；严重者出现恶心、呕吐、意识模糊、躁动、抽搐，以致昏迷，呼吸道和眼结膜出现明显刺激症状。慢性甲苯、二甲苯中毒，可表现出不同程度的头晕、头痛、乏力、眨眼障碍和记忆力减退等症状；外周血象可出现轻度、暂时性改变，脱离接触后可恢复正常；皮肤接触可致慢性皮炎、皮肤皲裂等。

3. 硫化氢、一氧化碳

硫化氢是一种无色具有强烈臭鸡蛋气味的可燃性气体。一氧化碳，俗称"煤气"，是一种无色、无臭、无味、无刺激性的气体。二者均为化学性窒息性气体。硫化氢主要经呼吸道进入，消化道也可吸收，皮肤吸收甚慢。一氧化碳经呼吸道进入。详细的中毒表现参见第五章"化学毒物的职业危害"。

4. 其他

各种加热炉的岗位均为高温作业，炎热季节可引起中暑，寒冷季节可增加上呼吸道感染患病率。加热炉、空气压缩机、空冷器、泵、大功率电动机、排气放空管线及阀门处，均可产生强烈的噪声、在噪声的长期作用下，可使人听力下降并伴有神经衰弱综合征，甚至噪声聋。润滑油酸碱精制产生的酸蒸气，可引起皮肤灼伤。催化裂化用的微球硅酸铝在加料和再生过程产生硅酸铝粉尘，白土精制过程中产生白土粉尘，长期吸入可引起尘肺。炼油过程中释放的重金属，如汞、铅、锰等，有可能带来重金属的危害。使用含放射源仪表时存在电离辐射危害的可能。原油中含的硫、氮等杂质会产生 SO_2、NO_x、NH_3 等刺激性气体。在糠醛（或酚）精制过程中，可产生糠醛（或酚）蒸气引起中毒。液化气主要成分为丙烷、丁烷，还有少量乙烯、丙烯、乙烷、丁烯等，具有麻醉作用。

二、职业危害因素预防措施

1. 管理手段

1）国家法规要求

石油炼制行业属易燃易爆高风险行业，也是职业病危害严重行业，要严格落实建设项目职业卫生"三同时"管理要求，做到项目建设的合法、合规；运行企业如实进行职业病危害项目申报，做好日常职业病危害因素检测与评价及员工岗前、岗中和离岗体检工作。

2）企业管理要求

依照企业规模，在 HSE 管理部门设置专职职业健康管理人员，加大对公司各级领导职业危害因素的培训力度，加大职业病危害作业场所管理力度；加强对职工的职业卫生防护教育工作，提高疾病高危人群的自我保健意识和自我防护能力；对重点岗位，如质检中心等，开展职业卫生隐患专题调查与治理，提出切实可行的整改防护措施，降低职业病发病率；做好体检的善后处理工作，按政策及时协调处理好对职业性损伤与职业病禁忌人员实行职业防护的有关事宜。

2. 技术手段

1）平面布置

厂区根据风向条件，人员集中的管理区、消防站和对空气质量要求较高设施布置在厂区的上风向，而相对污染较重的硫磺回收、焦化装置、污水处理厂等位于厂区的侧风向或下风向。

各装置之间，装置内部的设备之间，罐区内油罐之间均留有相应的安全距离，所有的加热炉尽可能集中在装置边缘布置，并在有可能泄漏可燃物料地点的全年最小频率风向的下风向。

2）工艺选择

建设项目设计时，应优先选择使用或生产毒性程度低的物料，选择温度低、压力低、自动化程度高的工艺，选择设备密闭程度好的生产设备，以减少毒物泄漏的可能性。对装置区中有可能泄漏并积聚易燃易爆气体、有毒气体的场所，按有关规定要求设置可燃气体检测报警器或有毒气体检测报警仪。例如，对含有苯物料的加工、储存、输送均以密闭的方式进行，输送含苯物料采用屏蔽泵或双断面密封泵，防止泄漏的发生。苯产品罐和含苯的原料罐采用内浮顶罐，并加氮封。硫磺回收装置、污水汽提和气体脱硫是硫化氢集中的区域，将整个处理过程全部密闭进行并在控制上采用联锁保护措施。装置区内对有可能释放有害气体的部位如成型、造粒厂房设置抽风除尘设备，改善操作环境，并在相关的装置和设施范围内设有硫化氢气体监测报警器。

根据各工作环境特点,按《工业企业设计卫生标准》(GBZ 1—2010)要求配备必需的防护用具和用品,包括防静电工作服、防毒面具、自给正压式空气呼吸器、普通隔热服等,同时按需要配备必需的便携式有毒气体检测仪器及便携式辐射剂量仪等。

噪声应从声源、声的传播及接受者个人防护三个方面着手采取措施。例如,加热炉喷嘴可改用辐射式燃式喷嘴;压缩机、鼓风机等高压气体出口、放气管口设消声器。发生噪声的泵应装设封闭隔声罩;噪声大的管线用隔声材料覆盖。为作业工人提供防声耳塞、耳罩及防声帽盔。

第二节　机　械　制　造

机械制造业是我国重要的支柱产业,为整个国民经济提供技术装备,是实现国民经济工业化、现代化和信息化的基础。机械制造业涉及范围很广,包括各种动力机械、起重运输机械、农业机械、冶金矿山机械、化工机械、纺织机械、机床、工具、仪器、仪表及其他机械设备等。机械制造的基本过程大致可概括为铸造、锻压、热处理、机械加工和装配。在机械制造过程中涉及职业危害的作业及可选用的个人防护用品见表10-1。

表 10-1　机械制造业常用的个人防护用品

作业名称	可以使用的防护用品	建议使用的防护用品
存在碎屑飞溅的作业	安全帽、防冲击护目镜、一般工作服	防机械伤害手套
操作转动机械作业	工作帽、防冲击护目镜、其他零星防护用品	
手持振动机械作业	耳塞、耳罩、防振手套	防砸鞋
吸入性气相毒物作业	防毒面具、防化学品手套、化学品防护服	劳动护肤剂
吸入性气溶胶毒物作业	工作帽、防毒面具、防化学品手套、化学品防护服	防尘口罩(防颗粒物呼吸器)、劳动护肤剂
沾染性毒物作业	工作帽、防毒面具、防腐蚀液护目镜、防化学品手套、化学品防护服	防尘口罩(防颗粒物呼吸器)、劳动护肤剂
噪声作业	耳塞	耳罩
强光作业	防强光、紫外线、红外线护目镜或面罩;焊接面罩、焊接手套、焊接防护鞋、焊接防护服、白帆布类隔热服	

一、铸造车间职业危害及预防

铸造是熔炼金属、制造与零件形状相适应的铸型,将液态金属浇注到铸型中,待其冷却凝固后,获得铸件或毛坯的工艺方法。常见的方法有手工和机械造型两大类。

1. **铸造车间的主要职业危害**

(1) 粉尘。在型、芯砂运输和加工过程中,均会在作业区域产生大量粉尘。打箱、落砂及铸件清理产生的粉尘有时还更多。铸钢清砂中产生的硅尘危害更大,如果没有有效的排尘措施,往往会使工人患硅肺。

（2）有害气体。冲天炉、电炉的烟气中含有大量一氧化碳，在烘烤砂型或泥芯时也有一氧化碳排出。冲天炉的烟气中还有大量的二氧化碳。用焦炭熔化金属，铸型、浇包、芯子干燥及浇注等过程中，会产生二氧化硫，如处理不当，会引起呼吸道疾病。用脲甲醛树脂作型芯黏结剂时，会产生甲醛和氨。铸铜车间熔铜时，有锌蒸气逸出，会引起铸造热。

（3）高温和热辐射。铸造的熔化、浇注、落砂工序均散发出强烈的热辐射。

（4）振动和噪声。铸造车间的清理工序，利用风动工具清铲毛刺，利用滚筒清理铸件，铸件打箱时使用振动器和震实造型机，均产生强烈的振动与噪声。

（5）其他。化铁炉出铁水和电炉出钢水及金属浇注和打箱时的特殊劳动条件致使铸造车间工伤率高于其他车间。机械化程序较差的车间还存在繁重体力劳动。

2. 铸造车间职业危害预防措施

（1）改进工艺。铸造用铁砂代替硅砂清理铸件；应用水爆清砂和水力清砂。
（2）密闭除尘。设立合理的干燥室、通风装置，防止一氧化碳中毒。
（3）防暑降温。做好高温作业人员的夏日高温防暑降温工作。
（4）防振措施。提高机械化、减少人工操作等。

二、锻压车间职业危害及预防

锻压是将金属锭（或块）在热炉内预先加热至 800～1200℃后，用锻锤或液压机将其锻压成所需的形状。

1. 锻压车间的主要职业危害

（1）噪声与振动。这是锻压车间最大的职业病危害。锻锤（空气锤和压力锤）可产生强烈的噪声与振动，一般为脉冲式噪声，强度多在 100dB（A）以上。冲床和剪床也可产生高强度噪声，但强度一般比锻锤小。工龄长的工人可能发生职业性耳聋。

（2）高温与热辐射。加热炉温度高达 1200℃，锻件温度在 500～800℃。生产过程中均可产生高温与热辐射。

（3）粉尘与有害气体。锻造炉、锻锤工序中加料、出炉、锻造过程会产生金属粉尘、煤尘等，以燃料工业窑炉污染较为严重。燃烧锻炉可产生一氧化碳、二氧化硫、氮氧化物等有害气体。

（4）其他。如繁重体力劳动与外伤。

2. 锻压车间职业危害的预防措施

（1）对高强度噪声源可集中布置，并设置隔声屏障。
（2）加强车间通风，例如，充分利用有组织的自然通风，在锻炉或加热炉上，安装局部自然抽出式通风，用空气淋浴或喷雾风扇向工作地带送风。
（3）在加热炉炉壁外围上隔热材料，利用循环水围屏、水冷式炉门和水幕等，降低炉壁温度和防止辐射热，锻好的锻件及时运出车间，减少车间热源。

三、热处理车间职业危害及预防

热处理工艺是将金属零件在不改变外形的条件下通过退火、淬火和回火等方式,改变金属的内部结构或性质(硬度、韧性、弹性、导电性等),达到工艺上所要求的性能,从而提高产品质量。退火可降低硬度,提高机械性能。淬火可提高硬度和耐磨性。回火可减少脆性,增加金属的弹性。将金属制件置于含有不同化学元素的介质中加热到一定程度并保温,使这些介质渗入金属制件的表面,使其表面化学成分发生改变,从而改变金属的硬度、耐磨性、抗腐蚀性、耐热性等,称为化学热处理,如渗碳、渗氮、渗铝、氰化等。

1. 热处理车间的主要职业危害

(1)有害气体。热处理工序要用到多种辅助材料(如酸、碱、金属盐、硝盐、氰盐等),往往会逸入作业环境中,而这些辅助材料均具有强烈的腐蚀性和毒性,能使人的呼吸器官组织麻痹。

(2)高温与热辐射。机械零件的热处理工序都是在高温下进行的,各种加热炉、盐浴槽及被加热的工件均是热源。当利用高频电炉进行热处理后,可以改善劳动条件,但也会产生另一种职业危害——高频电磁场。

2. 热处理车间职业危害预防措施

(1)安装通风设施。会逸散有害气体的,如氰浴槽,应在槽上安装排气罩或槽边抽风装置。

(2)防暑降温。做好高温作业人员的夏日高温防暑降温工作。

(3)电磁防护。对产生高频电磁场的设备进行屏蔽或进行隔离防护或时间防护。

四、机械加工车间职业危害及预防

机械加工生产过程利用各种机床对金属零件进行车、刨、钻、磨、铣等机械加工。机械加工车间的主要职业危害是有些种类的磨削液及其添加剂对工人有影响,长期接触可引起皮炎。油基磨削液的雾化使操作环境恶化,损伤人的呼吸器官,应以水乳剂或肥皂水代替。机械加工过程中,也有金属和矿物粉尘发生,天然磨石含有大量游离的二氧化硅,可能引起硅肺。机械加工车间应有合理的照明。

五、装配车间职业危害及预防

装配的生产过程是根据产品设计要求,将加工后的各种零件或部件进行配合和连接,使之成为半成品或成品的过程。小批量生产多为手工装配,大批量生产需要装配流水线。复杂的装配工序常配有焊接、电镀和喷漆等。

简单的机械装配工序职业危害因素很少,基本与一般机械加工相似。复杂的装配车间一般有焊接、电镀及喷漆涂装等作业,其主要职业危害为长期吸入高浓度的电焊粉尘,可发生焊工尘肺;此外,电焊时如不注意眼部防护,可发生电光性眼炎;喷漆时可发生苯、甲苯、二甲苯中毒;电镀时,有硫酸雾、铬和镍的酸雾,若用金属的碱性铬盐类会产生氰化氢。

装配车间职业卫生预防措施包括:焊接时用自动焊机代替手工焊,在工艺许可条件下,采用含锰少或不含锰的焊条。给电焊工配备镶有深色滤光板电焊面罩,防止紫外线伤害。密闭场所内电焊,应保证送入足量的新鲜空气或配置移动式抽风装置等。为防止喷漆作业发生中毒,选用无毒或毒性小的有机溶剂代替苯。为防止电镀时发生中毒,可采用无氰电镀、无铬电镀新工艺。

第三节　矿山开采

矿山是指有一定开采境界的采掘矿石的独立生产经营单位,主要包括一个或多个采矿车间(或称坑口、矿井、露天采场等)和一些辅助车间。矿山按矿种可分为煤矿与非煤矿山,非煤矿山包括金属矿山和非金属矿山两大类。金属矿山的矿种有铁、锰、铜、铅、锌、铝土、镍、金、银等。非金属矿山主要是应用于化工和建材行业的矿种,如磷、金刚石、石墨、自然硫、硫铁矿、水晶、刚玉、蓝晶石、盐矿、钾盐、镁盐、碘等。

矿山开采就是对各种矿藏,如煤炭、各种金属矿产的开采。开采方式分为地下开采(矿井)和露天开采(露天矿),以金属矿山为例,采矿现场涉及的主要职业危害见表 10-2 及表 10-3。井下采矿可分为掘进、采矿、运输、充填等基本过程。当矿藏露出地表或接近地表时,则采用露天采矿,即主要使用爆破、推土机、电铲等剥离表面覆盖层,露出矿层后采掘。采矿作业大多数在地下进行。矿山开采是一个综合性的技术行业,涉及地质、采矿、通风、运输、安全、机电和电气、爆破、环境保护及企业管理等多方面。

表 10-2　露天采矿现场主要职业危害因素

工序/岗位	接触方式与来源	主要职业危害因素
穿孔	操作穿孔设备凿岩过程中接触	硅尘、噪声、全身振动
爆破	爆破后接触爆破产生的粉尘、炮烟	硅尘、噪声、CO、NO_x
铲装、运输	铲运、装载矿石过程中接触粉尘、柴油发动机尾气	硅尘、噪声、全身振动、CO、NO_x
排岩	铲运、装载废石过程中接触粉尘、柴油发动机尾气	硅尘、噪声、全身振动、CO、NO_x
设备维修	电焊维修作业过程中接触	电焊烟尘、电焊弧光、锰及其化合物、NO_x

表 10-3　地下采矿现场主要职业危害因素

工序/岗位	接触方式与来源	主要职业危害因素
凿岩	人工操作凿岩机打眼时产生的粉尘、噪声	硅尘、噪声、手传振动
爆破	爆破后排险时接触爆破产生的粉尘、炮烟	硅尘、噪声、CO、NO_x、SO_2
放矿、出矿	放矿、出矿作业过程中产生的粉尘、噪声,以及采矿区残留的炮烟	硅尘、噪声、CO、NO_x、SO_2
电车运输	电车运输穿越采矿区、巷道、卸矿区时接触粉尘、噪声;以及电车轨道碰撞产生的噪声	硅尘、噪声
提矿、倒矿	提矿、倒矿作业时产生的粉尘、噪声	硅尘、噪声
井下破碎	操作间进行矿石破碎作业时产生的粉尘、噪声	硅尘、噪声

续表

工序/岗位	接触方式与来源	主要职业危害因素
司泵、通风、压风	水泵房、主风机、压风机房区域巡检时接触到设备运行时产生的噪声	噪声
翻罐	井口翻罐作业过程中	硅尘、噪声
设备维修	电焊作业过程中接触	电焊烟尘、电焊弧光、锰及其化合物、NO_x

一、矿山开采主要职业病危害因素

矿山开采主要的职业性有害因素有：生产性粉尘、有害气体、不良气象条件、噪声和振动等。同时由于井下劳动强度大、作业姿势不良、采光照明不佳等，外伤等意外事故时有发生。矿山开采，尤其是地下开采具有井下作业空间狭窄、能见度低、空气流动性差、井巷工程复杂等特点，使得职业卫生问题复杂，成为职业病高发行业，其中硅肺、职业中毒和职业性癌，是矿山开采的三大职业危害。

1. 生产性粉尘

凿岩、爆破、装运、井下破碎硐室以及溜矿井装、放矿等生产过程，均会产生大量生产性粉尘。其他作业，如工作面放顶、挑顶刷帮、喷锚作用、干式充填等也会产生粉尘。其中凿岩时，钻井以及凿岩机和电钻在钻眼作业中产尘量最大，干式凿岩远比湿式凿岩产生的粉尘浓度大。粉尘中游离二氧化硅含量越高，危害越大。人体长期吸入粉尘，轻者引起呼吸道炎症，重者引起尘肺。粉尘刺激皮肤，引起皮肤炎症；刺激眼睛，引起角膜炎；进入耳内，减弱听觉，有时也会引起炎症。

2. 有害气体

矿山常见的有害气体有一氧化碳、二氧化碳、硫化氢、瓦斯、氮氧化物等。

（1）一氧化碳。使用硝酸甘油炸药放炮，是一氧化碳的主要来源，引起急性中毒。

（2）二氧化碳。煤层与煤块内存在二氧化碳，放炮也会产生二氧化碳，巷道内木材腐烂也会产生二氧化碳。由于其相对密度大于空气，常聚集于巷道低处及通风不良处，因排挤空气而引起缺氧，使人窒息。

（3）硫化氢。木材腐烂、酸性矿井水与硫铁矿作用、爆破及导火线燃烧都可产生硫化氢。经久封闭的废巷道内可积有硫化氢，煤矿的"鸡窝煤"一般也存在硫化氢。矿工暴露于硫化氢，可引起急性中毒。

（4）瓦斯。一般煤矿中产生的瓦斯较多，主要存在于煤层中，当煤矿崩落时排放出来，由于相对密度小，多聚集于巷道顶部，排挤空气，在一定条件下，可使矿工缺氧甚至窒息。瓦斯与空气混合，达到一定浓度时，遇明火可发生爆炸。

（5）氮氧化物。使用硝铵炸药时，产生大量氮氧化物，可引起急性中毒。

3. 不良气象条件

随着矿山开采深度增加，井内高温高湿等不良气候条件也越严重。巷道越深，流入的空气因密度增大而产生压缩热，机电设备散热、岩层的温度等都能引起温度升高。在通风不良的深矿井中，夏季矿工可发生中暑。井内气湿与巷道中的含水量、流入空气的湿度及岩层的湿度有关。采矿过程中由于地下水不断渗出、蒸发，可在巷道内形成高气湿。高温高湿也是工伤事故的重要诱因之一。

4. 噪声和振动

机械化生产可以降低劳动强度，提高生产效率，但也成为矿井噪声和振动的主要来源，如各类风动和电动工具、运输机等。矿山爆破也产生噪声。噪声与振动产生的危害主要为职业性噪声聋与振动病。

5. 其他

在薄层矿脉，尤其是煤矿、小矿山及小煤窑，工人有时整个工作日，不得不以弯腰、蹲位、卧位等不良作业姿势进行采矿。工人易患腰腿疼、关节炎，煤矿井下工人尤其易引起滑囊炎。

由于采矿条件恶劣，生产性外伤成为煤矿工人的主要多发病，井内工人多发化脓性皮肤病、风湿性疾病、胃肠疾病、上呼吸道感染等。

二、预防措施

1. 防尘措施

矿山防尘措施基本可以概括为八个字：风、水、密、护、革、管、教、查。即通风除尘、湿式作业、密闭尘源与净化、个体防护、改革工艺与设备的产尘量、科学管理、加强宣传教育、定期测定检查。其中以风、水为主。

露天矿山主要采用湿式作业、洒水除尘及个体防护。例如，穿孔作业主要采取湿式作业，铲装矿岩采用洒水降尘，大型凿岩机还可采用捕尘装置来除尘；运输除尘，装车前向矿岩洒水，运输道路经常洒水，卸矿处设置喷雾装置等。

采取各种防尘措施后，仍有少量细微粉尘悬浮在空气中时，井下人员必须佩戴防尘口罩。

地下矿山采用通风除尘、喷雾洒水及个人防护等防尘措施。通风可以稀释和排出矿内空气中的粉尘，但要控制好风速，防止粉尘二次飞扬，增加粉尘湿润程度也是有效的方法。湿式作业是矿山普遍采用的一项重要防尘技术措施。用水湿润矿岩堆、巷道壁，在矿岩装载、运输与卸载过程和所在地方，以及其他产尘的设备及场所，进行喷雾洒水，可有效减少粉尘飞扬。湿式凿岩、凿岩机风水联运开关、凿岩机涂油、湿润剂除尘等均可有效降低凿岩时的粉尘浓度。坚持个体防护，正确使用和佩戴防尘口罩。

2. 有害气体预防措施

通风排毒，特别是爆破后要加强通风，15min 后才能进入爆破现场。进入长期无人进入的井巷时，务必要检查巷道中氧气及有毒气体的浓度，采取安全措施后方能进入。

3. 不良气象条件预防措施

不良气象条件预防措施可分为两大类，非人工制冷降温及人工制冷降温。当采用非人工制冷不能使矿内主要工作地点气象条件达到现行规程规定时，或者能达到但不经济时，应采用人工制冷降温措施（即矿井空调）。

4. 噪声与振动防治措施

矿山噪声防治从控制声源、传播途径及个体保护三方面入手。改进工艺，使用低噪工艺设备。严格把控制造和安装质量，加强润滑保养，提高工人操作水平；利用地形、地物、防噪林等自然条件及建隔声操作室、密闭噪声源、利用消声材料等隔声、吸声、消声措施来控制噪声传播；工作人员进入噪声区要佩戴防声耳塞、耳罩、隔声棉及防声头盔等。

第四节　胶　黏　剂

通过界面的黏附和内聚等作用，能使同种或不同种的制件或材料连接在一起的天然的或合成的、有机的或无机的一类物质，统称为胶黏剂，又称黏合剂、胶接剂，习惯上简称为胶。简而言之，胶黏剂就是通过黏合作用，能使被黏物结合在一起的物质。胶黏剂是精细化工产品中的重要大类，广泛用于工业、农业、交通、医疗、国防及人们的日常生活，成为现代工业社会发展中不可缺少的重要材料。胶黏剂发展大致经历了天然高分子（如生漆、动物胶、糯米浆、阿拉伯胶、骨胶），改性的天然高分子（如压敏胶、淀粉胶），以及高分子原料合成的胶黏剂[如氯丁橡胶、三聚氰胺树脂、聚氨酯、环氧树脂、有机硅树脂、EVA 乳液（乙酸乙烯-乙烯共聚乳液的简称）]三个阶段，随着现代化工工业的迅猛发展，合成胶黏剂产量已超过整个胶黏剂的 80%。

胶黏剂按主要组成成分可分为无机物和有机物（以此为例，分类见表 10-4），按外观形态可分为水溶液型、溶液型、乳液型、膏糊型、粉末型、薄膜型、固体型，按胶黏强度特性分为结构型、次结构型、非结构型，按固化方式可分为溶剂型、热固型、热熔型，按用途分为通用胶和物种胶。

表 10-4　胶黏剂分类

胶黏剂分类				典型胶黏剂
有机胶黏剂	合成胶黏剂	树脂型	热塑型胶黏剂	α-氰基丙烯酸酯
			热固型胶黏剂	不饱和聚酯、环氧树脂、酚醛树脂
		橡胶型	树脂酚醛	氯丁-酚醛
			单一橡胶	氯丁胶浆
		混合型	橡胶与橡胶	氯丁-丁腈
			树脂与橡胶	酚醛-丁腈、环氧-聚硫
			热固型胶黏剂与热塑型胶黏剂	酚醛-缩醛、环氧-尼龙
	天然胶黏剂		动物性胶黏剂	骨胶、虫胶
			植物性胶黏剂	淀粉、松香、桃胶
			矿物性胶黏剂	沥青
			天然橡胶胶黏剂	橡胶水

续表

胶黏剂分类		典型胶黏剂
无机胶黏剂	硫酸盐	石膏
	硅酸盐	水玻璃
	磷酸盐	磷酸-氧化铜
	硼酸盐	硼酸盐-熔接玻璃

资料来源：https://wenku.baidu.com/view/6310abac0242a8956bece496.html。

　　合成胶黏剂一般由基料、固化剂、溶剂、增塑剂、填料、偶联剂及其他辅助材料（引发剂、促进剂、防老剂、增稠剂、阻聚剂、稳定剂、络合剂和乳化剂等）组成。

一、主要职业危害因素与职业危害

　　胶黏剂生产过程中的原料准备（含除杂、输送、干燥、粉碎、混合及筛分）存在粉尘、毒物危害，在输送、粉碎、混合与筛分过程，还可产生机械噪声。基料合成过程可能存在高温、毒物危害。混合、溶解、输送过程可能产生噪声、毒物危害。涂胶过程可能产生毒物危害。整理包装过程可能产生粉尘、毒物危害。在使用胶黏剂时，对被粘物表面处理，进行粘接，主要存在粉尘、机械噪声、振动、毒物、高温和热辐射。

　　胶黏剂最主要的职业危害是毒物，如挥发性有机化合物（苯、甲苯、二甲苯、甲醛、游离甲苯二异氰酸酯等），因胶种的不同而产生差异。

　　挥发性有机化合物（volatile organic compounds，VOCs）在胶黏剂中存在较多。例如，溶剂型胶黏剂中的有机溶剂，"三醛"胶黏剂（脲醛树脂、酚醛树脂、三聚氰胺甲醛树脂）中的游离甲醛，不饱和聚酯胶黏剂中的苯乙烯，丙烯酸酯乳液胶黏剂中的未反应单体，改性丙烯酸酯快固结构胶黏剂中的甲基丙烯酸甲酯，聚氨酯胶黏剂中的多异氰酸酯，α-氰基丙烯酸酯胶黏剂中的 SO_2，4115 建筑胶中的甲醇，丙烯酸酯乳液中的增稠剂氨水等。这些易挥发性的物质排放到大气中，危害很大，而且有些发生光化作用，产生臭氧，低层空间的臭氧污染大气，影响生物的生长和人类的健康，有些卤代烃溶剂则是破坏大气臭氧层的物质。

　　这些毒物可经皮肤和黏膜、呼吸道进入人体，由于经呼吸道侵入的毒物常黏附在鼻咽部，混在鼻咽部的分泌物内而被吞咽进入消化道。另外，在胶接场所饮食，以及用被胶黏剂污染的手取食，均易将毒物带入消化道。

　　这些毒物引起的主要职业危害有：

　　（1）皮肤损害，如接触性皮炎、接触性皮肤色素消失、皮肤水疱等。

　　（2）刺激作用，如眼睛刺激，口、喉、鼻腔刺激，呼吸道刺激等；窒息。

　　（3）肺部疾患，如肺部炎症和肺水肿。

　　（4）胃肠功能失调、恶心呕吐等。

　　（5）神经系统影响，如中枢神经系统抑制等。

　　（6）生殖毒性。

　　（7）肝脏损害。

　　（8）心血管损害；造血系统损害。

（9）致癌性。

（10）其他，如燃烧、爆炸等。

二、预防措施

（1）源头控制：在原料选取方面，尽量选用无毒或毒性小的物质。

（2）通风除尘：生产与使用胶黏剂的工作场所做好通风，及时排出有毒气体。

（3）个人防护：工作人员操作时应做好个人防护，穿戴防护手套、口罩及工作服等，尽量避免人与胶黏剂直接接触。

（4）胶接工作场地严禁吸烟、进食。溶剂或胶黏剂用后立即密封保存，远离火源，防止火灾。

（5）使用能防爆的电器设备和照明装置。

第五节　家具制造

随着我国经济持续快速发展，人民生活水平逐步提高，家具制造业持续高速发展，我国已成为世界家具生产、出口和消费大国。家具主要材料为实木、板材，辅料为油漆、五金件、玻璃、皮革等。家具的生产工艺主要包括备料、机加工（细作）、安（组）装、涂装、包装；以木制家具为例，其生产工艺流程如图 10-2 所示。备料包括选料、断料、开料（裁板/压板/贴皮/封边）、平刨、拼板、弯矩成型等工序。机加工（细作）包括镂铣、开榫、精切、雕刻、钻孔等工序。安（组）装即为利用胶黏剂及其他组装方法将部件组装成新产品的过程。涂装包括从木工检砂交货起，到油工检砂、批灰、灰磨、检修、擦色、底油涂装、油磨、修色、面油涂装等。包装包括修边、安装、组装、试装、备料、除尘、包装、运输等工序。

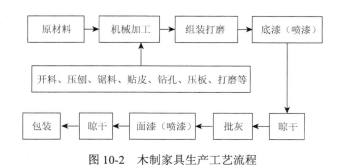

图 10-2　木制家具生产工艺流程

一、主要职业危害因素

家具制造过程会产生粉尘、噪声与振动、有毒物质等职业病危害因素。

（1）粉尘。家具制造过程中的锯料、刨料、打磨等都会产生大量粉尘。这些木粉尘源于木材，属有机粉尘，粉尘中含有一定数量的焦油、单宁类及单宁酸和不饱和苯烃及其氧化物等，吸入后，可能引起支气管哮喘、过敏性肺炎，长时间在高浓度木粉尘环境中，可导致慢性呼吸道炎症，严重的引起肺纤维化、心血管疾病等。如果粉尘中还含有涂料中的化学毒物，将会进一步威胁工人的健康。

（2）噪声与振动。木工机械对木材或家具部件进行切割、机加工、打磨作业时，几乎都会产生噪声与振动。噪声使工人听力受损及耳鸣，甚至职业性耳聋；另外，还会引起工人自主神经系统功能紊乱、记忆力衰退、注意力不集中。工人手臂、肩部、颈部受到局部振动，会引起工人头痛、头晕、耳鸣、胸腹痛、注意力分散、空间定向障碍、操作效率、视觉工作效率明显降低等状况。

（3）有毒物质。在家具制造过程中需要用到油漆和胶黏剂的工序，如涂胶、擦色、调漆、喷漆、晾漆等工序均要用到油漆和胶黏剂，拼接、压边、封边、修边等工序要用到胶黏剂。这两类物质中含有芳香烃、醇类、酯类、酮类、醛类等多种VOCs，其中苯、甲醛、苯胺、二异氰酸甲苯酯属于高毒物质。暴露于VOCs环境中，会对人体神经系统、呼吸系统、消化系统、免疫系统、造血系统等造成不同程度的职业危害。例如，甲醛急性中毒，可引起眼剧痛、咽喉疼痛、呼吸困难、胸闷、气喘，甚至死亡。长期接触低剂量甲醛可导致慢性呼吸道疾病，甚至引起鼻腔、口腔、咽喉、皮肤等癌症。此外，甲醛还有致敏、致畸、致突变性。苯可破坏人体神经系统和造血系统，导致白血病，是人类的致癌物。苯胺主要损害造血系统、泌尿系统，引起溶血性贫血、膀胱炎、肝炎、尿道癌、前列腺癌等。二异氰酸甲苯酯主要损害呼吸系统，可引起发绀、哮喘、支气管炎、肺炎、肺水肿等。醇类、酯类、酮类等的蒸气可引起麻醉，刺激黏膜，可导致皮肤病等。

（4）机械伤害。机械伤害主要有刀具的切割伤害、木料的冲击伤害、飞出物的打击伤害。

（5）其他。木料原材料、成品、刨花、木屑等都是易燃物，火灾危险存在于家具制造的全过程。存储和使用油漆、溶剂，加上悬浮在空中的粉尘，在某些情况下可能会发生燃烧爆炸危险。木材也可能含有霉菌和细菌等生物职业危害。

二、预防措施

1. 管理措施

关键在于做好新建、改建、扩建项目和技术改造、技术引进项目职业卫生"三同时"工作。

2. 技术措施

1）防尘措施

对于生产工艺，尽可能选用先进的工艺和合理的机械设备，制定相应的操作规程，以减少粉尘排放量，同时辅以一定的防尘措施和除尘设备。例如，对于没有条件安装大型除尘设备的小企业，可在机床附加安装单机吸尘和集尘装置；对于大、中型木粉尘，可现场清扫收集，同时避免清扫过程中的二次扬尘；采用旋风分离器集尘装置或布袋除尘设备去除各种砂光机械切削产生的微小粉尘；给打磨台设置通风除尘系统，应采用上送风和下排风（侧排风），而不采用下送风上排风的通风除尘方式。为保证除尘系统有效发挥作用，不仅要对岗位与工序进行合理布局，还要根据工艺流程、设备配置、厂房条件、排风量大小、风速及粉尘浓度等自身特点进行设计。

2）防毒措施

（1）合理布局：作业场所要合理布局，有害作业与无害作业分开，高毒作业场所与其他作业场所有效隔离，作业场所与生活场所分开。

（2）选用低毒材料：利用无毒或低毒原料替代有毒或高毒材料，采购甲醛释放量低人造板材（如 E1 级人造板），尽量选用低毒、无毒水溶性涂料（如水性涂料漆）；采用达到环境认证、品质较好的胶黏剂，部分或全部用水代替溶剂。

（3）通风排毒：生产过程中尽量避免工人直接接触有毒有害气体，做好净化通风排毒等措施。可设立独立、具有良好机械通风的喷漆间进行喷漆或喷涂作业，尽量采用机械手喷涂、自动喷涂等技术，避免直接接触有毒有害气体，涂装操作位置安装水帘（水幕）、防毒排毒装置及冲洗设施；若是流水线作业，喷漆作业点应设置局部隔离防护设施及水帘（水幕）降毒和流水排毒设施，流水线上的打磨、擦色、烘干等作业点也应设置通风排毒设施。使用胶黏剂的工作岗位，使用密闭化、机械化工艺，减少作业人员与胶黏剂直接接触，工艺设备应配备通风净化系统；若必须采用手工刷胶，应固定工位，设置局部排风系统，保证足够排风量，降低毒物浓度。擦色、修补、晾漆、烘干箱（室）等工作场所设置通风装置，划定作业区。手工打磨、调漆、喷漆、擦色、烘干等工序隔离设置。生产过程中使用的涂料、油漆、胶黏剂用后要及时封闭容器口（含空容器）防止溢散。上过漆的家具及时入库，仓库内设置气体收集、净化装置。

（4）个人防护：若作业场所有毒气体仍超标，应给工人配备防毒面具、化学品防护服、防护面罩、防护靴、防护帽等个人防护用品。

3）防噪措施

从控制噪声源、噪声传播途径及个体防护三方面来防止噪声危害。通过合理布置，采用新技术、新工艺、新方法从源头上避免噪声、振动对人体的危害。例如，通过改进设备结构，提高设备精度、选用新型设备、改变操作工艺等措施来降低噪声源，包括给振动较强的设备安装减振装置，为木工切削选用稳定性好的新型刀具等；利用吸声、消声、隔声、减振等技术措施控制噪声传播。例如，在车间围护结构墙上敷设吸声材料，在机床防护罩、吸尘管道等部位加装吸声材料，封闭高噪声机床，使用隔声墙、隔声楼板、隔声门、隔声窗，必要时设置隔音室；给工人配备耳塞、耳罩，防振手套、防振鞋等防护用品。

4）其他

定期对车间安全装置及设备安全设施进行检查与维护，防止机械伤害。注意车间防火和防爆。

思　考　题

（1）试到某一工业企业中考察其职业危害及产生原因，并提出相应的预防措施。

（2）为防止重金属职业危害，你认为可以采取哪些预防措施？

（3）论述家具制造的主要职业危害及其预防控制措施。

（4）简述铸造车间的职业危害及其预防措施。

第十一章　工业通风与除尘技术

职业危害工程控制是通过改进生产工艺或采用机械设备来降低或消除有毒有害物质的危害，进而保护作业人员健康与安全。

第一节　工业通风概述

一、工业通风的目的

通风净化是实现职业安全卫生标准和环境排放标准的重要措施。通风，泛指空气流动，通风系统是指促使空气流动的动力、风路及其相关构筑物的组合体。而工业通风是指将外界的新鲜空气送入有限空间内，同时将有限空间内的废气排至外界。有限空间可以指建筑物、隧道、地下巷道、硐室，甚至容器等。

工业通风的方法可以实现将局部地点或整个车间不符合卫生的污染空气直接或经过净化排至室外，将新鲜空气或经过净化符合卫生标准的空气送入室内。工业通风的对象是作业场所中达不到职业卫生标准的污浊空气，若污浊空气也达不到环境排放标准则需要将空气排至室外之前进行净化处理。

工业通风的目的主要有三个方面：一是稀释或排除生产过程产生的有毒有害、易燃易爆气体及粉尘，保障工业安全生产；二是给作业场所送入充足的新鲜空气，供作业人员呼吸；三是调节作业场所的温、湿度等气象条件，为人员和机器设备提供适宜的作业环境。

二、工业通风方法

工业通风方法较多，主要按下面三种方法进行分类：

1. 按通风作用范围分类

按照通风的作用范围可以分为局部通风和全面通风。

局部通风和全面通风是针对指定的空间而言的。在指定的空间内，对整个空间均进行通风换气的方法称为全面通风，对子区域或局部地点进行通风换气的方法称为局部通风。例如，一座有不同生产工序的大型厂房，对整个厂房或绝大多数空间均进行通风换气的方法，称为全面通风；对其中部分空间进行通风换气的方法称为局部通风。再如，一幢有许多房间的高层建筑，对整幢建筑所有房间或绝大多数房间进行通风换气的方法，称为全面通风；对其中部分房间进行通风换气的方法称为局部通风。又如，一个矿井，对整个矿井或绝大多数空间均进行通风换气的方法，称为全面通风；对其中部分巷道或硐室进行通风换气的方法称为局部通风。

全面通风一般用于整个空间均需要通风换气的场合。局部通风一般用于全面通风未能达到安全、卫生要求的局部地点，或没有必要全面通风的区域，如对于操作人员少、面积大的车间，用全面通风改善整个车间的空气环境，既困难又不经济，而且也无此必要，这时可用局部通风机向局部工作地点送风，在局部地点造成良好的空气环境。炼钢、铸造等高温车间经常采用这种通风方法。应当指出，在工业通风系统中，有不少场合往往是局部通风与全面通风结合使用，如矿井生产。

2. 按通风动力分类

按通风动力可以分为机械通风、自然通风、自然-机械联合通风。

（1）机械通风。机械通风是指依靠通风机械设备作用使空气流动，造成有限空间通风换气的方法。由于通风机械设备产生的风量和风压可根据需要确定，易于控制有限空间内的气流方向和速度，对进风和回风进行必要的处理，使有限空间空气达到所要求的参数，因此，机械通风方法应用广泛。机械通风系统的缺点是需要消耗电能以维持通风机运转，通风机和风道等设备要占用一定建筑面积和空间，工程造价和维护费用较高，安装和管理也相对复杂。据介绍，一般工业场所的风机耗电量达厂区总耗电量的20%。

（2）自然通风。自然通风是指自然因素作用而形成的通风现象，即由于有限空间内外空气的密度差、大气运动、大气压力差等自然因素引起有限空间内外空气能量差，促使有限空间内的气体流动并与大气交换的现象。锅炉或电厂中的烟囱就是一例，它是依靠烟囱内外空气的密度差引起有限空间内外空气能差后，促使烟囱的气体流动并与大气交换。

自然通风在很多情况下是有益的，如在建筑通风换气中，它不需要消耗机械动力，节约能源，使用管理简单，也不存在噪声问题；同时，在适宜的条件下又能获得很大的通风换气量。如产生大量余热的车间，可完成通风降温除湿（改善作业地点气象参数）和通风换气（改善有限空间空气质状态，如增加新鲜空气、排出各种有毒及爆炸气体等）两大功能，是一种经济的通风方式。然而，自然通风也有不利的方面：一是自然进入有限空间的空气很难预先进行处理，同样从有限空间排出的污浊空气也无法进行净化处理；二是由于风压和热压均会受到自然条件的约束，换气很难人为控制，通风效果不稳定；三是某些情况下自然通风对安全不利，如建筑物发生火灾时，室内温度高于室外温度，建筑物内的各种竖井成为拔火拔烟的垂直通道和火灾垂直蔓延的主要途径，助长了火势，扩大了灾情，如果燃烧条件具备，整个大楼顷刻间便可能形成一片火海。

（3）自然-机械联合通风。它是指自然因素和机械设备联合作用而形成的通风现象，也就是在因自然因素作用而形成空气流动的区域再通过通风机械设备使得空气按人为方向流动。自然-机械联合通风方法中，有时自然因素和通风机械设备共同促使空气按人为方向流动，有时自然因素会阻碍空气按人为方向流动，在通风设计时应当考虑到这一点。

3. 按通风机械设备工作方法分类

按通风机械设备工作方法可以分为抽出式通风、压入式通风、混合式通风。

（1）抽出式通风。通风机械设备产生负压后，待通风换气区域的污浊空气由通风机械设备吸出并送至外界，这种通风方法称为抽出式通风，如图11-1所示为典型的局部抽出式通风系统。其特征是，通风换气区域的空气压力低于区域外，通风设备的入口布置在通风换气区域，通风设备的出口位于排气侧。在地面通风中，抽出式通风也称为排风，或称为吸风。

（2）压入式通风。将通风机械设备提供的大于外界压力的空气送入到通风换气区域的通风方法称为压入式通风，如图 11-2 所示为典型的压入式通风系统。其特征是，通风换气区域的空气压力大于区域外面，通风设备的出口直接通往需换气区域，通风设备的入口位于新鲜空气区域。在地面通风中，压入式通风也称为送风。

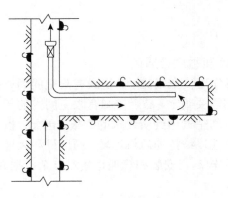

图 11-1　抽出式通风系统

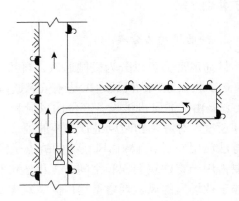

图 11-2　压入式通风系统

（3）混合式通风。混合式通风是压入式和抽出式两种通风方法的联合运用，兼有压入式和抽出式特点。压入式通风设备将大于外界压力的新鲜空气送入通风换气区域，抽出式通风设备将通风换气区域的污浊空气吸出并送至外界。

第二节　空气流动基本原理

一、风流能量

通风系统中任一断面上的能量（机械能）都由位能、压能和动能三部分组成。假设从风流中任取一质量为 m、速度为 v、相对高度为 Z、大气压为 P 的控制体。现在用外力对该控制体做的功来衡量这三种机械能的大小。

1. 位能（势能）

物体在地球重力场中因受地球引力的作用，由于相对位置不同而具有的一种能量称为重力位能，简称位能，用 E_{P0} 表示。任何标高都可用作位能的基点。在通风系统中，不同的地点标高不同，则位能不一样。假设质量为 m 的物体位于基点上，其位能为 0，当对其施加一个能克服重力向上的力 F，使其向上运动时，有

$$F = mg \text{ (N)} \tag{11-1}$$

式中：g 为重力加速度。

当向上移动到高于基点 Z（m）时，做的功为

$$W = E_{P0} = mgZ \text{ (J)} \tag{11-2}$$

这就给出了物体在 Z 高度上的位能。

2. 静压能（流动功）

由分子运动理论可知，无论空气是处于静止还是处于流动状态，空气的分子无时无刻不在做无秩序的热运动。这种由分子热运动产生的分子动能的一部分转化过来的能量，并且能够对外做功的机械能称为静压能，用 E_P 表示。

如图 11-3 所示，有一个两端开口的水平管道，断面积为 A，在其中放入体积为 V、质量为 m 的单元流体，使其从左向右流动，即使不考虑摩擦阻力，由于管道中存在压力 P，单元体的运动受到阻力，因此必须施加一个力 F 克服这个阻力，单元体才会运动。当该力使单元体移动一段距离 s 后，就做了功。

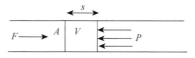

图 11-3 管道内对滑块做的流动功

为平衡管道内的压力，施加的力为

$$F = PA \text{ (N)} \tag{11-3}$$

做的功为

$$W = E_P = PAs \text{ (J)} \tag{11-4}$$

但 As 是流体的体积 V，所以

$$W = E_P = PV \tag{11-5}$$

根据密度的定义

$$\rho = m/V \text{ (kg/m}^3） \tag{11-6}$$

或者

$$V = m/\rho \tag{11-7}$$

则对该单元体做的流动功为

$$W = E_P = Pm/\rho \text{ (J)} \tag{11-8}$$

或者，对单位质量流体做的功为

$$W = E_P = P/\rho \text{ (J/kg)} \tag{11-9}$$

当流体在管道中连续流动时，压力就必须对流体连续做功，此时的压力就称为压能，所做的功为流动功。式（11-9）就是单位质量流体的静压能表达式。

3. 动能

当空气流动时，除了位能和静压能外，还有空气定向运动的动能，用 E_v 表示。如果对一个质量为 m 的物体施加大小为 F 的外力，使其从静止以加速度 a 做匀加速运动，在 t 时刻速度达到 v，则其平均速度为

$$(0 + v)/2 = v/2 \text{ (m/s)} \tag{11-10}$$

此时，物体运动的距离 L 为

$$L = \frac{v}{2} \times t = \frac{vt}{2} \, (\text{m}) \tag{11-11}$$

根据加速度 a 的定义：

$$a = \frac{v}{t} \, (\text{m/s}^2) \tag{11-12}$$

施加的外力：

$$F = m \times \frac{v}{t} = \frac{mv}{t} \, (\text{N}) \tag{11-13}$$

所以，使物体从静止加速到速度 v，外力对其做的功为

$$W = E_v = \frac{mv}{t} \times \frac{v}{2} \times t = \frac{mv^2}{2} \, (\text{Nm 或 J}) \tag{11-14}$$

这就是质量为 m 的物体所具有的动能，$mv^2/2 \, (\text{J})$。

二、不可压缩流体的能量方程

能量方程表达了空气在流动过程中的静压能、动能和位能的变化规律，是能量守恒的转换定律在工业通风中的应用。

假设空气不可压缩，则在管道内流动空气的任意断面，它的总能量都等于动能、位能和静压能之和。现有空气在一管道内流动，考虑到在任意两点间的能量变化，如图 11-4 所示。内能的变化和其他形式的能量变化相比是非常小的，所以忽略不计，又因为外加的机械能通常单独考虑，除去这些因素，在图中 1 位置的总能量等于 2 位置的总能量与 1 到 2 之间损失的能量之和，如果用 U_1 (J/kg) 和 U_2 (J/kg) 分别表示点 1 和点 2 单位质量空气的总能量，$L_{1\text{-}2}$ (J/kg) 表示点 1 到点 2 的能量损失，则有

$$U_1 = U_2 + L_{1\text{-}2} \tag{11-15}$$

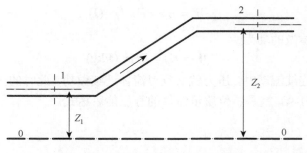

图 11-4　流动空气能量之间的关系

又

$$U_1 = \frac{v_1^2}{2} + Z_1 g + \frac{P_1}{\rho_1}, \quad U_2 = \frac{v_2^2}{2} + Z_2 g + \frac{P_2}{\rho_2}$$

所以可以得出：

$$\frac{v_1^2}{2} + Z_1 g + \frac{P_1}{\rho_1} = \frac{v_2^2}{2} + Z_2 g + \frac{P_2}{\rho_2} + L_{1-2} \tag{11-16}$$

如果认为空气是不可压缩的，此时 $\rho_1 = \rho_2 = \rho$，所以式（11-16）变为

$$\frac{v_1^2 - v_2^2}{2} + (Z_1 - Z_2) g + \frac{P_1 - P_2}{\rho} = L_{1-2} \tag{11-17}$$

这里的 $v^2/2$ 是动能，Zg 是位能，P/ρ 是流动功（静压能），L_{1-2} 是能量损失。

如果在方程两边的各相上同乘以 ρ，那么式（11-16）变为

$$\rho \frac{v_1^2}{2} + Z_1 g \rho + P_1 = \rho \frac{v_2^2}{2} + Z_2 g \rho + P_2 + h_{1-2} \text{(Pa)} \tag{11-18a}$$

或者

$$h_{1-2} = (P_1 - P_2) + \frac{\rho}{2}(v_1^2 - v_2^2) + g\rho(Z_1 - Z_2) \tag{11-18b}$$

这就是不可压缩单位体积流体常规的伯努利方程表达式，h_{1-2} 是单位体积空气在流动过程中的能量损失。

三、可压缩风流能量方程

在工业通风系统中，严格地说空气的密度是变化的，即风流是可压缩的。当外力对它做功增加其机械能的同时，也增加了风流的内（热）能。因此，在研究通风系统风流流动时，风流的机械能加上其内（热）能才能使能量守恒及转换定律成立。

1. 可压缩空气单位质量流体的能量方程

前面已经介绍了理想风流的能量由静压能、动能和位能组成，当考虑到空气的可压缩性时，空气的内能就必须包括在风流的能量中，用 E_k 表示 1kg 空气所具有的内能，J/kg。

如图 11-4 所示，在 1 断面上，1kg 空气所具有的能量为

$$\frac{v_1^2}{2} + Z_1 g + \frac{P_1}{\rho_1} + E_{k1} \tag{11-19}$$

风流流经 1-2 断面间，到达 2 断面时的能量为

$$\frac{v_2^2}{2} + Z_2 g + \frac{P_2}{\rho_2} + E_{k2} \tag{11-20}$$

1kg 的空气由 1 断面流至 2 断面的过程中，克服流动阻力消耗的能量为 L_R（J/kg）[这部分被消耗的能量将转化成热能 q_R（J/kg），仍存在于空气中]；另外还有环境温度、机电设备等传给 1kg 空气的热量为 q（J/kg）；这些热量将增加空气的内能并使空气膨胀做功；假设 1-2 断面间无其他动力源（如局部风机）。通过上面的分析，则式（11-16）可变为

$$\frac{v_1^2}{2} + Z_1 g + \frac{P_1}{\rho_1} + E_{k1} + q_R + q = \frac{v_2^2}{2} + Z_2 g + \frac{P_2}{\rho_2} + E_{k2} + L_{1-2} \tag{11-21}$$

即

$$L_{1\text{-}2} = \left(\frac{v_1^2}{2} - \frac{v_2^2}{2}\right) + \left(\frac{P_1}{\rho_1} - \frac{P_2}{\rho_2}\right) + g\left(Z_1 - Z_2\right) + E_{k1} - E_{k2} + q_R + q \ (\text{J/kg}) \qquad (11\text{-}22)$$

式（11-22）就是单位质量可压缩空气在无压源的风道中流动时能量方程的一般表达式。如果图 11-4 中 1-2 断面间有压源（如局部风机）L_t（J/kg）存在，则能量方程为

$$L_{1\text{-}2} = \left(\frac{v_1^2}{2} - \frac{v_2^2}{2}\right) + \left(\frac{P_1}{\rho_1} - \frac{P_2}{\rho_2}\right) + g\left(Z_1 - Z_2\right) + E_{k1} - E_{k2} + q_R + q + L_t \ (\text{J/kg}) \qquad (11\text{-}23)$$

2. 可压缩空气单位体积流体的能量方程

上面已经详细讨论了单位质量流体的能量方程,但在我国工业通风行业习惯使用单位体积（1m³）流体的能量方程。在考虑空气的压缩性时,1m³ 空气流动过程中的能量损失,即通风阻力 h[J/m³（Pa）],可由 1kg 空气流动过程中的能量损失（$L_{1\text{-}2}$）乘以 1、2 断面间按状态过程考虑的空气平均密度 ρ_m,即 $h = L_{1\text{-}2} \cdot \rho_m$;并将式（11-22）和式（11-23）代入得

$$h_{1\text{-}2} = P_1 - P_2 + \left(\frac{v_1^2}{2} - \frac{v_2^2}{2}\right)\rho_m + g\rho_m\left(Z_1 - Z_2\right) \ (\text{J/m}^3) \qquad (11\text{-}24)$$

$$h_{1\text{-}2} = P_1 - P_2 + \left(\frac{v_1^2}{2} - \frac{v_2^2}{2}\right)\rho_m + g\rho_m\left(Z_1 - Z_2\right) + H_t \ (\text{J/m}^3) \qquad (11\text{-}25)$$

式（11-24）和式（11-25）就是可压缩空气单位体积流体的能量方程,其中式（11-25）是有压源（H_t）时的能量方程。

【例 11-1】在某一通风管道中,测得 1、2 断面的绝对静压分别为 101324.7Pa 和 101858.0Pa,若两断面的截面积 $S_1 = S_2$,高差 $Z_1 - Z_2 = 100$m,管道中平均密度 $\rho_{m12} = 1.2$kg/m³,求 1、2 两断面间的通风阻力,并判断风流方向。

解 假设风流方向为 1→2,列能量方程:

$$h_{R12} = (P_1 - P_2) + \left(\frac{v_1^2}{2}\rho_2 - \frac{v_2^2}{2}\rho_2\right) + (Z_1 - Z_2)g\rho_{m12}$$

$$= (101324.7 - 101858.0) + 0 + 100 \times 9.81 \times 1.2$$

$$= 643.9(\text{J/m}^3)$$

由于阻力值为正,所以原假设风流方向正确,是 1→2。

四、关于能量方程使用的几点说明

从推导过程可知,能量方程做了适当的简化,因此在应用能量方程时应根据通风系统的实际条件,正确理解能量方程中各参数的物理意义,灵活应用。

（1）能量方程的意义是表示 1kg（或 1m³）空气由 1 断面流向 2 断面的过程中所消耗的能量（通风阻力）等于流经 1、2 断面间空气总机械能（静压能、动压能和位能）的变化量。

（2）风流流动必须是稳定流,即断面上的参数不随时间的变化而变化;所研究的始、末断面要选在缓变流场上。

（3）风流总是从总能量（机械能）大的地方流向总能量小的地方。在判断风流方向时，应用始末两断面上的总能量来进行，而不能只看其中的某一项。如不知风流方向，列能量方程时，应先假设风流方向，如果计算出的能量损失（通风阻力）为正，说明风流方向假设正确；如果为负，则风流方向假设错误。

（4）在始、末断面间有压源时，若压源的作用方向与风流的方向一致，则压源为正，说明压源对风流做功；如果两者方向相反，则压源为负，压源成为通风阻力。

（5）单位质量或单位体积流量的能量方程只适用 1、2 断面间流量不变的条件，对于流动过程中有流量变化的情况，应按总能量的守恒与转换定律列方程。

第三节　通　风　阻　力

当空气沿风道运动时，由于风流的黏滞性和惯性以及风道壁面等对风流的阻滞、扰动作用而形成通风阻力，它是造成风流能量损失的原因。因此，从数值上来说，某一风道的通风阻力等于风流的能量损失；从通风阻力的产生来看，包括摩擦阻力（或称沿程阻力）和局部阻力，摩擦阻力是由于空气本身的黏滞性及其与风道壁面之间的摩擦而产生的能量损失；局部阻力是空气在流经风道时由于流速的大小或方向变化及随之产生涡流造成比较集中的能量损失。

一、摩擦阻力

1. 摩擦阻力的意义和理论基础

风流在风道中做均匀流动时，沿程受到风道固定壁面的限制，引起内外摩擦而产生的阻力称为摩擦阻力。所谓均匀流动是指风流沿程的速度和方向都不变，而且各断面上的速度分布相同。流态不同的风流，摩擦阻力 h_{fr} 的产生情况和大小也不同。

前人实验得出水流在圆管中的沿程阻力公式是

$$h_{fr} = \frac{\lambda \rho L v^2}{2d} \qquad (11\text{-}26)$$

式中：λ 为实验比例系数，无量纲；ρ 为水流的密度，kg/m^3；L 为圆管的长度，m；d 为圆管的直径，m；v 为圆管内水流的平均速度，m/s。

式（11-26）是风流摩擦阻力计算式的基础，它对于不同流态的风流都能应用，只是流态不同时，式中 λ 的实验表达式不同。

又据前人在壁面能分别胶结各种粗细砂粒的圆管中，实验得出流态不同的水流、λ 和管壁的粗糙度、Re 的关系。实验是用管壁平均突起的高度（即砂粒的平均直径）k（m）和管道的直径 d（m）之比来表示管壁的相对光滑度。并用阀门不断改变管内水流的速度，实验结果如图 11-5 所示，图中表明以下几种情况：

（1）在 $\lg Re \leq 3.3$（即 $Re \leq 2000$）时，即当流体做层流运动时，由左边斜线可以看出，相对光滑度不同的所有试验点都分布于其上，λ 随 Re 的增加而减小，且与管道的相对光滑度无关，此时 λ 与 Re 的关系式为

$$\lambda = 64/Re \qquad (11\text{-}27)$$

（2）在 3.3<lgRe<5.0（即 2000<Re<100000）的范围，即当流体由层流到紊流再到完全紊流的中间过渡状态时，λ 系数既与 Re 有关，又与管壁的相对光滑度有关。

（3）在 lgRe≥5.0（即 Re≥100000）时，即当流体做完全紊流状态流动时，λ 系数与 Re 无关，只与管壁的相对光滑度有关，管壁的相对光滑度越大，λ 值越小。其实验式为

$$\lambda = \frac{1}{\left(1.74 + \lg\dfrac{d}{k}\right)^2} \tag{11-28}$$

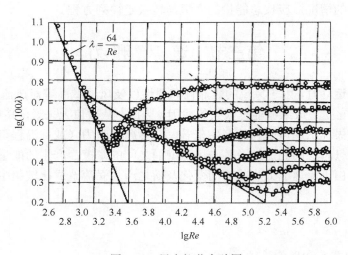

图 11-5　尼古拉茨实验图

在紊流状态下，流体的能量损失大大超过层流状态。在层流状态下，能量只损失在速度不同的流体层间的内摩擦力方面，而在紊流状态下，除这种损失外还有消耗在因流体质点相互混杂、能量交换而引起的附加损失，当雷诺数增加到一定程度时，这种附加损失将急剧增大到主导地位。紊流的结构可分为层流边层、过渡层和紊流区三个组成部分。紊流区又称紊流核，是紊流的主体，层流区流速很小或接近于零。随着雷诺数增大，层流边层的厚度减薄，以至不能遮盖管壁的突起高度，管壁粗糙度即对流动阻力发生影响。当 Re≥100000，流体呈完全紊流和层流边层厚度趋于零时，则如式（11-28）所示，λ 值只取决于管壁的相对粗糙度，而与 Re 无关。

2. 完全紊流状态下的摩擦阻力定律

完全紊流状态下的摩擦阻力，把式（11-27）代入式（11-26），得

$$h_{\text{fr}} = \frac{\lambda\rho LU v^2}{8S} \ (\text{Pa}) \tag{11-29}$$

因空气密度 ρ 变化不大，而且对于尺度和支护已定型的风道，其壁面的相对光滑度是定值，则在完全紊流状态下，λ 值是常数。故把上式中的 $\dfrac{\lambda\rho}{8}$ 用一个系数 α 来表示，即

$$\alpha = \frac{\lambda\rho}{8} \ (\text{N·s}^2/\text{m}^4 \text{或kg/m}^3) \tag{11-30}$$

式中：α 称为摩擦阻力系数。在完全紊流的状态下，风道的 α 值只受 λ、ρ 的影响。对于尺寸和支护已定型的风道，α 值只与 γ 或 ρ 成正比。

将式（11-30）代入式（11-29），得

$$h_{\mathrm{fr}} = \frac{\alpha L U v^2}{S}\,(\mathrm{Pa}) \tag{11-31}$$

若通过风道的风量为 Q（$\mathrm{m^3/s}$），则 $v = Q/S$，代入上式，得

$$h_{\mathrm{fr}} = \frac{\alpha L U Q^2}{S^3} \tag{11-32}$$

式（11-31）与式（11-32）都是完全紊流状态下摩擦阻力的计算式。只要知道风道的 α、L、U、S 各值和其中风流的 Q 或 v 值，便可用上式计算出摩擦阻力。

对于已定型的风道，L、U 和 S 等各项都为已知数，α 值只和 ρ 成正比。故把式（11-32）中的 $\alpha L U / S^3$ 项用符号 R_{fr} 来表示，即

$$R_{\mathrm{fr}} = \frac{\alpha L U}{S^3}\,(\mathrm{N \cdot s^2 / m^8 或 kg/m^7}) \tag{11-33}$$

R_{fr} 称为风道的摩擦风阻，它反映了风道的特征。它只受 α 和 L、U、S 的影响，对于已定型的风道，只受 ρ 的影响。

将式（11-33）代入式（11-32），得

$$h_{\mathrm{fr}} = R_{\mathrm{fr}} Q^2\,(\mathrm{Pa}) \tag{11-34}$$

式（11-34）就是风流在完全紊流状态下的摩擦阻力定律。当摩擦风阻一定时，摩擦阻力和风量的平方成正比。

3. 层流状态下的摩擦阻力定律

前已说明，在层流状态下，具有前述式（11-27）的特点，而且式（11-26）也适用，故将式（11-27）和式（11-28）代入式（11-26）得

$$h_{\mathrm{fr}} = \frac{2 \upsilon \rho L U^2 v}{S^2}$$

将 $v = Q/S$ 代入上式，得

$$h_{\mathrm{fr}} = \frac{2 \upsilon \rho L U^2 Q}{S^3} \tag{11-35}$$

用一个符号 α 代表上式中的 $2\upsilon\rho$，则

$$\alpha = 2\upsilon\rho\,[\mathrm{N \cdot s / m^2 \ 或 \ kg/(s \cdot m)}] \tag{11-36}$$

α 称为层流状态下的摩擦阻力系数；υ 为空气的运动黏性系数，通常取 $15 \times 10^{-6}\mathrm{m^2/s}$。

将式（11-36）代入式（11-35），得

$$h_{\mathrm{fr}} = \frac{\alpha L U^2 Q}{S^3} \tag{11-37}$$

用一个符号 R_{fr} 代表上式中的 $\alpha L U^2 / S^3$，即

$$R_{fr} = \alpha L U^2 / S^3 [\text{N} \cdot \text{s}^2 / \text{m}^5 \ \text{或} \ \text{kg}/(\text{s} \cdot \text{m}^4)] \tag{11-38}$$

这个 R_{fr} 称为层流状态下的摩擦风阻。

将式（11-38）代入式（11-37），得

$$h_{fr} = R_{fr} Q \tag{11-39}$$

以上式（11-36）、式（11-37）、式（11-38）和式（11-39）都和完全紊流状态下相应的公式不同，式（11-39）就是风流在层流状态下的摩擦阻力定律。即 R_{fr} 一定时，h_{fr} 与 Q 成正比。

4. 降低摩擦阻力的措施

降低摩擦阻力对于工业通风系统合理运行，特别是摩擦阻力占主要部分的处于粗糙流动区、摩擦阻力比例较大、风道线路长的隧道和地下风道，有着重要意义。降低摩擦阻力的措施有：

（1）选用断面周长较小的风道。在风道断面相同的条件下，圆形断面的周长最小，拱形断面次之，矩形、梯形断面的周长较大。因此，从降低摩擦阻力角度，应尽量按照圆形断面—拱形断面—矩形、梯形断面的顺序。

（2）减小相对粗糙度。粗糙度减小，就是减小了摩擦阻力系数。这就要求在工业设计时尽量选用相对粗糙度较小的风道壁面，施工时要注意保证施工质量，尽可能使风道壁面平整光滑。

（3）保证有足够大的风道断面。在其他参数不变时，风道断面扩大，通风阻力和能耗可减小。断面增大将增加基建投资，但要同时考虑长期节电的经济效益。从总经济效益考虑的风道合理断面称为经济断面。在通风设计时应尽量采用经济断面。在工业生产单位改善通风系统时，对于主风流线路上的高阻力区段，常采用这种措施。例如，把某段风道（断面积小、阻力大的"卡脖子"地段）的断面扩大。

（4）避免风道内风量过于集中。风道的摩擦阻力与风量的平方成正比，风道内风量过于集中时，摩擦阻力就会显著增加。

（5）减小风道长度。因风道的摩擦阻力和风道长度成正比，故在进行通风系统设计和改善通风系统时，在满足生产需要的前提下，要尽可能缩短风道的长度。

二、局部阻力

1. 局部阻力定律

前人的实验证明，在完全紊流的状态下，无论风道局部地点的断面、形状和拐弯如何变化，所产生的局部阻力都和局部地点的前面或后面断面上的速压成正比。例如，图 11-6 所示突然扩大的风道，该局部地点的局部阻力为

$$h_{er} = \xi_1 h_{v1} = \xi_2 h_{v2} = \xi_1 \frac{\rho v_1^2}{2} = \xi_2 \frac{\rho v_2^2}{2} \ (\text{Pa}) \tag{11-40}$$

式中：v_1、v_2 分别为局部地点前后断面上的平均风速，m/s；ξ_1、ξ_2 为局部阻力系数，无量纲，分别对应于 h_{v1}、h_{v2}。对于形状和尺寸已定型的局部地点，这两个系数都是常数，但它

们彼此不相等。可以任用其中的一个系数和相应的速压计算局部阻力；ρ 为局部地点的空气密度，kg/m^3。

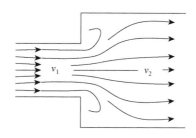

图 11-6　风道断面扩大产生局部阻力

若通过局部地点的风量为 Q，前后两个断面积是 S_1 和 S_2，则两个断面上的平均风速为

$$v_1 = Q / S_1 \text{ (m/s)}; \quad v_2 = Q / S_2 \text{ (m/s)}$$

代入式（11-40），得

$$h_{er} = \xi_1 \frac{Q^2 \rho}{2 S_1^2} = \xi_2 \frac{Q^2 \rho}{2 S_2^2} \text{ (Pa)} \tag{11-41}$$

令

$$R_{er} = \xi_1 \frac{\rho}{2 S_1^2} = \xi_2 \frac{\rho}{2 S_2^2} \text{ (N·s}^2\text{/m}^8) \tag{11-42}$$

式中：R_{er} 称为局部风阻。当局部地点的规格尺寸和空气密度都不变时，R_{er} 是一个常数。将式（11-42）代入式（11-41），得

$$h_{er} = R_{er} Q^2 \text{ (Pa)} \tag{11-43}$$

上式表示完全紊流状态下的局部阻力定律，和完全紊流状态的摩擦阻力定律一样，当 R_{er} 一定时，h_{er} 和 Q 的平方成正比。

2. 降低局部阻力的措施

减小局部通风阻力对于工业通风系统合理运行同样有重要意义，尤其是管道通风系统，其局部阻力占系统总阻力的比例较大，有时甚至高达 80%。要减小局部通风阻力，主要可采取如下措施：

1）尽量避免风流急转弯

布置风道时，风流拐弯处尽量避免风道 90°或以上的急转弯；对于必须直角转弯的地点，可用弧弯代替直角转弯，转弯处的内侧和外侧要做成圆弧形，且曲率半径一般应大于 50%风道当量直径，在曲率半径因受条件限制而过小时，应在转弯处设置导风板或导流片。几种弯头局部阻力系数如图 11-7 所示。

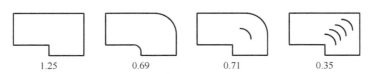

图 11-7　几种弯头局部阻力系数

2）风流分叉或汇合处连接合理

流速不同的两股气流汇合时的碰撞，以及气流速度改变时形成涡流是造成局部阻力的原因。所以，在风流分叉或汇合点的三通风道，应减小两个分支风道的夹角，当有几个分支管风路汇合于同一总风道时，汇合点最好不要在同一个断面，同时还应尽量使支管和干管内的流速保持相等。

3）尽量避免风道断面的突然变化

由于风道断面的突然变化使气流产生冲击，周围出现涡流区，造成局部阻力，为了减小损失，当风道断面需要变化时，应尽量避免风道断面的突然变化，用渐缩或渐扩风道代替突然缩小或突然扩大，中心角最好在 8°～10°，不要超过 45°。

4）降低出风口流速

降低出风口流速以减小出口的动压损失，同时应减小气流在风道进口处的局部阻力。气流进入风管时，气流与管道内壁分离和涡流现象造成局部阻力。对于不同的进口形式，局部阻力相差较大。为了降低出口动压损失，有时把出口制成扩散角较小的渐扩管。

5）风管与风机的连接应当合理

风管与风机的连接应当合理，保证气流在进出风机时均匀分布，避免发生流向和流速的突然变化，以减小阻力（和噪声）。为减小不必要的阻力，要尽量避免在接管处产生局部涡流，最好使连接通风机的风管管径与通风机的进、出口尺寸大致相同。如果在通风机的吸入口安装多叶形或插板式阀门时，最好将其设置在离通风机进口至少 5 倍于风管直径的地方，避免由于吸口处气流的涡流而影响通风机的效率。在通风机的出口处避免安装阀门，连接风机出口的风管最好用一段直管。如果受到安装位置的限制，需要在风机出口处直接安装弯管时，弯管的转向应与风机叶轮的旋转方向一致。

第四节　通风机械及构造

通风机是工业通风系统的"心脏"，其日夜不停地运转，且功率较大，因此能耗很大。据统计，我国各类风机的耗电量占全国总发电量的 1/3，仅工业用通风机的耗电量就占全国总电量的 12%。因此，合理地选择和使用通风机，不仅关系到工业安全生产和作业人员的身体健康，而且对企业的经济技术指标也有影响。

按通风机的构造和工作原理主要可分为离心式通风机和轴流式通风机两种。

一、离心式通风机的构造和工作原理

1. 风机构造

离心式通风机一般由进风口、叶轮、螺形机壳和前导器等部分组成。图 11-8 是离心式通风机的简图。叶轮是对空气做功的部件，由呈双曲线型的前盘、呈平板状的后盘和夹在两者之间的轮毂及固定在轮毂上的叶片组成。风流沿叶片间流道流动，在流道出口处，风流相对速度的方向与圆周速度的反方向夹角称为叶片出口构造角，以 β 表示。根据出口构造角的大小，离心式通风机可分为前倾式（$\beta > 90°$）、径向式（$\beta = 90°$）和后倾式（$\beta < 90°$）三种。β 不同，通风机的性能也不同。

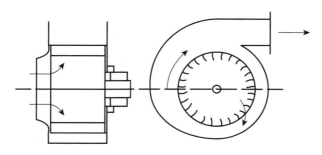

图 11-8　离心式通风机简图

进风口有单吸和双吸两种。在相同的条件下双吸风机叶（动）轮宽度是单吸风机的 2 倍。在进风口与叶轮之间装有前导器（有些通风机无前导器），使进入叶轮的气流发生预旋绕，以达到调节性能的目的。

2. 工作原理

当电机通过传动装置带动叶轮旋转时,叶片流道间的空气随叶片的旋转而旋转并获得离心力。经叶端被抛出叶轮，进入机壳。在机壳内速度逐渐减小，压力升高，然后经扩散器排出。与此同时，在叶片入口（叶根）形成较低的压力（低于进风口压力），于是，进风口的风流便在此压力的作用下流入叶道。由此可见，空气自叶根流入，在叶端流出，如此源源不断，形成连续的流动。

3. 常用型号

产品型号组成的顺序关系见表 11-1，举例见表 11-2。

表 11-1　离心式通风机型号组成的顺序关系

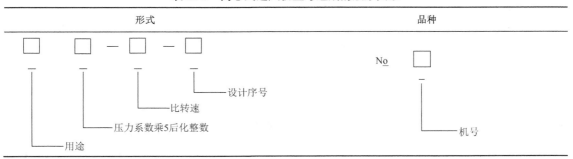

（1）风机产品用途代号由字母组成。

（2）压力系数的 5 倍化整后采用一位数。个别前向叶轮的压力系数的 5 倍化整后大于 10 时，也可用两位整数表示。

表 11-2　离心式通风机的型号表示举例

序号	名称	型号		说明
		形式	品种	
1	（通用）离心式通风机	4-72	No20	一般通风换气用，压力系数乘 5 后的化整数为 4，比转速 72，机号为 20 即叶轮直径 2000mm
2	（通用）离心式通风机	4-2×72	No20	叶轮是双吸入形式，其他参数同第 1 条
3	矿井离心式通风机	K4-2×72	No20	矿井主扇通风用，其他参数同第 2 条
4	锅炉离心式通风机	G4-72	No20	用在锅炉通风上，其他参数同第 1 条

（3）比转速采用两位整数。若用二叶轮并联结构，或单叶轮双吸入结构，则用 2 乘比转速表示。

（4）若产品的型式中产生有重复代号或派生型时，则在比转速后加注序号，采用罗马数字体Ⅰ、Ⅱ等表示。

（5）设计序号用阿拉伯数字"1"、"2"等表示，供对该型产品有重大修改时用。若性能参数、外形尺寸、地基尺寸、易损件没有变动时，不应使用设计序号。

（6）机号用叶轮直径的分米（dm）数表示。

二、轴流式通风机的构造和工作原理

1. 风机构造

轴流式通风机主要由进风口、叶轮、整流器、风筒、扩散器和传动部件等部分组成，如图 11-9 所示。

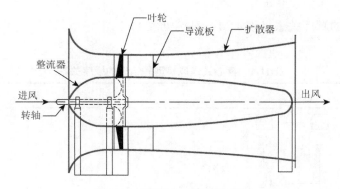

图 11-9　轴流式通风机示意图

进风口是由整流器与疏流罩构成断面逐渐缩小的进风通道，使进入叶轮的风流均匀，以减小阻力，提高效率。

叶轮是由固定在轴上的轮毂和安装在其上的叶片组成。叶片的形状为中空梯形，横断面为翼形。用与机轴同心、半径相等的圆柱面切割叶轮叶片，并将此切割面展开成平面，就得到了由翼剖面排列而成的翼栅。在叶片迎风侧做一外切线称为弦线。弦线与叶轮旋转方向的夹角称为叶片安装角，以 θ 表示。叶轮上叶片的安装角可根据需要在规定范围内调整，但必须保持一致。沿叶片高度方向可做成扭曲形，以消除和减小径向流动。叶轮的作用是增加空气的全压。叶轮有一级和二级两种，二级叶轮产生的风压是一级的 2 倍。整流器安装在每级叶轮之后，为固定轮，其作用是整直由叶片流出的旋转气流，减小动能和涡流损失。环形扩散器是使从整流器流出的气流逐渐扩大到全断面，部分动压转化为静压。

2. 工作原理

当叶轮旋转时，翼栅即以一定圆周速度移动。处于叶片迎面的气流受挤压，静压增加，于是叶片迎面的高压气流由叶道出口流出；与此同时，叶片背面的气体静压降低，在翼背形成低压区，"吸引"叶道入口侧的气体流入，由此形成穿过翼栅的连续气流。

3. 常用型号

产品型号组成的顺序关系见表 11-3，举例见表 11-4。

表 11-3　轴流式通风机型号组成

表 11-4　轴流式通风机的型号表示举例

序号	名称	型号		说明
		形式	品种	
1	矿井轴流式引风机	K70	No18	矿井主扇引风用叶轮毂比为 0.7，机号为 18，即叶轮直径 1800mm
2	（通用）轴流式通风机	T30	No18	一般通风换气用，叶轮毂比为 0.3。机号为 8，即叶轮直径 800mm
3	（通用）轴流式通风机	T30B	No18	该形式产品转子为立式结构，其他多数与第 2 条相同
4	化工气体排送轴流式通风机	HQ30	No18	该形式产品用在化工气体排送，其他参数与第 5 条相同
5	冷却轴流式通风机	I30B	No18	工业用水冷却用，叶轮毂比为 0.3，机号为 80，即叶轮直径为 800m。转子为立式结构

（1）叶轮数代号，单叶轮可不表示，双叶轮用"2"表示。

（2）用途代号由字母组成。

（3）叶轮毂比为叶轮底径与外径之比，取两位整数。

（4）转子位置代号，卧式用"A"表示，立式用"B"表示。产品无转子位置变化可不表示。

（5）若产品的形式中产生有重复代号或派生型时，则在设计序号前加注序号，采用罗马数字体Ⅰ、Ⅱ等表示。

（6）设计序号表示方法与离心通风机型号编制规则相同。

第五节 除尘装置

目前工业粉尘控制采用的主要除尘装置有重力沉降室、袋式除尘器、旋风除尘器、湿式除尘器、电除尘器等。本节介绍除尘装置的主要指标、原理和应用范围。

一、处理风量和漏风率

处理含尘气体量可简称为风量，是衡量除尘装置处理气体能力的指标，一般用体积流量表示。考虑装置漏气等因素的影响，一般用除尘装置入口、出口气体流量的平均值表示气体风量，公式如下：

$$Q = \frac{Q_1 + Q_2}{2} \tag{11-44}$$

式中：Q_1 为除尘装置入口气体体积流量，m³/min；Q_2 为除尘装置出口气体体积流量，m³/min；Q 为除尘装置处理风量，m³/min。

除尘装置的漏风率是用来表示严密程度的指标，用 δ 表示，计算公式如下：

$$\delta = \frac{Q_1 - Q_2}{Q_1} \tag{11-45}$$

式中符号同式（11-44）。

二、通风阻力

通风阻力是除尘装置的主要技术指标之一，反映了除尘装置运行能耗。除尘装置的压力损失越大，动力消耗越大，运行费用也越高。通常，除尘装置的压力损失控制在 2000Pa 以下。从通风阻力产生的角度看，除尘装置的通风阻力为摩擦阻力和局部阻力之和，在实际通风工程中，除尘装置的摩擦阻力可忽略不计，主要表现为局部阻力；从能量损失的角度看，根据单位体积实际流体的能量方程可知，通风阻力 h_R 为

$$h_R = P_1 - P_2 + \left(\frac{v_1^2 \rho_1 - v_2^2 \rho_2}{2} \right) + g(Z_1 \rho_1 - Z_2 \rho_2) \tag{11-46}$$

式中：v_1、v_2 分别为除尘装置入口、出口的风速，m/s；P_1、P_2 分别为除尘装置入口、出口的绝对静压，Pa；ρ_1、ρ_2 分别为除尘装置入口、出口的含尘空气密度，kg/m³；Z_1、Z_2 分别为除尘装置入口、出口相对某一基准面的高度，m。

式（11-46）表明，除尘装置的通风阻力为除尘装置入出口的静压差、动压差和位压差之和。若除尘装置入出口不存在高度差，则除尘装置的通风阻力为除尘装置的静压差和动压差之和，也就是全压差；若进一步入出口的断面相等，漏风可以忽略，则除尘装置的通风阻力为除尘装置的静压差。

三、除尘器效率和除尘机理

除尘器效率是评价除尘器性能的重要指标之一，它是指除尘器从气流中捕集颗粒物的能力，常用除尘器全效率、分级效率和穿透率表示。

1. 全效率

含尘气体通过除尘器时所捕集的颗粒物质量占进入除尘器的颗粒物总量的百分数称为除尘器全效率，以 η 表示。

$$\eta = \frac{G_3}{G_1} \times 100\% = \frac{G_1 - G_2}{G_1} \times 100\% \tag{11-47}$$

式中：G_1 为进入除尘器的颗粒物量，g/s；G_2 为从除尘器排出的颗粒物量，g/s；C_3 为除尘器所捕集的颗粒物量，g/s。

如果除尘器结构严密，没有漏风，式（11-47）可改写为

$$\eta = \frac{Lc_1 - Lc_2}{Lc_1} \times 100\% \tag{11-48}$$

式中：L 为除尘器处理的空气量，m^3/s；c_1 为除尘器进口的空气含尘浓度，g/m^3；c_2 为除尘器出口的空气含尘浓度，g/m^3。

式（11-48）要通过进尘、收尘或排尘质量比求得全效率，称为质量法，用这种方法测出的结果比较准确，主要用于实验室。在现场测定除尘器全效率时，通常先同时测出除尘器前后的空气含尘浓度，再按式（11-47）求得，这种方法称为浓度法。含尘空气管道内的浓度分布既不均匀又不稳定，要测得准确结果比较困难。

在除尘系统中为提高除尘效率，常把两个除尘器串联使用（图 11-10），两个除尘器串联时的总除尘效率为

$$\eta = \eta_1 + \eta_2(1 - \eta_1) = 1 - (1 - \eta_1)(1 - \eta_2) \tag{11-49}$$

式中：η_1 为第一级除尘器效率；η_2 为第二级除尘器效率。

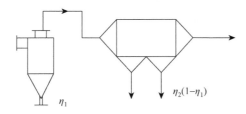

图 11-10 两级除尘器串联

应当注意，两个型号相同的除尘器串联运行时，由于它们处理颗粒物的粒径不同，η_1 和 η_2 是不相同的。

进一步可推知，n 个除尘器串联时其总效率为

$$\eta_0 = 1 - (1 - \eta_1)(1 - \eta_2)\cdots(1 - \eta_n) \tag{11-50}$$

2. 穿透率

有时两台除尘器的全效率分别为 99.0%或 99.5%，两者非常接近，似乎两者的除尘效果差别不大。但是从大气污染的角度去分析，两者的差别是很大的，前者的排放比例为 1.0%，后者为 0.5%，前者排入大气的颗粒物量比后者高出一倍。因此，有些文献中，除了用除尘器效率外，还用穿透率 P 表示除尘器的性能，即

$$P = (1 - \eta) \times 100\% \tag{11-51}$$

3. 分级效率

除尘器全效率的大小与处理颗粒物的粒径有很大关系。例如，有的旋风除尘器处理 40μm 以上的颗粒物时，效率接近 100%，处理 5μm 以下的颗粒物时，效率会下降到 40%左右。因此，只给出除尘器的全效率对工程设计的意义不够，必须同时说明试验颗粒物的真密度和粒径分布或该除尘器的应用场合。要正确评价除尘器的除尘效果，必须按粒径标定除尘器效率，这种效率称为分级效率。图 11-11 是某种除尘器的分级效率。

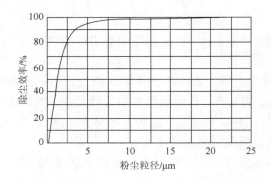

图 11-11　某种除尘器的分级效率

在工程应用中，为便于实际操作，常采用分级效率进行除尘器的选择。

含尘量 $G = L \cdot c$，其中气体量为 L，含尘浓度为 c。$f_i(d_c)$ 为颗粒物的粒径分布密度，那么进入除尘器的粒径在 $d_c \pm \frac{1}{2}\Delta d_c$ 范围内的颗粒物量为

$$\Delta G_1(d_c) = G_1 f_1(d_c) \Delta d_c$$

同理，在除尘器出口处，排出的颗粒物量为

$$\Delta G_2(d_c) = G_2 f_2(d_c) \Delta d_c$$

除尘器在粒径 $d_c \pm \frac{1}{2}\Delta d_c$ 区间的分级效率为

$$\eta(d_c) = 1 - \frac{\Delta G_2(d_c)}{\Delta G_1(d_c)} = 1 - \frac{G_2 f_2(d_c) \Delta d_c}{G_1 f_1(d_c) \Delta d_c} \tag{11-52}$$

除尘器捕集的粒径在 $d_c \pm \frac{1}{2}\Delta d_c$ 范围内的颗粒物量为

$$\Delta G_3(d_c) = (G_1 - G_2)f_3(d_c)\Delta d_c$$

除尘器在 $d_c \pm \frac{1}{2}\Delta d_c$ 区间的分级效率还可以表述为

$$\eta(d_c) = \frac{(G_1 - G_2)f_3(d_c)\Delta d_c}{G_1 f_1(d_c)\Delta d_c}$$

因此，除尘器的分级效率就是除尘器捕集的粒径为 d_c 的颗粒物占进入除尘器该粒径颗粒物总量的百分数，可表示为

$$\eta(d_c) = \frac{G_3(d_c)}{G_1(d_c)} \times 100\% \tag{11-53}$$

研究表明，大多数除尘器的分级效率可用下列经验公式表示：

$$\eta(d_c) = 1 - \exp(-\alpha d_c^m) \tag{11-54}$$

式中：α、m 均为待定的常数。

当 $\eta(d_c) = 50\%$ 时，$d_c = d_{c50}$。我们把除尘器分级效率为 50%时的粒径 d_{c50} 称为分割粒径或临界粒径。根据式（11-54）有

$$0.5 = 1 - \exp(-\alpha d_{c50}^m)$$

$$\alpha = \ln 2 / d_{c50}^m = 0.693 / d_{c50}^m \tag{11-55}$$

把式（11-55）代入式（11-54），得

$$\eta(d_c) = 1 - \exp\left[-0.693\left(\frac{d_c}{d_{c50}}\right)^m\right] \tag{11-56}$$

只要已知 d_{c50} 和除尘器特性系数 m，就可以求得不同粒径下的分级效率。

【例 11-2】 对某除尘装置进行现场测定，测得除尘装置入口气体和出口气体含尘浓度分别为 4000g/m³ 和 500g/m³，除尘装置不漏风，除尘装置入口粉尘和出口粉尘的粒径分布见表 11-5。试计算该除尘装置 5～10μm 粒径范围内的分级效率和除尘总效率。

表 11-5　除尘装置入口和出口粉尘粒径分布

粒径/μm	0～5	5～10	10～20	20～40	>40
入口浓度(质量分数)/%	20	10	15	20	35
出口浓度(质量分数)/%	78	14	7.4	0.6	0

解　（1）计算除尘装置的分级效率：

$$\eta_{5\sim10} = \left(1 - \frac{g_{d_2}c_2}{g_{d_1}c_1}\right) \times 100\% = \left(1 - \frac{14 \times 500}{10 \times 4000}\right) \times 100\% = 82.5\%$$

（2）计算除尘装置的除尘总效率：

$$\eta = \left(1 - \frac{c_2}{c_1}\right) \times 100\% = \left(1 - \frac{500}{4000}\right) \times 100\% = 87.5\%$$

四、除尘机理

目前常用除尘器的防尘机理主要有以下几个方面。

1. 重力

粉尘颗粒会因重力而脱离风流发生沉降，可计算重力沉降效率：

$$\eta_G = \frac{v_g}{v_o} = \frac{C_U \rho_p d_p^2 g}{18\mu v_0} \qquad (11\text{-}57)$$

式中：η_G 为重力沉降捕集效率，%；v_g 为重力沉降速度，m/s；v_0 为气体特征速度，m/s；C_U 为修正系数；ρ_p 为颗粒密度，g/cm³；μ 为气体黏度，Pa·s；g 为重力加速度，m/s²；d_p 为颗粒的粒径。

可见，只有颗粒较大、气体速度较小时，重力沉降的作用才较明显。

式（11-57）是指气流与重力方向相同时的情况，对任意横向放置的圆柱体，则上式的数值还要乘以圆柱体在垂直于气流方向上的投影面积与顺着气流方向上的投影面积的比值。

2. 离心力

含尘气流做圆周运动时，由于惯性离心力的作用，尘粒和气流会产生相对运动，使尘粒从气流中分离，它是旋风除尘器工作的主要机理。

3. 惯性碰撞

风流携带粉尘颗粒绕过滤料时，风流流向发生改变，而较大的粉尘颗粒因惯性依然向前做直线运动，偏离风流的流向而与滤料接触，称为惯性碰撞。因惯性引起的捕集效率为

$$\eta_1 = \frac{\phi r^{\frac{2}{3}}}{\phi^3 + 0.77\phi^2 + 0.22} \qquad (11\text{-}58)$$

式中：ϕ 为惯性碰撞系数，$\phi = \dfrac{C_U \rho_p d_p^2 v_0}{18\mu d_f} = C_U \mu \dfrac{v_s v_0}{g d_f}$，其中，$d_f$ 为滤料纤维的直径，m，v_s 为粉尘沉降速度，m/s；r 为系数，$r = C_U KT / (3\pi\mu)$，其中，K 为玻耳兹曼常量，1.38054×10⁻²³ J/K，T 为热力学温度，K，μ 为空气的动力黏度，Pa·s，C_U 为修正系数。其他符号意义同前。

由式（11-58）可以看出，惯性碰撞作用效果与粉尘颗粒的大小、颗粒的密度和气流的速度成正比，与纤维的直径成反比。

4. 直接拦截

粉尘颗粒随风流向过滤介质运动时，若气流流线距离滤料纤维的距离小于粒子半径时，粉

尘颗粒将与纤维发生接触而被捕集，这种捕集机制称为直接拦截，如图 11-12 所示。

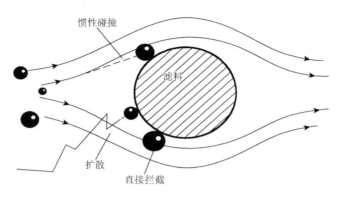

图 11-12　粉尘颗粒捕集机制

在惯性碰撞的粉尘捕集模型中，粉尘颗粒被视为大而重的质点，质点接触滤料表面即被捕集。在直接拦截模型中，粉尘颗粒被视为表面而不是其中心接触滤料被捕集。因此，存在捕集效率对惯性参数 K_p 的一簇曲线，它取决于颗粒直径与滤料纤维直径的比值 K_1，一般将这一比值称为拦截比，即

$$K_1 = \frac{d_p}{d_f} \tag{11-59}$$

式中：K_1 为粒子直径与滤料纤维直径的比值，无量纲；d_p 为颗粒直径，m；d_f 为滤料纤维直径，m。

当粉尘颗粒的质量很大，即 $K_p \to \infty$ 时，所有粉尘颗粒沿直线运动，并且在直径为 D_c 的流管内都能与滤料发生碰撞。此外，与滤料表面距离在 $d_p/2$ 以内的粒子也将与滤料接触。可计算，因拦截机制而增加的捕集效率为 $\eta_1 = K_1$（圆柱体）或 $\eta_1 = K_1^2$（球体）。

当粒子质量小，即 $K_p \to 0$ 时，则粒子随气流流向运动。当粒子中心与滤料的距离在 $d_p/2$ 以内时，则粉尘粒子能与滤料接触而被捕集。

5. 筛滤效应

粉尘颗粒的直径大于滤料间的孔隙即被滤料阻挡下来，称为筛滤效应。显然，粉尘颗粒越大，滤料孔隙越小，则筛滤效应越明显。一般而言，滤料本身的筛分作用并不明显，当滤料表面形成粉尘初层后，粉尘初层较滤料的孔隙大大降低，筛滤作用增强，捕集效率将显著提高。

6. 扩散

粒径小于 0.2μm 的粒子和气体分子相互碰撞后产生明显的不规则运动，又称布朗运动。粉尘因布朗运动被纤维或粉尘初层所阻留的现象称为扩散效应，如图 11-12 所示。

因扩散而被捕集的效率可用半经验公式表示。

$$\eta = 6Re^{\frac{1}{6}}Pe^{-\frac{2}{3}} + 3Re^{\frac{1}{2}}R^2 \tag{11-60}$$

式中：前一项为扩散效果，后一项为阻留效果。如果把流经纤维周围的气体的雷诺数 $Re = \dfrac{v_0 d_f}{\gamma}$，

支配扩散效果的佩克莱数 $Pe = \dfrac{v_0 d_f}{D_v}$，阻留系数 $R = \dfrac{d_p}{d_f}$，以及粒子的扩散系数 $D_v = \dfrac{C_U KT}{3\pi \mu d_p} = \dfrac{r}{d_p}$

代入式（11-60）得

$$\eta_2 = \frac{6r^{\frac{2}{3}}}{v_0^{\frac{1}{2}}\gamma^{\frac{1}{6}}d_p^{\frac{2}{3}}d_f^{\frac{1}{2}}} + \frac{3d_p^2\gamma_0^{\frac{1}{2}}}{\gamma^{\frac{1}{2}}d_f^{\frac{3}{2}}} \tag{11-61}$$

式中：γ 为运动黏度，m^2/s；d_f 为纤维直径，m；d_p 为粉尘直径，m；v_0 为气体通过纤维层的真速度，$v_0 = v_F / \varepsilon$，m/s，v_F 为过滤速度，m/s，ε 为纤维层的孔隙率，%；其他符号意义同前。

由式（11-61）右边第一项可知，降低过滤风速 v_F，减小纤维直径 d_f 都使扩散作用增加。同时，扩散作用也与颗粒大小有关，颗粒越大，扩散作用越弱。从第二项可以看出，过滤风速大、纤维直径小、粉尘颗粒大条件下的粉尘捕集效率更高。

7. 静电力

悬浮在气流中的尘粒，如带有一定的电荷，可以通过静电力使它从气流中分离。由于自然状态下，尘核的荷电量很小，因此要得到较好的除尘效果，必须设置专门的高压电场，使所有的尘粒都充分荷电。

8. 凝聚

凝聚作用不是一种直接的除尘机理。通过超声波、蒸汽凝结、加湿等凝聚作用，可以使微小粒子凝聚增大，然后再用一般的防尘方法去除。

工程上常用的各种除尘器往往不是简单地依靠某一种除尘机理，而是几种除尘机理的综合运用。

五、除尘器分类

根据主要除尘机理的不同，目前常用的除尘器可分为以下几类：①重力除尘，如重力沉降室；②惯性除尘，如惯性除尘器；③离心力除尘，如旋风除尘器；④过滤除尘，如袋式除尘器、颗粒层除尘器、纤维过滤器、纸过滤器；⑤洗涤除尘，如自激式除尘器、卧式旋风水膜除尘器；⑥静电除尘，如电除尘器。

根据气体净化程度的不同，可分为以下几类：

（1）粗净化。主要除掉较粗的尘粒，一般用作多级除尘的第一级。

（2）中净化。主要用于通风除尘系统，要求净化后的气体含尘浓度达到国家大气污染物排放标准限值以下。

（3）细净化。主要用于通风空调系统的进风系统和再循环系统，要求净化后的空气含尘浓度达到工业企业卫生标准限值以下。

（4）超净化。主要需按空气洁净度指标核计，常用计数含尘浓度表示。用于清洁度要求较高的环境，净化后的空气含尘浓度视工艺要求而定。

六、重力沉降室

重力沉降室是通过重力使尘粒从气流中分离的，它的结构如图 11-13 所示。含尘气流进入重力沉降室后，流速迅速下降，在层流或接近层流的状态下运动，其中的尘粒在重力作用下缓慢向灰斗沉降。

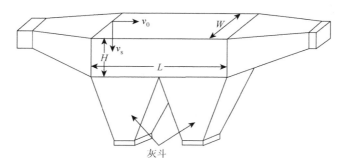

图 11-13　重力除尘装置

1. 尘粒的沉降速度

根据流体力学，尘粒在静止空气中自由沉降时，其末端沉降速度按下式计算：

$$v_s = \sqrt{\frac{4(\rho_c - \rho)g d_c}{3 C_R \rho}} \ (\text{m/s}) \tag{11-62a}$$

式中：ρ_c 为尘粒密度，kg/m^3；ρ 为空气密度，kg/m^3；g 为重力加速度，m/s^2；d_c 为尘粒直径，m；C_R 为空气阻力系数。

C_R 与尘粒相对气流运动的雷诺数 Re_c 有关，Re_c 为

$$Re_c = \frac{d_c v_s \rho}{\mu}$$

$Re_c \leqslant 1$ 时，$C_R = 24/Re_c$；

$Re_c = 1 \times 10^3$ 时，$C_R = 13/Re_c$；

$Re_c > 1 \times 10^3$ 时，$C_R \approx 0.44$。

在通风除尘中通常认为处于 $Re_c \leqslant 1$ 的范围，把 $C_R = 24/Re_c$ 代入式（11-62a），则得

$$v_s = \frac{g(\rho_c - \rho)d_c^2}{18\mu} \ (\text{m/s}) \tag{11-62b}$$

式中：μ 为空气的动力黏度，Pa·s。

由于 $\rho_c \gg \rho$，式（11-62b）可简化为

$$v_s = \frac{g\rho_c d_c^2}{18\mu} \ (\text{m/s}) \tag{11-63}$$

如果已知尘粒的沉降速度，可用下式求得对应的尘粒直径：

$$d_c = \sqrt{\frac{18\mu v_s}{g(\rho_c - \rho)}} \ (\text{m}) \tag{11-64}$$

如果尘粒不是处于静止空气中，而是处于流速为 v_s 的上升气流中，尘粒将会处于悬浮状态，这时的气流速度称为悬浮速度。悬浮速度和沉降速度的数值相等，但意义不同。沉降速度是尘粒下落时所能达到的最大速度，悬浮速度是尘粒处于悬浮状态时上升气流的最小上升速度，悬浮速度用于除尘管道的设计。

当尘粒粒径较小，特别是小于 $1.0\mu m$ 时，其大小已接近空气中气体分子的平均自由程（约 $0.10\mu m$ 量级），这时尘粒与周围空气层发生"滑动"现象，气流对尘粒运动作用的实际阻力变小，尘粒实际的沉降速度要比计算值大。因此，对 $d_c \leqslant 5.0\mu m$ 的尘粒计算沉降速度时要进行修正。

$$v_s = k_c \frac{\rho_c g d_c^2}{18\mu} \qquad (11\text{-}65)$$

式中：k_c 为坎宁安（Cunningham）滑动修正系数。

当空气温度 $t = 20℃$，压强 $P = 1atm$ 时，有

$$k_c = 1 + \frac{0.172}{d_c} \qquad (11\text{-}66)$$

式中：d_c 为尘粒直径，μm。

2. 重力沉降室的计算

气流在沉降室内停留的时间为

$$t_1 = l / v \text{ (s)} \qquad (11\text{-}67)$$

式中：l 为沉降室长度，m；v 为沉降室内气流运动速度，m/s。

沉降速度为 v_s 的尘粒从除尘器顶部降落到底部所需的时间为 t_2：

$$t_2 = H / v_s \text{ (s)} \qquad (11\text{-}68)$$

式中：H 为重力沉降室长度，m。

要把沉降速度为 v_s 的尘粒在沉降室内全部除掉，必须满足 $t_1 \geqslant t_2$，即

$$l / v \geqslant H / v_s \qquad (11\text{-}69)$$

把式（11-64）代入上式，并认为尘粒的密度 ρ_c 远远大于空气的密度 ρ，就可以求得重力沉降室能 100%捕集的最小粒径。

$$d_{\min} = \sqrt{\frac{18\mu H v}{g\rho_c l}} \qquad (11\text{-}70)$$

式中：$d_{\min}$ 为重力沉降室能 100%捕集的最小捕集粒径，m。

沉降室内的气流速度 v_0 要根据尘粒的密度和粒径确定，一般为 $0.3\sim2$m/s。

设计新的重力降尘室时，先要根据式（11-62b）算出捕集尘粒的沉降速度 v_s，假设沉降室内的气流速度和沉降室高度（或宽度），然后再求得沉降室的长度和宽度（或高度）。

沉降室长度：

$$l \geqslant \frac{H}{v_s} v \text{(m)} \qquad (11\text{-}71)$$

沉降室宽度：

$$W = \frac{L}{Hv_0} \text{(m)} \qquad (11\text{-}72)$$

式中：L 为沉降室处理的空气量，m³/s。

重力沉降室一般适用于捕集 50μm 以上的颗粒物，由于它对粉尘的除尘效率低、占地面积大，通风净化工程中主要作为预除尘应用。

七、惯性分离器

为了改善重力沉降室的除尘效果，可在其中设置各种形式的挡板，使气流方向发生急剧转变，利用尘粒的惯性或使其与挡板发生碰撞而捕集，这种除尘器称为惯性除尘器。惯性除尘器的结构形式分为碰撞式和回转式两类，如图 11-14 所示。气流在撞击或方向转变前速度越快，方向转变的曲率半径越小，则除尘效率越高。

图 11-15 所示的百叶窗式分离器也是一种惯性除尘器。含尘气流进入锥形的百叶窗式分离器后，大部分气体从栅条之间的缝隙流出。气流绕过栅条时突然改变方向，尘粒由于自身的惯性继续保持直线运动，随部分气流（5.0%～20%）一起进入灰斗，在重力和惯性作用下，尘粒在灰斗中分离。百叶窗式分离器的主要优点是外形尺寸小，除尘器阻力比旋风除尘器小。

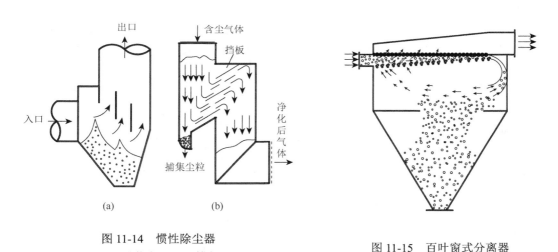

图 11-14　惯性除尘器
（a）碰撞式；（b）回转式

图 11-15　百叶窗式分离器

惯性除尘器主要用于捕集 20～30μm 及以上的粗大尘粒，常用作多级除尘中的第一级除尘。

八、旋风除尘器

旋风除尘器是利用气流旋转过程中作用在尘粒上的惯性离心力，使尘粒从气流中分离的设备，它结构简单、体积小、维护方便。旋风除尘器主要用于粉尘气体中较粗颗粒物的去除，也可用于气力输送中的物料分离。

1. 工作原理

1）气流与尘粒的运动

普通的旋风除尘器由筒体、锥体、排出管三部分组成，有的在排出管上设有蜗壳形出口，

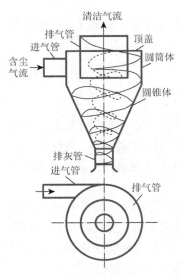

图 11-16　旋风除尘器示意图

如图 11-16 所示。含尘气流沿切线进入除尘器，沿外壁由上向下做螺旋形旋转运动，这股向下旋转的气流称为外涡旋。外涡旋到达锥体底部后，转而向上，沿轴心向上旋转，最后经排出管排出。这股向上旋转的气流称为内涡旋。向下的外涡旋和向上的内涡旋，两者的旋转方向是相同的。气流做旋转运动时，尘粒在惯性离心力的推动下，要向外壁移动，到达外壁的尘粒在气流和重力的共同作用下，沿壁面落入灰斗。

气流从除尘器顶部向下高速旋转时，由于排出管处压力较小，一部分气流会带着细小的尘粒沿外壁旋转向上，到达顶部后，再沿排出管外壁旋转向下，从排出管排出。这股旋转气流称为上涡旋。如果除尘器进口和顶盖之间保持一定距离，没有进口气流干扰，上涡旋表现比较明显。

2）切向速度

切向速度是决定气流速度大小的主要速度分量，也是决定气流中质点离心力大小的主要因素。

图 11-17 是实测位于正压管段侧的旋风除尘器某一断面上的速度分布和压力分布。从图可以看出，外涡旋的切向速度 v_t 是随半径 r 的减小而增大的，在内、外涡旋交界面上，v_t 达到最大。可以近似认为，内外涡旋交界面的直径 $d_0 = (0.6 \sim 0.62) D_p$（$D_p$ 为排出管半径）。内涡旋的切向速度是随 r 的减小而减小的，类似于刚体的旋转运动。旋风除尘器内某一断面上的切向速度分布规律可用下式表示：

外涡旋　　　　　　　$v_t^{1/n} r = c$　　　　　（11-73）

内涡旋　　　　　　　$v_t / r = c'$　　　　　（11-74）

式中：v_t 为切向速度；r 为距轴心的距离；c'、c、n 均为常数，通过实测确定。

一般 $n = 0.5 \sim 0.8$，如果近似地取 $n = 0.5$，则式（11-73）可以改写为

$$v_t^2 t = c \qquad (11\text{-}75)$$

3）径向速度

实测表明，旋风除尘器内的气流除了做切向运动

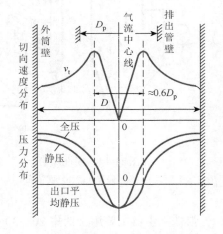

图 11-17　除尘器内的切向速度和压力分布

外，还要做径向的运动。气流的切向分速度 v_t 和径向分速度 ω 对尘粒的分离起着相反的作用，前者产生惯性离心力，使尘粒有向外的径向运动，后者则造成尘粒做向心的径向运动，把它推入内涡旋。

如果认为外涡旋气流均匀地经过内、外涡旋交界面进入内涡旋，如图 11-18 所示，那么在交界面上气流的平均径向速度为

$$\omega_0 = L / (2\pi r_0 H) \,(\text{m/s}) \qquad (11\text{-}76)$$

式中：L 为旋风除尘器处理风量，m^3/s；H 为假想圆柱面（交界面）高度，m；r_0 为交界面的半径，m。

4）轴向速度

外涡旋的轴向速度向下，内涡旋的轴向速度向上。在内涡旋，随气流逐渐上升，轴向速度不断增大，在排气管底部达到最大值。

5）压力分布

旋风除尘器内轴向各截面上的速度分布差别较小，因此轴向压力的变化较小。从图 11-18 可以看出，切向速度在径向有很大变化，因此径向的压力变化很大（主要是静压），外侧高中心低。这是因为气流在旋风除尘器内做圆周运动时，要有一个向心力与离心力相平衡，所以外侧的压力要比内侧高。在外壁附近静压最高，轴心处静压最低。试验研究表明，即使在正压下运行，旋风除尘器轴心处也保持负压，这种负压能一直延伸到灰斗。据测定，有的旋风除尘器当轴心处静压为 +900Pa 时，除尘器下部静压为–300Pa。因此，如果除尘器下部不保持严密，会有空气渗入，并把已分离的颗粒物重新卷入内涡旋。

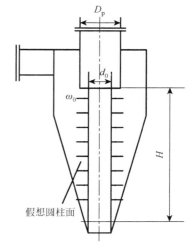

图 11-18　交界面上气流的径向速度（$d_0 = 2r_0$）

2. 分割粒径与阻力的计算

1）分级效率的分割粒径

旋风除尘器分割粒径计算大多采用平衡轨道理论为基础的设计方法。筛分理论是平衡轨道理论的经典设计方法，它从切向和径向气流作用于颗粒物粒子的受力平衡来分析设备的除尘原理。

处于外涡旋的尘粒在径向会受到两个力的作用。

惯性离心力：

$$F_1 = \frac{\pi d_c^3 \rho_c v_t^2}{6r} \qquad (11\text{-}77)$$

式中：v_t 为尘粒的切向速度，可以近似认为等于该点气流的切向速度，m/s；r 为旋转半径，m。

向心运动的气流给予尘粒的作用力：

$$P = 3\pi\mu\omega d_c \qquad (11\text{-}78)$$

式中：ω 为气流与尘粒在径向的相对运动速度，m/s。

这两个力方向相反，因此作用在尘粒上的合力为

$$F = F_1 - P = \frac{\pi d_c^3 \rho_c v_t^2}{6r} - 3\pi\mu\omega d_c \qquad (11\text{-}79)$$

由于粒径分布是连续的，必定存在某个临界粒径 d_k，作用在该尘粒上的合力恰好为零，即 $F = F_1 - P = 0$。这就是说，惯性离心力的向外推移作用与径向气流造成的向内飘移作用恰好相等。对于 $d_c > d_k$ 的尘粒，因 $F_1 > P$，尘粒会在惯性离心力推动下移向外壁。对于 $d_c < d_k$ 的尘

粒，因 $F_1 < P$，尘粒会在向心气流推动下进入内涡旋。有人假想在旋风除尘器内似乎有一张孔径为 d_k 的筛网在起筛分作用，$d_c > d_k$ 的尘粒被截留在筛网一面，$d_c < d_k$ 的尘粒则通过筛网排出。那么筛网置于什么位置呢？在内、外涡旋交界面上切向速度最大，尘粒在该处所受到的离心力也最大，因此可以设想筛网的位置应位于内、外涡旋交界面上。对于粒径为 d_k 的尘粒，因 $F_1 = P$，它将在交界面不停地旋转。实际上由于气流紊流等因素的影响，从概率统计的观点看，处于这种状态的尘粒有 50% 的可能被捕集，有 50% 的可能进入内涡旋，这种尘粒的分离效率为 50%，因此根据式（11-79），在内外涡旋交界面上，当 $F_1 = P$ 时，有

$$\frac{\pi}{6} d_{c50}^3 \rho_c v_{0t}^2 / r_0 = 3\pi\mu\omega_0 d_{c50} \tag{11-80}$$

旋风除尘器的分割粒径为

$$d_{c50} = \left(\frac{18\mu\omega_0 r_0}{\rho_c v_{0t}^2} \right)^{\frac{1}{2}} (\text{m}) \tag{11-81}$$

式中：r_0 为界面的半径，m；ω_0 为交界面上的气流径向速度，m/s；v_{0t} 为交界面上的气流切向速度，m/s。

应当指出，颗粒物在旋风除尘器内的分离过程是很复杂的，上述计算方法具有局限性。例如，它只是分析单个尘粒在除尘器内的运动，没有考虑尘粒相互间碰撞及局部涡流对尘粒分离的影响，浓度越大，尘粒间的相互作用也会越明显。由于尘粒之间的碰撞，粗大尘粒向外壁移动时，会带着细小的尘粒一起运动，结果有些理论上不能捕集的细小尘粒也会一起除下。相反，由于局部涡流和轴向气流的影响，有些理论上应被除下的粗大尘粒却被卷入内涡旋，排出除尘器。另外，有些已分离的尘粒，在下落过程中也会重新被气流带走。外涡旋气流在锥体底部旋转向上时，会带走部分已分离的尘粒，这种现象称为返混。因此，理论计算的结果和实际情况仍有一定差别。

2）旋风除尘器的阻力

由于气流运动的复杂性，旋风除尘器阻力以局部阻力的形式进行计算，其阻力系数目前还难以用公式求得，一般要通过试验或现场实测确定。

$$\Delta P = \xi \frac{u^2}{2} \rho \ (\text{Pa}) \tag{11-82}$$

式中：ξ 为局部阻力系数，通过实测求得；u 为入口速度，m/s；ρ 为气体密度，kg/m³。

3. 影响旋风除尘器性能的因素

1）入口速度 u

入口速度对除尘效率和除尘器阻力具有重大影响。除尘效率和除尘器阻力是随 u 的增大而增大的，由于阻力与入口速度的平方成比例，因此 u 值不宜过大，一般控制在 12～25m/s。

2）筒体直径 D_0 和排出管直径 D_p

筒体直径越小，尘粒受到的惯性离心力越大，除尘效率越高。目前常用的旋风除尘器直径一般不超过 800mm，风量较大时可用几台除尘器并联运行。

一般认为，内、外涡旋交界面的直径 $d_0 \approx 0.6 D_p$，内涡旋的范围是随 D_p 的减小而减小的，减小内涡旋有利于提高除尘效率。但是 D_p 不能过小，以免阻力过大。一般取 $D_p = (0.50～0.60)D_0$。

3）旋风除尘器的筒体和锥体高度

由于在外涡旋内有气流的向心运动，外涡旋在下降时不一定能达到除尘器底部，因此筒体和锥体的总高度过大，对除尘效率影响不大，反而使阻力增加。实践证明，筒体和锥体的总高度以不大于筒体直径的 5 倍为宜。

4）除尘器下部的严密性

从压力分布图可以看出，外壁向中心的静压是逐渐下降的，即使旋风除尘器在正压下运行，锥体底部也会处于负压状态。如果除尘器下部不严密，渗入外部空气，会把正在落入灰斗的颗粒物重新带走，使除尘效率显著下降。

九、袋式除尘器

袋式除尘器是各类工业除尘器中应用最多的一类，就数量而言，袋式除尘占除尘器行业应用总量的 60%以上。其应用广泛的原因在于其除尘效率高，能满足严格的环保要求；运行稳定，粉尘适应能力强，容易满足各种工况除尘工程的净化需求。其缺点是不适于高温的烟气净化。

袋式除尘器是一种干法高效除尘器，它是利用含尘气流通过滤料时将颗粒物分离捕集的装置。滤袋通常做成圆筒形（直径为 110～500mm），有时也做成扁方形，滤袋长度可以做到 8～12m。近年来，随着高温滤料和清灰技术的发展，袋式除尘器在冶金、建材、电力、机械等不同工业部门得到广泛应用。

1. 工作原理

袋式除尘器主要是利用纤维加工的滤料进行过滤除尘。图 11-19 是袋式除尘器的内部结构示意图。基本的过滤除尘器由进风口、出风口、滤芯、花板、清灰装置、积灰装置、卸灰装置、箱体及控制装置组成。根据各部分结构与功能，除尘器内部一般划分为过滤区、净气区与积灰

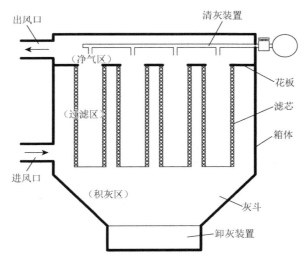

图 11-19　常见袋式除尘器内部结构示意图

区。除尘器箱体内以花板为界，花板下部为过滤区，上部为净气区，除尘器底部落灰区域即积灰区。过滤区有进风口，通过风筒与需要净化的区域相通，内部安装有滤芯，含尘气体过滤时，粉尘被滤芯拦截，干净风流进入净气区，净气区设有出风口，出风口一般连接有抽出式风机作为除尘系统的动力；净气区包括清灰装置，通过特定的机械振动或气流反吹将滤料上捕集的粉尘清理并落入积灰区，随后经卸灰装置排出。

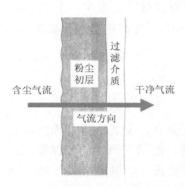

图 11-20　过滤形成"粉尘初层"

含尘气流通过过滤介质（滤料）的孔隙时，由于滤料的捕集作用，气体中的粉尘被分离并吸附在滤料上，在网孔中产生"架桥现象"。随着含尘的气流不断通过过滤介质，过滤介质孔隙间粉尘的"架桥"现象不断增强。一段时间后，过滤介质迎尘侧会形成粉尘层，常称为"粉尘初层"或"尘饼"，如图 11-20 所示。此后对含尘气流的过滤作用以"粉尘初层"的筛分作用为主，可实现对更加微细粉尘的捕集。含尘气流中的粉尘颗粒被过滤介质分离出来，主要分两个步骤：一是过滤介质对粉尘颗粒的直接捕集，由于尘粒会嵌入滤料网眼，这一过程也可称为深层过滤；二是过滤介质表面所形成的粉尘初层对粉尘颗粒的捕集，这一过程尘粒不进入过滤介质内部，称为表层过滤。从粉尘过滤时间和精度等角度上分析，后者具有更重要的意义。

过滤介质对含尘气流中粉尘颗粒的捕集作用主要有扩散、惯性碰撞、直接拦截、筛滤、静电吸引、重力沉降等效应。

随着颗粒物在过滤介质上的积聚，滤料两侧的压差增大，颗粒物内部的孔隙变小，空气通过滤料网孔时的流速增高。这样会把黏附在缝隙间的尘粒带走，使除尘效率下降。另外阻力过大，会使滤袋透气性下降，造成通风系统风量下降。因此，袋式除尘器运行一段时间后，要及时进行清灰，清灰时要避免破坏初层，以免效率下降。

由于颗粒物渗透到滤料层内易造成滤料阻力上升，有的滤料改进为覆膜滤料，采用表层覆膜形成人造初层，实现滤料的表面过滤，保证滤料长期使用性能稳定。

过滤风速是影响袋式除尘器性能的另一个重要因素。过滤风速是指过滤气体通过滤料表面的速度，单位是 m/min，即

$$v_F = \frac{L}{60F} \text{ (m/min)} \tag{11-83a}$$

式中：L 为除尘器处理风量，m^3/s；F 为过滤面积，m^2。

选用较高的过滤风速可以减小过滤面积，但会使阻力上升快、清灰频繁，影响到滤袋的使用寿命。每一个过滤系统根据它的清灰方式、滤料、颗粒物性质、处理气体温度等因素都有一个最佳的过滤风速，一般处理高浓度颗粒物的过滤风速要比处理低浓度颗粒物的值低，大除尘器的过滤风速要比小除尘器的低（因大除尘器气流分布不均匀），目前设计中通常采用的过滤风速为 0.60～1.20m/min。

有时用气布比 K_{LF} 表示，即单位时间通过的气体量与滤料面积之比，即

$$K_{LF} = \frac{L}{60F} \text{ [m}^3/(\text{min·m}^2)] \tag{11-83b}$$

为了避免高速气流对滤料表面的直接冲击，可把滤料设置成折叠形（如滤筒，滤筒除尘器为袋式除尘器的特殊形式），用较大的气布比来降低滤料表面的气流速度。采用这种设计时，除尘空间的含尘气流速度大，易造成收尘二次返混。当过滤表面接近平板形时，过滤风速与含尘空间的气流速度是比较接近的。

2. 过滤阻力

袋式除尘器的阻力与除尘器结构、滤袋布置、颗粒物层特性、清灰方法、过滤风速、颗粒物浓度等因素有关。一般认为，总过滤阻力包括滤料本身的阻力和粉尘层的阻力，如下：

$$\Delta P_{\mathrm{T}} = \Delta P_{\mathrm{F}} + \Delta P_{\mathrm{C}} = k_1 v_{\mathrm{f}} + k_2 v_{\mathrm{f}} W \tag{11-84}$$

式中：ΔP_{T} 为总过滤阻力，Pa；ΔP_{F} 为滤料阻力，Pa；ΔP_{C} 为粉尘层阻力，Pa；k_1 为滤料阻力系数，Pa·s/m；v_{f} 为面过滤风速，m/s；k_2 为粉尘层比阻系数，s^{-1}；W 为单位面积滤料捕集的粉尘质量，g/m^2。

粉尘层的阻力系数（S，Pa·s/m）可以用下式表示：

$$S = \Delta P_{\mathrm{C}} / v_{\mathrm{f}} = k_2 W \tag{11-85}$$

其中，k_2 可以用下面的关系式表示：

$$k_2 = f v_{\mathrm{f}}^n \tag{11-86}$$

式中：f 和 n 为常数，n 代表了粉尘层随风速变化的压缩性。

粉尘层因压缩产生阻力变化与孔隙率（ε）之间存在如下关系：

$$k_2 = 180(1-\varepsilon) \cdot \varepsilon^{-3} \cdot (\rho_{\mathrm{p}} \varphi_{\mathrm{s}}^2 d_{\mathrm{s}})^{-1} \cdot \mu \tag{11-87}$$

式中：ε 为粉尘层孔隙率，无量纲；ρ_{p} 为粉尘真密度，g/cm^3；d_{s} 为索尔粒径，μm；φ_{s} 为球形度，无量纲；μ 为空气的动力黏度，Pa·s。

根据式（11-86）可得到阻力系数 k_2，然后通过式（11-87）可计算粉尘层孔隙率 ε。

一般认为，随着过滤的进行，滤料上的阻力变化分为三个阶段，加速上升、减速上升和平稳上升。加速上升阶段为粉尘在滤料内部的深层过滤，深层过滤对阻力的影响较缓慢；减速上升阶段为内部过滤和滤料表面粉尘层开始形成的过渡阶段；直线上升阶段为粉尘层形成后，粉尘在粉尘层上积累，可以认为是表层过滤，表层过滤对阻力的影响较明显。

对于除尘系统而言，运行过程中阻力的变化不仅与粉尘特性有关，而且与除尘系统几何参数、气流分布、滤料特性、气体特性、温度、湿度等有关，还有喷嘴类型、喷吹高度、脉冲压力、脉冲宽度、脉冲周期、气包压力、气包容量等密不可分。

一般认为，粉尘颗粒越细，过滤阻力上升越快，过滤效率越高。颗粒越不规则，过滤时压缩性越大，导致的阻力上升速率也越大。对于纳米尺度的颗粒，过滤效率受密度的影响不大，而受形状的影响很显著，但对滤料进行覆油处理后可以降低形状的影响。

3. 滤袋清灰

运行一段时间后，要及时进行清灰以降低运行阻力。当处理含尘浓度低的气体时，清灰间隔可以适当加长；进口含尘浓度低、清灰间隔长、清灰效果好的除尘器，可以选用较高的过滤风速；相反，则应选用较低的过滤风速。

按照清灰方式，滤筒除尘器主要可分为机械振动、气流反吹和脉冲喷吹三类。

（1）机械振动清灰。利用机械装置振打或摇动悬吊滤芯的框架，使滤芯产生振动而清落粉尘，多在顶部施加振动，使之产生垂直的或水平的振动，或者垂直与水平两个方向同时振动，施加振动的位置也可在滤芯中间。由于清灰时粉尘要扬起，所以振动清灰时常采用分室工作制，顺次逐室清灰，可保持除尘器的连续运转。振动清灰方式的机械构造简单，运转可靠，但清灰作用较弱。

（2）气流反吹清灰。气流反吹清灰方式多采用分室工作制度，利用阀门的调节，逐室地产生与过滤气流反向的气流。反吹清灰法多用内滤式，由于反向气流和逆压作用，滤料上产生反向风速而使沉积的粉尘层脱落。气流反吹方式的清灰作用比较弱，比振动清灰方式对滤料的损伤作用要小。

（3）脉冲喷吹清灰。滤筒的开口上方设有喷吹管，喷吹管对着每个滤筒开口的中心设有压气喷射孔（嘴），喷吹管的另一端与脉冲控制系统及压缩空气包相连接，按设定的时间或阻力值对滤筒进行脉冲喷吹清灰。在喷吹时，被清灰的滤筒不起捕尘作用，但因喷吹时间很短，且一般采用逐排滤筒清灰，几乎可以把除尘系统的捕尘作业看作是连续的。因此，脉喷清灰方式下除尘器既可以采取分室结构，实施离线清灰，也可以不分室实施在线清灰。脉冲喷吹清灰作用较强，清灰效果较好，可适当提高过滤风速。其强度和频率都是可以调节的，清灰效果与文氏管构造、射流中心线和滤筒中心线是否一致等因素有关。

除尘器过滤积灰、清灰是不断循环进行的，常用的脉冲喷吹清灰又可以分为定时（按一定时间间隔）和定阻（设定最大运行过滤阻力）两种模式。采用定阻清灰的脉冲喷吹清灰除尘器的运行过程，其过滤阻力随时间的关系符合图 11-21 所示变化趋势。袋式除尘器运行时，会在滤料表面保留一定的颗粒物初层，这时的阻力称为残余阻力。清灰后滤料随过滤时间的增加，颗粒物积聚，阻力也相应增大，当阻力达到允许值时又再次清灰。

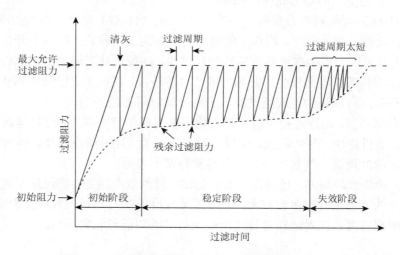

图 11-21　定阻清灰模式下过滤阻力变化的阶段性特点

对于定阻清灰，总体上过滤周期降低，残余过滤阻力升高。根据过滤周期的变化，可将过滤过程划分为三个阶段：首先是初始阶段，过滤周期降低，残余过滤阻力上升；然后进入稳定阶段，过滤周期以缓慢的速率降低，残余过滤阻力以缓慢的幅度增加；随着运行时间的增加，由于颗粒物进入滤料深层，清灰不能达到效果，残留阻力会逐步加大，造成残余阻力显著上升，使袋式除尘器工作周期缩短，甚至因阻力增大影响到系统工作风量，此时过滤周期快速降低，伴随残余过滤阻力快速上升，此时过滤已进入第三个阶段，即失效阶段。

一般来说，最大允许过滤阻力设置合理，可以观测到上述三个阶段；最大允许过滤阻力越大，稳定阶段越长；最大允许过滤阻力过小，则除尘系统会很快进入失效阶段。袋式除尘器的阻力一般为 1000～2000Pa。超过 2000Pa，通常就需要换袋。

袋式除尘器处理气体量大时，使用的滤袋要达到数千条。采用集中清灰会造成袋式除尘器处理气体量波动过大。可采用对滤袋进行分室、分区、分时段清灰模式，解决风量波动问题。

4. 袋式除尘器分类

工业的发展对除尘器的要求越来越高，袋式除尘器在结构形式、清灰方式、箱体结构等方面不断更新发展，可根据其特点进行不同的分类。

1）按过滤方向分类

按过滤方向分类，可分为内滤式和外滤式除尘器两类。

（1）外滤式除尘器。图 11-22 中（a）、（c）为外滤式除尘器，含尘气体由滤筒外侧流向内侧，粉尘沉积在滤袋外表面上。脉冲喷吹、机械回转反吹等清灰方式多采用外滤形式。

（2）内滤式除尘器。图 11-22 中（b）、（d）为内滤式除尘器，含尘气流由滤筒内侧流向外侧，粉尘沉积在滤筒内表面上。其优点是滤筒外部为清洁气体，便于检修和更换滤筒，甚至不停机即可检修。一般机械振动、气流反吹等清灰方式多采用内滤形式。

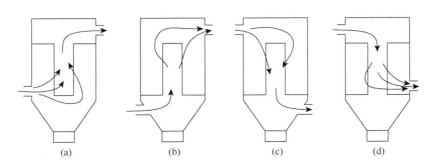

图 11-22　常见除尘器过滤和进风形式

2）按进气口位置分类

按进气口位置分类，可分为下进风式和上进风式除尘器两类。

（1）下进风式除尘器。图 11-22 中（a）、（b）为下进风式除尘器，含尘气体由除尘器下部进入，气流自下而上，大颗粒直接落入灰斗减少了滤袋磨损，延长了清灰间隔时间，但由于气流方向与粉尘下落方向相反，容易带出部分微细粉尘，降低了清灰效果，增加了阻力。下进风过滤除尘器结构简单，成本低，应用较广。

（2）上进风式除尘器。图 11-22 中（c）、（d）为上进风式除尘器，含尘气体由除尘器上部进入。粉尘沉降与气流方向一致，有利于粉尘沉降，除尘效率有所提高，设备阻力也可降低 15%～30%。

3）按除尘器内压力分类

按除尘器内的压力分类，可分为正压式和负压式除尘器两类。

（1）正压式除尘器。风机设置在除尘器之前，除尘器在正压状态下工作，由于含尘气体先经过风机，对风机的磨损较严重，因此不适用于高浓度、粗颗粒、硬度大、强腐蚀性的粉尘。若除尘器积灰和卸灰区域密封不严，粉尘会随漏风发生泄漏，对除尘器附近区域造成污染。

（2）负压式除尘器。风机设置于除尘器之后，除尘器在负压状态下工作，由于含尘气体经净化后再进入风机，因此对风机的磨损很小，这种方式采用较多。若除尘器积灰和卸灰区域密封不严，外界气体会进入除尘器内部，除尘系统吸风口区域的风流会降低。

4）按清灰方式分类

清灰方式是影响袋式除尘器性能的一个重要因素，它与除尘器效率、压力损失、过滤风速及滤料寿命均有关系。按照清灰方式，可以分为机械振打除尘器、气流反吹除尘器和脉冲喷吹除尘器，与前述的滤袋清灰方式对应。

此外，袋式除尘器还可根据外观形状、适用范围及用途等进行分类。

十、湿式除尘器

湿式除尘器是通过含尘气体与液滴或液膜的接触使尘粒从气流中分离的。它的优点是结构简单、投资低、占地面积小、除尘效率高，能同时进行污染气体的净化。它适宜处理有爆炸危险或同时含有多种污染物的气体。它的缺点是有用物料不能干法回收，泥浆处理比较困难，为了避免水系污染，有时要设置专门的废水处理设备；高温烟气洗涤后，温度下降，会影响烟气在大气的扩散。湿式除尘器与吸收塔的工作原理相似，能够同时进行除尘和气体吸收。

1. 湿式除尘器的除尘机理

（1）通过惯性碰撞、接触阻留，尘粒与液滴、液膜发生接触，使尘粒加湿、增重、凝聚。

（2）细小尘粒通过扩散与液滴、液膜接触。

（3）由于烟气增湿，尘粒的凝聚性增加。

（4）高温烟气中的水蒸气冷却凝结时，会以尘粒为凝结核，在尘粒表面形成一层液膜，增强了颗粒物的凝聚性，能改善疏水性颗粒物的可湿性。

粒径为 $1.0 \sim 5.0 \mu m$ 的颗粒物主要利用第一个机理，粒径在 $1.0 \mu m$ 以下的颗粒物主要利用后三个机理。目前常用的各种湿式除尘器主要利用尘粒与液滴、液膜的惯性碰撞进行除尘。下面对湿式除尘器所涉及的惯性碰撞及扩散的机理做进一步分析。

1）惯性碰撞

当含尘气流在运动过程中与液滴相遇，在液滴前 x_d 处，气流开始改变方向，绕过液滴流动。而惯性较大的尘粒则要继续保持其原来直线运动的趋势。尘粒在做惯性运动时，主要受两个力的影响，即本身的惯性力及周围气体的阻力。我们把尘粒从脱离流线到惯性运动结束所移动的直线距离称为尘粒的停止距离，以 x_s 表示。若 $x_s > x_d$，尘粒和滴液就会发生碰撞。在除尘技术中，把 x_s 与液滴直径 d_y 的比值称为惯性碰撞数 N_i。根据推导，惯性碰撞数 N_i 可用下式表示：

$$N_i = \frac{x_s}{d_y} = \frac{v_y d_c^2 \rho_c}{18\mu d_y} \tag{11-88}$$

式中：v_y 为尘粒与液滴的相对运动速度，m/s；d_c 为尘粒直径，m。

惯性碰撞数是和 Re 类似的一个准则数，反映惯性碰撞的特征。N_i 越大，说明尘粒和物体（如液滴、挡板、纤维）的碰撞机会越多，碰撞越强烈，因而惯性碰撞所造成的除尘效率也越高。

从式（11-88）可以看出，尘粒直径和密度确定以后，N_i 的大小取决于尘粒与液滴的相对运动速度和液滴直径。因此，对于一个已定的湿式除尘系统，要提高 N_i 值，必须提高尘粒与液滴相对运动速度和减小液滴直径，目前工程上常用的各种湿式除尘器基本是围绕这两个因素发展起来的。

必须指出，并不是液滴直径 d_y 越小越好，d_y 越小，液滴容易随气流一起运动，减小了尘粒与液滴的相对运动速度。试验表明，液滴直径约为捕集粒径的 150 倍时，效果最好，过大或过小都会使除尘效率下降。气流的速度也不宜过高，以免阻力增加。

2）扩散

从式（11-88）可以看出，当粒径小于 1μm 时，$N_i \approx 0$。但是实际的除尘效率并不一定为零，这是因为尘粒向液体表面的扩散在起作用。粒径在 0.1μm 左右时，扩散是尘粒运动的主要因素。扩散引起的尘粒转移与气体分子的扩散是相同的。扩散转移量与尘液接触面积、扩散系数、颗粒物浓度成正比，与液体表面的液膜厚度成反比。扩散系数 D 可按下式计算：

$$D = \frac{kTk_c}{3\pi\mu d_c} \tag{11-89}$$

式中：k 为玻耳兹曼常量，$k = 1.38054 \times 10^{-23}$ J/K；k_c 为坎宁安滑动修正系数。

从式（11-89）可以看出，粒径越大，扩散系数 D 越小。由此可见，粒径对除尘效率的影响，扩散和惯性碰撞是相反的。另外，扩散除尘效率是随液滴直径、气体黏度、尘粒与液滴相对运动速度的减小而增加的。在工业上单纯利用扩散机理的除尘装置是没有的，但是某些难以捕集的细小尘粒能在湿式除尘器或袋式除尘器中捕集是与扩散、凝聚等机理有关的。当处理颗粒物的粒径比较细小，在设计和选用湿式除尘器或过滤式除尘器时，应有意识地利用扩散机理。

2. 湿式除尘器的结构形式

湿式除尘器的种类很多，但是按照气液接触方式，可分为两大类：一类是向含尘气流中喷入水雾，使尘粒与液滴、液膜发生碰撞。属于这类的湿式除尘器有文丘里管除尘器、喷淋塔等。另一类是将含尘气流冲入液体内部，尘粒加湿后被液体捕集，它的作用是液体洗涤含尘气体。属于这类的湿式除尘器有自激式除尘器、卧式/立式旋风水膜除尘器等。

1）自激式除尘器

自激式除尘器内先要储存一定量的水，它利用气流与液面的高速接触，激起大量水滴，使尘粒从气流中分离，水浴除尘器、冲激式除尘器等都属于这一类。

a. 水浴除尘器

图 11-23 是水浴除尘器的示意图，含尘空气以 8~12m/s 的速度从喷头高速喷出，冲入液

体中，激起大量泡沫和水滴。粗大的尘粒直接在水池内沉降，细小的尘粒在上部空间和水滴碰撞后，由于凝聚、增重而被捕集。水浴除尘器的效率一般为 80%～95%。喷头的埋水深度 $h_0 = 20～30mm$。除尘器的阻力为 400～700Pa。

　　水浴除尘器可在现场用砖或钢筋混凝土构筑，适合中小型工厂采用。它的缺点是泥浆治理比较困难。

　　b. 冲激式除尘器

　　图 11-24 是冲激式除尘器的示意图，含尘气体进入除尘器后转弯向下，冲激在液面上。部分粗大的尘粒直接沉降在泥浆斗内，随后含尘气体高速通过 S 形通道，激起大量水滴，使颗粒物与水滴混合而实现充分接触。图 11-24 所示的冲激式除尘器下部装有刮板运输机自动刮泥，也可以人工定期排放。

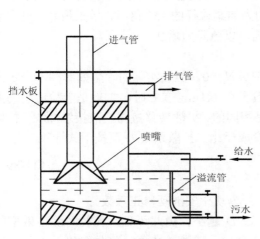

图 11-23　水浴除尘器

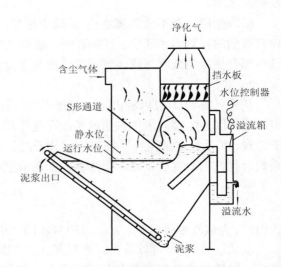

图 11-24　冲激式除尘器示意图

　　除尘器处理风量在 20%范围内变化时，对除尘效率几乎没有影响。冲激式除尘机组把除尘器和风机组合在一起，具有结构紧凑、占地面积小、维护管理简单等优点。

　　湿式除尘器的洗涤废水中，除固体微粒外，还有各种可溶性物质，洗涤废水直接排放会造成水系污染，目前湿式除尘器采用循环水，冲激式除尘器用的水是在除尘器内部自动循环的，称为水内循环的湿式除尘器。它与水外循环的湿式除尘器相比，节省了循环水泵的投资和运行费用，减少了废水处理量。

　　2）卧式旋风水膜除尘器

　　图 11-25 是卧式旋风水膜除尘器的示意图，它由横卧的外筒和内筒构成，内外筒之间设有导流片。含尘气体由一端沿切线方向进入，沿导流片做旋转运动。在气流带动下液体在外壁形成一层水膜，同时还产生大量水滴。尘粒在离心力作用下向外壁移动，到达壁面后被水

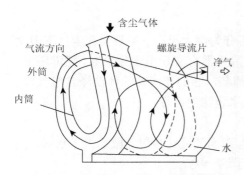

图 11-25　卧式旋风水膜除尘器示意图

膜捕集，部分尘粒与液滴发生碰撞而被捕集。气体连续流经几个螺旋形通道，便得到多次净化，使绝大部分尘粒分离下来。

当除尘器供水比较稳定，风量在一定范围内变化时，卧式旋风水膜除尘器有一定的自动调节作用，水位能自动保持平衡。

某卧式旋风水膜除尘器使用 $\rho_c = 2610\text{kg/m}^3$、中位径如 $d_{50} = 6.0\mu\text{m}$ 的耐火黏土粉进行试验，除尘效率在98%左右，除尘器阻力为 $800\sim1200\text{Pa}$，耗水量为 $0.06\sim0.15\text{L/m}^3$。为了在出口处进行气液分离，小型除尘器采用重力脱水，大型除尘器用挡板或旋风脱水。

3）立式旋风水膜除尘器

进口气流沿切线方向在下部进入除尘器，水在上部由喷嘴沿切线方向喷出。由于进口气流的旋转作用，在除尘器内表面形成一层液膜，颗粒物在离心力作用下被甩到筒壁，与液膜接触而被捕集。它可以有效防止颗粒物在器壁上的反弹、冲刷等引起的二次扬尘，除尘效率通常可达 $90\%\sim95\%$。

除尘器筒体内壁形成稳定、均匀的水膜是保证除尘器正常工作的必要条件。为此必须要：①均匀布置喷嘴，间距不宜过大，为 $300\sim400\text{mm}$；②入口气流速度不能太高，通常为 $15\sim22\text{m/s}$；③保持供水压力稳定，一般要求为 $30\sim50\text{kPa}$，最好能设置恒压水箱；④筒体内表面要求平整光滑，不允许有凹凸不平及突出的焊缝等。

为防止水膜除尘器腐蚀，常用厚 $200\sim250\text{mm}$ 的花岗岩制作（称为麻石水膜除尘器）。这种除尘器的入口流速为 $15\sim22\text{m/s}$（筒体流速 $3.5\sim5.0\text{m/s}$），耗水量为 $0.10\sim0.30\text{L/m}^3$，阻力为 $400\sim700\text{Pa}$，其除尘效率低于通常的立式水膜除尘器。

4）文丘里管除尘器

典型的文丘里管除尘器如图11-26所示，主要由三部分组成：引水装置（喷雾器）、文丘里管体及脱水器，分别在其中实现雾化、凝并和除尘三个过程。

含尘气流由风管进入渐缩管，气流速度逐渐增加，静压降低。在喉管中，气流速度达到最高。由于高速气流的冲击，喷嘴喷出的水滴进一步雾化。在喉管中气液两相充分混合，尘粒与水滴不断碰撞凝并，成为更大的颗粒。在渐扩管中气流速度逐渐降低，静压增高。最后含尘气流经风管进入脱水器。由于细颗粒凝并增大，在一般脱水器中就可以将尘粒和水滴一起除下。

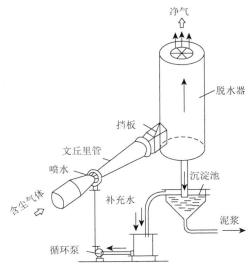

图11-26　文丘里管除尘器

十一、电除尘器

电除尘器是利用静电场产生的电力使尘粒从气流中分离的设备，电除尘器是一种干法高效除尘器，它的优点是：①适用小微粒控制，单电场除尘效率可达到80%～85%；一般采用3～4级的电除尘器，除尘效率可以达到99.5%以上。②在除尘器内，尘粒从气流中分离的能量，不是供给气流，而是直接供给尘粒。因此，和其他高效除尘器相比，电除尘器的气流阻力比较低，仅为 100～200Pa。③可以处理高温（在 350℃以下）的气体。

电除尘器的缺点主要在于对颗粒物的比电阻有一定要求。

目前电除尘器主要应用于火力发电、冶金、建材等工业部门的烟气除尘和物料回收。

1. 电除尘原理

电除尘器的种类和结构形式很多，但都基于相同的工作原理。图 11-27 是管极式电除尘器工作原理示意图。接地的金属管称为收尘极（或集尘极），它和置于圆管中心、靠重锤张紧的放电极（或称电晕线）构成管极式电除尘器。工作时含尘气体从除尘器下部进入，向上通过静电场，产生正、负离子和电子，正、负离子或电子在此电场里移动过程中使粉尘荷电，荷电粉尘在电场力的作用下向收尘极运动并在收尘极上沉积，从而达到粉尘和气体分离的目的。当收尘极上的粉尘达到一定厚度时，通过清灰机构使灰尘落入灰斗中排出。

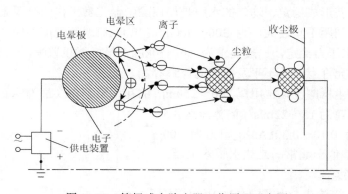

图 11-27　管极式电除尘器工作原理示意图

电除尘的基本工作原理主要包括电晕放电、粉尘荷电、粉尘沉积和清灰四个基本过程。

1）电晕放电

电除尘装置内设有高压电场，电极间的空气离子在电场的作用下向电极移动，形成电流。开始时，空气中的自由离子少，电流较小。当电压升高到一定数值后，电晕极附近的离子获得较高的能量和速度，它们撞击空气中性分子时，中性分子会电离成正、负离子，这种现象称为空气电离。空气电离后，由于连锁反应，在极间运动的离子数大大增加，表现为极间电流（电晕电流）急剧增大。当电晕极周围的空气全部电离后，形成了电晕区，此时在电晕极周围可以看见一圈蓝色的光环，这个光环称为电晕放电。如果在电晕极上加的是负电压，则产生负电晕；反之，则产生正电晕。

2）粉尘荷电

在放电电极（若为负电）附近的电晕区内，正离子立即被电晕极表面吸引而失去电荷；自由电子和负离子则因受电场力的驱使和扩散作用，向收尘极移动，于是在两极之间的绝大部分空间内部都存在自由电子和负离子，含尘气流通过这部分空间时，粉尘与自由电子和负离子碰撞而结合在一起，实现粉尘荷电。

3）粉尘沉积

电晕区的范围一般很小，电晕区以外的空间称为电晕外区，电晕区内的空气电离之后，正离子很快向负极（电晕极）移动，只有负离子才会进入电晕外区，向阳极（收尘极）移动。含尘气流通过电除尘装置时，由于只有少量的尘粒在电晕区通过，获得正电荷，沉积在电晕极上，大多数尘粒在电晕外区通过，获得负电荷，在电场力的驱动下向收尘极运动，到达极板失去电荷后沉积在收尘极上。

4）清灰

当收尘极表面的灰尘沉积到一定厚度后，会导致电压降低，电晕电流减小；而电晕极上附有少量的粉尘，也会影响电场电流的大小和均匀性。为了防止粉尘重新进入气流，应保持收尘极和电晕极表面的清洁，隔一段时间要及时清灰。

2. 影响除尘性能的因素

除含尘气体处理量、除尘效率和阻力外，驱进速度是电除尘装置特有的性能指标。影响除尘性能的主要因素有粉尘特性与浓度、气体特性、火花放电频率、操作因素和结构因素等。

1）粉尘特性与浓度

粉尘特性主要包括粉尘的粒径分散度、真密度、堆积密度和比电阻等，其中最主要的是粉尘的比电阻，一般为 $10^5 \sim 10^{11} \Omega \cdot cm$，过高则粉尘沉积到收尘极时，粉尘很难中和，在沉积的颗粒层上形成负电场，从而发生反电晕现象，电除尘器的效率大大降低；过低则粉尘沉积在收尘极瞬间就被中和了，极易脱离收尘极而重新进入气流，降低了除尘器效率。影响粉尘比电阻的因素很多，但主要是气体的温度和湿度。所以，对于比电阻值偏高的粉尘，往往可以通过改变烟气的温度和湿度来调节，具体的方法是向烟气中喷水，这样可以同时达到增加烟气湿度和降低烟气温度的双重目的。为了降低烟气的比电阻，也可以向烟气中加入二氧化硫、氨气及碳酸钠等化合物，以增加粉尘的导电性。

在除尘电场中，荷电粉尘形成的空间电荷会对电晕极产生屏蔽作用，从而抑制电晕放电。随着含尘浓度的提高，电晕电流逐渐减少，这种现象称为电晕阻止效应。当含尘浓度增加到某数值时，电晕电流基本为零，这种现象称为电晕闭塞。此时，除尘装置失去除尘能力，为了避免产生电晕闭塞，进入电除尘装置的气体含尘浓度应小于 $20g/m^3$。当气体含尘浓度过高时，除了选用曲率大的芒刺型电晕极外，还可以在电除尘装置前串接除尘效率较低的机械除尘装置，进行多级除尘。

2）气体特性

气体特性主要包括气体温度、压力、湿度、气流速度和气流分布等。

（1）断面气流速度。从电除尘装置的工作原理不难得知，除尘装置断面的气流速度越低，粉尘荷电的机会越多，除尘效率也就越高。例如，当锅炉烟气的流速低于 0.5m/s 时，除尘效率接近 100%；烟气流速高于 1.6m/s 时，除尘效率只有 85%左右。可见，随着气流速度的增大，除尘效率降低。从理论上讲，低流速有利于提高除尘效率，如果气流速度过低，不仅经济上不合理，而且管道易积灰。在实际生产中，断面上的气流速度一般为 0.6~1.5m/s。

（2）气流速度分布。气流速度分布均匀与否，对除尘效率影响很大。如果气流速度分布不均匀，在流速较低的区域就会存在局部气流停滞，造成收尘极局部积灰严重，使运行电压变低；在流速较高的区域又易造成二次扬尘。因此，气流速度的差异越大，除尘效率越低。为了避免在入、出口风道中积尘，应将风道内的气流速度控制在 15~20m/s。为了解决除尘装置内气流分布的问题，一般采取在除尘装置的入口或在出口同时设置气流分布装置的方式。

（3）气体的温度和湿度。含尘气体的温度对除尘效率的影响主要表现为对粉尘比电阻的影响。在低温区，由于粉尘表面的吸附物和水蒸气的影响，粉尘的比电阻较小；随着温度的升高，吸附物和水蒸气的作用减弱，使粉尘的比电阻增加；在高温区，主要是粉尘本身的电阻起作用。因而随着温度的升高，粉尘的比电阻降低。

当温度低于露点时，气体的湿度会严重地影响除尘装置的除尘效率，主要是捕集到的粉尘结块黏结在收尘极和电晕极上，难以振落，因而使除尘效率下降。当温度高于露点时，随着湿度的增加，不仅可以使击穿电压增高，而且可以使部分尘粒的比电阻降低，从而使除尘效率有所提高。

3）放电频率

为了获得最佳的除尘效率，通常用控制电晕极和收尘极之间火花频率的方法，做到既维持较高的运行电压，又避免火花放电转变为弧光放电。这时的火花频率被称为最佳火花频率，其值因粉尘的性质和浓度、气体的成分、温度和湿度的不同而不同，一般取 30～150 次/min。

4）操作因素和结构因素

操作因素主要包括伏安特性、漏风率、二次飞扬、电晕线肥大、清灰等。在电除尘装置运行过程中，电晕电流与电压之间的关系称为伏安特性，它是很多变量的函数，其中最主要的是电晕极和收尘极的几何形状、烟气成分、温度、压力和粉尘性质等。电场的平均电压和平均电晕电流的乘积即电晕功率，它是投入到电除尘装置的有效功率，电晕功率越大，除尘效率也就越高。随着收尘极和电晕极上堆积粉尘厚度的不断增加，电除尘装置在工作过程中的运行电压会逐渐下降，使除尘效率降低，故必须通过清灰装置使粉尘剥落下来，以保持较高的除尘效率。

结构因素主要包括电晕线的几何形状、直径、数量和线间距；收尘极的形式、极板断面形状、极间距、极板面积、电场数、电场长度；供电方式、振打方式（方向、强度、周期）、气流分布装置、外壳严密程度、灰斗形式和出灰口锁风装置等。

十二、除尘器的选择

选择除尘器时必须全面考虑多种因素，进行综合的环境经济评价。首先是要达到国家或地方规定的排放标准，在这个前提下还要综合考虑以下几个因素，即效果好、无二次污染、成本低（费用低）、维持管理方便、简便易行。

1）必须满足国家或地方规定的排放标准

污染物排放标准包括以浓度控制为基础规定的排放标准，以及总量控制标准。排放标准有时空限制，锅炉或生产装置安装建立的时间不同，排放标准不同；所在的功能区不同，排放标准的要求也不同，当除尘器排放口在车间时，排放浓度应不高于车间容许浓度。对于运行工况不太稳定的系统，要注意风量变化对除尘器效率和阻力的影响。

2）除尘效果好

要达到除尘效果好，首先根据粉尘的物理性质、颗粒大小及分布、废气含尘量的初始浓度、废气的温度等，选择性能符合要求、除尘效率高的除尘器。

例如，黏性大的粉尘容易黏结在除尘器表面，不宜采用干法除尘；比电阻过大和过小的粉尘，不宜采用静电除尘；纤维性或憎水性粉尘不宜采用湿法除尘；对于高温、高湿的气体不宜采用袋式除尘器；如果颗粒物的粒径小、比电阻大，又要求干法除尘时，可以考虑采用颗粒层除尘器；如果气体中同时含有污染气体，可以考虑采用湿式除尘，但是必须注意腐蚀问题。

不同的除尘器对不同粒径的粉尘的除尘效率是完全不同的，选择除尘器时必须首先了解欲捕集粉尘的粒径分布，根据除尘器的分级效率和除尘要求选择适当的除尘器。气体的含尘浓度较高时，在电除尘或袋式除尘器等高效除尘之前应设置低阻力的初净化设备，去除粗大尘粒，以更好地发挥高效除尘器的作用。例如，降低除尘器入口的含尘浓度，可以提高袋式除尘器的过滤风速，可以防止电除尘器产生电晕闭塞；对湿式除尘器则可以减少泥浆处理量，节省投资及减少运转和维修工作量。一般来说，对文丘里管除尘器、喷淋塔等湿式除尘器，设计气体含尘浓度在 $10g/m^3$ 以下，袋式除尘器的理想气体含尘浓度为 $0.2\sim10g/m^3$，电除尘器要求气体含尘浓度在 $30g/m^3$ 以下。

对于高温、高湿的气体不宜采用袋式除尘器，如果烟气中同时含有 SO_2、NO_x 等气态污染物，可以考虑采用湿式除尘器，同时必须注意腐蚀问题。

3）无二次污染

除尘过程并不能消除颗粒污染物，只是把废气中的污染物转移为固体废物（如干法除尘）和水污染物（如湿法除尘造成的水污染）。所以，在选择除尘器时，必须同时考虑捕集粉尘的处理问题。有些工厂工艺本身设有泥浆废水处理系统，或采用水力输灰方式，在这种情况下可以考虑采用湿法除尘，把除尘系统的泥浆和废水归入工艺系统。如果不做任何处理，在厂内任意倾倒或堆放，会造成颗粒物二次飞扬或泥浆废水到处泛滥，影响整个厂区的环境卫生。

4）成本低（一次性投资和运行费用低）

在污染物排放达到环境标准的前提下要考虑到经济因素，即选择环境效果满足要求而费用最低的除尘器。

在选择除尘器时还必须考虑设备的位置、可利用的空间、环境因素等，设备的一次投资（设备、安装和工程等）及操作和维修费用等经济因素也必须考虑。此外，还要考虑到设备操作简便，便于维护、管理。

第六节 粉尘综合控制

一、减少粉尘的产生

生产工艺对粉尘的产生具有重要影响，而生产布局的合理与否直接关系到粉尘的直接危害。合理的厂房位置和生产布局，选用不产生或少产生粉尘的工艺，采用无危害或危害性小的物料，是消除、减弱粉尘危害的有效途径。

1. 合理选择生产布局

大气运动会将一个地点的悬浮粉尘带至另外的地点，生产布局对作业地点产尘的运移有一定影响。所以，在选择厂房位置时，应考虑自然条件对企业生产的影响，以及企业和周边区域的相互影响，厂区总平面布置应注意功能分区的划分，满足基本卫生要求；在安排产尘工序位置时，要以防止或减少粉尘对其他工序生产环境造成污染为原则。要有良好的水文、地质、气象等自然条件，不应在居住区、学校、医院和其他人口密集的被保护区域内建设工厂；厂址应选在被保护对象全年最小频率风向的上风侧。在同一区域内有多个企业时，应避免彼此间的污染物产生交叉污染。产生粉尘的生产设施应布置在厂区全年最小频率风向的上风侧，且地势开阔、通风条件良好的地段，并应避免采用封闭式或半封闭式的布置形式；产生粉尘的车间与产生毒物的车间分开，并与其他车间及生活区之间设有一定的卫生防护绿化带。

工艺设备和生产流程的布局应使主要工作地点和操作人员多的工段位于车间内通风良好、空气环境清洁的地方；一些工人多、工艺操作要求较高的工作场所，一般应布置在夏季主导风向上风侧；而产尘较多、污染严重的工段应布置在夏季主导风向的下风侧，这样可以改善整个生产流程的空气环境，使工人免受粉尘的危害；在布置工艺设备和安排工艺流程时，应该为通风除尘系统的合理布置提供必要的条件。

2. 合理选择生产工艺

各行业都可以通过采用新工艺、新设备、新材料进行防尘减尘。下面介绍有关行业从工艺方面控制粉尘危害的几个典型措施。

1）铸造行业

（1）造型工段。采用游离二氧化硅含量低的石灰石砂、橄榄石砂代替游离二氧化硅含量很高的石英砂，用双快水泥砂、冷固树脂自硬砂造型制芯，都达到了既简化工序又减轻粉尘危害的目的。对砂型表面的砂粒和浮灰，采用移动式或集中式真空吸尘装置吸除。

（2）熔化工段。用超高功率电弧炉，真空熔化、炉外精炼，用还原铁炼钢，惰性气体保护气氛熔化钢水等先进熔炼工艺，不但可以节能，而且缩短了熔炼时间，减少了烟尘散发量；熔炼设备采用低频感应电炉比冲天炉容易控制污染；采用电热、气体燃料或液体燃料来代替煤与焦炭这类固体燃料，可以大大减少粉尘量。

（3）清理工段。采用铸件落砂、除芯、表面清理和旧砂再生"四合一"抛丸落砂清理设备，能一次完成铸件落砂、除芯、表面清理和旧砂再生，将原来分散的扬尘点集中在一台密闭设备中，因而能减少粉尘的危害，改善劳动环境。

（4）砂准备及砂处理工段。采用配备有电力输送设备的密闭罐车输送各种粉料，用气力输送代替皮带机输送型砂和旧砂，能避免和减少储运装卸过程中粉尘的飞扬。

另外，在皮带机输送砂子时采取防皮带跑偏措施，在皮带上加导料槽、安装刮砂器，转载处采取密闭措施，避免和防止砂散落。

2）陶瓷行业

（1）采用湿法工艺。坯料、匣钵料、釉料的粉碎采用湿式工艺，即采用湿法轮碾、湿法球磨，可以有效防止粉尘的危害。

（2）采用自动化或机械化工艺。例如，某厂采用计算机控制彩釉砖自动生产线，从原料加工、成型、烧成全部采用密闭、湿式除尘，车间粉尘浓度符合国家标准；使用链式干燥机，使半成品干燥实现机械化、连续化生产，改善了劳动条件，使工人避免了粉尘危害。

（3）采用喷雾干燥新工艺。采用泥浆压力式喷雾干燥新工艺代替压滤、泥饼、烘干、干式打粉的旧工艺，即可将料浆干燥至成型所要求的水分，并可达到成型要求的粒度，过程简单、生产周期短，可连续自动化生产，设备产量大，操作人员少，劳动条件好，成本低。

（4）采用湿法修坯。采用坯体在湿润的情况下修坯和海绵蘸水精修的方法，避免了干法修坯产生大量粉尘。

（5）其他。例如，隧道窑在炉外窑车上装运，减轻了工人的劳动强度，也大大减少了粉尘的危害；采用含硅量低的原料 Al_2O_3 代替含硅量高的物料。

3）矿山及隧道施工行业

（1）采用凿岩爆破工作量较小的采矿方法。例如，阶段自然崩落法、强制崩落法、深孔中段崩落法及深孔留矿法等采矿方法，既可减少凿岩爆破工作量，又可减少产尘量。

（2）采用产尘量较小的打眼放炮工艺。例如，用深孔凿岩取代浅孔凿岩；合理布置炮眼，控制矿岩块度，减少二次破碎工作量；采用非爆破方法进行二次破碎；露天大爆破时，采用合理的炮孔网度、微差爆破及空气柱间隔装药等，均可使粉尘产生量显著减少。

（3）采用产尘量较小的机械化破碎矿岩或煤的工艺。例如，采煤机选择合理的滚筒、截齿和截齿布置方式及数量，选择恰当的割煤方式，合理控制采煤机的截割速度和牵引速度等，增大落煤块度；机械化掘进作业中，选择合理的截凿类型、截齿锐度、截齿间距、截割速度、深度及安装角度。美国做过相关试验，采煤机割煤的截深由 0.8cm 增至 2.1cm 时，产尘量减少50%，截割速度从 60r/min 减小到 15r/min 时，空气中的呼吸性粉尘含量减少到51%。

（4）采取减少喷射混凝土产尘的生产工艺。喷射混凝土是开掘矿井巷道、地下铁道、公路隧道的主要支护方式之一，喷射混凝土生产工艺的好坏会影响产尘量，实践证明，增加水灰比、选择具有较高黏附性水泥的含量、增大骨料粒径等，均可减少粉尘产生量。

二、物料预先湿润黏结与湿式作业

物料预先湿润黏结和湿式作业是一种简便、经济、有效的防尘技术措施，凡是在生产中允许加湿的作业场所应首先考虑采用，目前主要在矿山、隧道施工、电厂、工业厂房、道路建设行业采用。

1. 物料预先湿润黏结

物料预先湿润，是指在产尘工序前，预先对产尘的物料采用液体湿润，使产生的粉尘提前失去飞扬能力，预防悬浮粉尘的产生。物料预先湿润是一种简便、经济、有效的防尘减尘措施。

破碎物质或粉料物料预先湿润在很大程度上受到工艺的限制，其预先湿润应在工艺允许的范围内进行，但工艺也应为预先湿润创造条件，以获得更好的防尘效果。预先湿润的加水量根据生产工艺要求及特点等因素确定，也可按下式计算：

$$W = G(d_{w2} - d_{w1}) \qquad (11-90)$$

式中：W 为加水量，kg；G 为需预先湿润的物料量，kg；d_{w1}、d_{w2} 分别为物料的最初和最终含水量，%。

物料的最终含水量应根据生产工艺最大允许含水量和除尘最佳含水量等因素决定。

典型的物料预先湿润是煤层注水预湿煤体，通过钻孔向待开采的煤体内注入压力水，增加煤层水分，减少开采时的产尘量，是在煤矿粉尘产生前实施的防尘方法。煤层注水的减尘作用主要体现在：①煤体中的裂隙中存在着原生煤尘（图 11-28），注水可将原生煤尘湿润并黏结，使其在破碎暴露时失去飞扬能力；②割煤刀切割煤体时，煤体水分的增加有利于破碎面煤屑（<1mm 即为煤尘）的相互黏结，从而减少次生煤尘的产生；③煤随水分增加，物理力学性质发生改变，煤体脆性破碎在一定程度上转变为塑性变形，减小煤块相互碰撞时次生煤尘的产生。

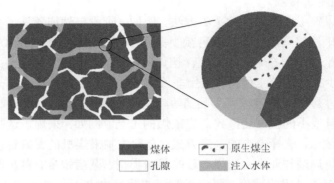

■ 煤体	◤ 原生煤尘	
□ 孔隙	▨ 注入水体	

图 11-28　煤体孔隙内部原生煤尘示意图

随着煤中水分含量的增加，这 3 个作用的发挥愈发明显，因此提高煤层注水效果可以提升防尘效率。

2. 湿式作业

湿式作业是指向破碎、研磨、筛分等产尘的生产作业点同步送水，抑制悬浮粉尘的产生。在各个行业的生产中，湿式作业得到广泛的应用，如物料的装卸、破碎、筛分、输送，石棉纺线，铸件清砂，工件表面加工，陶瓷器生产等均可采用湿式作业。

（1）石英砂湿法生产。石英砂湿法生产包括石英石的粉碎过程中，若使用双辊机湿法生产，当水砂比等于或大于 1∶2.5 时，作业点含尘浓度即能达到卫生标准。细粉碎后的石英砂，由斗式提升机经储料斗送至圆滚筛进行筛分，再经离心脱水机脱水后即可得到水分含量在 6%～12%的成品石英砂。某石英砂厂采用湿法生产工艺后，使职业点含尘浓度由原来每立方米空气中几百毫克降至 2mg 以下，同时产量可提高 18%。

（2）石棉湿法纺织生产线。生产石棉纺织制品一直是沿用棉、毛的干法梳纺工艺，产生大量粉尘。如今石棉湿法纺线采用化学的方法将石棉线均匀地分散入浆液中，并使之呈胶体状，经过浸泡、打浆、成膜等工序后形成皱纹纸状的石棉薄膜，再将石棉薄膜纺成线，最后编织成各种石棉纺织制品。湿法纺线不但简化了工艺流程，从根本上消除了粉尘的危害，而且产品的耐热性能和强度都有所提高。

（3）湿式钻孔。湿式钻孔是指在钻孔过程中，将具有一定压力的水，送到钻孔机具的孔底，用水湿润和冲洗打眼过程产生的粉尘，使粉尘变成尘浆流出孔口，从而达到抑制粉尘飞扬、减少空气中粉尘的目的。按供水方式分，湿式打眼机具可分为中心式供水和侧式供水两种。中心供水湿式打眼机具的压力水沿着打眼机具轴线的水针，经钎杆中心孔、钎头水孔进入孔底；侧式供水湿式打眼机具的压力水不经打眼机具，而由钎尾的给水套进入钎杆，经钎杆中心孔至孔底。湿式打眼的降尘效果十分显著，降尘率达到 90%以上，湿式打眼可使作业地点空气中的含尘浓度降低到 10mg/m³ 左右。

（4）水封爆破与水炮泥。水封爆破是指在打好炮眼以后，首先注入一定量的压力水，水沿矿物质节理、裂隙渗透，矿物质被湿润到一定的程度后，把炸药填入炮眼，然后插入封孔器，封孔后在具有一定压力的情况下进行爆破。水封爆破虽能降尘、消烟和消火，但是，当炮眼的水流失过多时，也会造成放空炮，所以对炮眼中水的流失应注意。水炮泥就是将难燃、无毒、有一定强度的盛水塑料袋代替黏土炮泥填入炮眼内，起到爆破封孔的作用。水袋封口是关键，目前使用的自动封口塑料水袋，装满水后能将袋口自行封闭，爆破时袋破裂，水在高压下分散雾化，与尘粒凝结，达到降尘的目的。

3. 湿式喷射混凝土

湿式喷射混凝土也称湿式喷浆，是指将一定配比的水泥、砂粒、石子，用一定量的水预先拌和好，然后将湿料缓缓地送入喷浆机料斗进行喷浆作业。由于在混合料中预加水搅拌，水泥水化作用充分，水泥被吸附在砂石表面结成大颗粒，使水泥失去浮游作用，大幅度抑制了粉尘的扩散。同时预湿的潮料比湿料黏结性小，能保证物料顺利输送，因此湿式喷浆对减少反弹、降尘有明显的效果。

三、通风排尘

要做好粉尘防治，一般离不开通风。例如，有些产尘作业点采取抽出式通风除尘系统排走粉尘，地下作业及隧道施工采取通风方法稀释、排走粉尘及其他有害气体等。影响通风排尘的主要因素有排尘风速、粉尘密度、粒度、湿润程度等。

1. 最低排尘风速

最低排尘风速一般是指促使对人体最有害的呼吸性粉尘保持悬浮状态并随风流流动的最低风速。对于垂直向上的风流，只要风流速度大于粉尘的沉降速度，粉尘即能随风流向上运动；对于水平运动的风道，使粉尘悬浮的主要速度，是垂直风道方向的素流脉动速度。要使粉尘在水平运动气流中运动，必须保证运动气流为素流，且应有足够的气流速度，即

$$\sqrt{\overline{v'^2}} > v_s \tag{11-91}$$

式中：$\sqrt{\overline{v'^2}}$ 为一定时间内风流横向脉动速度均方根值；v_s 为尘粒在静止空气中的沉降速度。

横向脉动速度的均方根值，可按如下经验式计算：

$$\sqrt{\overline{v'^2}} = 3.29 \frac{v}{a} \sqrt{\frac{\alpha}{r_1}} \cdot \left[1 + 1.72 \left(\frac{R}{R_0} \right)^{10} \right] \tag{11-92}$$

式中：v 为风道平均风速，m/s；R 为计算位置距风道轴线的距离，m；R_0 为圆形风道半径，对于非圆形断面，$R_0 = \dfrac{2S}{U}$，S 为断面的截面积（m²），U 为断面的周长（m）；r_1 表示横向脉动速度与纵向脉动速度的相关系数，为 0.2～0.5；a 为试验常数，表示素流的横向脉动速度与纵向脉动速度的比例关系，取 1～2；α 为风道的摩擦阻力系数，N·s²/m⁴。

从式（11-92）可以看出，按轴心处计算出的脉动速度若大于某一粒径粉尘的沉降速度，则该粉尘能在全断面处于悬浮状态，此时应满足：

$$3.29 \frac{v}{a} \sqrt{\frac{\alpha}{r_1}} > v_s \qquad (11\text{-}93)$$

即

$$v > \frac{v_s}{3.29} \cdot a \cdot \sqrt{\frac{r_1}{\alpha}} \qquad (11\text{-}94)$$

这就是为使水平风道粉尘保持悬浮状态所要求的风速条件，依上式计算的风速即为最低排尘风速。

试验表明：风道平均风速为 0.15m/s 时，能使 5～6μm 的赤铁矿尘在无支护巷道中保持悬浮状态，并使粉尘浓度在断面内分布均匀随风运动。

2. 最优排尘风速

合适的风速有利于环境中粉尘的排出，然而由于落尘及颗粒类物料的存在，当风速增大时落尘等粒子将飞扬起来，从而增加空气中粉尘浓度。研究表明，当风速增加到一定数值时，粉尘浓度可降低到一个最低数值，风速再增大时，粉尘浓度将随之再次增大，因此称保持该环境中最低粉尘浓度的风速为最优排尘风速。最优排尘风速受多种因素影响，如一般干燥风道中风速为 1.2～2m/s，而在潮湿风道，粉尘不易被吹扬起来，最优排尘风速可提高到 5～6m/s，在产尘最大的地方，适当提高排尘风速，可以加强稀释作用。

四、喷雾降尘

喷雾是利用具有一定压力的水经过喷嘴时，在喷嘴内部喷芯作用下水流运动方向发生改变，使之运动方向呈发散状态，在流出喷嘴后发散的水流与空气相作用，由于较大的相对速度，水流的液滴不断破裂，形成微细的水滴，水滴在一定的空间内分布。水滴细微，粒数很多，液滴密集分布，形成水雾。喷雾降尘是通过喷雾方式使液体形成液滴、液膜、气泡等形式的液体捕集体，使液体捕集体和粉尘之间产生惯性碰撞、截留、布朗扩散、凝集、静电及重力沉降等作用，粉尘附于捕集体之上，加速下沉，从而从气流中分离出来。

喷雾降尘是目前应用最广泛和成熟的防尘措施，与其他防尘措施相比，它具有结构简单、使用方便、耗水量少、降尘效率高、费用低等优点。缺点是喷雾降尘将增加作业场所空气的湿度，影响作业场所环境。

五、化学减尘降尘

1. 化学抑尘剂保湿黏结粉尘

化学减尘是指采用化学的方法来减少浮游粉尘的产生，以提高降尘效果。能显著降低溶剂（一般为水）表面张力和液-液界面张力的物质称为表面活性剂，是化学减尘降尘的核心物质。

化学抑尘剂主要由表面活性剂和其他材料组成，化学抑尘剂保湿黏结粉尘主要在处理地面道路运输、地下巷道的落尘或粉料中应用，它是指将化学抑尘剂和水的混合物喷洒覆盖于原生粉尘或落尘上，使原生粉尘或落尘保湿黏结，从而防止这些粉尘在外力作用下飞扬。按其主要作用原理，用于保湿黏结落尘的化学抑尘剂主要是黏结型抑尘剂、固结型抑尘剂和吸湿保湿型抑尘剂。

　　1）黏结型和固结型抑尘剂

　　黏结型和固结型抑尘剂的作用是将一些无机固结材料或有机黏性材料的水溶液喷洒到落尘中黏结、固结落尘，防治落尘二次飞扬。黏结型和固结型抑尘剂可广泛应用于建筑工地、土路面、堤坝、矿井巷道、散体堆放场等领域的落尘黏结。固结型抑尘剂的主要化学成分通常有石灰、粉煤灰、泥土、黏土、石膏、高岭土等无机固结材料；可作为黏结型抑尘剂的材料一般有原油重油、橄榄油废渣、石油渣油、生物渣油、木质素衍生物、煤渣油、沥青、石蜡、液体石蜡、减压渣油、植物废油等有机黏性材料或加工成这些有机黏性材料的乳化物。

　　2）吸湿保湿型抑尘剂

　　吸湿保湿型抑尘剂是利用一些吸水、保水能力较强的化学材料的特性，将这些固态或液态材料喷洒到需要抑制原生粉尘或落尘飞扬的场所，使得原生粉尘或落尘保持较高的含水率而黏结，从而防止飞扬。常用的吸湿保湿型抑尘剂可分为高聚物超强吸水树脂抑尘剂和无机盐类吸湿保湿型抑尘剂两大类。

　　目前的高聚物超强吸水树脂可分为三大系列，即淀粉系（如淀粉接枝丙烯腈等）、纤维素系（如纤维素接枝丙烯酸盐、纤维素羧甲基化环氧氯丙烷等）、合成聚合物系（如聚丙烯酸盐、聚丙烯酰胺、聚乙烯醇丙烯酸接枝共聚物等）。它主要通过以下三方面作用来实现化学减尘：一是该材料喷洒到尘粒表面后，借助于布朗运动使溶液逐渐向尘粒靠近，并依靠范德华力使尘粒黏结；二是该材料吸水后，形成坚固的三维网状结构，与水是溶胀关系，各链节相互吸引，形成内聚力，水分蒸发或脱水缓慢，且该材料含有极性基且有强的亲水性，有较强的失水再生能力，脱水后可重新吸收空气中的水蒸气使尘粒的含水量增加，使尘粒长时间保持湿润黏结；三是这些不溶于水的大分子长链与尘粒形成一个强大的三维空间网，使尘粒获得某些抗拉强度和抗压强度，从而防止了粉尘飞扬。

　　可作为无机盐类吸湿保湿型抑尘剂的材料主要有卤化物（如 $CaCl_2$、$MgCl_2$、$AlCl_3$）、活性氧化铝、水玻璃、碳酸氢铵、偏铝酸钠及其复合物等，这些材料比纯水的吸湿保湿效果要好，但脱水后不能重新吸水，吸湿保湿性能低于高聚物超强吸水树脂，有的无机盐材料在现场使用有异味，故应用越来越少。为提高这些材料的吸湿保湿性能或除去相关异味，目前有关学者对这些材料进行了复配研究。例如，固体卤化物添加氧化钙，氯化钙和水玻璃溶液中添加十二烷基苯磺酸钠、助渗剂，氮化钙和水玻璃复合等，一定程度地提高了吸湿保湿性能。

　　2. 湿润剂减尘降尘

　　湿润作用是一种界面现象，它是指凝聚态物体表面上的一种流体被另一种与其不相混溶的流体取代的过程，常见的湿润现象是固体表面被液体覆盖的过程。湿润剂一般由表面活性剂和相关助剂复配而成，作为增加湿润作用的表面活性剂一般为阴离子表面活性剂，如高级脂肪酸盐、磺酸盐、硫酸酯盐、磷酸酯盐、脂肪酸肽缩合物等，助剂是为了提高湿润效果而添加的，

常用的助剂有 Na_2SO_4、NaCl 等无机盐类。目前很多种湿润剂被研制开发，并用于煤体及破碎物料预先湿润黏结、湿式作业、喷雾等减尘降尘措施，如 CHJ-1 型、J-85 型、R1-89 型、DS-1型、快渗 T、黏尘棒等。

以阴离子表面活性剂和 Na_2SO_4、NaCl 等无机盐类助剂的湿润剂为例，其作用机理是：一方面，湿润剂的表面活性剂是由极性的亲水基和非极性的憎水基（或称亲油基）两部分组成的化合物，表面活性剂分子的亲油基一般是由碳氢原子团，即烃基构成的。湿润剂溶于水时，其分子完全被水分子包围，亲水基一端使分子引入水，而憎水基一端被排斥使分子离开水伸向空气或油。于是表面活性剂的分子会在水溶液表面形成紧密的定向排列，即界面吸附层，由于存在界面吸附层，水的表层分子与空气的接触状态发生变化，接触面积大大缩小，水的表面张力降低。另一方面，固体或粉尘的表面由疏水和亲水两种晶格组成，表面活性剂离子进入固体或粉尘表面空位，与已吸附的离子成对，如固体或粉尘的正离子与阴离子表面活性剂相吸引，阴离子表面活性剂的疏水基进入固体或粉尘空位，使固体或粉尘的疏水性晶格转化为亲水状态，这样，增加了固体或粉尘对水的湿润性能，提高了减尘降尘效果。

3. 泡沫抑尘

1）泡沫抑尘原理

泡沫抑尘是利用表面活性剂的特点，使其与水一起通过泡沫发生器，产生大量的高倍数的泡沫，利用无孔隙的泡沫体覆盖和遮断尘源。泡沫抑尘原理包括拦截、黏附、湿润、沉降等，几乎可以捕集全部与其接触的粉尘，尤其对细微粉尘有更强的聚集能力。泡沫的产生有化学方法和物理方法两种，抑尘的泡沫一般是物理方法的，属机械泡沫。

2）泡沫药剂主要成分

泡沫抑尘效率主要取决于泡沫药剂的成分。泡沫药剂一般有起泡剂、湿润剂、稳定剂、增溶剂等成分。

（1）起泡剂和湿润剂。在泡沫抑尘中，由于发泡剂的分子结构不同、相同条件下发泡倍数也不一样。起泡剂性能的强弱，直接影响泡沫发生量的多少和抑尘效率，一般降尘中应用的起泡剂发泡倍数为 10～400 倍。湿润剂用于泡沫抑尘时的比例较小，其降尘作用如前所述。

（2）稳定剂。稳定剂（或称稳泡剂）是指在发泡剂中能起稳定泡沫作用的某种助剂。泡沫的稳定性取决于泡沫药剂配方、发泡方式和泡沫赋存的外界因素，破泡时间的长短取决于排液快慢和液膜强度，而液膜强度的大小受泡沫液的表面张力、溶液黏度、分子的大小及分子间作用力强弱等因素的影响。一般来说，溶液的表面张力小，易生成泡沫，稳定时间长，溶液的表面黏度大，所生成的泡沫稳定时间也长。

（3）增溶剂。表面活性剂在水溶液中形成胶束后具有能使不溶或微溶于水的有机物的溶解度显著增大的能力称为增溶，能产生增溶作用的表面活性剂称为增溶剂，被增溶的有机物称为被增溶物。影响增溶作用的主要因素是增溶剂和被增溶物的分子结构和性质、温度、有机添加物、电解质等。因此，泡沫药剂配方中增溶剂是必不可少的成分。

3）发泡器的性能参数

发泡器的性能参数包括：①发泡倍数，指一定数量泡沫的自由体积与该体积的泡沫全部破灭后析出的溶液的体积比；②发泡量，指发泡器每分钟发生泡沫的自由体积；③析出时间，指随着泡沫消失而析出一定质量的溶液所需要的时间，析出时间越长，泡沫越稳定；④成泡率，指实际成泡量与理论成泡量之比；⑤气泡比，指供给泡沫发生器的风量与发泡量之比值，又称风泡比。

六、高压静电控尘

高压静电控尘是指利用高压静电控制产生的悬浮粉尘，把扬起的粉尘就地控制在尘源附近。它把静电除尘的基本原理和尘源控制方法结合起来，既可以用于开放性尘源，也可以用于封闭性尘源，主要用于振动筛、破碎机、运输机转载点、皮毛刮软机、皮毛裁制工作地点等尘源的控制。

高压静电控制封闭性尘源的原理，如图 11-29 所示，它由电源控制器、高压发生器和高压电场三部分组成。交流电经高压发生器升压整流后，通过电缆线向电线输送直流负高压。这样，电晕线与尘源及密封罩之间就形成了一个高压静电场。在静电场中，电晕线周围的空气被电离，产生大量正负离子，正离子向阴极（即电晕线）方向运动，负离子向阳极（即尘源及密封罩内侧板）方向运动，负离子在向阳极运动过程中，使电场中的粉尘荷电，在电场力的作用下，荷电粉尘向阳极运动，从而达到抑制粉尘的目的。对于高压静电控制开放性尘源，其原理与控制封闭性尘源基本相同，不同处在于高压静电场仅由电晕线与尘源组成，尘源为阳极。

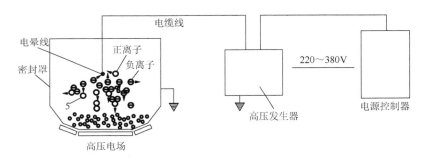

图 11-29　高压静电控尘原理

七、落尘清除

清除落尘的方法包括冲洗落尘、人工清扫落尘、真空吸尘等。

1）冲洗落尘

冲洗落尘是指用一定的压力水将沉积在产尘作业点及其下风侧的地面或有限空间四周的粉尘冲洗到有一定坡度的排水沟中，然后通过排水沟将粉尘集中到指定地点处理。

冲洗落尘清除效果好，既简单又经济，因此，我国隧道、地下铁道、地下巷道、露天矿山及地面厂房的很多地点均采用此法清除沉积粉尘。

2）人工清扫落尘

人工清扫落尘是指人工用一般的打扫工具把沉积的粉尘清扫集中起来，然后运到指定地点。这种方法不需要配备相关设备，投资少，但清扫工作本身会扬起部分粉尘，积尘范围大时要消耗大量的人力，因此在现代化作业地点已较少大面积采用此法，只有在生产和工艺条件限制既不宜采用水冲洗，又不宜采用真空吸尘的地点，才进行人工清扫。

3）真空吸尘

真空吸尘就是依靠通风机或真空泵的吸力，用吸嘴将积尘（连同运载粉尘的气体）吸进吸尘装置，经除尘器净化后排至室外大气或回到车间空气中。它主要用于地面厂房积尘清除。

真空吸尘装置主要有移动式和集中式两种。集中式适用于清扫面积较大、积尘量大的地面厂房，它运行可靠，只需少数人员操作。集中式真空吸尘装置，容许多个吸嘴同时吸尘。移动式真空清扫机是一种整体设备，它由吸嘴、软管、除尘器、高压离心式鼓风机或真空泵等部分组成。适用于积尘量不大的场合，使用起来比较灵活。主要用来清扫地面、墙壁、操作平台、地坑、沟槽、灰斗、料仓和机器下方许多难以清扫的角落，并能有效地吸除散落的金属或非金属碎块、碎屑和各种粉尘。

思 考 题

（1）工业通风的作用是什么？类型有哪些？

（2）在一断面变化的水平风道中，用压差计法测得两断面的静压差为 70Pa，断面 1 的断面面积为 $8m^2$，其平均风速为 3.5m/s，断面 2 的断面面积为 $5m^2$，空气的平均密度为 $1.25kg/m^3$，求该段风道的通风阻力。

（3）简述轴流和离心通风机的构造和原理。

（4）对某除尘装置进行现场测定，得到的数据为：除尘装置入口粉尘浓度为 $3000mg/m^3$，出口粉尘浓度为 $450mg/m^3$，除尘装置入口和出口粉尘的粒径分布如下表所示。

粒径/μm	0~2.5	2.5~5	5~10	10~20	>20
入口浓度(质量分数)/%		25	25	20	15
出口浓度(质量分数)/%		16	8	4	2

试计算该除尘装置的除尘总效率和呼吸性粉尘分级效率。

（5）简述袋式除尘的工作原理。

第十二章 职业病危害因素检测

第一节 概 述

一、职业病危害因素检测概念

职业病危害因素检测主要是利用采样设备和检测仪器，依照《中华人民共和国职业病防治法》和国家职业卫生标准的要求，对生产过程中产生的职业病危害因素进行识别、检测与鉴定，掌握工作场所中职业病危害因素的性质、浓度或强度及时空分布情况，评价工作场所作业环境和劳动条件是否符合职业卫生标准的要求，为制定卫生防护对策和措施，改善不良劳动条件，预防控制职业病，保障劳动者健康提供基础数据和科学依据。

目前，我国职业病危害因素的检测方法主要包括工作场所物理因素测量、工作场所有害物质的空气检测及工作场所有害物质的生物检测等。

日常工作主要以工作场所有毒有害物质的空气检测和工作场所物理因素的测量为主。

二、职业病危害因素检测分类

按检测方法和仪器类型分类，职业病危害因素检测可分为现场检测和实验室检测。

（一）现场检测

现场检测是指利用便携直读式仪器设备在工作场所进行实时检测，快速给出检测结果，适用于对工作场所的职业卫生状况迅速做出判断，如事故检测、高毒物质工作场所的日常监测等。常用方法有检气管（气体检测管）法、便携式气体分析仪测定法、物理因素的现场测量法等。

（二）实验室检测

实验室检测是指在现场采样后，将样品送回实验室，利用实验室分析仪器进行测定分析的方法，是目前工作场所空气中化学物质检测最常用的检测方法。实验室检测常用方法有：称量法、光谱法、色谱法。

用于实验室检测的分析仪器主要有分析天平、相差显微镜、紫外-可见分光光度计、原子吸收光谱仪（火焰和石墨炉）、原子荧光光谱仪、等离子发射光谱仪、红外光谱仪、气相色谱仪、离子色谱仪、气相色谱-质谱联用仪、液相色谱仪等。实验室检测适用范围广，测定灵敏度高、准确度高、精密度好。我国已颁布的职业卫生标准检测方法中以实验室检测方法为主。实验室检测的缺点是检测所需时间较长。

第二节　职业病危害因素检测工作程序

为了加强和规范用人单位职业病危害因素定期检测工作，及时有效地预防、控制和消除职业病危害，保护劳动者职业健康权益，依据《中华人民共和国职业病防治法》、《工作场所职业卫生监督管理规定》及《职业卫生技术服务机构监督管理暂行办法》等有关规定，国家安全监管总局研究制定了《用人单位职业病危害因素定期检测管理规范》《职业卫生技术服务机构检测工作规范》。

职业卫生检测工作应当按照国家职业卫生法律法规、标准规范要求的程序和内容开展（检测工作流程见图 12-1），不得更改、简化程序和相关内容。

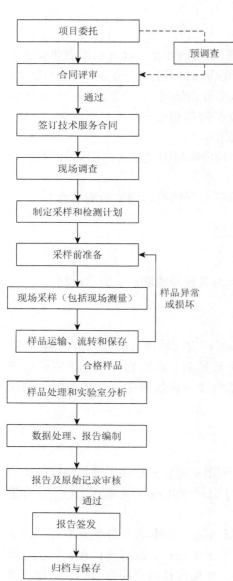

图 12-1　职业病危害因素检测工作流程

（一）项目委托

职业卫生技术服务机构从事检测活动前，应当与用人单位（或委托单位）签订技术服务合同（或协议），明确检测类别、检测范围、收费标准或合同价格、完成时间及双方的权利和义务等内容。签订技术服务合同（或协议）前，技术服务机构应当根据检测工作的来源、性质、范围和内容等，结合自身资质条件和技术能力，按要求组织开展合同评审。

（二）现场调查

为了解工作场所空气中待测物浓度变化规律和劳动者的接触状况，正确选择采样点、采样对象、采样方法和采样时机等，必须按照程序在采样前对工作场所进行现场卫生学调查（包括工作日写实），现场调查应当覆盖检测范围内全部工作场所。现场调查应当至少由 2 名专业技术人员完成，且应当包括相关行业工程技术人员。现场调查应当在正常生产情况下进行，且现场调查的时间应至少 1 个工作日。现场调查应当实时记录，并经用人单位陪同人员签字确认。在用人单位显著标志物位置前拍照（摄影）留证并归档保存。根据实际情况，可在现场调查时开展预采样，预采样不能代替现场采样。

（三）现场采样和检测计划

在现场调查的基础上，制定现场采样和检测计划。按照《工作场所空气中有害物质监测的采样规范》（GBZ 159—2017）、《工作场所物理因素测量》（GBZ/T

189—2007/2018）和《工作场所空气中粉尘测定》（GBZ/T 192—2018）等标准要求，确定有代表性的采样点和采样对象、采样数量、采样时段，根据职业病危害因素的职业接触限值类型确定采样方法，绘制现场采样点设置示意图。

（四）检测前准备

为确保现场检测工作的效率和安全，实施现场采样、检测前应当根据现场采样和检测计划做好人员、设备、材料、现场采样检测记录及相关辅助和安全防护设施等方面的准备工作。

（五）现场采样和现场检测

在正常生产状况下，开展现场采样（包括利用便携式仪器设备对危害因素进行现场测量），按照 GBZ 159—2017、GBZ/T 189—2007/2018、GBZ/T 192—2018 及《职业卫生技术服务机构检测工作规范》等标准规范的要求，在正常生产状况下进行现场采样。

现场采样应当选定有代表性的采样对象或采样点、采样时段，应当包括职业病危害因素浓度（强度）最高的工作日和时段、接触职业病危害因素浓度（强度）最高和接触时间最长的劳动者。采样点和采样对象的数量必须满足标准要求。

有害物质样品的采集应当优先采用个体采样方式。作业人员在不同工作地点工作或移动工作时，应当根据工作情况在每个工作地点或移动范围内分别设置采样点。物理因素现场测量应当至少 1 个工作日。

（六）样品运输及流转

样品运输应当保证样品性质稳定，避免污染、损失和丢失。对于不稳定的样品，应采取必要措施妥善保存。空白对照样品应当独立包装，与采集样品一并放置、运输、储存。

（七）实验室检测

根据检测方法的要求，对采集样品、空白对照样品进行预处理。样品应在检测方法要求的有效保存期限内完成预处理和测定。

（八）数据处理

数据处理工作也是对原始采样记录和原始检测记录分析整理的过程，包括检测分析仪器产出的原始数据和原始图谱的计算整理、质控数据计算、采样时间和采样体积的计算、标准采样体积的计算、空气中有害物质浓度的换算、数字修约等方面。

（九）报告编制

检测报告是整个职业病危害因素检测工作的最终产出，是对工作现场职业病危害因素存在浓度或强度及分布的归纳总结和结论，检测报告一旦签发盖章生效后将具有法律效力。须严肃认真对待，因此，检测报告编制工作的相关人员必保证检测报告中相关信息和结果真实、准确、可靠。

（十）报告审核签发

报告编制完成后，检测工作各环节原始记录和检测报告均应当按要求进行审核，并有质量监督记录。审核人需经授权并具有中级以上技术职称。经过检测人员、校核人员、审核人员及质量监督人员的逐次核对确认后，由授权签字人签发，加盖资质印章和检测机构检测专用印章即可发送给委托方。

（十一）报告归档保存

检测工作结束后，应将检测过程中产生的资料按要求归档保存，保证检测过程可溯源。

第三节　工作场所空气中有害物质采集技术

一、空气样品的采集方法

（一）有害物质在空气中的存在状态

空气中有害物质的存在状态不同，需要的采样方法也有所不同，只有使用正确的采样方法才能得到理想的采样效果，因此掌握有害物质在空气中的存在状态是正确选择采样方法、确保采样检测准确的重要保障。

各种有害物质由于其理化性质不同，同时受职业现场环境及职业活动条件的影响，在工作场所空气中存在气体、蒸气和气溶胶三种状态。

1. 气体和蒸气

常温下是气体的有害物质如氯气、一氧化碳等，通常以气态存在于空气中。常温下是液体的有害物质如苯、丙酮等，以不同的挥发性呈蒸气态存在于空气中。常温下是固体的有害物质如酚、三氧化二砷等，也有一定的挥发性，特别是在温度高的工作场所，也能以蒸气状态存在。空气中的气态和蒸气态有害物质除汞以原子状态存在外，都是以分子状态存在。空气中的原子和分子能迅速扩散，其扩散情况与它们的密度和扩散系数有关，密度小者（如甲烷等）向上飘浮，密度大者（如汞蒸气）向下沉降；扩散系数大的，能迅速分散于空气中，基本上不受重力的影响，能随气流以相等速度流动，在采样时，能随空气进入收集器，不受采样流量大小的影响，在收集器内，能迅速扩散入收集剂中被采集（吸收或吸附）。

2. 气溶胶

以液体或固体为分散相，分散在气体介质中的溶胶物质，称为气溶胶。根据气溶胶形成方式和方法的不同，可分成固态分散性气溶胶、固态凝集性气溶胶、液态分散性气溶胶和液态凝集性气溶胶四种类型。按气溶胶存在的形式可分成雾、烟和粉尘。

雾：分散在空气中的液体微滴，多由蒸气冷凝或液体喷散形成（液态分散性气溶胶或液态凝集性气溶胶）。雾的粒径通常较大，在 10μm 左右。

烟：分散在空气中的直径小于 0.1μm 的固体微粒。烟属于固态凝集性气溶胶，如铅烟、铜烟等。烟的粒径通常比雾小。

粉尘：能够较长时间悬浮于空气中的固体微粒。粉尘属于固态分散性气溶胶，如铅尘等。粉尘的粒径范围较大，从一微米到数十微米。

气溶胶对人体的危害程度与其粒径有关，粒径大的颗粒既不能在空气中长期悬浮，也不易被吸入呼吸道。一般认为，$5\sim15\mu m$ 的颗粒易被阻留在上呼吸道，而无法进入体内，对人体危害较小；粒径小于 $5\mu m$ 的颗粒则更容易进入支气管和肺泡，容易被机体吸收，危害较大。

由于气溶胶颗粒会受重力作用下沉，特别是密度大、粒径大的颗粒，下沉速度会更快。因此，在采样时，需要一定的采样流量才能克服重力的影响，有效地将气溶胶颗粒采入收集器内。

（二）采集方法

样品采集是进行工作场所空气中有害物质检测的第一步，也是十分重要的一步。要保证检测结果的准确可靠，必须确保能采集到正确的、具有代表性的、真实的和符合职业卫生标准要求的样品，因此，空气样品检测工作首先是选择正确的采样方法。正确的空气样品采集方法，应根据待测物在工作场所空气中的存在状态、各种采样方法的适用性及采样点的工作状况和环境条件等来选择。

1. 气态和蒸气态化学物质的采样方法

采集空气中气态或蒸气态有害物质，有直接采样法、有泵型采样法和无泵型采样法。

1）直接采样法

用采样容器，如 100mL 注射器、采气袋或其他容器，采集一定量体积空气样品，供测定用。这种方法适用于空气中挥发性强、吸附性小的待测物，待测物浓度较高或测定方法的灵敏度高，只需要少量空气样品就可满足检测要求的情况。在不宜采用有泵型采样法时，如在需要防爆的工作场所，可使用此法。

2）有泵型采样法

有泵型采样法又称有动力采样法，是用空气采样器（由电动抽气泵和流量计组成）作为抽气动力，将样品空气抽过样品收集器，空气中的待测物被样品收集器采集下来，供测定用。有泵型采样法使用的设备有空气收集器和空气采样器。有泵型采样法根据使用的样品收集器不同，有液体吸收法、固体吸附剂管法和浸渍滤料法等。

a. 液体吸收法

将装有吸收液的吸收管作为样品收集器，当样品气流通过吸收液时，吸收液气泡中的有害物质分子迅速扩散入吸收液内，由于溶解或化学反应很快地被吸收液吸收。常用采样吸收管的使用要求和适用范围列于表 12-1 中。

表 12-1　采样吸收管的技术要求

吸收管	吸收液用量/mL	采样流量/(L/min)	性能要求	规格	适用范围	备注
大型气泡吸收管	$5\sim10$	$0.5\sim2.0$	内、外管接口为标准磨口，内管出气口内径（1.0 ± 0.1）mm；管尖距外管不大于 5mm	优质无色或棕色玻璃	气态和蒸气态	—
小型气泡吸收管	2	$0.1\sim1.0$			气态和蒸气态	

吸收管	吸收液用量/mL	采样流量/(L/min)	性能要求	规格	适用范围	备注
多孔玻板吸收管	5～10	0.1～1.0	玻板及孔径应均匀、细致，不产生特大气泡	优质无色或棕色玻璃	气态和蒸气态；雾态气溶胶	管内装 5mL 液，0.5L/min 抽气速度，气泡上升 40～50mm 且均匀，无特大气泡，阻力 4～5kPa
冲击式吸收管	5～10	0.5～2.0；3（气溶胶）	内、外管接口为标准磨口，内管垂直于外管底，出气口内径（1.0±0.1）mm；管尖距外管（5.0±0.5）mm	—	气态和蒸气态；气溶胶	采气溶胶时采样流量 3L/min

b. 固体吸附剂管法

当空气样品通过固体吸附剂管时,空气中的气态和蒸气态待测物被多孔性固体吸附剂吸附而采集。固体吸附剂都是多孔性物质,有大的比表面积,其吸附作用有物理吸附和化学吸附两种,物理吸附是靠分子间作用力,吸附比较弱,容易在物理作用下发生解吸。化学吸附是靠化学键的作用,吸附比较强,不易在物理作用下解吸。

用于空气采样的理想固体吸附剂应具有良好的机械强度、稳定的理化性质、足够强的吸附能力、容易解吸和价格较低等特性。常用的吸附剂有活性炭、硅胶、高分子多孔微球及其他具有较大外表面积和内表面积的物质。

表 12-2 所列为两种标准型固体吸附剂采样管的规格。

表 12-2 固体吸附剂采样管的规格

类型	管长/mm	内径/mm	外径/mm	固体吸附剂用量/mg			
				活性炭管		硅胶管	
				前段	后段	前段	后段
溶剂解吸型	70～80	3.5～4.0	5.5～6.0	100	50	200	100
热解吸型	120	3.5～4.0	6.0±0.1	100		100	

c. 浸渍滤料法

滤料不能直接用于空气中气态和蒸气态待测物的采集,当滤料浸渍某种化学试剂后,待测物与化学试剂迅速反应,生成稳定的化合物,保留在滤料上而被采集下来。为了有利于化学反应,常常在浸渍液中加入甘油等试剂。因为浸渍滤料的厚度一般小于 1mm,所浸渍的试剂量有限,限制了采集待测物的量和采样流量。

3）无泵型采样法

无泵型采样法又称扩散采样法,是指采集空气中化学物质时,不需要抽气动力和流量装置,而是根据菲克（Fick）定律,利用化学物质分子在空气中的扩散作用来完成采样。

2. 气溶胶态化学物质的采样方法

常用的气溶胶态化学物质采样方法有滤料采样法、冲击式吸收管法和多孔玻板吸收管法。

1）滤料采样法

滤料采样法是采集气溶胶类有害物质的主要采样方法,是利用气溶胶颗粒在滤料上发生直接阻截、惯性碰撞、扩散沉降、静电吸引和重力沉降等作用,将物质采集在滤料上。用于空气样品采集的常用滤料有微孔滤膜、超细玻璃纤维滤纸和过氯乙烯滤膜（测尘滤膜）等。

在选择滤料时要根据采样和测定的需要、采样场所的环境条件,选择合适的滤料。主要考虑：采样效率要高,符合测定的需要,适合采样的环境条件。

采样滤料通常要放置在合适的采样夹中进行样品采集。图 12-2 为采样夹及其结构示意图。

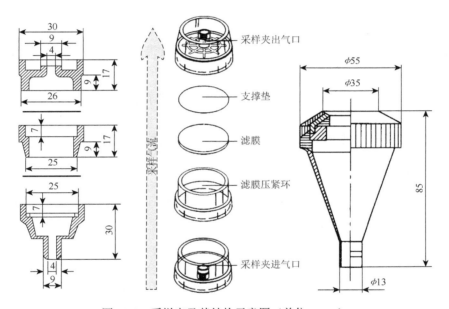

图 12-2　采样夹及其结构示意图（单位：mm）

2）冲击式吸收管法

冲击式吸收管法是利用空气样品中的颗粒以很大的速度冲击到盛有吸收液的管底部,因惯性作用被冲到管底上,再被吸收液洗下。因此采集气溶胶时必须使用 3L/min 的采样流量。主要用于采集粒径较大的气溶胶颗粒。

3）多孔玻板吸收管法

雾状待测物一部分在通过多孔玻板时,被弯曲的孔道所阻留进而被吸入吸收液中；一部分在通过多孔玻板后,被吸收液中很细的气泡吸收。此法通常不能采集烟尘。

3. 蒸气和气溶胶有害物质共存时的采样方法

在工作场所空气中,有些有害物质以蒸气和气溶胶形式共同存在,如三氧化二砷、三硝基甲苯（TNT）和一些多环芳烃等,在室温下,都有一定的挥发性,主要以气溶胶态存在于空气中，又有一定浓度的蒸气存在。采集蒸气和气溶胶态共存时的方法，常用的有浸渍滤料法、聚氨酯泡沫塑料法和串联法等。另外，冲击式吸收管和多孔玻板吸收管也可用于气溶胶态和蒸气态共存时的样品采集。

1）浸渍滤料法

用于采集以气溶胶态为主、伴有少量蒸气态待测物的样品。

2）聚氨酯泡沫塑料法

聚氨酯泡沫塑料是由无数的泡沫塑料细泡互相连通而成的多孔滤料，比表面积大，通气阻力小，适用于较大流量采样。有些分子较大的有机化合物，如有机磷、有机氮和有机氯农药，多氯联苯，多环芳烃等，常呈气溶胶状态和低浓度的蒸气态共存于空气中，使用本法采样可得到满意的采样效率。聚氨酯泡沫塑料必须经过处理才能使用。

3）串联法

将采集气溶胶态的收集器与采集蒸气态的收集器串联起来采样。

二、空气样品的采集规范

工作场所空气样品的采集要遵守《工作场所空气中有害物质监测的采样规范》（GBZ 159—2017）的要求。

工作场所空气样品检测可以应用个体检测和定点检测。

（一）定点采样

在进行定点采样时，首先要选择好采样点和采样时段。具体的采样点和采样时段的选择要根据采样的目的和工作场所的状况来确定。

1. 采样点的选择

选择有代表性的工作地点，其中应包括空气中有害物质浓度最高、劳动者接触时间最长的工作地点。

在不影响劳动者工作的情况下，采样点应尽可能靠近劳动者；空气收集器应尽量接近劳动者工作时的呼吸带。

在评价工作场所防护设备或措施的防护效果时，应根据设备的情况选定采样点，在工作地点劳动者工作时的呼吸带进行采样。

采样点应设在工作地点的下风向，应远离排气口和可能产生涡流的地点。

2. 采样时段的选择

采样必须在正常工作状态和环境下进行，避免人为因素的影响。

空气中有害物质浓度随季节发生变化的工作场所，应将空气中有害物质浓度最高的季节选择为重点采样季节。

在工作周内，应将空气中有害物质浓度最高的工作日选择为重点采样日。

在工作日内，应将空气中有害物质浓度最高的时段选择为重点采样时段。

（二）个体采样

在进行时间加权平均容许浓度检测时，最好采用个体采样检测方法。在采样检测前，首先要选择好采样对象和确定采样对象的数目，将有代表性的接触者选为采样对象，按照统计学的要求确定所需采样对象的数量。

1. 采样对象的选择

在工作过程中，凡接触和可能接触有害物质的劳动者都应列为采样对象选择范围。

选择的采样对象中必须包括不同工作岗位、接触有害物质浓度最高和接触时间最长的劳动者，其余的采样对象应随机选择。

2. 采样对象数量的确定

为了确保检测结果的代表性、准确性和可靠性，必须有一定的样品数量。在采样对象范围内，能够确定接触有害物质浓度最高和接触时间最长的劳动者时，每种工作岗位按表 12-3 选定采样对象的数量，其中应包括接触有害物质浓度最高和接触时间最长的劳动者。

表 12-3　采样对象的数量（能确定接触有害物浓度最高和接触时间最长的劳动者时）

劳动者数量/人	采样对象数量/人
3～5	2
6～10	3
10 以上	4

如果在采样对象范围内，不能确定接触有害物质浓度最高和接触时间最长的劳动者时，每种工作岗位按表 12-4 选定采样对象的数量。

表 12-4　采样对象的数量（不能确定接触有害物浓度最高和接触时间最长的劳动者时）

劳动者数量/人	采样对象数量/人	劳动者数量/人	采样对象数量/人
6	5	15～26	8
7～9	6	27～50	9
10～14	7	50 以上	11

（三）三种容许浓度的检测样品的采集

1. 职业接触限值为最高容许浓度的样品采集

用定点的、短时间采样方法进行采样；选择有代表性的、空气中有害物质浓度最高的工作地点作为重点采样检测点；将空气收集器的进气口尽量安装在劳动者工作时的呼吸带；在空气中有害物质浓度最高的时段进行采样；采样时间一般不超过 15min。

2. 职业接触限值为短时间接触容许浓度的样品采集

用定点的、短时间采样方法进行采样，选择有代表性的、空气中有害物质浓度最高的工作地点作为重点采样检测点，选择有代表性的、空气中有害物质浓度最高的工作时间作为重点采样时段，也可采用个体采样方法进行样品采集，采样时间一般为 15min。

3. 职业接触限值为时间加权平均容许浓度的样品采集

根据工作场所空气中有害物质浓度的存在状况或采样仪器的操作性能，可选择个体采样、定点采样、短时间采样或长时间采样方法。

1）采用个体采样方法的采样

一般采用长时间采样方法；选择有代表性的、接触空气中有害物质浓度最高的劳动者作为重点采样对象；确定采样对象的数目；将个体采样仪器的空气收集器佩戴在采样对象的前胸上部，进气口尽量接近呼吸带。

2）采用定点采样方法的采样

劳动者在一个工作地点工作时，可采用长时间采样方法或短时间采样方法。

长时间采样方法：选定有代表性的、空气中有害物质浓度最高的工作地点作为重点采样点；将空气收集器的进气口尽量安装在劳动者工作时的呼吸带；全工作日连续一次性采样或进行 2 次或 2 次以上的采样。

短时间采样方法：选定有代表性的、空气中有害物质浓度最高的工作地点作为重点采样点；将空气收集器的进气口尽量安装在劳动者工作时的呼吸带；在空气中有害物质不同浓度的时段分别进行采样；并记录每个时段劳动者的工作时间；每次采样时间一般为 15min。

劳动者在一个以上工作地点工作或移动工作时，在劳动者的每个工作地点或移动范围内设立采样点，分别进行采样；并记录每个采样点劳动者的工作时间；在每个采样点，应在劳动者工作时，空气中有害物质浓度最高的时段进行采样，将空气收集器的进气口尽量安装在劳动者工作时的呼吸带；每次采样时间一般为 15min。

第四节　样品预处理技术

我国职业卫生标准方法中规定了工作场所空气中化学性职业病有害因素的检测方法，有的空气样品可以直接测定，不需要任何处理，如工作场所空气中的氯甲烷、二氯甲烷可用采气袋或注射器采集，直接用气相色谱法测定。但在职业卫生检测中，大多数空气样品需要采用空气采样泵，将有害因素采集到滤料、活性炭管等采样介质上，带回实验室检测时需要经过样品处理后测定。样品类型不同，样品的采集和预处理方法也不尽相同，需根据采样介质、测定方法的要求来选择应用。

一、滤料样品的预处理

在工作场所空气有害物质检测中，金属、类金属及其化合物的样品采集主要用滤料或浸渍滤料作为采样介质，一些非金属化合物以气溶胶态存在，如氰化物、硫酸、磷酸等，也可用滤料进行采集。在测定前，必须将滤料上的待测物转移入溶液中，常用的处理方法有洗脱法和消解法。

（一）洗脱法

洗脱法是用溶剂或溶液（称为洗脱液）将滤料上的待测物溶洗下来的方法，洗脱法可用于采集到滤料上的金属、类金属化合物的样品预处理，也用于采集到滤料上的无机非金属化合物和有机化合物的样品预处理。例如，微孔滤膜采集铅烟或铅尘后，用硝酸溶液浸泡滤膜，将铅溶洗入硝酸溶液中，然后用分光光度法或原子吸收光谱法（atomic absorption spectrometry，AAS）测定。洗脱液一般为酸性溶液（测定金属、类金属化合物）、去离子水（测定无机非金属化合物）以及有机溶剂（测定有机化合物）等，洗脱过程可以是简单的溶解过程，也可以是经过化学反应生成可溶性化合物的过程，或是两者兼有。浸渍滤料采集某些气态和蒸气态化合物也常用洗脱法处理。

（二）消解法

消解法是利用高温和/或氧化作用将滤料及样品基质破坏，制成便于测定的样品溶液。消解法分为干灰化法和湿式消解法两种，在工作场所空气检测中，主要使用湿式消解法中的酸消解法，用于采集到滤料上的无机金属、类金属化合物的样品预处理。酸消解法是指利用氧化性酸将样品进行消解的方法。常用的消解液（氧化剂）有氧化性酸如硝酸、高氯酸及过氧化氢等。为了提高消解效率和加快消解速度，经常使用混合消解液，如 1∶9 的高氯酸和硝酸的混合消解液常用于微孔滤膜样品的消解。加热是提高消解效率和加快消解的方法，加热温度一般在300℃以下，通常在 200℃左右。特别对于易挥发的待测物样品处理，加热温度一般不超过200℃。将样品在消解液中浸泡过夜，可以缩短消解时间。不要将消解液蒸发干，保留少量消解液，有利于样品的溶解和测定。若将消解液蒸干，再在较高温度下加热，有可能生成难溶的金属氧化物，影响测定。

二、吸收液样品的预处理

大部分无机非金属类化合物及部分有机化合物可采用吸收管法采集，用吸收管法采样后，所得吸收液样品通常可以直接用于测定，不必做预处理。但是，在某些情况下，如吸收液样品中待测物浓度太低或太高，样品中含有干扰的有害物质等，也需要进行预处理。常用的预处理方法有稀释、浓缩和溶剂萃取等。

（一）稀释或浓缩

吸收液样品中待测物浓度高于测定方法的测定范围时，可用吸收液稀释后测定。如果吸收液样品中待测物浓度高是由采样过程中吸收液的溶剂挥发损失造成的，则应先补充溶剂，恢复吸收液原本组成后，再用吸收液进行适当稀释。吸收液样品中待测物的浓度低于测定方法的测定范围时，可将吸收液样品通过挥发或蒸馏等方法浓缩后测定。在进行稀释或浓缩时，要注意稀释或浓缩后样品基体的变化对测定结果的影响。

（二）溶剂萃取

吸收液样品中待测物的浓度低于测定方法的测定范围时，或样品中含有干扰的有害物质时，为了达到分离干扰物和浓缩待测物的目的，可以采用萃取法。吸收液采集的有机化合物一般采用萃取法处理。

三、固体吸附剂管样品的预处理

工作场所空气中有机化合物样品采集大多数采用固体吸附剂法，一些无机酸如盐酸、硫酸等也可采用固体吸附剂进行采集。在 NIOSH 方法中，一些无机气体如氨气、二氧化硫等气体也可采用经过特殊处理的固体吸附剂管进行采集。我国职业卫生标准方法中，固体吸附剂管主要用于气态和蒸气态有机化合物的采集。用固体吸附剂采集气体和蒸气态待测物后，需要将被吸附的待测物转移到溶液中，然后再测定溶液中的待测物含量。常用的方法是解吸，解吸法又分为溶剂解吸法和热解吸法。

（一）溶剂解吸法

溶剂解吸法是将采样后的固体吸附剂放入溶剂解吸瓶内，加入一定量的解吸液，密封溶剂解吸瓶，解吸一定时间，大量的解吸液分子将吸附在固体吸附剂上的待测物置换出来并进入解吸液中，解吸液供测定。为了加快解吸速度和提高解吸效率，可以振摇解吸瓶，或用超声波帮助解吸。

解吸液应根据待测物及其所使用的固体吸附剂的性质来选择。通常非极性固体吸附剂，对非极性化合物的吸附能力强，解吸时用非极性解吸液。选择解吸液时可以采用单相解吸液或多相解吸液，由所采集的化学物质在不同溶剂中的溶解特性决定。单相解吸液是指用一种溶剂作解吸液，如用二硫化碳解吸活性炭上吸附的苯、甲苯等。多相解吸液是指用两种或两种以上溶剂混合作为解吸液，如果其中两种溶剂相溶可以配成溶液，解吸后得到的是单一样品溶液，测定时得到一个浓度值，如测定工作场所空气中的丁醇和异戊醇，活性炭管采集后用含 2%异丙醇的二硫化碳溶液作为解吸液效果较好；也可以配成相互不溶的混合液，解吸后，待测物分别在两种溶剂中，测定时，必须分别测定两种溶剂中的待测物，得到两个浓度值，测定结果是两个浓度值之和，如作业场所空气中 2-丁氧基乙醇的测定方法中样品处理就选择水和二硫化碳两相解吸。

（二）热解吸法

热解吸法是将热解吸型固体吸附剂管放在专用的热解吸器中，在一定温度下，通入氮气等化学惰性气体作为载气进行解吸，然后将解吸出来的待测物直接通入分析仪器（如气相色谱仪）进行测定，或先收集在容器（如 100mL 注射器）中，然后取出一定体积样品气进行测定。如果将解吸出来的样品气全部进入分析仪器测定，具有高的测定灵敏度，但只能测定一次，不能重复测定；使用注射器收集后进行测定，则可根据解吸样品气中待测物浓度大小，取不同体积进样测定，以得到满意的结果，但灵敏度较前者低。

第五节　化学物质的实验室分析技术

一、原子吸收光谱法

（一）原子吸收光谱法的原理及特点

原子吸收光谱法是利用气态原子可以吸收一定波长的光辐射，使原子中外层的电子从基态跃迁到激发态的现象而建立的。由于各种原子核外电子的能级不同，将有选择性地共振吸收一定波长的辐射光，这个共振吸收波长恰好等于该原子受激发后发射光谱的波长，由此可作为元素定性的依据，而吸收辐射的强度在一定的浓度范围中遵循朗伯-比尔（Lambert-Beer）定律，作为定量的依据进行元素的定量分析。原子吸收光谱法在当前职业卫生金属样品的检测中应用最为广泛。

（二）适用范围及检测标准

在职业病危害因素检测中应用于绝大多数金属元素及部分类金属的检测，如铅、铜、锰、镉、铬等。工作场所空气中有害物质的原子吸收检测方法见表 12-5。

表 12-5　工作场所空气中有害物质的原子吸收检测方法

序号	标准号	检测对象	代表化合物	分析方法	短时间采样	长时间采样	采样介质
1	GBZ/T 300.2—2017	锑及其化合物	锑、氧化锑	锑及其化合物的酸消解-火焰原子吸收光谱法	5L/min 15min	1L/min 2～8h	0.8μm 微孔滤膜/滤料直径 25mm、37mm、40mm
				锑及其化合物的酸消解-石墨炉原子吸收光谱法	5L/min 15min	1L/min 2～8h	0.8μm 微孔滤膜/滤料直径 25mm、37mm、40mm
2	GBZ/T 300.5—2017	铋及其化合物	铋、碲化铋	碲化铋的酸消解-火焰原子吸收光谱法	5L/min 15min	1L/min 2～8h	0.8μm 微孔滤膜/滤料直径 25mm、37mm、40 mm
3	GBZ/T 300.6—2017	镉及其化合物	镉、氧化镉	镉及其化合物的酸消解-火焰原子吸收光谱法	5L/min 15min	1L/min 2～8h	0.8μm 微孔滤膜/滤料直径 25mm、37mm、40mm
4	GBZ/T 300.7—2017	钙及其化合物	钙、氧化钙、氰氨化钙	钙及其化合物的酸消解-火焰原子吸收光谱法	5L/min 15min	1L/min 2～8h	0.8μm 微孔滤膜/滤料直径 25mm、37mm、40mm
5	GBZ/T 300.8—2017	铯及其化合物	铯、氢氧化铯	铯及其化合物的溶剂洗脱-火焰原子吸收光谱法	5L/min 15min	1L/min 2～8h	0.8μm 微孔滤膜/滤料直径 25mm、37mm、40mm
6	GBZ/T 300.9—2017	铬及其化合物	铬、铬酸、铬酸盐、重铬酸盐	铬及其化合物的酸消解-火焰原子吸收光谱法	5L/min 15min	1L/min 2～8h	0.8μm 微孔滤膜/滤料直径 25mm、37mm、40mm
7	GBZ/T 300.10—2017	钴及其化合物	钴、氧化钴	钴及其化合物的酸消解-火焰原子吸收光谱法	5L/min 15min	1L/min 2～8h	0.8μm 微孔滤膜/滤料直径 25mm、37mm、40mm
8	GBZ/T 300.11—2017	铜及其化合物	铜烟、铜尘	铜及其化合物的酸消解-火焰原子吸收光谱法	5L/min 15min	1L/min 2～8h	0.8μm 微孔滤膜/滤料直径 25mm、37mm、40mm

续表

序号	标准号	检测对象	代表化合物	分析方法	短时间采样	长时间采样	采样介质
9	GBZ/T 300.13—2017	铟及其化合物	铟	铟及其化合物的酸消解-火焰原子吸收光谱法	5L/min 15min	1L/min 2～8h	0.8μm 微孔滤膜/滤料直径 25mm、37mm、40mm
10	GBZ/T 300.15—2017	铅及其化合物	铅烟、铅尘	铅及其化合物的酸消解-火焰原子吸收光谱法	5L/min 15min	1L/min 2～8h	0.8μm 微孔滤膜/滤料直径 25mm、37mm、40mm
			四乙基铅	四乙基铅的溶剂解吸-石墨炉原子吸收光谱法	300mL/min 15min	50mL/min 2～8h	100mg 热解吸型活性炭管
11	GBZ/T 300.16—2017	镁及其化合物	镁、氧化镁	镁及其化合物的酸消解-火焰原子吸收光谱法	5L/min 15min	1L/min 2～8h	0.8μm 微孔滤膜/滤料直径 25mm、37mm、40mm
12	GBZ/T 300.17—2017	锰及其化合物	锰、二氧化锰	锰及其化合物的酸消解-火焰原子吸收光谱法	5L/min 15min	1L/min 2～8h	0.8μm 微孔滤膜/滤料直径 25mm、37mm、40mm
13	GBZ/T 300.18—2017	汞及其化合物	汞、氯化汞	汞和氯化汞的溶液吸收-冷原子吸收光谱法	500mL/min ≥15 min	—	串联 2 支装有吸收液的大气泡吸收管
14	GBZ/T 300.19—2017	钼及其化合物	钼	钼及其化合物的酸消解-火焰原子吸收光谱法	5L/min 15min	1L/min 2～8h	0.8μm 微孔滤膜/滤料直径 25mm、37mm、40mm
15	GBZ/T 300.21—2017	钾及其化合物	钾、氢氧化钾、氯化钾、高锰酸钾	钾及其化合物的溶剂洗脱-火焰原子吸收光谱法	5L/min 15min	1L/min 2～8h	0.8μm 微孔滤膜/滤料直径 25mm、37mm、40mm
16	GBZ/T 300.22—2017	钠及其化合物	钠、氢氧化钠、碳酸钠	钠及其化合物的溶剂洗脱-火焰原子吸收光谱法	5L/min ≤15min	1L/min 2～8h	0.8μm 微孔滤膜/滤料直径 25mm、37mm、40mm
17	GBZ/T 300.23—2017	锶及其化合物	锶、氧化锶、碳酸锶、硝酸锶	锶及其化合物的酸消解-火焰原子吸收光谱法	5L/min 15min	1L/min 2～8h	0.8μm 微孔滤膜/滤料直径 25mm、37mm、40mm
18	GBZ/T 300.25—2017	铊及其化合物	铊	铊及其化合物的溶剂洗脱-石墨炉原子吸收光谱法	5L/min 15min	1L/min 2～8h	0.8μm 微孔滤膜/滤料直径 25mm、37mm、40mm
19	GBZ/T 300.26—2017	锡及其无机化合物	锡、二氧化锡	锡及其无机化合物的酸消解-火焰原子吸收光谱法	5L/min 15min	1L/min 2～8h	0.8μm 微孔滤膜/滤料直径 25mm、37mm、40mm
20	GBZ/T 300.31—2017	锌及其化合物	锌、氧化锌、氯化锌	锌及其化合物的酸消解-火焰原子吸收光谱法	5L/min 15min	1L/min 2～8h	0.8μm 微孔滤膜/滤料直径 25mm、37mm、40mm
21	GBZ/T 300.53—2017	硒及其化合物	硒、二氧化硒	硒及其化合物的酸消解-氢化物发生-原子吸收光谱法	3L/min 15min	1L/min 2～8h	0.8μm 微孔滤膜/滤料直径 25mm、37mm、40mm
22	GBZ/T 300.54—2017	碲及其化合物	碲、碲化铋	碲及其化合物的酸消解-火焰原子吸收光谱法	2L/min 15min	1L/min 2～8h	0.8μm 微孔滤膜/滤料直径 25mm、37mm、40mm

（三）分析方法

通常选用待测元素的共振线作为分析线，这样可使测定具有较高的灵敏度。测定高含量元素时，可以选用灵敏度较低的非共振吸收线为分析线。砷、硒等元素的共振吸收线位于 200nm

以下的远紫外区，火焰组分对其有明显吸收，故用火焰原子吸收法测定这些元素时，不宜选用共振吸收线作为分析线。

配制一系列标准溶液，在同样的测量条件下，测定标准溶液和样品溶液的吸光度，绘制吸光度与标准溶液浓度间的标准曲线，然后依据样品的吸光度计算待测元素的浓度或含量。该法简单、快速，适用于大批量、组成简单或组成相似样品的分析。为确保分析准确，应注意以下几点：

（1）待测元素浓度高时，会出现标准曲线弯曲的现象，因此，所配制标准溶液的浓度范围应符合朗伯-比尔定律。最佳分析范围的吸光度应在 0.1～0.5 之间。绘制标准曲线的点应不少于 4 个。

（2）标准溶液与样品溶液应该用相同的试剂处理，且应具有相似的组成。因此，在配制标准溶液时，应加入与样品组成相同的基体。使用与样品具有相同基体且不含待测元素的空白溶液将仪器调零，或从样品的吸光度中扣除空白值。

（3）应使操作条件在整个分析过程中保持不变。

二、原子荧光光谱法

（一）原子荧光光谱法的原理及特点

气态自由原子吸收光源的特征辐射后，原子的外层电子跃迁到较高能级，然后又跃迁返回基态或较低能级，同时发射出与原激发辐射波长相同或不同的辐射即为原子荧光。原子荧光属光致发光，也是二次发光。原子荧光光谱法是以原子在辐射能激发下发射的荧光强度进行定量分析的发射光谱分析法。

（二）适用范围及检测标准

在现有职业卫生检测标准中使用原子荧光光谱检测的有害物质主要有汞、砷等元素。工作场所空气中有害物质的原子荧光分析法见表 12-6。

表 12-6　工作场所空气中有害物质的原子荧光分析法

序号	标准号	检测对象	代表化合物	分析方法	短时间采样	长时间采样	采样介质
1	GBZ/T 300.18—2017	汞及其化合物	汞、氯化汞	汞和氯化汞的溶液吸收-原子荧光光谱法	500mL/min ≥15min	—	串联 2 支装有吸收液的大气泡吸收管
2	GBZ/T 300.47—2017	砷及其化合物	三氧化二砷、五氧化二砷	砷及其无机化合物的酸消解-原子荧光光谱法	3L/min 15min	1L/min 2～8h	浸渍 0.8μm 微孔滤膜/滤料，直径 25mm、37mm、40mm
3	GBZ/T 300.53—2017	硒及其化合物	硒、二氧化硒	硒及其化合物的酸消解-原子荧光光谱法	3L/min 15min	1L/min 2～8h	0.8μm 微孔滤膜/滤料，直径 25mm、37mm、40mm
			硒化氢	硒化氢的溶液吸收-原子荧光光谱法	500mL/min ≥15 min	—	多孔玻板吸收管
4	GBZ/T 300.54—2017	碲及其化合物	碲、碲化铋	碲及其化合物的酸消解-原子荧光光谱法	2L/min 15min	1L/min 2～8h	0.8μm 微孔滤膜/滤料，直径 25mm、37mm、40mm

（三）定量分析方法

原子荧光光谱法测定的定量方法为标准曲线法，配制一定浓度的标准系列溶液，与样品在相同的条件下进行分析。

原子荧光光谱仪的主要干扰是猝灭效应。这种干扰可采用减少溶液中其他干扰离子的浓度避免。其他干扰因素如光谱干扰、化学干扰、物理干扰等与原子吸收光谱法相似。

三、电感耦合等离子体发射光谱法

（一）原理及特点

电感耦合等离子体发射（ICP）光谱法，是依据各种元素的原子或离子在电感耦合等离子炬激发源的作用下变成激发态，利用受激发态原子或离子返回到基态时所发射的特征光谱来测定物质中元素组成和含量的分析方法。

电感耦合等离子炬 ICP，是指利用高频电流通过电感（感应线圈）耦合，电离加热工作气体而产生的火焰状等离子体。ICP 具有温度高、离子线的发射强度大等许多优良特性。可进行多种元素同时测定，可利用丰富的标准谱线图库对未知样品进行快速的定性和半定量分析。

（二）适用范围及检测标准

可测定大部分金属元素及非金属元素共 70 多种，在现有职业卫生检测标准中使用 ICP 检测的有害物质有钡、锂、钼和钇。工作场所空气中有害物质的等离子体发射光谱检测方法见表 12-7。

表 12-7　工作场所空气中有害物质的等离子体发射光谱检测方法

序号	标准号	检测对象	代表化合物	分析方法	短时间采样	长时间采样	采样介质
1	GBZ/T 300.3—2017	钡及其化合物	钡、硫酸钡	钡及其化合物的电感耦合等离子体发射光谱法	5L/min 15min	1L/min 2～8h	0.8μm 微孔滤膜/滤料，直径 25mm、37mm、40mm
2	GBZ/T 160.11—2004	锂及其化合物	氢化锂	氢化锂发射光谱法	5L/min 15min	1L/min 2～8h	0.8μm 微孔滤膜/滤料，直径 25mm、37mm、40mm
3	GBZ/T 300.19—2017	钼及其化合物	钼、氧化钼	钼及其化合物的酸消解-电感耦合等离子体发射光谱法	5L/min 15min	1L/min 2～8h	0.8μm 微孔滤膜/滤料，直径 25mm、37mm、40mm
4	GBZ/T 300.30—2017	钇及其化合物	钇	钇及其化合物的酸消解-电感耦合等离子体发射光谱法	5L/min 15min	1L/min 2～8h	0.8μm 微孔滤膜/滤料，直径 25mm、37mm、40mm
5	GBZ/T 300.33—2017	金属及其化合物	锑、钡、铋、镉、钙、铬等23种金属及其化合物	金属及其化合物的电感耦合等离子体发射光谱法	5L/min 15min	1L/min 2～8h	0.8μm 微孔滤膜/滤料，直径 25mm、37mm、40mm

（三）分析方法

由于各种元素的原子结构不同，在光源的激发作用下，试样中每种元素都会发射自己的特征光谱。光谱定性分析一般多采用摄谱法。试样中所含元素只要达到一定的含量，就可以有谱线摄谱在感光板上。

在确定的分析条件下，用 3 个或 3 个以上含有不同浓度被测元素的标准样品与试样在相同条件下测定，以分析线强度 I 或内标法分析线对强度比 R 或 $\lg R$ 对浓度 c 或 $\lg c$ 作标准曲线，再由标准曲线求得试样中被测元素含量。

四、紫外-可见分光光度法

（一）原理及特点

根据被测物质在紫外-可见光的特定波长处或一定波长范围内对光的吸收特性而对该物质进行定性定量分析的方法称紫外-可见分光光度法。

将不同波长的单色光依次通过一定浓度的同一溶液，分别测定吸光度，然后以吸光度为纵坐标，波长为横坐标作图可得到一条吸收曲线即吸收光谱（图 12-3）。曲线显示了物质对不同波长光的吸收情况，曲线上吸收值最大处所对应的波长称为最大吸收波长，用 λ 表示，最大吸收波长在定量分析中常用作测定波长。

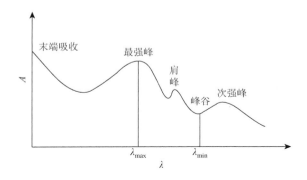

图 12-3　吸收光谱示意图

紫外-可见分光光度法的定量依据是朗伯-比尔定律，即在一定条件下溶液对单色光吸收的强弱与吸光物质的浓度和厚度成正比。

紫外-可见分光光度法是工作场所职业病化学危害因素检测中的常用方法，主要用于非金属无机化合物及部分金属及其化合物、有机物的测定。

（二）适用范围及检测标准

在我国现有职业卫生检测标准中使用分光光度法检测的有害物质主要有无机含氮化合物、氧化物、含磷化合物、含硫化合物、有机肼、二月桂酸二丁基锡等。工作场所空气中有害物质的分光光度检测方法见表 12-8。

表 12-8 工作场所空气中有害物质的分光光度检测方法

序号	标准号	检测对象	代表化合物	分析方法	短时间采样	长时间采样	采样介质
1	GBZ/T 300.3—2017	钡及其化合物	钡、硫酸钡	钡及其化合物的二溴对甲基偶氮甲磺分光光度法	5L/min 15min	1L/min 2～8h	0.8μm 微孔滤膜/滤料,直径 25mm、37mm、40mm
2	GBZ/T 300.7—2017	钙及其化合物	氰氨化钙	氰氨化钙的溶剂洗脱-氨基亚铁氰化钠分光光度法	4L/min 15min	2L/min 2～8h	超细玻璃纤维滤膜/滤料,直径 25mm、37mm、40mm
3	GBZ/T 300.9—2017	铬及其化合物	铬酸、铬酸盐、重铬酸盐	六价铬的溶液吸收-二苯碳酰二肼分光光度法	3L/min ≥15min	—	冲击式吸收管
				三价铬和六价铬的分别测定	3L/min 15min	1L/min 2～8h	0.8μm 碱性浸渍微孔滤膜/滤料,直径 25mm、37mm、40mm
4	GBZ/T 300.15—2017	铅及其化合物	铅烟、铅尘	铅及其化合物的溶剂洗脱-二硫腙分光光度法	5L/min 15min	1L/min 2～8h	0.8μm 微孔滤膜/滤料,直径 25mm、37mm、40mm
5	GBZ/T 300.17—2017	锰及其化合物	锰、二氧化锰	锰及其化合物的酸消解-高碘酸钾分光光度法	5L/min 15min	1L/min 2～8h	0.8μm 微孔滤膜/滤料,直径 25mm、37mm、40mm
6	GBZ/T 300.18—2017	汞及其化合物	汞	汞的溶液吸收-二硫腙分光光度法	1L/min ≥15min	—	串联 2 支装有吸收液的大气泡吸收管
			氯化汞	氯化汞的溶液吸收-二硫腙分光光度法	1L/min ≥15min	—	串联 2 支装有吸收液的大气泡吸收管
7	GBZ/T 300.19—2017	钼及其化合物	钼	钼及其化合物的酸消解-硫氰酸盐分光光度法	5L/min 15min	1L/min 2～8h	0.8μm 微孔滤膜/滤料,直径 25mm、37mm、40mm
8	GBZ/T 300.24—2017	钽及其化合物	钽	钽及其化合物的干灰化-碘绿分光光度法	5L/min 15min	1L/min 2～8h	0.8μm 微孔滤膜/滤料,直径 25mm、37mm、40mm
9	GBZ/T 300.26—2017	锡及其无机化合物	二氧化锡	二氧化锡的干灰化-栎精分光光度法	5L/min 15min	1L/min 2～8h	0.8μm 微孔滤膜/滤料,直径 25mm、37mm、40mm
10	GBZ/T 300.27—2017	二月桂酸二丁基锡	二月桂酸二丁基锡	二月桂酸二丁基锡的溶液吸收-二硫腙分光光度法	1L/min ≥15min	—	多孔玻板吸收管
11	GBZ/T 300.31—2017	锌及其化合物	氧化锌、氯化锌	锌及其化合物的溶剂洗脱-二硫腙分光光度法	5L/min 15min	1L/min 2～8h	0.8μm 微孔滤膜/滤料,直径 25mm、37mm、40mm
12	GBZ/T 300.32—2017	锆及其化合物	锆	锆及其化合物的酸消解-二甲酚橙分光光度法	5L/min 15min	1L/min 2～8h	0.8μm 微孔滤膜/滤料,直径 25mm、37mm、40mm
13	GBZ/T 300.35—2017	三氟化硼	三氟化硼	三氟化硼的溶液吸收-苯羟乙酸分光光度法	1L/min ≤15min	—	25mm 超细玻璃纤维滤纸和多孔玻板吸收管串联
14	GBZ/T 300.38—2017	二硫化碳	二硫化碳	二硫化碳的溶剂解吸-二乙胺分光光度法	200mL/min 15min	50mL/min 2～8h	100mg/50mg 活性炭管
15	GBZ/T 160.29—2004	无机含氮化合物	一氧化氮、二氧化氮	一氧化氮和二氧化氮的盐酸萘乙二胺分光光度法	0.5L/min 15min	—	多孔玻板吸收管平行放置,一只进气口接氧化管,另一只不接
			氨	氨的纳氏试剂分光光度法	0.5L/min 15min	—	大型气泡吸收管
			氰化氢	氰化氢和氰化物的异菸酸钠-巴比妥酸钠分光光度法	200mL/min 10min	—	2.0mL 吸收液的小型气泡吸收管
			氰化物		1L/min 5min	—	微孔滤膜的小型塑料采样夹

续表

序号	标准号	检测对象	代表化合物	分析方法	短时间采样	长时间采样	采样介质
16	GBZ/T 300.43—2017	叠氮酸、叠氮化钠	叠氮酸、叠氮化钠	叠氮酸和叠氮化钠的三氯化铁分光光度法	1L/min ≤20min	—	多孔玻板吸收管（蒸气态和雾态叠氮酸）
					5L/min ≤15min	—	0.8μm 微孔滤膜/滤料，直径 37mm、40mm（气溶胶态叠氮酸或叠氮化钠）
17	GBZ/T 300.45—2017	五氧化二磷、五硫化二磷	五氧化二磷	五氧化二磷的溶液吸收-钼酸铵分光光度法	1L/min ≤15min	—	多孔玻板吸收管
			五硫化二磷	五硫化二磷的溶液吸收-对氨基二甲苯胺分光光度法	0.5L/min ≥15min	—	多孔玻板吸收管
18	GBZ/T 300.46—2017	三氯化磷、三氯硫磷	三氯化磷	三氯化磷的溶液吸收-钼酸铵分光光度法	0.5L/min ≥15min	—	多孔玻板吸收管
			三氯硫磷	三氯硫磷的溶液吸收-对氨基二甲苯胺分光光度法	0.5L/min ≤15min	—	多孔玻板吸收管
19	GBZ/T 300.47—2017	砷及其无机化合物	三氧化二砷、五氧化二砷	氧化砷的溶剂洗脱-二乙氨基二硫代甲酸银分光光度法	3L/min 15min	1L/min 2～8h	浸渍 0.8μm 微孔滤膜/滤料，直径 25mm、37mm、40mm
			砷化氢	砷化氢的溶液吸收-二乙氨基二硫代甲酸银分光光度法	1L/min ≤15min	—	多孔玻板吸收管
20	GBZ/T 300.48—2017	臭氧和过氧化氢	臭氧	臭氧的溶液吸收-丁子香酚分光光度法	2L/min ≤15min	—	装有 1mL 丁子香酚和 10mL 水的大气泡吸收管
			过氧化氢	过氧化氢的溶液吸收-硫酸氧钛分光光度法	1L/min 至样品溶液呈现淡黄色	—	多孔玻板吸收管
21	GBZ/T 160.33—2004	硫化物	二氧化硫	二氧化硫的四氯汞钾-盐酸副玫瑰苯胺分光光度法	0.5L/min 15min	—	多孔玻板吸收管
				二氧化硫的甲醛缓冲液-盐酸副玫瑰苯胺分光光度法	0.5L/min 15min	—	多孔玻板吸收管
			三氧化硫、硫酸	三氧化硫和硫酸的氯化钡比浊法	5L/min 15min	1L/min 2～8h	0.8μm 微孔滤膜/滤料，直径 25mm、37mm、40mm
22	GBZ/T 300.52—2017	氯化亚砜	氯化亚砜	氯化亚砜的溶液吸收-硫氰酸汞分光光度法	0.5L/min ≤15min	—	多孔玻板吸收管
23	GBZ/T 300.53—2017	硒及其化合物	硒、二氧化硒、硒化氢	硒及其化合物的酸消解-二氨基萘荧光分光光度法	5L/min 15min	1L/min 2～8h	0.8μm 微孔滤膜/滤料，直径 25mm、37mm、40mm
24	GBZ/T 160.37—2004	氯化物	氯气	氯气的甲基橙分光光度法	0.5L/min 10min	—	大型气泡吸收管
			氯化氢、盐酸	氯化氢和盐酸的硫氰酸汞分光光度法	0.5L/min 15min	—	多孔玻板吸收管
			二氧化氯	二氧化氯的酸性紫 R 分光光度法	100mL/min 15min	—	大型气泡吸收管
25	GBZ/T 300.88—2017	1,3-二氯丙醇	1,3-二氯丙醇	1,3-二氯丙醇的溶剂解吸-变色酸分光光度法	200mL/min 15min	50mL/min 1～4h	200mg/100mg 硅胶管
26	GBZ/T 160.49—2004	硫醇类化合物	乙硫醇	乙硫醇的对氨基二甲苯胺分光光度法	1L/min 15min	1L/min 2～4h	浸渍玻璃纤维滤纸，直径25mm、37mm、40mm

续表

序号	标准号	检测对象	代表化合物	分析方法	短时间采样	长时间采样	采样介质
27	GBZ/T 160.51—2007	酚类化合物	苯酚	苯酚的4-氨基安替比林分光光度法	0.5L/min 15min	—	大型气泡吸收管
28	GBZ/T 300.110—2017		间苯二酚	间苯二酚的碳酸钠分光光度法	0.5L/min 15min	—	多孔玻板吸收管
29	GBZ/T 300.99—2017	甲醛	甲醛	甲醛的溶液吸收-酚试剂分光光度法	200mL/min ≤15min	—	大型气泡吸收管
30	GBZ/T 300.114—2017	对苯二甲酸	对苯二甲酸	对苯二甲酸的溶剂洗脱-紫外分光光度法	2L/min 15min	1L/min 2～8h	0.8μm 微孔滤膜/滤料,直径 25mm、37mm、40mm
31	GBZ/T 300.126—2017	三甲苯磷酸酯	三甲苯磷酸酯	三甲苯磷酸酯的溶剂洗脱-紫外分光光度法	5L/min 15min	1L/min 2～8h	超细玻璃纤维滤纸/滤料,直径 25mm、37mm、40mm
32	GBZ/T 160.61—2004	酰基卤类化合物	光气	光气的紫外分光光度法	0.5L/min 15min	—	多孔玻板吸收管
33	GBZ/T 300.134—2017	丙酮氰醇	丙酮氰醇	丙酮氰醇的溶液吸收-异烟酸钠-巴比妥酸钠分光光度法	200mL/min ≤15min	—	大型气泡吸收管
34	GBZ/T 160.73—2004	硝基烷烃类化合物	氯化苦	氯化苦的盐酸萘乙二胺分光光度法	250mL/min ≤15min	—	多孔玻板吸收管
35	GBZ/T 300.143—2017	对硝基苯胺	对硝基苯胺	对硝基苯胺的溶剂解吸-紫外分光光度法	200mL/min 15min	50mL/min 1～4h	200mg/100mg 硅胶管
36	GBZ/T 300.159—2017	奥克托今	奥克托今	奥克托今的溶剂洗脱-盐酸萘乙二胺分光光度法	3L/min 15min	1L/min 2～8h	超细玻璃纤维滤纸/滤料,直径 25mm、37mm、40mm

（三）分析方法

根据朗伯-比尔定律公式经过数学推导得出当 $A = 0.4343$ 时，吸光度测量误差最小，最适宜的吸光度范围为 0.2～0.8。被测组分生成的化合物吸收曲线应与共存物质的吸收光谱有明显的差别。反应产物应足够稳定，以保证测量过程中溶液的吸光度不变。测定样品溶液的吸光度，需先用参比溶液调节透光率（吸光度为 0）为 100%，以消除其他成分及吸光池和溶剂等对光的反射和吸收带来的测定误差。

五、离子色谱法

（一）原理及特点

离子色谱法（ion chromatography，IC）是利用色谱技术测定水溶液中带正电荷或负电荷的离子态物质的方法，属高效液相色谱法（high performance liquid chromatography，HPLC）的一种。

（二）适用范围及检测标准

我国现有职业卫生检测标准中可采用离子色谱法检测的物质有硫酸、氟化氢、盐酸、碘和草酸；美国国家职业安全与卫生研究所标准中有无机酸、氨、二氧化硫、硫化氢等。工作场所空气中有害物质的离子色谱检测方法见表 12-9。

表 12-9　工作场所空气中有害物质的离子色谱检测方法

序号	标准号	检测对象	代表化合物	分析方法	短时间采样	长时间采样	采样介质
1	GBZ/T 160.33—2004	硫化物	三氧化硫、硫酸	三氧化硫和硫酸的离子色谱法	1L/min 15min	—	多孔玻板吸收管
2	GBZ/T 300.58—2017	碘及其化合物	碘	碘的溶剂解吸-离子色谱法	500mL/min ≤15min	—	100mg/50mg 碱性活性炭管
3	GBZ/T 160.36—2004	氟化物	氟化氢	氟化氢的离子色谱法	1L/min 15min	—	多孔玻板吸收管
4	GBZ/T 160.37—2004	氯化物	氯化氢、盐酸	氯化氢和盐酸的离子色谱法	1L/min 15min	—	多孔玻板吸收管
5	GBZ/T 300.114—2017	草酸	草酸	草酸的溶液吸收-离子色谱法	500mL/min ≥15min	—	多孔玻板吸收管

（三）分析方法

　　常见的在水溶液中以离子形态存在的离子，包括无机离子和有机离子，以弱酸的盐（Na_2CO_3/$NaHCO_3$）或强酸（H_2SO_4、甲基磺酸、HNO_3、HCl）为流动相，阴离子交换或阳离子交换分离，电导检测器检测，已是成熟的方法，有成熟的色谱条件可参照和使用。

　　水溶液中离子态物质，即较强的酸或碱，应选用电导检测。具有对紫外或可见光有吸收基团或经柱后衍生反应后（IC 中较少用柱前衍生）生成有吸光基团的化合物，选用光学检测器。具有在外加电压下可发生氧化或还原反应基团的化合物，可选用直流安培或脉冲安培检测。对一些复杂样品，为了一次进样得到较多的信息，可将两种或三种检测器串联使用。

六、气相色谱法

（一）原理及特点

　　气相色谱法是实验室最常用的有机化合物定量分析方法，职业卫生系列标准中几乎每一类有机化合物、农药都有使用气相色谱进行分析检测的方法。

　　气相色谱分离是利用试样中各组分在色谱柱中的流动相和固定相间的分配系数不同，当汽化后的试样被载气带入色谱柱中运行时，组分就在其中的两相间进行反复多次的分配（吸附—脱附—放出）。由于固定相对各种组分的吸附能力不同（即保存作用不同），因此各组分在色谱柱中的运行速度就不同，经过一定的柱长后，便彼此分离，顺序离开色谱柱进入检测器，产生的离子流信号经放大后，在记录器上描绘出各组分的色谱峰。检测器将检测到的样品组分转变为电信号，而电信号的大小与被测组分的量或浓度成正比。

（二）适用范围及检测标准

我国现有职业卫生检测标准中采用气相色谱法检测的有害物质有大部分的有机化合物及部分无机化合物。工作场所空气中有害物质的气相色谱检测方法见表 12-10。

表 12-10　工作场所空气中有害物质的气相色谱检测方法

序号	标准号	检测对象	代表化合物	分析方法	短时间采样	长时间采样	采样介质
1	GBZ/T 300.27—2017	三乙基氯化锡	三乙基氯化锡	三乙基氯化锡的溶剂解吸-气相色谱法	1L/min 15min	200mL/min 1~4h	聚氨酯泡沫塑料管
2	GBZ/T 300.37—2017	一氧化碳	一氧化碳	一氧化碳的直接进样-气相色谱法	用现场空气样品清洗采气袋 5~6 次，然后采集空气样品		采气袋
3	GBZ/T 300.38—2017	二硫化碳	二硫化碳	二硫化碳的溶剂吸-气相色谱法	200mL/min 15min	50mL/min 2~8h	100mg/50mg 活性炭管
4	GBZ/T 300.51—2017	六氟化硫	六氟化硫	直接进样-气相色谱法	用空气样品清洗采气袋 3~5 次，然后采集空气样品		采气袋
5	GBZ/T 300.60—2017	戊烷、己烷、庚烷、辛烷和壬烷	戊烷、己烷、庚烷、辛烷、壬烷	戊烷、己烷、庚烷、辛烷和壬烷的溶剂解吸-气相色谱法	100mL/min 15min	50mL/min 2~8h	100mg/50mg 活性炭管
			戊烷、己烷、庚烷	戊烷、己烷和庚烷的热解吸-气相色谱法	200mL/min 15min	50mL/min 2~8h	100mg 活性炭管
6	GBZ/T 300.61—2017	丁烯、1,3-丁二烯和二聚环戊二烯	丁烯	丁烯的直接进样-气相色谱法	用样品空气清洗采气袋 3~5 次后，采集样品空气		采气袋
			1,3-丁二烯	1,3-丁二烯的溶剂解吸-气相色谱法	200mL/min 15min	50mL/min 2~8h	200mg/100mg 活性炭管
			二聚环戊二烯	二聚环戊二烯的溶剂解吸-气相色谱法	200mL/min 15min	30mL/min 2~8h	100mg/50mg 活性炭管
7	GBZ/T 300.62—2017	溶剂汽油、液化石油气、抽余油和松节油	溶剂汽油	溶剂汽油的热解吸-气相色谱法	100mL/min 15min	50mL/min 2~8h	100mg 活性炭管
			液化石油气	液化石油气的直接进样-气相色谱法	用样品空气清洗采气袋 3~5 次后，采集样品空气		采气袋
			抽余油	抽余油的热解吸-气相色谱法	200mL/min 15min	50mL/min 2~8h	100mg 活性炭管
			松节油	松节油的溶剂解吸-气相色谱法	100mL/min 15min	50mL/min 2~8h	100mg/50mg 活性炭管
8	GBZ/T 300.65—2017	环己烷和甲基环己烷	环己烷、甲基环己烷	环己烷和甲基环己烷溶剂解吸-气相色谱法	100mL/min 15min	50mL/min 2~8h	100mg/50mg 活性炭管
				环己烷和甲基环己烷热解吸-气相色谱法	100mL/min 15min	50mL/min 2~8h	100mg 活性炭管
9	GBZ/T 300.66—2017	苯、甲苯和二甲苯及乙苯	苯、甲苯和二甲苯	苯、甲苯和二甲苯的无泵型采样-气相色谱法	无泵型采样器佩戴在采样对象的呼吸带，或悬挂在呼吸带高度的支架上，采集 2~8h		无泵型采样器
			苯、甲苯、二甲苯、乙苯	苯、甲苯、二甲苯和乙苯的溶剂解吸-气相色谱法	100mL/min 15min	50mL/min 2~8h	100mg/50mg 活性炭管
			苯、甲苯、二甲苯、乙苯	苯、甲苯、二甲苯和乙苯的热解吸-气相色谱法	100mL/min 15min	50mL/min 2~8h	100mg 活性炭管

续表

序号	标准号	检测对象	代表化合物	分析方法	短时间采样	长时间采样	采样介质
10	GBZ/T 300.68—2017	苯乙烯、甲基苯乙烯和二乙烯基苯	苯乙烯、甲基苯乙烯	苯乙烯和甲基苯乙烯的溶剂解吸-气相色谱法	100mL/min 15min	50mL/min 2~8h	100mg/50mg 活性炭管
			苯乙烯	苯乙烯的热解吸-气相色谱法	100mL/min 15min	50mL/min 2~8h	100mg 活性炭管
			二乙烯基苯	二乙烯基苯的溶剂解吸-气相色谱法	200mL/min 15min	50mL/min 2~8h	100mg/50mg 活性炭管
11	GBZ/T 300.69—2017	联苯和氢化三联苯	联苯	联苯的溶剂解吸-气相色谱法	200mL/min 15min	50mL/min 2~8h	100mg/50mg 活性炭管
			氢化三联苯	氢化三联苯的溶剂解吸-气相色谱法	300mL/min 15min	50mL/min 2~8h	100mg/50mg 活性炭管
12	GBZ/T 300.73—2017	氯甲烷、二氯甲烷、三氯甲烷和四氯化碳	氯甲烷、二氯甲烷	氯甲烷和二氯甲烷的直接进样-气相色谱法	用空气样品清洗采气袋3~5次后，采集空气样品		采气袋
			三氯甲烷、四氯化碳	三氯甲烷和四氯化碳的溶剂解吸-气相色谱法	300mL/min 15min	50mL/min 2~8h	100mg/50mg 活性炭管
13	GBZ/T 300.77—2017	四氟乙烯和六氟丙烯	四氟乙烯	四氟乙烯的直接进样-气相色谱法	用空气样品清洗采气袋3~5次后，采集空气样品		采气袋
			六氟丙烯	六氟丙烯的热解吸-气相色谱法	200mL/min 15min	50mL/min 2~8h	200mg 活性炭管
14	GBZ/T 300.78—2017	氯乙烯、二氯乙烯、三氯乙烯和四氯乙烯	氯乙烯、二氯乙烯、三氯乙烯、四氯乙烯	氯乙烯、二氯乙烯、三氯乙烯和四氯乙烯的热解吸-气相色谱法	100mL/min 15min	50mL/min 2~8h	100mg 活性炭管
			二氯乙烯	二氯乙烯的溶剂解吸-气相色谱法	100mL/min 15min	50mL/min 2~8h	100mg/50mg 活性炭管
			三氯乙烯、四氯乙烯	三氯乙烯和四氯乙烯的溶剂解吸-气相色谱法	100mL/min 15min	50mL/min 2~8h	100mg/50mg 活性炭管
			三氯乙烯、四氯乙烯	三氯乙烯和四氯乙烯的无泵型采样-气相色谱法	无泵型采样器佩戴在采样对象的呼吸带，或悬挂在呼吸带高度的支架上，采集2~8h		无泵型采样器
15	GBZ/T 300.80—2017	氯丙烯和二氯丙烯	氯丙烯、二氯丙烯	氯丙烯和二氯丙烯的热解吸-气相色谱法	200mL/min 15min	50mL/min 2~8h	100mg 活性炭管
16	GBZ/T 300.81—2017	氯苯、二氯苯和三氯苯	氯苯、二氯苯、三氯苯	氯苯、二氯苯和三氯苯的溶剂解吸-气相色谱法	200mL/min 15min	50mL/min 2~8h	100mg/50mg 活性炭管
			氯苯	氯苯的无泵型采样-气相色谱法	无泵型采样器佩戴在采样对象的呼吸带，或悬挂在呼吸带高度的支架上，采集2~8h		无泵型采样器
17	GBZ/T 300.82—2017	苄基氯和对氯甲苯	苄基氯、对氯甲苯	苄基氯和对氯甲苯的溶剂解吸-气相色谱法	200mL/min ≤15min	50mL/min 2~8h	100mg/50mg 活性炭管
18	GBZ/T 300.83—2017	溴苯	溴苯	溴苯的溶剂解吸-气相色谱法	200mL/min 15min	50mL/min 2~8h	100mg/50mg 活性炭管
19	GBZ/T 300.84—2017	甲醇、丙醇和辛醇	甲醇	甲醇的溶剂解吸-气相色谱法	100mL/min 15min	50mL/min 1~4h	200mg/100mg 硅胶管
			甲醇	甲醇的热解吸-气相色谱法	100mL/min 15min	50mL/min 1~4h	200mg 硅胶管
			丙醇、辛醇	丙醇和辛醇的溶剂解吸-气相色谱法	100mL/min 15min	50mL/min 2~8h	100mg/50mg 活性炭管

序号	标准号	检测对象	代表化合物	分析方法	短时间采样	长时间采样	采样介质
20	GBZ/T 300.85—2017	丁醇、戊醇和丙烯醇	丁醇、戊醇	丁醇和戊醇的溶剂解吸-气相色谱法	100mL/min 15min	50mL/min 2～8h	100mg/50mg 活性炭管
			丙烯醇	丙烯醇的溶剂解吸-气相色谱法	100mL/min 15min	50mL/min 2～8h	100mg/50mg 活性炭管
21	GBZ/T 300.86—2017	乙二醇	乙二醇	乙二醇的溶剂解吸-气相色谱法	100mL/min 15min	50mL/min 1～4h	200mg/100mg 硅胶管
22	GBZ/T 300.88—2017	氯乙醇	氯乙醇	氯乙醇的溶剂解吸-气相色谱法	100mL/min ≤15min	—	100mg/50mg 活性炭管
23	GBZ/T 300.97—2017	二丙二醇甲醚和1-甲氧基-2-丙醇	二丙二醇甲醚、1-甲氧基-2-丙醇	二丙二醇甲醚和1-甲氧基-2-丙醇的溶剂解吸-气相色谱法	100mL/min 15min	50mL/min 2～8h	100mg/50mg 活性炭管
24	GBZ/T 300.99—2017	乙醛和丁醛	乙醛	乙醛的溶剂解吸-气相色谱法	100mL/min ≤15min	—	400mg/200mg 硅胶管
			丁醛	丁醛的热解吸-气相色谱法	100mL/min 15min	50mL/min 1～4h	200mg 硅胶管
25	GBZ/T 300.103—2017	丙酮、丁酮和甲基异丁基甲酮	丙酮、丁酮、甲基异丁基甲酮	丙酮、丁酮和甲基异丁基甲酮的溶剂解吸-气相色谱法	100mL/min 15min	50mL/min 2～8h	100mg/50mg 活性炭管
				丙酮、丁酮和甲基异丁基甲酮的热解吸-气相色谱法	100mL/min 15min	50mL/min 2～8h	100mg 活性炭管
26	GBZ/T 300.104—2017	二乙基甲酮、2-己酮和二异丁基甲酮	二乙基甲酮、2-己酮和二异丁基甲酮	二乙基甲酮、2-己酮和二异丁基甲酮的溶剂解吸-气相色谱法	100mL/min 15min	50mL/min 2～8h	100mg/50mg 活性炭管
27	GBZ/T 300.112—2017	甲酸和乙酸	甲酸	甲酸的溶剂解吸-顶空气相色谱法	300mL/min 15min	50mL/min 1～4h	600mg/300mg 浸渍硅胶管
			乙酸	乙酸的溶剂解吸-气相色谱法	300mL/min 15min	50mL/min 1～4h	200mg/100mg 硅胶管
28	GBZ/T 300.115—2017	氯乙酸	氯乙酸	氯乙酸的溶剂解吸-气相色谱法	1L/min ≤15min	—	300mg/150mg 硅胶管
29	GBZ/T 300.118—2017	乙酸酐、邻苯二甲酸酐	乙酸酐	乙酸酐的溶剂解吸-气相色谱法	200mL/min 15min	50mL/min 2～8h	100mg/50mg 活性炭管
			邻苯二甲酸酐	邻苯二甲酸酐的溶剂洗脱-气相色谱法	2L/min ≤15min	—	超细玻璃纤维滤纸/滤料，直径25mm
30	GBZ/T 300.122—2017	甲酸甲酯和甲酸乙酯	甲酸甲酯、甲酸乙酯	溶剂解吸-气相色谱法	100mL/min 15min	50mL/min 2～8h	100mg/50mg 活性炭管
31	GBZ/T 300.127—2017	丙烯酸酯类	丙烯酸酯类	丙烯酸酯类的溶剂解吸-气相色谱法	100mL/min 15min	50mL/min 2～8h	100mg/50mg 活性炭管
			烯酸甲酯	丙烯酸甲酯的热解吸-气相色谱法	100mL/min 15min	50mL/min 1～4h	200mg 硅胶管
32	GBZ/T 300.129—2017	氯乙酸甲酯和氯乙酸乙酯	氯乙酸甲酯、氯乙酸乙酯	氯乙酸甲酯和氯乙酸乙酯的溶剂解吸-气相色谱法	200mL/min 15min	50mL/min 2～8h	100mg/50mg 活性炭管

续表

序号	标准号	检测对象	代表化合物	分析方法	短时间采样	长时间采样	采样介质
33	GBZ/T 300.130—2017	邻苯二甲酸二丁酯和邻苯二甲酸二辛酯	邻苯二甲酸二丁酯、邻苯二甲酸二辛酯	邻苯二甲酸二丁酯的溶剂洗脱-气相色谱法	5L/min 15min	1L/min 2~8h	0.8μm 微孔滤膜/滤料,直径25mm、37mm、40mm
34	GBZ/T 300.132—2017	甲苯二异氰酸酯、二苯基甲烷二异氰酸酯	甲苯二异氰酸酯、二苯基甲烷二异氰酸酯	甲苯二异氰酸酯和二苯基甲烷二异氰酸酯溶液吸收-气相色谱法	3L/min ≥15min	—	串联两个冲击式吸收管
35	GBZ/T 300.133—2017	乙腈、丙烯腈和甲基丙烯腈	乙腈、丙烯腈、甲基丙烯腈	乙腈、丙烯腈和甲基丙烯腈的溶剂解吸-气相色谱法	500mL/min 15min	50mL/min 2~8h	100mg/50mg 活性炭管
			丙烯腈	丙烯腈的热解吸-气相色谱法	100mL/min 15min	50mL/min 1~4h	200mg 硅胶管
36	GBZ/T 300.134—2017	苄基氰	苄基氰	苄基氰的溶剂解吸-气相色谱法	200mL/min 15min	50mL/min 2~8h	100mg/50mg 活性炭管
37	GBZ/T 300.136—2017	三甲胺、二乙胺和三乙胺	三甲胺、二乙胺、三乙胺	三甲胺、二乙胺和三乙胺的溶剂解吸-气相色谱法	500mL/min 15min	50mL/min 1~4h	200mg/100mg 硅胶管
38	GBZ/T 300.137—2017	乙胺、乙二胺和环己胺	乙胺、乙二胺、环己胺	乙胺、乙二胺和环己胺的溶剂解吸-气相色谱法	500mL/min 15min	50mL/min 1~4h	200mg/100mg 硅胶管
39	GBZ/T 300.139—2017	乙醇胺	乙醇胺	溶液吸收-气相色谱法	500mL/min ≥15min	—	大型气泡吸收管
40	GBZ/T 300.140—2017	肼、甲基肼和偏二甲基肼	肼、偏二甲基肼	肼和偏二甲基肼的溶剂解吸-气相色谱法	1L/min 15min	50mL/min 1~4h	200mg/100mg 酸性硅胶管
			甲基肼	甲基肼的溶剂解吸-气相色谱法	1L/min ≤15min	—	200mg/100mg 酸性硅胶管
41	GBZ/T 300.142—2017	三氯苯胺	三氯苯胺	溶液吸收-气相色谱法	3L/min ≥15min	—	冲击式吸收管
42	GBZ/T 300.143—2017	对硝基苯胺	对硝基苯胺	对硝基苯胺的溶剂解吸-气相色谱法	200mL/min 15min	50mL/min 1~4h	200mg/100mg 硅胶管
43	GBZ/T 300.146—2017	硝基苯、硝基甲苯和硝基氯苯	硝基苯、硝基甲苯、硝基氯苯	硝基苯、硝基甲苯和硝基氯苯的气相色谱法	200mL/min 15min	50mL/min 1~4h	200mg/100mg 硅胶管(蒸气态)
					3L/min 15min	1L/min 2h~8h	超细玻璃纤维滤纸/滤料,直径25mm、37mm、40mm(气溶胶态)
44	GBZ/T 300.149—2017	杀螟松、倍硫磷、亚胺硫磷和甲基对硫磷	杀螟松、倍硫磷、亚胺硫磷、甲基对硫磷	杀螟松、倍硫磷、亚胺硫磷和甲基对硫磷的溶剂解吸-气相色谱法	500mL/min 15min	50mL/min 1~4h	600mg/200mg 硅胶管
45	GBZ/T 300.150—2017	敌敌畏、甲拌磷和对硫磷	敌敌畏、甲拌磷、对硫磷	敌敌畏、甲拌磷和对硫磷的溶剂解吸-气相色谱法	1L/min 15min	200mL/min 1~4h	聚氨酯泡沫塑料采样管
46	GBZ/T 300.151—2017	久效磷、氧乐果和异稻瘟净	久效磷、氧乐果、异稻瘟净	久效磷、氧乐果和异稻瘟净的溶剂解吸-气相色谱法	500mL/min 15min	50mL/min 1~4h	600mg/200mg 硅胶管

续表

序号	标准号	检测对象	代表化合物	分析方法	短时间采样	长时间采样	采样介质
47	GBZ/T 300.153—2017	磷胺、内吸磷、甲基内吸磷和马拉硫磷	磷胺、内吸磷、甲基内吸磷、马拉硫磷	磷胺、内吸磷、甲基内吸磷和马拉硫磷的溶液吸收-酶化学法	1L/min ≥15min （磷胺≥25min）	—	多孔玻板吸收管
48	GBZ/T 300.159—2017	硝化甘油	硝化甘油	硝化甘油的溶剂解吸-气相色谱法	200mL/min ≤15min	—	100mg/50mg GDX-103

（三）分析方法

1. 色谱定性分析

色谱定性分析就是要确定各色谱峰所代表的化合物。当前色谱定性常用的方法有以下三种：

1）根据色谱保留值进行定性分析

这是气相色谱定性分析中最方便的方法。这个方法基于一定操作条件下，各组分的保留时间是一定值的原理。因此将已知纯物质在相同的色谱条件下的保留时间与未知物的保留时间进行比较，就可以定性鉴定未知物。若二者相同，则未知物可能是已知的纯物质；若不同，则未知物就不是该纯物质。纯物质对照法定性只适用于组分性质已有所了解，组成比较简单。为了提高定性分析的可靠性，还可进一步改变色谱条件（分离柱、流动相、柱温等）或在样品中添加标准物质，如果被测物的保留时间仍与标准物质一致，则可认为它们为同一物质。如果未知样品较复杂，可采用在未知样中加入已知物，通过未知物中哪个峰增大来确定未知物中成分。

2）利用检测器的选择性进行定性分析

同一样品可以采用多种检测方法检测，如果待测组分和标准物在不同的检测器上有相同的响应行为，则可初步判断两者是同一种物质。

3）与其他方法结合的定性分析法

与其他仪器联用定性。将具有定性能力的分析仪器如质谱（mass spectrum，MS）仪、红外光谱（infrared spectrum，IR）仪、原子吸收光谱（AAS）仪、原子发射光谱（atomic emission spectrum，AES）仪和电感耦合等离子体质谱（ICP-MS）等仪器作为色谱仪的检测器即可获得比较准确的定性信息。

柱前或柱后化学反应定性。在色谱柱后装 T 型分流器，将分离后的组分导入官能团试剂反应管，利用官能团的特征反应定性。也可在进样前将被分离化合物与某些特殊反应试剂反应生成新的衍生物，于是，该化合物在色谱图上的出峰位置或峰的大小就会发生变化甚至不被检测。由此得到被测化合物的结构信息。

2. 色谱定量分析

色谱定量分析的依据是被测物质的量与它在色谱图上的峰面积（或峰高）成正比。因为峰高比峰面积更容易受分析条件波动的影响，且峰高标准曲线的线性范围也较峰面积的窄，因此，通常情况是采用峰面积进行定量分析。

职业病危害因素检测中气相色谱定量分析一般采用标准曲线法，标准曲线法也称外标法。

首先用纯物质配制一系列不同浓度的标准试样，在一定的色谱条件下准确定量进样，测量峰面积（或峰高），绘制标准曲线。进行样品测定时，要在与绘制标准曲线完全相同的色谱条件下准确进样，根据所得的峰面积（或峰高），从曲线查出被测组分的含量。外标法不使用校正因子，准确性较高，操作条件变化对结果准确性影响较大。对进样量的准确性控制要求较高，适用于大批量试样的快速分析。

七、高效液相色谱法

（一）原理及特点

高效液相色谱法是在经典液相色谱的基础上，采用了高压泵、高效固定相和高灵敏度检测器，实现了高效分离和自动化操作。高效液相色谱法具有高柱效、高选择性、分析速度快、灵敏度高、重复性好、应用范围广等优点。

与经典液相色谱法相比，由于配备了高压输液设备，分析速度快数百倍。根据固定相的不同，液相色谱分为液固色谱、液液色谱和键合相色谱。应用最广的是以硅胶为填料的液固色谱和以硅胶为基质的键合相色谱。

（二）适用范围及检测标准

我国现有职业卫生检测标准中可采用液相色谱法检测的物质有多环芳烃类化合物、酚类化合物、脂肪族醛类化合物等。工作场所空气中有害物质的高效液相色谱检测方法见表 12-11。

表 12-11　工作场所空气中有害物质的高效液相色谱检测方法

序号	标准号	检测对象	代表化合物	分析方法	短时间采样	长时间采样	采样介质
1	GBZ/T 300.93—2017	五氯酚和五氯酚钠	五氯酚、五氯酚钠	五氯酚和五氯酚钠的高效液相色谱法	1L/min 15min	500mL/min 2～4h	25mm 0.8μm 微孔滤膜和大型气泡吸收管串联
2	GBZ/T 300.101—2017	三氯乙醛	三氯乙醛	三氯乙醛的溶剂解吸-高效液相色谱法	200mL/min ≤15min	—	GDX-502 管
3	GBZ/T 300.110—2017	氢醌	氢醌	氢醌的溶剂洗脱-高效液相色谱法	5L/min 15min	1L/min 2～8h	0.8μm 微孔滤膜/滤料，直径 25mm、37mm、40mm
4	GBZ/T 300.118—2017	马来酸酐	马来酸酐	马来酸酐的溶液吸收-高效液相色谱法	1L/min ≥15min	—	多孔玻板吸收管
5	GBZ/T 300.126—2017	硫酸二甲酯	硫酸二甲酯	硫酸二甲酯的溶剂解吸-高效液相色谱法	300mL/min 15min	50mL/min 1～4h	100mg/50mg 硅胶管
6	GBZ/T 300.132—2017	异佛尔酮二异氰酸酯	异佛尔酮二异氰酸酯	异佛尔酮二异氰酸酯的溶剂洗脱-高效液相色谱法	1L/min 15min	1L/min 2～8h	25mm 浸渍滤纸
7	GBZ/T 300.143—2017	对硝基苯胺	对硝基苯胺	对硝基苯胺的溶剂解吸-高效液相色谱法	200mL/min 15min	50mL/min 1～4h	200mg/100mg 硅胶管

续表

序号	标准号	检测对象	代表化合物	分析方法	短时间采样	长时间采样	采样介质
8	GBZ/T 300.159—2017	硝基胍、黑索金	硝基胍	硝基胍的溶剂洗脱-高效液相色谱法	3L/min 15min	1L/min 2~8h	0.8μm 微孔滤膜/滤料,直径 25mm、37mm、40mm
			黑索金	黑索金的溶剂洗脱-高效液相色谱法	3L/min 15min	1L/min 2~8h	超细玻璃纤维滤纸/滤料,直径 25mm、37mm、40mm
9	GBZ/T 160.44—2004	多环芳香烃化合物	蒽、菲和 3,4-苯并(a)芘	蒽、菲和 3,4-苯并(a)芘的高效液相色谱法	25L/min 15min	1L/min 4~8h	玻璃纤维滤纸,直径 25mm、37mm、40mm
10	GBZ/T 160.78—2007	拟除虫菊酯类农药	溴氰菊酯、氯氰菊酯	溴氰菊酯和氯氰菊酯的高效液相色谱法	3L/min 15min	1L/min 2~8h	玻璃纤维滤纸,直径 25mm、37mm、40mm

(三)分析方法

要正确选择色谱分离方法,须尽可能多地了解样品的有关性质、熟悉各种色谱方法的主要特点及其应用范围,主要根据样品的相对分子质量大小、在水中和有机溶剂中的溶解度、极性和稳定程度以及化学结构等物理化学性质来进行选择。尽量使用高纯度试剂,避免流动相与固定相发生作用而使柱效下降或损害柱子。试样在流动相中应有适当的溶解度,要能够溶于流动相中,防止在柱子中产生沉积。流动相不能影响试样的检测。

八、离子选择电极法

(一)原理及特点

离子选择电极是一种化学传感器,也称膜电极。利用膜材料对溶液中某种特定离子产生选择性响应,来指示该离子的离子活度。

当电极置于溶液中,在电极膜和溶液界面将发生离子交换及扩散作用,这就改变了两相界面原有的电荷分布,因而形成了双电层,产生了膜电位。由于内参比电极电位固定,内参比溶液的有关离子活度恒定,所以离子选择电极电位只随溶液中待测离子的活度变化而变化,并且两者关系符合能斯特方程。

离子选择电极电位不能直接测出,通常是以离子选择电极作为指示电极,饱和甘汞电极作为参比电极,插入被测溶液中构成原电池,然后通过测量原电池电动势来求得被测离子的活度(或浓度)。在一定条件下原电池的电动势与被测离子活度的对数呈线性关系,通过测量原电池电动势,便可对被测离子进行定量测定。

(二)适用范围及检测标准

我国现有职业卫生检测标准中使用离子选择电极检测的职业病危害因素为氟化氢和氟化物。

(三)分析方法

将离子选择电极与参比电极插入一系列已知活度的标准溶液中,测得一系列电池电动势

E，将 E 对 $\lg\alpha$ 作图，即得校准曲线，在相同条件下测试溶液的 E_x，则可从曲线上查出 E_x 所对应的 $\lg\alpha_x$。

校准曲线法操作简单，适合于较简单体系试样的分析，但要求标准溶液的组成与试样溶液的组成相近，溶液的离子强度相同，因此，除了简单的试液外，必须加入适当的"总离子强度条件缓冲剂"，以确保试样溶液和标准溶液的离子强度一致，并起到控制溶液的 pH 和掩蔽干扰离子的作用。

九、不分光红外分析法

（一）不分光红外气体分析仪原理及特点

不分光红外气体分析仪也称非分光红外气体分析仪，是指光源发出连续光谱通过特定厚度的含有被测气体混合组分的气体层，由于被测气体的浓度不同，吸收固定红外的能量不同，因而转换成的热量不同。探测温度变化或在特殊结构的红外探测器将热量转换成压力变化，进而测定温度或压力参数以完成对气体的定性定量分析。

由单片机控制的红外光源发送一定频率的调制红外光。调制红外光到达充满待测气体的气室，经吸收后，又经滤光片的选择性透过，最后达到红外探测器。红外探测器测得吸收后的光能量的强度，并将光信号转换为微弱电压信号输出，然后经过高精密的前置放大电路和滤波放大电路，得到稳定的信号。信号经单片机采集，由相应的单片机软件处理、补偿等，最后得到被测气体浓度，并在数码管上显示浓度值。

当红外光通过待测气体时，由于气体分子有各自特定的吸收光谱，这些气体对特定波长的红外光有吸收，其吸收关系服从朗伯-比尔定律。

（二）适用范围及检测标准

不分光红外分析法广泛用于气体检测，根据不同测试目的和被测物质选取不同的检测器。如二氧化碳、一氧化碳、甲烷、硫化氢、二氧化硫、氮氧化物等气体，我国职业卫生检测标准中应用不分光红外气体分析仪检测的化合物是二氧化碳和一氧化碳。

（三）分析方法

不分光红外气体分析仪由以下基本部分组成：红外光源、气室、滤光片和红外探测器。

（1）红外光源。红外吸收法需红外光源激励气体分子。任何发生红外波段电磁波的物质，都被称为红外光源。

（2）气室。在红外气体分析中，根据是否有光学吸收气室，分为有气室检测和开路检测两种方式。气室的作用有两个：一是防止环境气体及背景杂散光的干扰，使输入气体连续通过，并使得吸收光程只有输入气体；二是传输红外光。

（3）滤光片。红外滤光片基于各种不同的光学特性进行工作，主要分为截止滤光片和带通滤光片两类。

（4）红外探测器。红外探测器是整个分析系统的核心部件，测量精度很大程度上取决于传感器的性能高低。红外探测器一般可分为光子探测器和光热探测器。光子探测器可以直接将光辐射能转换成电信号，工作原理是基于光电信效应。光热探测元件把吸收的光辐射能量变为分子的热运动，从而引起探测元件温度上升，使探测元件的电学性质或其他物理性质发生变化。

第六节　工作场所空气中粉尘的检测

生产性粉尘是指能较长时间悬浮在生产环境空气中的固体微粒。劳动者长期反复接触一定量的生产性粉尘可导致肺纤维化，对人体健康产生危害。工作场所空气中粉尘的检测是职业病危害因素检测的一个重要方面，主要包括：粉尘浓度的测定、粉尘分散度的测定、粉尘中游离二氧化硅含量的测定、石棉纤维的测定等内容。

一、总粉尘浓度的测定

总粉尘浓度的测定采用滤膜称量法，具体可参考《工作场所空气中粉尘测定　第 1 部分：总粉尘浓度》（GBZ/T 192.1—2007）。

（一）方法原理

空气中粉尘用已知质量的滤膜采集，由滤膜增量和采气量计算空气中粉尘浓度。

（二）主要器材

1. 测尘滤膜

过氯乙烯滤膜或其他测尘滤膜；空气中粉尘浓度不大于 $50mg/m^3$ 时，用直径 37mm 或 40mm 的滤膜；粉尘浓度大于 $50mg/m^3$ 时，用直径 75mm 的滤膜。

2. 采样器

采样前检查仪器外观和配件，应完整无缺损；打开电源时，电源容量指示灯和电池电压应正常；操作应严格按照仪器使用说明书的规定；应定期对仪器进行计量检定，采样前做好流量校准；需要防爆时，应使用防爆粉尘采样器。

3. 天平

感量应为 0.1mg 或 0.01mg，应严格按天平使用说明操作，应定期计量检定。

4. 其他辅助器材

计时器、干燥器、除静电器、手套、镊子等。

（三）样品采集

现场采样按照 GBZ 159—2017 执行。

（四）测定

分别于采样前和采样后，将滤膜和含尘滤膜置于干燥器内 2h 以上，除静电后，在同一台分析天平上准确称量并记录其质量 m_1 和 m_2，按照式（12-1）计算总粉尘浓度：

$$c = \frac{m_2 - m_1}{V \cdot t} \times 1000 \tag{12-1}$$

式中：c 为空气中总粉尘的浓度，mg/m^3；m_2 为采样后的滤膜质量，mg；m_1 为采样前的滤膜质量，mg；V 为采样流量，L/min；t 为采样时间，min。

（五）滤膜上总粉尘的增量（Δm）要求

无论定点采样还是个体采样，要根据现场空气中粉尘的浓度、使用采样夹的大小、采样流量及采样时间，估算滤膜上总粉尘的 Δm。滤膜粉尘 Δm 的要求与称量使用的分析天平感量和采样使用的测尘滤膜直径有关。采样时要通过调节采样流量和采样时间，控制滤膜粉尘 Δm 在表 12-12 要求的范围内。否则，有可能因过载造成粉尘脱落。采样过程中，若有过载可能，应及时更换采样夹。

表 12-12　滤膜总粉尘的增量要求

分析天平感量/mg	滤膜直径/mm	Δm 的要求/mg
0.1	≤37	1≤Δm≤5
	40	1≤Δm≤10
	75	Δm≥1，最大增量不限
0.01	≤37	0.1≤Δm≤5
	40	0.1≤Δm≤10
	75	Δm≥0.1，最大增量不限

（六）注意事项

本法的最低检出浓度为 $0.2mg/m^3$（以 0.01mg 感量的天平称量，采集 500L 空气样品计）。当过氯乙烯滤膜不适用时（如在高温情况下采样），可用超细玻璃纤维滤纸。采样前后，滤膜称量应使用同一台分析天平。测尘滤膜通常带有静电，影响称量的准确性，因此，应在每次称量前去除静电。若粉尘浓度过高，应缩短采样时间，或更换滤膜后继续采样。

二、呼吸性粉尘浓度的测定

呼吸性粉尘浓度的测定一般采用预分离-滤膜称量法。具体可参考《工作场所空气中粉尘测定 第 2 部分：呼吸性粉尘浓度》（GBZ/T 192.2—2007）。

（一）方法原理

空气中粉尘通过采样器上的预分离器，分离出的呼吸性粉尘颗粒采集在已知质量的滤膜上，由采样后滤膜的增量和采气量，计算出空气中呼吸性粉尘浓度。

（二）主要器材

1. 测尘滤膜

过氯乙烯滤膜或其他测尘滤膜。

2. 呼吸性粉尘采样器

呼吸性粉尘采样器：主要包括预分离器和采样器。

预分离器：对粉尘粒子的分离性能应符合呼吸性粉尘采样器的要求，即采集的粉尘的空气动力学直径应在 7.07μm 以下，且直径为 5μm 的粉尘粒子的采集率应为 50%。

采样前检查仪器外观和配件应完整无缺损；打开电源后，电源容量指示灯和电池电压应正常；操作应严格按照仪器使用说明书的规定；应定期对仪器进行计量检定，采样前做好流量校准；需要防爆时，应使用防爆粉尘采样器。

3. 天平

感量为 0.01mg，应严格按照天平使用说明书操作，定期计量检定。

4. 其他辅助器材

计时器、干燥器、除静电器、手套、镊子等。

（三）样品采集

现场采样按照 GBZ 159—2017 执行。

无论定点采样还是个体采样，采样前，要根据现场空气中粉尘浓度、采样夹大小、采样流量及采样时间，估算滤膜上粉尘的增量（Δm），通过调节采样时间，确保 0.1mg≤Δm≤5mg。否则，有可能因滤膜过载而造成粉尘脱落。采样过程中若有过载可能，应及时更换测尘滤膜。

（四）测定

分别于采样前和采样后，将滤膜和含尘滤膜置于干燥器内 2h 以上，除静电后，在分析天平上准确称量并记录其质量 m_1 和 m_2，按照式（12-2）计算呼吸性粉尘的浓度：

$$c = \frac{m_2 - m_1}{V \cdot t} \times 1000 \qquad (12\text{-}2)$$

式中：c 为空气中呼吸性粉尘的浓度，mg/m^3；m_2 为采样后的滤膜质量，mg；m_1 为采样前的滤膜质量，mg；V 为采样流量，L/min；t 为采样时间，min。

（五）注意事项

本法的最低检出浓度为 0.2mg/m^3（以 0.01mg 感量天平，采集 500L 空气样品计）。测尘滤膜通常带有静电，影响称量的准确性，因此，应在每次称量前去除静电。长时间采样和个体采样主要用于 PC-TWA 评价时采样。短时间采样主要用于超限倍数评价时采样；也可在以下情况下，用于 PC-TWA 评价时采样：①工作日内，空气中粉尘浓度比较稳定，没有大的浓度波动，可用短时间采样方法采集 1 个或数个样品；②工作日内，空气中粉尘浓度变化有一定规律，即有几个浓度不同但稳定的时段时，可在不同浓度时段内，进行短时间采样，并记录劳动者在此浓度下接触的时间。采样前后，滤膜称量应使用同一台分析天平。

三、粉尘分散度的测定

粉尘分散度测定有滤膜溶解涂片法和自然沉降法两种方法。具体可参考《工作场所空气中粉尘测定　第 3 部分：粉尘分散度》（GBZ/T 192.3—2007）。

1. 滤膜溶解涂片法

将采集有粉尘的过氯乙烯滤膜溶于有机溶剂中，形成粉尘颗粒的混悬液，制成标本，在显微镜下测量并计数粉尘的大小及数量，计算不同大小粉尘颗粒的百分数。

2. 自然沉降法

将含尘空气采集在沉降器内，粉尘自然沉降在盖玻片上，在显微镜下测量并计数粉尘的大小及数量，计算不同大小粉尘颗粒的百分数。对于可溶于乙酸丁酯的粉尘选用本法。

四、粉尘中游离二氧化硅含量的测定——焦磷酸法

粉尘中游离二氧化硅含量的测定参考《工作场所空气中粉尘测定　第 4 部分：游离二氧化硅含量》对焦磷酸法进行简述。

（一）方法原理

游离 SiO_2 指结晶型的 SiO_2（即石英），粉尘中游离 SiO_2 含量高于 10% 时，均按硅尘容许浓度对待。粉尘中硅酸盐及金属氧化物能溶于加热到 245~250℃ 的焦磷酸中，游离 SiO_2 几乎不溶，而实现分离，然后称量分离出游离的 SiO_2，计算其在粉尘中的百分含量。

（二）样品采集

将粉尘采样器架设在选定采尘点于呼吸带高度采集到直径 75mm 的滤膜上。当受采样条件限制时，大流量将空气中粉尘也可在选定测尘点于呼吸带高度采集新鲜沉降尘，本法所需要的粉尘样品量一般应大于 0.1g。

（三）测定

1. 测定步骤

将采集的粉尘样品放在（105±3）℃ 的烘箱内干燥 2h，稍冷，储于干燥器中备用。如果粉尘粒子较大，需用玛瑙研钵研磨至手捻有滑感为止。

准确称取 0.1000~0.2000g 粉尘样品于 25mL 锥形瓶中，加入 15mL 焦磷酸，搅拌，使样

品全部湿润。将锥形瓶放在可调电炉上，迅速加热到 245～250℃，同时用带有温度计的玻璃棒不断搅拌，保持 15min。

若粉尘样品含有煤、其他碳素及有机物，应放在瓷坩埚或铂坩埚中，在 800～900℃下灰化 30min 以上，使碳及有机物完全灰化。取出冷却后，将残渣用焦磷酸洗入锥形瓶中。若含有硫化矿物（如黄铁矿、黄铜矿、辉铜矿等），应加数毫克结晶硝酸铵于锥形瓶中。再按照上段描述的方法处理。

取下锥形瓶，在室温下冷却至 40～50℃，加 50～80℃的蒸馏水至 40～45mL，一边加蒸馏水一边搅拌均匀。将锥形瓶中内容物小心地转移入烧杯，并用热蒸馏水冲洗温度计、玻璃棒和锥形瓶，洗液倒入烧杯中，加蒸馏水至 150～200mL。取慢速定量滤纸折叠成漏斗状，放于漏斗中并用蒸馏水湿润。将烧杯放在电炉上煮沸内容物，稍静置，待混悬物略沉降，趁热过滤，滤液不超过滤纸的 2/3 处。过滤后，用 0.1mol 盐酸洗涤烧杯，并移入漏斗中，将滤纸上的沉渣冲洗 3～5 次，再用热蒸馏水洗至无酸性反应为止（用 pH 试纸试验）。如用铂坩埚时，要洗至无磷酸根反应后再洗 3 次。上述过程应在当天完成。

将有沉渣的滤纸折叠数次，放入已称至恒量（m_1）的瓷坩埚中，在电炉上干燥、炭化；炭化时要加盖并留一小缝。然后放入高温电炉内，在 800～900℃灰化 30min；取出，室温下稍冷后，放入干燥器中冷却 1h，在分析天平上称至恒量（m_2），并记录。

2. 计算

按式（12-3）计算粉尘中游离二氧化硅的含量：

$$SiO_2(F) = \frac{m_2 - m_1}{G} \times 100\% \qquad (12\text{-}3)$$

式中：$SiO_2(F)$为游离二氧化硅含量，%；m_1 为坩埚质量，g；m_2 为坩埚加沉渣质量，g；G 为粉尘样品质量，g。

3. 焦磷酸难溶物质的处理

若粉尘中含有焦磷酸难溶物质时，如碳化硅、绿柱石、电气石、黄玉等，需在铂坩埚中用氢氟酸处理。具体操作可参考 GBZ/T 192.4—2007。

（四）注意事项

焦磷酸溶解硅酸盐时温度不得超过 250℃，否则容易形成胶状物。酸与水混合时应缓慢并充分搅拌，避免形成胶状物。样品中含有碳酸盐时，遇酸产生气泡，宜缓慢加热，以免样品溅失。用氢氟酸处理时，必须在通风橱内操作，注意防止污染皮肤和吸入氢氟酸蒸气。用坩埚处理样品时，过滤沉渣必须洗至无磷酸根反应，否则会损坏铂坩埚。磷酸根检验方法可参考 GBZ/T 192.4—2007。

第七节　工作场所物理因素的测量

物理因素除振动外，多以场的形式存在，如声场、电磁场、热辐射场等。除高温外，物理因素的产生和消失与生产设备的启动与关闭是同步的。物理因素测量和其他危害因素检测一样，检测的目的是得到客观、真实的劳动者"暴露剂量"，所以其检测应包括接触强度和接触时间两部分内容。

一、噪声

生产性噪声是在生产过程中产生的一切声音；根据其产生的动力和方式不同可分为：机械性噪声、流体动力性噪声和电磁性噪声等。生产性噪声又可分为连续噪声和间断噪声；稳态噪声和脉冲噪声等。根据人耳对高频声敏感对低频声不敏感的特性，以等响曲线为基础，在测声仪器（声级计）中设计了数种具有频率计权的滤波器，如 A、B、C 计权网络，由之测出的声级称 A 声级、B 声级或 C 声级等。A 声级最接近人耳对声音的感觉特性。

具体可参考《工作场所物理因素测量　第 8 部分：噪声》（GBZ/T 189.8—2007）。

（一）测量仪器

（1）声级计：2 型或以上，具有 A 计权，"S"（慢）挡。

（2）积分声级计或个人噪声剂量计：2 型或以上，具有 A 计权、"S"（慢）挡和"Peak"（峰值）挡。

（3）倍频程滤波器是一种频谱分析仪，可以测量各频带声压级的大小，倍频程滤波器有的是与主机组装在一起，有的是与主机分离的，使用时需与主机配套使用。有的声级计还同时设有 1/2 倍频程、1/3 倍频程，供频谱分析使用。

（4）测量脉冲噪声时使用的秒表。

（二）测量方法

1. 仪器准备

测量仪器选择：固定的工作岗位选用声级计，流动的工作岗位优先选用个体噪声剂量计或对不同的工作地点使用声级计分别测量，并计算等效声级。

测量前应根据仪器校准要求对测量仪器校准。

积分声级计或个人噪声剂量计设置为 A 计权、"S"（慢）挡，取值为声级 L_{pA} 或等效声级 L_{Aeq}；测量脉冲噪声时使用"Peak"（峰值）挡。

2. 测点选择

工作场所声场分布均匀[测量范围内 A 声级差别小于 3dB（A）]，选择 3 个测点，每个测点记录 2～3 个读数，取平均值。

工作场所声场分布不均匀时[测量范围内 A 声级差别大于等于 3dB（A）]，应将其划分若干声级区，同一声级区内声级差小于 3dB（A）。每个区域内，选择 2 个测点，每个测点记录 2～3 个读数，取平均值。

劳动者流动工作时，应优先选用个体噪声剂量计。如使用声级计测量时，在流动范围内，应对工作地点分别进行测量，并记录累积作业时间，计算等效声级。

3. 测量

传声器应放置在劳动者工作时耳部的高度，站姿为 1.50m，坐姿为 1.10m。

传声器指向声源的方向。

测量仪器固定在三脚架上，置于测点；若现场不适于放三脚架，可手持声级计，但应保持测试者与传声器的间距大于 0.5m。

稳态噪声的工作场所，每个测点测量 3 次，取平均值。

非稳态噪声的工作场所，根据声级变化（声级波动大于等于 3dB）确定时间段，测量各时段的等效声级，并记录各时间段的持续时间。

脉冲噪声测量时，脉冲的重复率较稳定时，记录一分钟或几分钟的脉冲重复率，依次推算一个工作日的脉冲数。脉冲的重复率不稳定时，则应记录一个工作日的实际脉冲数。

测量应在正常生产情况下进行。工作场所风速超过 3m/s 时，传声器应戴防风罩。应尽量避免电磁场的干扰。

噪声强度超标，需进一步采取工程技术措施进行治理时，应对噪声源噪声进行频谱分析。用实时窄带分析仪对脉冲信号作平均谱分析。频谱的频率范围从 20Hz 到 20kHz。从频谱图上读出脉冲的主要频谱成分。

4. 测量记录

测量记录应该包括测量日期、测量时间、气象条件（温度、相对湿度）、测量地点（单位、厂矿名称、车间和具体测量位置）、被测仪器设备型号和参数、测量仪器型号、测量数据、测量人员及工时记录等，如为脉冲噪声还应记录单位时间内的脉冲次数（1min 或 5min）及每个工作日接触脉冲噪声总次数。

二、高温

高温作业[work（job）under heat stress]：有高气温或有强烈的热辐射或伴有高气湿相结合的异常气象条件，湿球黑球温度指数（wet bulb globe temperature index，WBGT 指数）超过规定限值的作业。WBGT 指数称，是综合评价人体接触作业环境热负荷的一个基本参量，它综合考虑了气温、气湿、气流和辐射热四个因素。单位为℃。具体可参考《工作场所物理因素测量　第 7 部分：高温》（GBZ/T 189.7—2007）。

（一）测量仪器

测量仪器有 WBGT 指数测定仪、通风干湿球温度计、风速仪、定向辐射热计等。其中 WBGT 指数测定仪的测量范围应为 21～49℃，可用于直接测量。

使用干球温度计（测量范围为 10～60℃）、自然湿球温度计（测量范围为 5～40℃）、黑球温度计（直径 150mm 或 50mm 的黑球，测量范围为 20～120℃）。将三个温度计呈同一平面固定在三脚架上，等腰型夹角 60°，每个温度计间距小于 30cm，分别测量三种温度，通过下列公式计算得到 WBGT 指数。

（1）室外：WBGT ＝ 湿球温度（℃）×0.7 ＋ 黑球温度（℃）×0.2 ＋ 干球温度（℃）×0.1。

（2）室内：WBGT = 湿球温度（℃）×0.7 + 黑球温度（℃）×0.3。

辅助器材：三脚架、线缆、吸管。

（二）测量方法

1. 测量前准备

测量前应按照仪器使用说明书进行校正，并检查电量是否充足。

确定湿球温度计的储水槽注入蒸馏水，确保棉芯干净并且充分浸湿，注意不能加自来水。保证棉芯浸入水槽中，棉芯不得与其周边接触。

读数前或者加水后，需要 10min 稳定时间。

2. 测点数量确定

工作场所无生产性热源，选择 3 个测点，取平均值；存在生产性热源，选择 3～5 个测点，取平均值。

工作场所被隔离为不同热环境或通风环境，每个区域内设置 2 个测点，取平均值。

3. 测点位置确定

测量应包括作业温度最高和通风最差的作业岗位和操作工人的高温接触情况。

劳动者工作是流动的，在流动范围内，相对固定工作地点分别进行测量，计算时间加权WBGT 指数。

测量高度：立姿作业为 1.5m；坐姿作业为 1.1m。作业人员实际受热不均匀时，应分别测量头部、腹部和踝部。立姿作业为 1.7m、1.1m 和 0.1m 处；坐姿作业为 1.1m、0.6m 和 0.1m。WBGT 指数的平均值计算公式如下：

$$WBGT = \frac{WBGT_{头} + 2 \times WBGT_{腹} + WBGT_{踝}}{4} \qquad (12\text{-}4)$$

式中：WBGT 为 WBGT 指数平均值；$WBGT_{头}$ 为测得头部的 WBGT 指数；$WBGT_{腹}$ 为测得腹部的 WBGT 指数；$WBGT_{踝}$ 为测得踝部的 WBGT 指数。

4. 测量时间

原则上应在室外温度达到或超过夏季通风室外计算温度时进行测量。常年从事高温作业，在夏季最热季节测量；不定期接触高温作业，在工期内最热月测量；从事室外作业，在最热月晴天有太阳辐射时测量。

作业环境热源稳定时，每天测 3 次，工作开始后及结束前 0.5h 分别测 1 次，工作中测 1 次，取平均值。如在规定时间内停产，测定时间可提前或推后。

工作日内作业环境热源不稳定，热强度随时间变化较大时，分别测量并计算时间加权平均WBGT 指数。

测量持续时间取决于测量仪器的反应时间。

5. 测量条件

测量应在正常生产情况下进行。

测量期间避免受到人为气流影响。

WBGT 指数测定仪应固定在三脚架上，同时避免物体阻挡辐射热或者人为气流干扰，测量时不要站立在靠近设备的地方。

环境温度超过 60℃，可使用遥测方式，将主机与温度传感器分离。

6. 测量记录

测量记录应该包括测量日期、测量时间、气象条件（温度、相对湿度）、测量地点（单位、厂矿名称、车间和具体测量位置）、测量仪器型号、测量数据、测量人员等。

三、超高频辐射

超高频辐射（ultra high frequency radiation）：又称超短波，指频率为 30～300MHz 或波长为 10～1m 的电磁辐射，包括脉冲波和连续波。具体可参考《工作场所物理因素测量　第 1 部分：超高频辐射》（GBZ/T 189.1—2007）。

四、高频电磁场

高频电磁场（high frequency electromagnetic field）：或称高频辐射（high frequency radiation），指频率为 100kHz～30MHz，相应波长为 3km～10m 范围的电磁场（或波）。具体可参考《工作场所物理因素测量　第 2 部分：高频电磁场》（GBZ/T 189.2—2007）。

五、微波辐射

微波（microwave）：频率为 300MHz～300GHz、波长为 1m～1mm 的电磁波，包括脉冲微波和连续微波。具体可参考《工作场所物理因素测量　第 5 部分：微波辐射》（GBZ/T 189.5—2007）。

六、工频电场

电场辐射频率为 1～100Hz 的为极低频电场，频率为 50～60Hz 的为工频电场。主要测量其电场强度，以 V/m 或 kV/m 表示。具体可参考《工作场所物理因素测量　第 3 部分：1Hz～100kHz 电场和磁场》（GBZ/T 189.3—2018）。

（一）测量仪器

（1）仪器响应的频率应覆盖被测设备的频率，如测量工频时测量仪器应能够响应 50Hz。仪器量程根据被测频率的接触限值，应至少达到限值 0.01～10 倍的要求。

（2）仪器首选能响应均方根值的配置三相式感应器的仪器。单相的仪器和个体磁场计如满足现场测量的要求也可使用。

（3）仪器应注明温度和相对湿度的适用范围。

（4）仪器要求定期进行校准，校准结果需符合相关校准要求方可使用。

（二）检测对象

（1）相同型号、相同防护的工频设备选择有代表性的设备及其接触人员进行测量。

（2）不同型号或相同型号不同防护的工频设备及其接触人员应分别测量。

（三）测量方法

测量点应布置在存在电场和磁场的有代表性的作业点。作业人员为巡检作业时选择其规定的巡检点和巡检过程中靠近电磁场源最近的位置；作业人员为固定岗位作业时选择其固定的操作位。相同或类似的测量点可按电磁场源进行抽样，相同型号、相同防护、相同电流电压的低频电磁场设备，数量为 1～3 台时至少测量 1 台，4～10 台时至少测量 2 台，10 台以上时至少测量 3 台。不同型号、防护或不同电流电压的设备应分别测量。

电磁场的检测以作业人员操作位置或巡检位置为依据，测量头、胸或腹部离电磁场源最近的部位，如无法判断时，应对头、胸、腹三个部位分别进行测量。

现场环境电磁场较稳定，如电厂或变电站中的变压器、配电柜及变压开关等设备作业点，每个测量点连续测量 3 次，每次测量时间不少于 15s，并读取稳定状态的均方根值，取平均值。

现场环境电磁场不稳定，如电阻焊作业等，应在预期电场和/或磁场强度最高的时间段测量，读取电磁场峰值及最高时间段的均方根值，每次测量时间一般不超过 5min，劳动者接触时间不足 5min 按实际接触时间进行测量，每个测量点连续测量 3 次，取最大值。

测量记录应该包括以下内容：测量日期、测量时间、气象条件（温度、相对湿度）、测量岗位、地点（单位、厂矿名称、车间和具体测量位置）、测量部位（头、胸或腹部）、测量点与电磁场源的距离、场源类型、电流电压、场源的频率、特征、测量仪器型号、测量数据、测量人员等。

七、紫外辐射

紫外辐射的波长范围是 100～400nm。

（1）长波紫外线（UVA）：波长为 400～315nm，又称黑斑区。

（2）中波紫外线（UVB）：波长为 315～280nm，又称红斑区。

（3）短波紫外线（UVC）：波长为 280～100nm，又称杀菌区。

照射到表面一点处的面元上的辐射通量除以该面元的面积，即单位面积上的辐射通量，单位是 W/cm^2、mW/cm^2、$\mu W/cm^2$。紫外辐射检测用紫外照度计进行。具体可参考《工作场所物理因素测量　第 6 部分：紫外辐射》（GBZ/T 189.6—2007）。

（一）测量仪器

紫外照度计。

（二）测量部位

（1）应测量操作人员面、眼、肢体及其他暴露部位的辐照度或照射量。

（2）当使用防护用品如防护面罩时，应测量罩内辐照度或照射量。具体部位是测定被测者面罩内眼面部。

（三）测量方法

测量前应按照仪器使用说明书进行校准。

为保护仪器不受损害，应从最大量程开始测量，测量值不应超过仪器的测量范围。

计算混合光源（如电焊弧光）的有效辐照度方法：混合光源需分别测量长波紫外线、中波紫外线、短波紫外线的辐照度，然后将测量结果加以计算。

电焊弧光的主频率分别为 365nm、290nm 及 254nm，其相应的加权因子 S 分别为 0.00011、0.64 及 0.5，具体计算方法如下：

$$E_{eff} = 0.00011 \times E_A + 0.64 \times E_B + 0.5 \times E_C \tag{12-5}$$

式中：E_{eff} 为有效辐照度；E_A 为所测 UVA 的辐照度；E_B 为所测 UVB 的辐照度；E_C 为所测 UVC 的辐照度。

八、激光辐射

激光（laser）：指波长为 200nm～1mm 之间的相干光辐射。

照射量（radiant）：受照面积上光能的面密度，单位为 J/cm^2。

辐照度（irradiance）：单位面积照射的辐射通量，单位为 W/m^2。

具体可参考《工作场所物理因素测量 第 4 部分：激光辐射》（GBZ/T 189.4—2007）。

九、手传振动

在生产中，由生产或工作设备产生的振动称为生产性振动。按振动作用于人体的部位和传导方式的不同，分为手传振动（或手臂振动，或局部振动）和全身振动。本书中仅对手传振动测量的相关内容进行简要介绍。具体可参考《工作场所物理因素测量 第 9 部分：手传振动》（GBZ/T 189.9—2007）。

参 考 文 献

白岩，阎波. 2005. 锰中毒的诊断与治疗[J]. 中国工业医学杂志，18（4）：227-229.

白璎，谢丽庄. 2016. 日本职业安全卫生保障体系介绍及启示[J]. 中华劳动卫生职业病杂志，34（11）：865-866.

柴建设. 2003. 事故应急救援预案[J]. 辽宁工程技术大学学报，22（4）：559-560.

陈国山. 2011. 现代矿山生产与安全管理[M]. 北京：冶金工业出版社.

陈景元. 2013. 常见重金属健康危害与防治手册[M]. 西安：第四军医大学出版社.

陈蔷，王生. 2008. 职业卫生概论[M]. 北京：中国劳动社会保障出版社.

陈荣昌，刘敏燕，黄兵. 2007. 英国职业卫生法规、监管及统计体系[J]. 中国安全科学学报，17（3）：100-104.

陈沅江，吴超，吴桂香. 2009. 职业卫生与防护[M]. 北京：机械工业出版社.

程时远，李盛彪，黄世强. 2008. 胶黏剂[M]. 2版. 北京：化学工业出版社.

董建光，冯书芳，李盟，等. 2018. 铅中毒的诊断及治疗[J]. 灾害医学与救援（电子版），7（1）：61-64.

董君. 2013. 炼油厂职业健康管理现状及对策[J]. 职业卫生与病伤，28（3）：182-185.

董泽宇，宋劲松. 2014. 我国应急预案体系建设与完善的思考[J]. 中国应急管理，（11）：17-21.

段培霞. 2014. 木质家具制造企业职业卫生现状与对策研究[D]. 上海：复旦大学.

段平宁，江世强，黎海红，等. 2007. 某工程机械制造企业主要生产岗位的职业病危害因素评价[J]. 广西医学，29（9）：1399-1400.

樊乃根. 2014. 氰化氢急性中毒临床治疗的研究现状[J]. 中国城乡企业卫生，29（2）：31-33.

范远玉. 2018. 职业性铅中毒患者驱铅治疗中针对性护理干预的应用效果观察[J]. 中医临床研究，10（17）：126-128.

方宝龙. 2003. 机械制造业职业健康安全管理体系[M]. 北京：中国计量出版社.

方秦月. 2017. 综采工作面呼吸性粉尘危害及防尘设施优化[D]. 西安：西安科技大学.

耿政祥. 2013. 生产性粉尘对劳动者健康影响的研究[D]. 苏州：苏州大学.

郭雁飞，Hearl F J，陈卫红. 2008. 美国粉尘危害控制与管理[J]. 中华劳动卫生职业病杂志，26（1）：56-58.

国家安全生产监督管理总局. 2009. 职业健康监管管理培训教材[M]. 北京：煤炭工业出版社.

韩海英，洪传坤. 2002. 急性液氨中毒的治疗观察及护理[J]. 宜春学院学报，24（2）：103-104.

郝来年. 2018. 一氧化碳中毒的急救与治疗[J]. 临床医药文献电子杂志，5（77）：32.

恒川谦司，刘宝龙，高建明，等. 2008. 日本职业卫生管理及对中国的启示[J]. 中国安全生产科学技术，4（1）：116-119.

黄德寅，薄亚莉，陈会祥，等. 2009. 某石化企业新建炼油项目职业有害因素识别分析[J]. 中国工业医学杂志，22（2）：150-153.

季福玲，俞文兰，邹建芳，等. 2012. 鞋用胶粘剂及其职业危害[J]. 工业卫生与职业病，38（2）：122-125.

冀芳. 2015. 家具制造业职业危害及防护技术[J]. 广东化工，42（13）：155-157.

金泰廙，王生，邬堂春，等. 2011. 现代职业卫生与职业医学[M]. 北京：人民卫生出版社.

李德文，郭胜均. 2009. 中国煤矿粉尘防治的现状及发展方向[J]. 金属矿山，（s1）：747-752.

李飞，周小欢. 2015. 某机械工厂职业危害防护措施设计[J]. 工程建设与设计，（7）：177-179.

李湖生. 2012. 应急预案体系建设的理论基础研究探讨及其启示[J]. 中国应急管理，（5）：20.

李涛，王忠旭，张敏. 2009. 胶黏剂职业危害分析与控制技术[M]. 北京：化学工业出版社.

李伟敏. 2005. 对我国煤矿职业危害防治工作的思考[J]. 中国煤炭，31（4）：64-66.

李晓萍. 2014. 露天矿山开采职业危害因素辨识与防范措施[C]. 武汉：湖北地质科技论坛学术研讨会.

李旭春. 2014. 机械制造业职业病危害与防护措施评价[J]. 职业卫生与应急救援，32（4）：90.

刘喜房，赵博兰，徐建军. 2017. 职业性急性氯气中毒的预防[J]. 劳动保护，（8）：80-82.

刘洋. 2011. 浅析木质家具制造企业职业危害与对策[C]. 长春：吉林安全生产论坛.

罗进，李为，张一凡，等. 2007. 某地区矿山开采作业场所职业病危害因素调查[J]. 职业与健康，23（2）：87-89.

马中飞. 2009. 工业通风与除尘[M]. 北京：中国劳动社会保障出版社.

毛革诗，梁娇君，李松汉，等.2012. 武汉市 4 家大型机械制造企业职业病危害分析[J]. 环境与职业医学，29（5）：13-16.

梅甫定，李向阳.2013. 矿山安全工程学[M]. 武汉：中国地质大学出版社.

秦景香，刘武忠，翁玮，等.2008. 上海市宝山区家具制造业木工职业病危害及健康状况[J]. 职业与健康，24（19）：2003-2005.

石笑晴，何玺玉，吴虹林.2018. 儿童金属汞中毒的毒理及诊疗研究进展[J]. 中国儿童保健杂志，26（8）：865-868.

宋富美，李季.2014. 我国煤尘肺病现状及预防对策研究[J]. 煤矿安全，45（5）：231-233.

宋交才.2011. 生产性粉尘的危害与控制[J]. 湖南安全与防灾，（5）：46-48.

孙一坚，沈恒根.2010. 工业通风[M]. 北京：中国建筑工业出版社.

佟建冬.2014. 砷中毒的预防与治疗[J]. 中国实用医药，9（10）：262-263.

童张法，刘自力.2002. 实用胶黏剂生产配方与使用技术[M]. 南昌：江西科学技术出版社.

王德明.2005. 矿井通风与安全[M]. 徐州：中国矿业大学出版社.

王海椒.2010. 生产性粉尘对工人健康的影响及 Th1/Th2 失衡在尘肺发病中的作用[D]. 武汉：华中科技大学.

王洪胜，包丽娜.2011. 矿山安全与防灾[M]. 北京：冶金工业出版社.

王建国.2011. 我国职业卫生现状及对策[C]//中国黄山煤炭工业劳动保护科学技术学会职业医学专业委员会第九届学术交流会议.

王频，黄强，郑建翔，等.2003. 有机粉尘及其对健康的危害[J]. 上海预防医学，15（11）：568-569.

王鑫，李涛，胡伟江.2015. 金属矿山采选企业职业病危害关键控制点分析及对策研究[J]. 中国职业医学，（4）：443-445.

文凡.2015. 常见的职业性金属中毒[J]. 吉林劳动保护，（1）：39.

翁少凡，苏文进，Mattenklott M，等.2008. 德国作业场所粉尘测量分析评价体系[J]. 中华劳动卫生职业病杂志，26（1）：60-62.

吴超，孟廷让.1992. 矿山安全系统工程基础[M]. 长沙：中南工业大学出版社.

夏立平.2011. 工业生产性粉尘的危害与防尘技术分析研究[J]. 科技信息，（4）：408-409.

谢林伸，朱启上，周敏，等.2011. 职业性急性氮氧化物中毒 12 例报告[J]. 中国工业医学杂志，24（5）：340-341.

徐敏.2011. 我国职业卫生管理现状的思考[J]. 安全，32（7）：1-3.

许东.2010. 企业应急救援预案制定及应用中存在的问题及对策[J]. 科技创新导报，（13）：246.

杨章萍，曹坚忠，张旭慧，等.2008. 家具制造业职业病危害因素检测与分析[J]. 中国卫生检验杂志，18（4）：707-708.

姚海飞，金龙哲，欧盛南，等.2009. 基于全工班的煤矿呼吸性粉尘特点的研究[J]. 中国安全科学学报，19（1）：125-131.

于先坤，杨洪.2016. 金属矿山职业病危害现状调查与探讨[J]. 现代矿业，（5）：173-175.

袁雄军，王洪元，王军，等.2018. 粉尘在线监测与事故预警系统关键技术研发[J]. 常州大学学报（自然科学版），30（1）：35-42.

翟光富.2007. 我国职业卫生现状与对策[J]. 职业与健康，23（13）：1154-1155.

翟秀静.2011. 重金属冶金学[M]. 北京：冶金工业出版社.

张丹丹，刘贝贝.2017. 我国矿山职业病的统计与展望分析[J]. 能源与环保，39（9）：173-178.

张殿印，王纯.2010. 脉冲袋式除尘器手册[M]. 北京：化学工业出版社.

张飞.2013. 职业中毒的解毒疗法与现场急救[J]. 安全生产与监督，（2）：62-63.

张国枢.2007. 通风安全学[M]. 徐州：中国矿业大学出版社.

张海宏，刘移民，易学峰，等.2010. 职业卫生政策执行力影响因素分析[J]. 中华劳动卫生职业病杂志，28（6）：475-476.

张敏，李涛，何凤生，等.2002. 我国胶粘剂职业危害及其控制对策[J]. 工业卫生与职业病，28（5）：308-312.

张鹏.2008. 浅谈当前应急救援体系建设[J]. 中国新技术新产品，（8）：52-53.

张文昌，夏昭林.2008. 职业卫生与职业医学[M]. 北京：科学出版社.

张艳蓉，李蓉.2013. 某煤化工有限公司职业病危害因素评价与分析[J]. 医学信息，（29）：447-448.

张忠彬.2010. 日本职业卫生管理的启示[J]. 劳动保护，（8）：112-113.

郑木林，胡天桥.2010. 我国尘肺病流行现状与控制对策[J]. 职业与健康，26（17）：1932-1934.

中国安全生产网.2015. 全国累计报告职业病 83 万例尘肺病占九成[EB/OL]. http://www.aqsc.cn/101812/101938/353256.html.
[2016-06-12].

钟开斌.2012. 中国应急预案体系建设的四个基本问题[J]. 政治学研究，（6）：97.

钟任扬，温泉，孔祥钦，等.2017. 生产性粉尘危害与防护[J]. 职业卫生与应急救援，（1）：97-99.

周红妹，黄小虎.2008. 胶黏剂对作业工人血液系统影响的调查[J]. 中国职业医学，35（5）：445-447.

朱林海，黄正容，潘琤，等.2018. 饲料厂粉尘防控技术与防爆措施[J]. 饲料广角，512（5）：45-46，49.

Bernard A. 2008. Cadmium & its adverse effects on human health[J]. Indian Journal of Medicinal Research, 128: 557-564.

Costa M. 1997. Toxicity and carcinogenicity of Cr (Ⅵ) in animal models and humans[J]. Critical Reviews in Toxicology, 27 (5): 431-442.

Friedman L S, Forst L. 2007. The impact of OSHA recordkeeping regulation changes on occupational injury and illness trends in the US: A time-series analysis[J]. Occupational & Environmental Medicine, 64 (7): 454-460.

Ghose M K, Majee S R. 2001. Air pollution caused by opencast mining and its abatement measures in India[J]. Journal of Environmental Management, 63 (2): 193-202.

Godt J, Scheidig F, Grossesiestrup C, et al. 2006. The toxicity of cadmium and resulting hazards for human health[J]. Journal of Occupational Medicine and Toxicology, 1 (1): 22.

Linnan L, Bowling M, Childress J, et al. 2008. Results of the 2004 national worksite health promotion survey[J]. American Journal of Public Health, 98 (8): 1503-1509.

Mason L H, Harp J P, Han D Y, et al. 2014. Pb neurotoxicity: Neuropsychological effects of lead toxicity[J]. BioMed Research International, 840547.

Park J D, Zheng W. 2012. Human exposure and health effects of inorganic and elemental mercury[J]. Journal of Preventive Medicine and Public Health, 45 (6): 344-352.

Rafatirahimzadeh M, Rafatirahimzadeh M, Kazemi S, et al. 2017. Cadmium toxicity and treatment: An update[J]. Caspian Journal of Internal Medicine, 8 (3): 135-145.

Rohde G. 2008. The effects of air pollution and climate change on pulmonary diseases[J]. Deutsche Medizinische Wochenschrift, 133 (14): 733-736.

Saha J C, Dikshit A K, Bandyopadhyay M, et al. 1999. A review of arsenic poisoning and its effects on human health[J]. Critical Reviews in Environmental Science and Technology, 29 (3): 281-313.

Silverstein M. 2008. Getting home safe and sound: Occupational safety and health administration at 38[J]. American Journal of Public Health, 98 (3): 416-423.